Springer-Verlag Berlin Heidelberg GmbH

Andrea Kerres · Bernd Seeberger (Hrsg.)
Lehrbuch Pflegemanagement II

Andrea Kerres · Bernd Seeberger (Hrsg.)

Lehrbuch Pflegemanagement II

Mit 40 Abbildungen

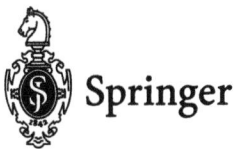

Professor Dr. phil. Andrea Kerres
Buchenweg 2
86511 Schmiechen
Deutschland

Professor Dr. phil. Bernd Seeberger
Bayernring 119
91567 Herrieden
Deutschland

Die Deutsche Bibliothek – CIP-Einheitsaufnahme
Lehrbuch Pflegemanagement / Kerres ... (Hrsg.). – Berlin ; Heidelberg ; New York ; Barcelona ; Hongkong ; London ; Mailand ; Paris ; Singapur ; Tokio : Springer
2. – (2001)

Dieses Werk ist urheberrechtlich geschützt. Die dadurch begründeten Rechte, insbesondere die der Übersetzung, des Nachdrucks, des Vortrags, der Entnahme von Abbildungen und Tabellen, der Funksendung, der Mikroverfilmung oder der Vervielfältigung auf anderen Wegen und der Speicherung in Datenverarbeitungsanlagen, bleiben, auch bei nur auszugsweiser Verwertung, vorbehalten. Eine Vervielfältigung dieses Werkes oder von Teilen dieses Werkes ist auch im Einzelfall nur in den Grenzen der gesetzlichen Bestimmungen des Urheberrechtsgesetzes der Bundesrepublik Deutschland vom 9. September 1965 in der jeweils geltenden Fassung zulässig. Sie ist grundsätzlich vergütungspflichtig. Zuwiderhandlungen unterliegen den Strafbestimmungen des Urheberrechtsgesetzes.

ISBN 978-3-540-41311-0   ISBN 978-3-642-56583-0 (eBook)
DOI 10.1007/978-3-642-56583-0

http://www.springer.de

© Springer-Verlag Berlin Heidelberg 2001
Ursprünglich erschienen bei Springer-Verlag Berlin Heidelberg New York 2001

Die Wiedergabe von Gebrauchsnamen, Handelsnamen, Warenbezeichnungen usw. in diesem Werk berechtigt auch ohne besondere Kennzeichnung nicht zu der Annahme, dass solche Namen im Sinne der Warenzeichen- und Markenschutz-Gesetzgebung als frei zu betrachten wären und daher von jedermann benutzt werden dürften.

Produkthaftung: Für Angaben über Dosierungsanweisungen und Applikationsformen kann vom Verlag keine Gewähr übernommen werden. Derartige Angaben müssen vom jeweiligen Anwender im Einzelfall anhand anderer Literaturstellen auf ihre Richtigkeit überprüft werden.

Lektoratsplanung: Ulrike Hartmann
Herstellung: PRO EDIT GmbH, 69126 Heidelberg
Zeichnungen: Peter Lübcke, Grafik für Wissenschaft + Technik, Wachenheim
Umschlaggestaltung: de'blik Berlin
Satzherstellung: Hagedorn Kommunikation, 68519 Viernheim

Gedruckt auf säurefreiem Papier   SPIN 10765181   22/3130ML   5 4 3 2 1 0

Vorwort

Das Lehrbuch Pflegemanagement II stellt ein Fortführen der Schnittstellenqualifikation Pflegemanagement dar. Bedingt durch erneute Veränderungen im Pflege- und Gesundheitswesen ist es notwendig, den Lernenden, Lehrenden und Interessierten mit konzeptionellen und theoriegeleiteten Hintergrundinformationen Modelle und Ansätze eines zukunftsweisenden und integrierenden Pflegemanagement aufzuzeigen.

Ausgelöst durch zusätzliche gesetzliche Regelungen und straffere ökonomische Konzepte sowie das Nutzen von interner Wissensbasis wird das Leitwort Veränderungsmanagement, d.h. Organisationen und Mitarbeiter zu neuen Ausgangsmöglichkeiten zu verhelfen, zum Qualitätsmerkmal eines erfolgreichen Pflegemanagers oder einer Diplompflegewirtin.

Im Pflege- und Gesundheitswesen zeigt sich die Professionalisierung und die fortschreitende Akademisierung in immer neueren Diplomabschlussmöglichkeiten und Master-Zertifikaten. Deshalb wird eine Spezialisierung und ein differenziertes Qualifikationsprofil des Pflegemanagements erforderlich. Die Diskussion um Kostenreduzierung, mitarbeiterorientierte Ansprüche und gestiegene Lebensqualität im Pflege- und Gesundheitswesen wird auf verschiedene Ebenen geführt. Des Weiteren waren berechtigte Anspruchs- und Vergleichshaltungen der Kunden, Klienten oder Patienten Anlässe für ein zweites Lehrbuch. Zugleich wollen die Herausgeber mit dem Lehrbuch zur Etablierung der noch jungen Handlungswissenschaft Pflegemanagement beitragen.

Die einzelnen Artikel zeigen die Aufgabengebieten, Handlungsalternativen und möglichen Denkansätzen eines problemlösenden Pflegemanagements auf. Die Aufgaben und Verantwortungsfelder eines Pflegemanagers bilden einen Spannungsbogen, beginnend von ethnischen Grundsätzen, organisations- und systemorientierten Ansätzen über betriebswirtschaftliche Konzepte, rechtliche Vorgaben sowie didaktischen Handlungsmustern bis zu ökologischen Verpflichtungen.

Die Beiträge geben die Sichtweisen der einzelnen Autoren wieder, wobei die Reihenfolge ohne inhaltliche Gewichtung ist. Zur vereinfachten Lesbarkeit wurde die männliche Schreibweise verwendet. Die beiden Herausgeber danken den

Autoren für ihre Texte. Am Ende jeden Artikels wurden von den Autoren Transferfragen entwickelt. Diese sollen zum Überprüfen des vorhandenen Wissensstandes und zur Diskussion über Praxiserfahrung und Umsetzungsmöglichkeiten anregen.

Dem Springer-Verlag danken wir für die Realisierung des Werkes.

Im März 2001
Bernd Seeberger
Andrea Kerres

Inhaltsverzeichnis

Vorwort V

Autorenverzeichnis XIII

1 Ethik 1
B. Städtler-Mach

1.1 Definition 2
1.2 Ethische Kompetenz der Führungskraft 5
1.3 Zur Bedeutung des Menschenbildes 8
1.4 Bedeutung der Ethik für das Pflegemanagement 12
    ? Wissens- und Transferfragen 17
    Literatur 18

2 Unternehmenskultur im Krankenhaus zwischen Ethik und Ökonomie 19
B. H. Mühlbauer

2.1 Einführung 20
2.2 Kultur und Unternehmenskultur 22
2.3 Strategie und Unternehmenskultur 37
2.4 Unternehmensethik und Unternehmenskultur 42
2.5 Zusammenfassung und Ausblick 50
    ? Wissens- und Transferfragen 51
    Literatur 52

3 Einführung in die Systemtheorie ... 53
W. Krompholz-Schink

3.1	Problematisierung	54
3.2	System	58
3.3	Komplexe Systeme	62
3.4	Konstruktivismus	67
3.5	Systemgrenzen	72
3.6	Organisation als Sinnsystem	74
3.7	Systemtheoretische Erwägungen für Pflegemanager	78
3.8	Systemtheorie?	94
	? Wissens- und Transferfragen	96
	Literatur	98

4 Supervision und Coaching ... 99
M. M. Märtens

4.1	Ursprünge und Definition	100
4.2	Zur Notwendigkeit einer begrifflichen Abgrenzung	104
4.3	Methoden von Supervision und Coaching	109
4.4	Perspektiven von Supervision und Coaching im Pflegemanagement	115
4.5	Aus- und Weiterbildungsmöglichkeiten	118
	? Wissens- und Transferfragen	120
	Literatur	121

5 Ansätze erfolgreicher Personalführung ... 125
M. Glock

5.1	Erfolgsfaktor: Führungsperson	126
5.2	Erfolgsfaktor: Mitarbeiter	136
5.3	Erfolgsfaktor: Personal effizient führen	136
5.4	Zusammenfassung	144
	? Wissens- und Transferfragen	146
	Literatur	147

6 Konfliktmanagement als Chance ... 149
M. Glock, B. Seeberger

6.1	Ansätze für ein Konfliktmanagement	150
6.2	Konflikte wahrnehmen und analysieren	153

6.3	Konfliktformen und mögliche Lösungen	157
6.4	Lösen von Konflikten	164
6.5	Zusammenfassung	172
	? Wissens- und Transferfragen	174
	Literatur	175

7 Die Gestaltung von Lernprozessen – eine Führungsaufgabe?! 177
A. Kerres

7.1	Problemaufriss	178
7.2	Die Gestaltung von Lernprozessen	180
7.3	Pädagogische Aspekte im Führungsverhalten	188
7.4	Die Gestaltung von Lernprozessen – eine Führungsaufgabe der Zukunft	192
	? Wissens- und Transferfragen	194
	Auswertung der Gedächtnisübungen	195
	Literatur	196

8 Pflegewissenschaftliche Erkenntnisse versus Pflegemanagement? 197
Ch. Uzarewicz, O. Dibelius

8.1	Was ist pflegerisches Handeln?	198
8.2	Wissenschaftstheoretische Grundlagen: Erklären versus Verstehen	200
8.3	Handlungstypologien	203
8.4	Handlungstheoretische Analyse der Pflegetheorien von Orem und Parse	214
8.5	Strategien pflegerischen Handelns	218
8.6	Schlussgedanken	226
	? Wissens- und Transferfragen	229
	Literatur	231

9 Pflegeinformatik – Daten, Methoden, Anwendungen 235
U. Hübner

9.1	Einleitung	236
9.2	Daten und Wissen in der Pflegeinformatik	239
9.3	Methoden in der Pflegeinformatik	245
9.4	Anwendungen in der Pflegeinformatik	251
	? Wissens- und Transferfragen	256
	Literatur	257

10 Pflege in Europa ... 259
M. Landenberger

10.1 Nutzen des Blicks über die Grenzen für die deutsche Pflege ... 260
10.2 Gesundheitssysteme im europäischen Vergleich ... 260
10.3 Arbeitsmarkt und Beschäftigungsstruktur im Frauenberuf Pflege ... 262
10.4 Berufliche Bildung in der Pflege ... 265
10.5 Professionalisierung und Berufspolitik ... 267
10.6 Fazit: Stärkung der Kernkompetenz der Pflege durch Pflegewissenschaft und -forschung ... 270
? Wissens- und Transferfragen ... 274
Literatur ... 275

11 Controlling im Pflegemanagement ... 277
S. Fließ, M. Reckenfelderbäumer

11.1 Controlling – Begriffsbestimmung und inhaltliche Charakterisierung ... 278
11.2 Pflegemanagement als Dienstleistungsmanagement – Konsequenzen für das Controlling ... 287
11.3 Effektivitäts- und effizienzbezogene Instrumente des Controllings – das Blueprinting als Grundlage ... 293
11.4 Effektivitätsbezogene Instrumente des Controllings im Pflegemanagement ... 298
11.5 Effizienzbezogene Instrumente des Controllings im Pflegemanagement ... 314
11.6 Zusammenfassung ... 326
? Wissens- und Transferfragen ... 328
Literatur ... 329

12 Das Krankenhaus als GmbH ... 333
V. Großkopf, K. Ritgen

12.1 Die deutsche Krankenhauslandschaft im Umbruch ... 334
12.2 Die Privatisierung von Krankenhäusern ... 335
12.3 Grundzüge des GmbH-Rechts ... 343
12.4 Zusammenfassung ... 348
? Wissens- und Transferfragen ... 349
Literatur ... 350

13 TQM-Ansätze ... 351
C. Guddat

13.1	Einleitung	352
13.2	Qualität	353
13.3	Qualitätsmanagement	355
13.4	Qualitätssicherungssysteme	356
13.5	Total Quality Management (TQM)	356
13.6	Projekt KTQ	363
13.7	Anforderungen an das Studium	365
	? Wissens- und Transferfragen	367
	Literatur	368

14 Umweltmanagement ... 369
Th. Steffens

14.1	Grundzüge des Umweltschutzes	370
14.2	Rechtsvorschriften	371
14.3	Umweltschutz in Pflegeeinrichtungen	373
14.4	Zusammenfassung	388
	? Wissens- und Transferfragen	390
	Literatur	391

15 Arbeits- und Gesundheitsschutz ... 393
D. Waschinski

15.1	Europäische Regelungen	394
15.2	Medizinproduktegesetz	397
15.3	Sicherheit und Gesundheitsschutz im Unternehmen	400
15.4	Belastung und Beanspruchung bei der Arbeit	406
	? Wissens- und Transferfragen	413
	Literatur	414

Stichwortverzeichnis ... 415

Autorenverzeichnis

Prof. Dr. Olivia Dibelius
Evangelische Fachhochschule Berlin
Teltower Damm 118–122
14167 Berlin

Prof. Dr. Sabine Fließ
Fern-Universität Hagen
Douglas-Stiftungs-Lehrstuhl
für Dienstleistungsmanagement
Profilstraße 8
58084 Hagen

Dipl.-Pflegewirt Martin Glock
Helmshofen 6
74589 Satteldorf

Prof. Dr. Volker Großkopf
Mühlenstraße 41
53721 Siegburg

Dipl.-Pflegewirt Carsten Guddat
Holzstraße 51
80469 München

Prof. Dr. Ursula Hübner
Fachhochschule Osnabrück
Fachbereich Wirtschaft
Caprivistraße 30a
49076 Osnabrück

Dipl.-Pflegewirt
Wilhelm Krompholz-Schink
Frankenstraße 4
91580 Wicklesgreuth

Prof. Dr. Margarete Landenberger
Med. Fak. der Martin-Luther-
Universität Halle-Wittenberg
Inst. für Gesundheits- und
Pflegewissenschaft
Magdeburger Straße 27
06097 Halle (Saale)

Prof. Dr. Michael Märtens
Röttgenerstraße 214
53127 Bonn

Prof. Dr. Bernd H. Mühlbauer
Fachhochschule Gelsenkirchen
Fachbereich Wirtschaft
Schwerpunkt Management
im Gesundheitswesen
Neidenburger Straße 43
45877 Gelsenkirchen

Prof. Dr. Martin Reckenfelderbäumer
Wissenschaftliche Hochschule Lahr
Lehrstuhl für Allgemeine BWL
mit dem Schwerpunkt Marketing
Hohbergweg 15–17
77933 Lahr/Schwarzwald

Dr. Klaus Ritgen
Universität Bonn
Inst. für Staatsrecht
Adenauerallee 43
53113 Bonn

Prof. Dr. Barbara Städtler-Mach
Evangelische Fachhochschule
Nürnberg
Fachbereich Pflegemanagement
Bärenschanzstraße 4
90429 Nürnberg

Dipl.-Ing. Thomas Steffens
IBOT – Ingenieurbüro für Organisation
und Technik
Dreiangelstraße 20
42855 Remscheid

Prof. Dr. Charlotte Uzarewicz
Katholische Stiftungsfachhochschule
Preysingstraße 83
81667 München

Dr. Dagmar Waschinski
Dreiangelstraße 20
42855 Remscheid

1 Ethik

B. Städtler-Mach

Inhalt

1.1	Definition	2
	1.1.1 Begriffliche Voraussetzungen der Ethik	2
	1.1.2 Normen und Werte	3
	1.1.3 Wertewandel	4
	1.1.4 Theorien von Ethik	4
1.2	Ethische Kompetenz der Führungskraft	5
	1.2.1 Sach- und Situationsorientiertheit	6
	1.2.2 Fähigkeit, die eigene Person einzubringen	6
	1.2.3 Eigene Zielorientierung	7
	1.2.4 Selbstverantwortung	7
1.3	Zur Bedeutung des Menschenbildes	8
	1.3.1 Grundfragen der Anthropologie	8
	1.3.2 Ökonomisches Menschenbild – soziales Menschenbild	9
	1.3.3 Grundzüge eines entwicklungsoffenen Menschenbildes	10
	1.3.4 Menschenbild und Motivation	11
1.4	Bedeutung der Ethik für das Pflegemanagement	12
	1.4.1 Gelebte Ethik in der Führungsrolle	13
	1.4.2 Ethik und Qualitätsmanagement	14
	1.4.3 Aspekte zum Gerechtigkeitsbegriff	14
	1.4.4 Modell zur Entscheidungsfindung	15
? Wissens- und Transferfragen		17
Literatur		18

1.1 Definition

Für ein grundlegendes Verständnis von Ethik ist es unerlässlich, zunächst die Begrifflichkeit, mit der diese Wissenschaft umgeht, zu klären. Da heute in einer geradezu modischen Weise von Ethik nahezu überall gesprochen wird, ist es wichtig, sich im Kontext wissenschaftlicher Theoriebildung über die grundlegenden Fachworte Klarheit zu verschaffen. Was also ist gemeint, wenn von Ethik die Rede ist?

1.1.1 Begriffliche Voraussetzungen der Ethik

Das Wort Ethik hat zwei Wurzeln, die in der altgriechischen Sprache liegen. Dort bezeichnet das Wort *ethos* die Sitte, den Brauch, das Herkommen. Ihm entspricht in der lateinischen Sprache das Wort „mos", im Plural „mores", was soviel wie „Moral, Sitte" bedeutet. Die zweite Wurzel stellt das Wort *äthos* dar, was „Wohnung, bewohnter Ort des Lebens" bedeutet. Aus der Verbindung beider Wurzeln wird schnell deutlich, was das Wort Ethik also in seiner ursprünglichen Aussage meint.

> ! Ethik beschreibt „Ordnungsgebilde, die gewachsene Lebensformen repräsentieren, Lebensformen, die die Wert- und Sinnvorstellungen einer Handlungsgemeinschaft widerspiegeln (Pieper 1994, S. 26)".

Der Gegenstand der wissenschaftlichen Disziplin Ethik ist das Reflektieren über das menschliche Handeln und Verhalten, insbesondere hinsichtlich bedeutsamer Entscheidungen. Insofern denken viele Menschen, wenn sie Ethik hören, an Entscheidungen größter Tragweite, etwa über die Bedingungen für zukünftige Lebensmöglichkeiten und -qualität. Doch auch im Alltag fällen wir ständig ethische Entscheidungen, auch wenn wir uns ihrer Tragweite oft gar nicht bewusst sind. Wer sich beispielsweise dazu entschließt, genmanipulierte Lebensmittel zu kaufen und zu verzehren, trifft damit auch eine ethische Entscheidung – nicht nur mit individueller, sondern darüber hinaus auch mit einer großen sozialen Tragweite.

Die ethischen Entscheidungen, die die Alternative von Leben oder Tod des Menschen betreffen, gehören sicherlich zu den schwierigsten, etwa bei der Frage nach einem Schwangerschaftsabbruch, einer Organtransplantation oder der neu entstandenen Problematik der Präimplantationsdiagnostik. Im allgemeinen vollziehen sich ethische Fragestellungen und Entscheidungen aber nicht immer vor diesen letzten Alternativen. Vieles, was das menschliche Leben im Hinblick auf den Einzelnen, die Gemeinschaft im Kleinen und im Großen betrifft – dazu ist auch die gesamte Umwelt zu rechnen, findet mit weniger Aufsehen statt. Unser Leben – privat wie beruflich, individuell wie gesellschaftlich – ist voller kleinerer und größerer Entscheidungen.

Häufig wird der Begriff Ethik – gerade im eher privaten Bereich – mit dem der Moral gleichgesetzt. Hier ist im Sinn wissenschaftlicher Ethik jedoch zu unterscheiden.

> **!** Unter Moral wird das jeweils herrschende System von sittlichen Grundsätzen verstanden, das in einer Gruppe oder einer Kultur gilt. Dieses System setzt sich aus Sitten, Bräuchen und Gewohnheiten zusammen, wird in der Regel ohne erkennbare Theorie und im eher persönlichen Rahmen vermittelt.

Die Moral beschreibt, was „man" tut oder lässt, ohne das im Einzelnen zu begründen. Dafür benutzt sie in der Regel eine Denkweise und damit auch eine Sprache, die in Polaritäten unterteilt: Gut – böse, falsch – richtig.

Dem gegenüber stellt Ethik eine wissenschaftliche Disziplin dar, die in der praktischen Philosophie oder auch der Theologie angesiedelt ist. Ihr geht es darum, auf der Reflexionsebene die Fragen nach dem menschlichen Verhalten zu stellen und nach Antworten zu suchen. Als Wissenschaft ist Ethik darum bemüht, logisch zu argumentieren und zu begründen – einen Anspruch also zu erfüllen, den die Moral so nicht stellt.

1.1.2 Normen und Werte

Jedes ethische Denken und Entscheiden orientiert sich an Normen und Werten.

Normen bezeichnen in der ethischen Diskussion nicht rechnerisch ermittelte Werte, die zur Klassifizierung von Gegenständen dienen, wie z. B. DIN-Normen. Vielmehr geht es hier um das, was hinsichtlich der Moral für gut und richtig oder böse und falsch eingeschätzt wird. Normen – wie übrigens auch Werte – sind in hohem Maße von der jeweiligen Kultur und inneren Haltung derer, die sie vertreten, abhängig.

So gelten beispielsweise hinsichtlich der Frage, wo eine Frau „oben ohne" gehen kann, in afrikanischen Gesellschaften andere Maßstäbe als in Mitteleuropa.

Beschreiben die *Normen* in einer Ethik eher die Standards, die generell gelten, handelt es sich bei den *Werten*, um eine ganz persönliche, für jedes Individuum verbindliche innere Einstellung und Haltung. Wenn mehrere Menschen eine innere Haltung teilen, z. B. den christlichen Glauben oder eine politische Überzeugung, werden folglich auch ihre Werte übereinstimmen. Werte lassen sich als „bewusste oder unbewusste Orientierungsstandards und Leitvorstellungen, von denen sich Individuen und Gruppen bei ihrer Handlungswahl leiten lassen" charakterisieren (Höffe 1997, S. 332).

Keineswegs ist es der Beliebigkeit jedes einzelnen Menschen überlassen, ob die Werte der anderen respektiert und akzeptiert werden oder nicht. Wer einen Wert oder auch die Normen einer Gruppe oder eines Individuums missachtet bzw. dagegen verstößt, muss mit Sanktionen rechnen. Im gesellschaftlichen Rahmen ist dies vor allem durch die Gesetzgebung geregelt, die einen Verstoß gegen Rechte, die auf Normen und Werten basieren, mit Strafen ahndet. Selbst wenn einzelnen Menschen bestimmte Normen nicht eingängig sind, müssen sie die Konsequenzen für einen Verstoß dagegen tragen und die Nachteile daraus in Kauf nehmen. Im individuellen Bereich werden Übertretungen von Werten und Normen ebenfalls mit Sanktionen belegt, die auf der individuellen Einstellung der betroffenen

Person beruhen. So wird das Missachten eines persönlich gesetzten Wertes, wie beispielsweise der Ehrlichkeit, der Beziehung zu einem Menschen großen Schaden zufügen, ja sie vielleicht sogar zerstören.

1.1.3 Wertewandel

Wenn sich die innere Haltung in einer Gesellschaft wandelt, ändern sich vor allem auch die Werte, die in dieser Gesellschaft verbindlich sind. Dies ist in Mitteleuropa in den vergangenen Jahrzehnten in hohem Maße der Fall, weshalb von einem bereits erfolgten „Wertewandel" zu sprechen ist.

> Unter Wertewandel wird der Prozess verstanden, der sich in der Gesellschaft einerseits sowie bei einzelnen Menschen andererseits vollzieht: Werte, die verbindlich und wichtig für eine Gruppe oder einen Menschen waren, verlieren an Bedeutung, ja geraten mitunter in Misskredit, und an ihre Stelle kommen neue, manchmal den alten Werten direkt entgegengesetzte.

Klages (1984) unterscheidet in diesem Wertewandel die Werte des Individuums einerseits und die der Gesellschaft andererseits. Dabei wird deutlich, dass in beiden Bereichen der Wertewandel vollzogen ist, auch wenn die einzelnen Werte, die aufgegeben wurden, und die, die an ihre Stelle gerückt sind, unterschiedlich sind.

Als Beispiel für Werte, die in der Gesellschaft nicht mehr von großer Bedeutung sind, sind Disziplin und Gehorsam zu nennen – an ihrer Stelle haben gegenwärtig Emanzipation und Autonomie hohe Konjunktur.

Exemplarisch für den individuellen Wertewandel sind Genuss, Abenteuer und Selbstverwirklichung an Stelle von Selbstbeherrschung und Fügsamkeit zu nennen.

1.1.4 Theorien von Ethik

Bei den wissenschaftlichen Theorien von Ethik kann grundsätzlich zwischen zwei unterschiedlich angelegten Denkweisen differenziert werden.

- Fragt eine Ethik nach dem Ziel ihres Handelns, sprechen wir von *deontologischer* Ethik. Der Name gründet sich auf das altgriechische Wort *deon – die Pflicht*. Damit ist die Denkweise beschrieben: Gefragt wird danach, was meine Pflicht zu tun ist. Wer diesen Denkansatz vertritt, geht gewissermaßen von einem vorgeformten Verständnis von Pflicht aus. Immer wird es klar sein, worin die Pflicht oder die Pflichten bestehen, und so kommt es darauf an, diese Pflichten weitestgehend zu erfüllen.
- Das Gegenstück ist die *teleologische Ethik* (griech. *telos – das Ziel, der Zweck*). Hier wird nach dem Ziel des Handelns gefragt, und danach wird bestimmt, was zu tun und zu lassen ist. Eine Handlung wird danach beurteilt, wie gut oder schlecht ihre Folgen sind.

1.2 Ethische Kompetenz der Führungskraft

In seiner Grundbedeutung meint der Begriff Kompetenz *Fähigkeit, Zuständigkeit*. In Bezug auf die weiteren Ausführungen zur ethischen Kompetenz von Führungskräften liegt der Schwerpunkt im Bereich der Fähigkeit – wenngleich durchaus auch eine Zuständigkeit für ethische Kompetenz bei Führungskräften des Pflegemanagements vorauszusetzen ist.

> Bei der ethischen Kompetenz handelt es sich um erkennbare Fähigkeiten, die die eigene Wirklichkeit und die des Gegenübers wie auch die des gesamten Umfeldes maßgeblich beeinflussen. Sie wird an den Wertigkeiten, die ein Mensch in seinem Arbeitsalltag, aber auch in seiner persönlichen Lebensweise zum Ausdruck bringt, erkannt und benannt.

Das ethische Wissen und die daraus abgeleitete Verantwortung kann niemand allein erzeugen. Wie jedes Erkennen ist auch die ethische Reflexion auf den Diskurs und den Widerspruch, die immer neu formulierte Fragestellung und die ständige Innovation angewiesen. Insofern bedarf der Erwerb ethischer Kompetenz den fachlichen Input, den individuellen Erfahrungsbereich und den kollegialen sowie den interdisziplinären Austausch. Einfach gesagt: Was in der Pflege und im Pflegemanagement ethisch vertretbar ist, kann ich mir nicht allein ausdenken. Ich muss zurückgreifen auf bereits entworfene ethische Konzeptionen, die mir das eigene Denken systematisieren und strukturieren, ja erst ermöglichen. Sodann werde ich diese erkannten Denkmuster mit meinen gemachten Erfahrungen in Beziehung setzen und meine bisher entworfenen ethischen Antworten immer wieder durch die Praxistauglichkeit überprüfen. Um dabei möglichst den bekanntermaßen jedem Menschen möglichen Irrtum auszuschließen, ist der ethische Diskurs sowohl mit den Vertretern der eignen Branche als auch mit anderen Professionen unerlässlich. Gerade an der ethischen Kompetenz wird deutlich, wie relevant der Beitrag der Pflegenden im interdisziplinären Gespräch zwischen den verschiedenen Gruppen und Professionen im Gesundheitswesen ist.

> Ethische Kompetenz besitzt eine Pflegeperson, die hinsichtlich ihres beruflichen Handelns in der Lage ist,
> - die Dimension der Werte zu benennen,
> - die eigene Wertehaltung zu beschreiben,
> - das eigene Verhalten dadurch zu steuern
> - und – im Fall der Managementposition –
>   das der nachgeordneten Mitarbeiter entsprechend
>   zu beeinflussen.

1.2.1 Sach- und Situationsorientiertheit

Eine Führungskraft mit ethischer Kompetenz ist in der Lage, die jeweils anstehenden Fragen und Entscheidungen sowohl im Hinblick auf das gesamte System als auch im Hinblick auf die darin befindlichen Menschen zu beurteilen. Es versteht sich von selbst, dass es dabei durchaus zu Konflikten kommen kann. Wenn beispielsweise Kürzungen im Haushalt vorgesehen sind, sind – aus ethischer Perspektive – nicht nur die finanziellen Mittel, sondern auch die Menschen, die davon betroffen sind, zu sehen. Das sind im Beispiel des Pflegemanagements nicht nur die Patienten oder Bewohner eines Altenheimes, sondern eben auch die Mitarbeiter, möglicherweise auch deren Angehörige.

Zur Hilfestellung für die eigene Reflexion sind folgende Fragen zu durchdenken:

- Bin ich innerhalb meiner Pflegeeinrichtung (Krankenhaus, Altenheim etc.) für das System oder die Menschen da?
- Was ordne ich unter: Menschen oder Abläufe, Beziehungen oder Funktionieren der Einrichtung?
- Ist es mein Hauptanliegen, das System „am Laufen zu halten" oder dem einzelnen Menschen führend und fördernd möglichst gerecht zu werden?
- Wenn es zum Konflikt kommt: Mit welcher Begründung ziehe ich die eine oder die andere Seite vor?

1.2.2 Fähigkeit, die eigene Person einzubringen

Ein wesentliches Kennzeichen ethischer Kompetenz ist es, wenn die Führungsperson in der Lage ist, ihre eigene Persönlichkeit zum Ausdruck und in Entscheidungsprozesse mit einzubringen. Sie zeigt damit nicht nur, dass sie es gelernt hat, die eigenen Erfahrungen und erworbenen Erkenntnisse in die gegenwärtige Situation zu übertragen. Darüber hinaus beweist sie auch Selbstvertrauen und Zivilcourage. Wer in der Lage ist, seine eigene Person nicht zu verstecken, besitzt Offenheit und Authentizität, macht sich dadurch allerdings auch angreifbar und wird möglicherweise verletzt.

Die Voraussetzungen, sich als Person – letztlich: als Mensch – zu zeigen, liegen in der eigenen Auseinandersetzung mit sich selbst. Wer anderen so begegnen will, wie er wirklich ist, muss sich natürlich zuvor selbst kennen – „Selbsterkenntnis" erwerben.

Dazu gehört es, sich Rechenschaft über die eigene Haltung und die eigenen Werte abzulegen. Nur wer sich selbst Auskunft darüber geben kann, nach welchen Werten und Normen die eigenen Entscheidungen getroffen und Standpunkte eingenommen werden, ist auch in der Lage, anderen dies mitzuteilen.

Weiterhin zählt die Bereitschaft hinzu, sich mit seiner Meinung einzubringen, eventuell auch mit unpopulären Positionen nicht zurückhaltend zu sein. Wer nur anderen nach dem Mund redet – seien es Geschäftsführer, Kollegen oder auch Politiker –, wird schwerlich als eigenständige Persönlichkeit mit ethischer Kompetenz anerkannt werden.

Zur Hilfestellung für die eigene Reflexion sind folgende Fragen zu durchdenken:
- Welches sind für mich die wichtigsten Werte?
- Welchen Wert ordne ich anderen unter, welcher ist der höchste?
- Wie gehe ich mit Menschen um, die meinen Standpunkt nicht teilen?
- Was bedeutet es für mich, wenn ich allein mit meiner Meinung bin?

1.2.3 Eigene Zielorientierung

Aus allem, was bisher zur ethischen Kompetenz gesagt wurde, ergibt sich, dass eine Führungspersönlichkeit, die mit dieser Eigenschaft arbeiten möchte, vor allem eine Vorstellung über die eigenen Ziele braucht. Gerade die Alltagsgeschäfte und die häufig schnell und unter Zeitdruck zu treffenden Entscheidungen im Gesundheitswesen bringen es mit sich, dass über die Grundrichtung des gesamten Unternehmens nicht oder nur unzureichend nachgedacht wird. Zwar wird dies an einigen Punkten immer wieder zum Vorschein kommen und möglicherweise als Defizit benannt werden. Wer diesem Missstand jedoch nicht aktiv gegenüber tritt, darf nicht erstaunt sein, wenn auf die Dauer keine „Linie" in seinem Verhalten zu sehen ist und von daher der Führungsperson wenig Entscheidungskraft zugetraut wird.

Die tragfähige Zielvorstellung verhilft auch dazu, in persönlichen Krisen und Unsicherheiten den Kurs und die innere Ausrichtung nicht zu verlieren.

Zur Hilfestellung für die eigene Reflexion sind folgende Fragen zu durchdenken:
- Was möchte ich mit meiner Arbeit erreichen?
- Was wäre anders, wenn es meine Einstellung und meine Arbeit nicht gäbe?
- Was muss ich tun, um meine Ziele zu erreichen?
- Was hindert mich daran?

1.2.4 Selbstverantwortung

Die Verantwortung, die ein Pflegemanager gegenüber seiner Einrichtung, d. h. in seiner Funktion als Führungskraft besitzt, ist bereits beschrieben worden (Städtler-Mach 1999). An dieser Stelle ist zu betonen, dass die ethische Kompetenz bei der Verantwortung sich selbst gegenüber beginnt. Das bedeutet: Bevor es im Pflegemanagement überhaupt zu einer ethischen Fragestellung kommt, erwirbt sich eine Führungskraft bereits ihre eigene ethische Kompetenz. Sie beginnt vor der Übernahme einer Managementverantwortung und sie hört nicht damit auf.

Verantwortung meint in seiner Wortbedeutung immer: Antwort auf eine ergangene Aufgabe. Wer sich der Verantwortung stellt, setzt sich zu seiner Pflicht oder auch zu einer Herausforderung in Beziehung. Die Möglichkeiten, die jemand ergreift oder lässt – sei es im Denken und Entscheiden oder auch im Handeln – stellen seine Antwort auf die an ihn ergangene „Anfrage" durch eine Situation dar. In diesem Sinn ist die Übernahme von Verantwortung immer auch eine Auseinandersetzung mit der Wirklichkeit der Welt, in der wir leben. Das gilt sowohl im persönlichen Bereich außerhalb der Pflegepraxis als auch in den gesellschaftlichen Dimensionen, welche die Pflegeeinrichtung betreffen.

Diese zweifache ethische Orientierung verstärkt zum einen die individuelle Persönlichkeit, zum anderen wirkt sie auch in die Öffentlichkeit, in der Pflege präsent ist. Im Einzelnen bedeutet das: Wenn ich geklärt habe, woher ich meinen Auftrag beziehe und wem gegenüber ich mich verantworte, besitze ich zum einen ein tragfähiges Fundament für die tägliche Kleinarbeit. Angesichts einer Krisensituation muss nicht jedes Mal von Neuem nach den Grundlagen und der Zielorientierung gefragt werden. Zum anderen wird der Pflegemanager damit auch seinen Arbeitsbereich und seinen Berufsstand gut vertreten bzw. dessen Ansehen erhöhen. Eigenverantwortliche Pflege ist immer zugleich professionelle und fachlich gute Pflege.

Zur Hilfestellung für die eigene Reflexion sind folgende Fragen zu durchdenken:
- Wem gegenüber fühle ich mich verantwortlich?
- Wie gehe ich damit um, wenn ich in meiner Verantwortlichkeit Fehler gemacht habe?
- Kann ich zugeben, dass ich in meiner Verantwortung etwas schuldig geblieben bin?
- Was trägt mich letzten Endes selbst?

1.3 Zur Bedeutung des Menschenbildes

Für die Bereitschaft einer Führungspersönlichkeit, die Managementprozesse verantwortlich zu gestalten, sind nicht nur die Kenntnisse solcher Prozessabläufe wichtig. Bei allen Entscheidungen und Planungen sind immer – mehr oder weniger bewusste – Vorentscheidungen mit von Bedeutung. Diese Vorentscheidungen betreffen den Bereich der Bilder menschlichen (Zusammen)Lebens und der eigenen wie der institutionsbezogenen Wertannahmen. Mit anderen Worten: Bevor die Tätigkeit des Managements gestaltet wird, ist das vorherrschende Menschenbild zu reflektieren. Jede Ethik setzt eine bestimmte Weltanschauung und damit ein eigenständiges Bild vom Menschen voraus. Wenn davon abhängige Entscheidungen getroffen werden, muss dieses Menschenbild bewusst gemacht werden.

1.3.1 Grundfragen der Anthropologie

In dem Begriff „Menschenbild" wird bereits deutlich, dass in jeder Auffassung nur bestimmte Aspekte des Menschseins zum Tragen kommen. Kein Bild des Menschen kann alle seine Facetten erfassen – immer wird eine Seite mehr im Vordergrund stehen als eine andere. So hat jedes Menschenbild auch seine Wahrheiten und „Schattenseiten". Für den Einzelnen kommt es darauf an, die für ihn und seine Arbeit entscheidenden Aspekte des Menschseins zu betonen.

> ! Die Wissenschaft, die sich mit den „Menschenbildern" befasst,
> • ist die Anthropologie.

Durch die Zusammensetzung mit einer Vielzahl von Adjektiven – philosophische Anthropologie, biologische Anthropologie etc. – wird deutlich, dass bei jeder Lehre vom Menschen ein bestimmtes Denksystem im Hintergrund steht. Das betrifft zum einen den wissenschaftstheoretischen Ansatz, also beispielsweise die naturwissenschaftliche Sicht und Fragestellung den Phänomenen der Welt gegenüber, und zum andern gleichzeitig die Wertesysteme, die dahinter liegen und die dem Menschen über die phänomenologische Beschreibbarkeit hinaus auch eine Bedeutung zuschreiben.

Das Menschenbild, das ein Mensch – bewusst oder unbewusst – in sich trägt, kommt am deutlichsten und absolut unverkennbar in seiner Sprache zum Ausdruck. Wie ein Mensch den anderen wirklich sieht, ob er ihn wertschätzt oder verachtet, zeigt er dadurch, wie er von ihm redet. Im Hinblick auf die Pflege heißt das konkret: Es ist nicht nur dem Wort nach ein Unterschied, ob wir vom „Pflegefall" oder von „Pflegebedürftigen" sprechen. Ebenso sagt es viel über unser Menschenbild in der Führungsverantwortung, wie wir von Mitarbeitern sprechen, ob wir sie beispielsweise in ihrer Abwesenheit durch die Verwendung von abwertenden Ausdrücken (Alter, Dicke, Doofe etc.) entwerten.

Die Sprache „verrät" unser Menschenbild und signalisiert dadurch auch, ob wir eine ethische Kompetenz besitzen.

Aufgabe
- Welche Bedeutung geben Sie dabei den unterschiedlichen Dimensionen Körper, Seele, Geist?
- Welche Konsequenzen hat das Menschenbild für Ihr persönliches Verhalten?
- Welche Konsequenzen hat das Menschenbild für Ihre Verantwortung als Pflegemanager?

1.3.2 Ökonomisches Menschenbild – soziales Menschenbild

Auch in Managementkonzepten und Führungsmodellen sind Menschenbilder enthalten, die offengelegt werden müssen. (Werhahn 1980, Matthiesen 1995). Hier lassen sich grundsätzlich zwei typologische Menschenbilder gegenüberstellen: Das *ökonomische* und das *soziale* Menschenbild.

Bei einem *ökonomischen* Menschenbild wird der Mensch als einer gesehen, der von Führung und Kontrolle abhängig ist. Der Antrieb für eigenes Handeln erfolgt dabei nicht von dem Menschen selbst, aus eigenem Willen, sondern wird über finanzielle Anreize gesteuert. Die Motivation zur Gestaltung des Lebens wird weitgehend von außen bestimmt (zur Motivationstheorie vgl. 1.3.4.) Infolgedessen werden die Möglichkeiten zur Weisung und zur Entscheidung für den Einzelnen in einem Betrieb zentralistisch organisiert.

Dem gegenüber stellt das *soziale* Menschenbild einen Menschen vor, der durch soziale Anreize, Werte und Normen stimuliert und zum Handeln angeregt wird.

Das Handeln des Einzelnen wird durch die Bewertung des sozialen Umfeldes erheblich beeinflusst, während die Normen durch Vorgesetzte weniger von Bedeutung sind. Infolgedessen ist es die Aufgabe von Führungspersönlichkeiten, die Bedeutung der sozialen Anerkennung zu sehen und diese entsprechend zu fördern.

1.3.3 Grundzüge eines entwicklungsoffenen Menschenbildes

Für die ethischen Entscheidungen im Pflegemanagement wird hier ein Menschenbild vorgestellt, das davon ausgeht, dass ein Mensch nicht für immer festgelegt ist, dass also Prozesse sein Leben bestimmen und er dadurch auch Prozesse des Lebens mitbestimmt.

Folgende Dimensionen charakterisieren ein solches Menschenbild: *Ganzheitlichkeit, Geschichtlichkeit, Gemeinschaftsbezogenheit*.

Ganzheitlichkeit. Der Mensch wird als eine Einheit von Körper, Geist und Seele gesehen und akzeptiert. Die Interdependenz der einzelnen Bereiche ist sehr stark und unauflöslich – im Grunde kann nie losgelöst von „dem Körper" oder „der Seele" geredet werden. Vielmehr ist der Mensch eben ein Ganzes, und die Benennung einzelner Dimensionen dient lediglich der Unterscheidung.

Probleme ergeben sich dadurch, dass manche Menschen ganz offensichtlich in einem dieser genannten Bereiche Defizite aufweisen, sei es durch Unfall oder Einwirkung von außen oder auch von Beginn ihres Lebens an. Hier entsteht die Frage, die bedeutende ethische Konsequenzen hat, inwiefern dann von „Ganzheitlichkeit" zu sprechen ist. Nach unserem Verständnis handelt es sich immer um den „ganzen" Menschen, d. h. er wird eben so gesehen, wie er *ist*.

Geschichtlichkeit. Mit dieser Dimension wird die Tatsache angesprochen und akzeptiert, dass jeder Mensch „in Zeit und Raum" begrenzt ist. Das bedeutet: Jedes Leben hat einen Anfang und ein Ende – wobei hier noch einmal wesentliche Unterschiede dadurch entstehen, was als Ursprung des Lebens angesehen wird. So ist es beispielsweise ein großer Unterschied, ob als Ursprung des Lebens der „Zufall" oder Gott als Schöpfer – wie etwa in jüdisch-christlicher Anthropologie – gesehen wird. Für die Beantwortung der Frage nach den Grenzen des Lebens werden hier die grundlegenden Werte für ethische Entscheidungen, z. B. hinsichtlich einer künstlichen Lebensverlängerung gelegt.

Grundsätzlich sagt der Aspekt der Geschichtlichkeit über den Menschen zunächst nur aus, dass er eben begrenzt ist, dass sein Leben und seine Möglichkeiten, dies zu gestalten, einen Anfang und ein Ende haben. Das bedeutet: Niemand ist ohne Begrenzungen in seinem Vermögen, seiner Kraft, seiner Belastbarkeit – gleichzeitig ist auch niemand für die Unsterblichkeit gedacht.

Hiervon ist in hohem Maße der biographische Prozess des Menschen betroffen: Krankheit, Alter und Tod sind Ereignisse, die dem Menschen gewiss sind, auch wenn er sich noch so dagegen wehrt. Diese Grenzen sind gegeben und müssen akzeptiert werden.

Gegenwärtig wird diesem realistischen häufig ein positivistisches Menschenbild gegenübergestellt. Im Hinblick auf die Begrenztheit heißt das: Es wird suggeriert, dass der Mensch – wenn er sich nur genügend anstrengt, übt und nach Höherem strebt, durchaus zu einer (scheinbaren) Vollkommenheit und damit Grenzenlosigkeit gelangen kann. Viele Hinweise aus dem grundsätzlich gut gedachten Wellness- und Fitnessbereich (z. B.: Lebe in der Mitte! – Übe Gelassenheit! – Denke positiv!) sind dazu angetan, die Vorstellung, wir könnten als Menschen unsere Begrenztheit und Geschichtlichkeit aufheben, zu nähren.

Gemeinschaftsbezogenheit. Der Mensch ist auf Gemeinschaft angelegt, er ist ein „soziales" Wesen. Menschliches Leben vollzieht sich immer in der Gemeinschaft, und wo sie fehlt, fühlt sich der einzelne Mensch auf die Dauer einsam und verkümmert. Zu der Gemeinschaft zählen freilich immer auch Menschen, die uns nicht „liegen", mit denen das Zusammenleben für uns nicht leicht ist. Trotzdem sind wir auch auf diese angewiesen, wie umgekehrt auch andere sich uns nicht immer „aussuchen" können.

Ein Problemfeld ist hier die Tatsache, dass in unserer Gegenwart – hauptsächlich gefördert durch die Ideen des Utilitarismus – wieder der Wert des Menschen im Hinblick auf die Gemeinschaft thematisiert wird. Wenn die Frage diskutiert wird, wer wem am meisten nützt, führt dies über kurz oder lang zu der Überlegung, welcher Mensch am meisten wert ist.

1.3.4 Menschenbild und Motivation

Im Hinblick auf den Umgang der Führungspersönlichkeit mit ihrem Personal ist es von großer Bedeutung, welches Menschenbild der Pflegemanager besitzt. In der Gegenüberstellung von ökonomischem und sozialen Menschenbild wurde der Stellenwert der Motivation für eigenes Handeln bereits angesprochen.

Weil der Mensch nicht nur in seiner Wesensart, sondern gerade auch in seinem Entscheiden und Tun Gegenstand unserer Überlegungen ist, soll dieser Aspekt hier nochmals aufgegriffen und vertieft werden.

Zwischen der Motivation und dem allgemeinen Lebensgefühl, dem Selbst- und Weltverständnis besteht eine enge Kohäsion. Wie ich als Mensch mein Leben und welchen Sinn ich in diesem Leben sehe, hängt eng mit der Motivation zu Engagement und Arbeit zusammen.

Herzberg (1959, dargestellt bei Wiswede 1980) fragt in seiner Theorie zur Bedürfnisbefriedigung von Arbeitnehmern und Arbeitsorganisationen nach den Faktoren, die für die Zufriedenheit am Arbeitsplatz ausschlaggebend sind. Dabei unterscheidet er einerseits die *Hygienefaktoren* (Unzufriedenmacher, extrinsische Faktoren) und andererseits die *Motivatoren* (Zufriedenmacher, intrinsische Faktoren).

Zu den Hygienefaktoren zählen die allgemeinen Bedingungen des Arbeitsplatzes wie Bezahlung, Kontakt zu den Kollegen und Vorgesetzten, Ausstattung des Arbeitsplatzes u. v. m. Eine positive Bilanz dieser Hygienefaktoren verhindert eine Arbeitsunzufriedenheit, gewährleistet jedoch keine Arbeitszufriedenheit.

Dem gegenüber bezieht sich die Gruppe der Motivatoren auf den persönlichen Wachstumszuwachs des Einzelnen: Leistung und Erfolg, Anerkennung und Wertschätzung, Aufstiegs- und Entfaltungsmöglichkeiten sowie die Übernahme von Verantwortung.

Um einerseits eine hohe Arbeitsleistung und andererseits eine gute Motivation zu erzielen, müssen beide Faktoren berücksichtigt werden. Durch die Betonung der intrinsischen Faktoren wird die Bedeutung externer Anreize stark relativiert. Der Sinnerfüllung und persönlichen Zufriedenheit durch die Arbeit kommt großes Gewicht zu. Einfach gesagt: Auf die Dauer ist eine Arbeitszufriedenheit nur dann wirklich zu erreichen, wenn durch die Arbeit nicht nur die externen, sondern vor allem auch die internen Faktoren berücksichtigt werden. Dabei sind die Hygienefaktoren gewissermaßen die Voraussetzung für die Motivatoren.

> Die Motivationstheorie Herzbergs besagt für das Pflegemanagement, dass die Pflege der Motivation sämtlicher Mitarbeiter eine große ethische Aufgabe für die Führungskraft darstellt. Da soziale Berufe überwiegend mit einer intrinsischen Motivation ergriffen und vor allem beibehalten werden, liegt hier ein wesentlicher Punkt für die Personalförderung und -entwicklung.

Im Übrigen wird auch der Pflegemanager selbst erleben, wie sehr er in seiner eigenen Motivation durch Wertschätzung und Anerkennung bestätigt wird. Ein positives Menschenbild einerseits und die Bereitschaft, die Motivation der Mitarbeiter zu stärken andererseits sind eine günstige Voraussetzung für das Pflegemanagement. Eine Führungspersönlichkeit, die beides mit den weiter oben genannten Elementen ethischer Kompetenz zusammenbringen kann, ist unter ethischen Aspekten aufs Beste qualifiziert.

1.4 Bedeutung der Ethik für das Pflegemanagement

Die bisherigen Ausführungen über ethische Kompetenz sowie das ihr vorausgehende Menschenbild beschreiben in eher allgemeiner Hinsicht, was für eine Führungskraft im Hinblick auf Ethik relevant ist. Ethik fordert – soweit ist bisher deutlich geworden – eine bewusste Gestaltung von Abläufen, die konkret in die Praxis implementiert und umgesetzt werden müssen:

> » Die Ethik hat eine Chance! Allerdings nicht im Sinne einer automatischen Zwangsläufigkeit im Rahmen des gesellschaftlichen Fortschritts. Ethik muss immer durch aktive Gestaltung der Wirtschaftswirklichkeit verwirklicht werden. Und dafür muss Wirtschafts- und Unternehmensethik „Chef"-Sache und der Anwendungsbezug zur Praxis realitätstüchtig konzipiert werden – sonst bleibt das ganze Unterfangen eine akademische Veranstaltung ohne praktische Relevanz (Bausch 1999, S. 3). «

Mit dieser Feststellung von Bausch (1999) wird deutlich, dass Vorstellungen und Reflexionen über Ethik immer im Hinblick auf die Realität überprüft werden müssen. Anders gesagt: Ethik erfordert eine bewusste Gestaltung von Abläufen, die konkret in die Praxis implementiert und dort umgesetzt werden müssen. Das wird im Folgenden im Hinblick auf das Pflegemanagement exemplifiziert.

1.4.1 Gelebte Ethik in der Führungsrolle

In einer Einrichtung, die für Menschen tätig ist und im wesentlichen durch Menschen gestaltet wird, ist die Ethik von größter Bedeutung. Insbesondere im Führungsverständnis kommt dies zum Ausdruck. An der Führung einer Pflegeeinrichtung wird erkannt, ob der Einrichtung ein ethisch begründetes Leitbild vorsteht und in welcher Dringlichkeit versucht wird, dem zu entsprechen. Wer im ethisch verantworteten Sinn leiten will, wird seine Führungsverantwortung auch diesbezüglich gestalten. In diesem Sinn wird Führung als intendierte Einflussnahme auf das Verhalten von Mitarbeitenden verstanden. Es liegt nahe, hier das Problem der unterschiedlichen Machtverteilung anzusprechen.

> Führung ist immer mit Entscheidung und Verantwortung und von daher immer mit Macht verbunden. Wer führen will, wird auch akzeptieren, dass mit dieser Tätigkeit Macht, Machtausübung – und im Gegenzug auch Ohnmacht oder Machtmissbrauch – verbunden ist.

Der Umgang mit Macht muss ethisch verantwortet werden – insbesondere in einem Unternehmen, in dem es um eine Vielzahl von Menschen und letzten Endes um Leben und Tod bzw. deren Abbild in Gestalt von Gesundheit und Krankheit geht.

In einer ethisch verantworteten Machtausübung wird Macht so eingesetzt, dass sie die Menschlichkeit im Krankenhaus oder im Altenheim immer eher mehrt als mindert. Das betrifft den Umgang mit den Mitarbeitenden ebenso wie die Entscheidungen, die schließlich den Patienten oder Bewohnern zugute kommen.

Sowohl der Führungsstil als auch das Führungskonzept eines Pflegemanagers soll von ihrer ethischen Kompetenz geprägt sein. Dies wird im Planen, Durchführen und Bewerten seines eigenen Tuns und dem der anderen deutlich werden.

Dazu gehören neben den bereits genannten Kennzeichen ethischer Kompetenz insbesondere folgende Verhaltensweisen:
- Weitergabe der wichtigen Informationen an die entsprechenden Stellen zum richtigen Zeitpunkt,
- Förderung und Gestaltung eines Dialogs mit den Mitarbeitenden, insbesondere auch hinsichtlich der ethischen Fragestellungen,
- optimale Gestaltung der Arbeitsbedingungen im Hinblick auf die Begrenztheit der Ressourcen,
- Befähigung der nachgeordneten Mitarbeiter zu fachlicher, d. h. auch ethischer Kompetenz.

1.4.2 Ethik und Qualitätsmanagement

Bei einer konsequenten Umsetzung ethischer Kompetenz im Pflegemanagement wird schnell deutlich, dass zwischen Ethik und dem Anspruch auf Qualität engste Zusammenhänge bestehen. Das betrifft zum einen die Denkweise, die von der Ethik herkommt. Das betrifft gleichzeitig das Denken, das vom Qualitätsbegriff ausgeht.

> Wer ethisch verantwortet handelt, wird immer zu hoher Qualität kommen. Prinzipiell ist bereits die Entscheidung für Qualität, d. h. auch für Qualitätsmanagement eine ethische Entscheidung.

Ethik und Qualitätsmanagement besitzen hinsichtlich ihrer Verantwortung durch die Führung mehrere Gemeinsamkeiten:

- Die Entscheidung für Ethik wie für Qualitätsmanagement muss auf oberster Leitungsebene gefällt werden. Eine Umsetzung von beidem kann nur gelingen, wenn die positive Einstellung dazu „top-down" vermittelt wird.
  Das bedeutet: Nicht nur eine zufällige oder punktuelle Beschäftigung mit dem Thema ist ausreichend. Entscheidend ist die bewusste Auseinandersetzung.
- Für Ethik wie für Qualitätsmanagement müssen klare Ziele erarbeitet, festgelegt und vermittelt werden: Wo soll die ethische Reflexion/die Qualitätssicherung ansetzen? Wo ist sie am dringlichsten? Wen soll sie erreichen? Wer setzt sie um?
  Das bedeutet: Die Akzeptanz für Ethik wie für Qualitätsmanagement muss nicht von „oben", sondern auch von „unten" kommen bzw. gefördert werden.
- Ethik und Qualitätsmanagement erfordern überschaubare Projekte. In jedem Fall ist es effizienter und damit besser, kleinere Vorhaben anzugehen und wirklich zu realisieren, als große, unüberschaubare Ansätze unbearbeitet zu lassen.
  Das bedeutet: Ethik wie Qualitätsmanagement erfordern nicht nur gedachte Schritte, sondern auch konkrete Planung.

Ethik und Qualitätsmanagement ergänzen bzw. fördern sich in allen Aspekten, die im Gesamten zur Entwicklung des Unternehmens beitragen. Sowohl die Ausrichtung am Menschenbild wie auch die Umsetzung einer Mitarbeiter- und Kundenorientierung werden die Pflegeeinrichtung prägen, ihre Unternehmensphilosophie unverwechselbar machen und somit zum Erfolg des Unternehmens beitragen.

1.4.3 Aspekte zum Gerechtigkeitsbegriff

Wer sich mit Ethik auseinandersetzt und ethische Kompetenz in seine Führungsarbeit mit einbringt, wird in kürzester Zeit auf Probleme stoßen, die auch bei großer Bereitschaft zu Lösungsansätzen nicht lösbar sind – zumindest nicht in einem für alle Beteiligten befriedigenden Maße. Insbesondere wo es um die Polarisierung zwischen Menschlichkeit und Wirtschaftlichkeit, entstehen Probleme und Fragestellungen dieser Art nahezu ununterbrochen. Angesichts der in jeder Hinsicht begrenzten Ressourcen muss an den unterschiedlichsten Stellen die Debatte über die „Knappheit" geführt werden, die der Frage nachgeht, wer mit welchen Mitteln wie am besten zu versorgen ist.

Wer sich angesichts dieser Herausforderungen nicht nur mit pragmatischen Lösungen – die letzten Endes immer nur ein Loch stopfen, während bereits ein anderes entsteht – zufrieden gibt, kommt nicht umhin, dem Begriff der Gerechtigkeit grundlegend nachzugehen. Wir sprechen im Bereich der Pflege und des Pflegemanagements gerne und schnell von Gerechtigkeit, die jedem Patienten und jedem Mitarbeiter zusteht, und kommen dabei doch selbst in Engpässe. Was ist wirklich gerecht? Wie werden die vorhandenen Güter gerecht verteilt?

Die Philosophie unterscheidet im Anschluss an die Nikomachische Ethik des Aristoteles verschiedene Gerechtigkeitsbegriffe:
- die austeilende Gerechtigkeit (Justitia distributiva),
- die ausgleichende Gerechtigkeit (Justitia commutativa),
- die Rechtsgerechtigkeit (Justitia legalis).

Der Grundsatz für die austeilende Gerechtigkeit heißt ursprünglich „Jedem das Seine", lässt sich jedoch sehr unterschiedlich auslegen. So kann dieser Gedanke interpretiert werden als „Jeder bekommt das Gleiche", ebenso wie „Jeder bekommt, was ihm zusteht" oder auch „Jeder bekommt, was er braucht."

Wer die Jahrtausende alten Gerechtigkeitsbegriffe durchdenkt, wird schnell erkennen, dass es *die* Gerechtigkeit nicht gibt. Was als gerecht empfunden und bewertet wird, hängt immer vom Standpunkt des Einzelnen oder auch einer bestimmten Gruppe ab. Somit muss sich die Führungskraft für eine bestimmte Gerechtigkeitsdefinition entscheiden, die sie in der Bekanntgabe ihrer Entscheidung oder auch in der Diskussion zur Entscheidungsfindung angeben und zur Diskussion stellen kann.

1.4.4 Modell zur Entscheidungsfindung

In den bisherigen Ausführungen wurde viel von ethischen Entscheidungen gesprochen. Tatsächlich trifft der Pflegemanager in weit höherem Maße Entscheidungen als viele andere Mitarbeiter, zumindest was die Tragweite und meist auch die ethische Relevanz anbelangt.

Als Hilfe für die Entscheidungsfindung in ethischen Fragestellungen hat sich ein Modell bewährt, das den Prozess, der der Entscheidung vorausgeht, strukturiert und damit übersichtlich gestaltet. Als Modell für eine solche Entscheidungsfindung schlägt Tödt (1988) folgende 6 Schritte vor:

1. *Feststellung des ethischen Problems*
   Die ethische Dimension einer Problemstellung wird erkannt und benannt.
2. *Situationsanalyse*
   Für die besondere Situation werden möglichst viele Fakten gesammelt und verglichen. Jede Situation ist anders, muss differenziert betrachtet werden. Es geht darum, möglichst viele Details zu kennen und zu verstehen.
3. *Erörterung der Verhaltensalternativen*
   Die einzelnen Möglichkeiten des Handelns werden betrachtet und verglichen. Hier muss auch überlegt werden, ob alle Verhaltensalternativen in Betracht gezogen werden.

4. Prüfung der Normen

Alle Werte und Normen, die bei der Problemstellung berührt werden, werden zusammengestellt, verglichen und bewertet. Möglicherweise ergibt sich bei mehreren Werten eine Wertehierarchie. Dann muss entschieden werden, welches der höchste Wert ist.

5. Urteilsentscheid

Das ethische Urteil wird getroffen. Damit sind andere Alternativen ausgeschlossen. Möglicherweise kann der Entscheid auch von Voraussetzungen abhängig gemacht werden: Wenn a) zutrifft, muss nach b) entschieden werden.

6. Überprüfung der Angemessenheit des Urteils

Das Urteil wird nochmals – möglichst in zeitlichem Abstand – überprüft. Dabei kommen alle Kriterien ins Spiel: die Besonderheit der Situation ebenso wie die Werte und Normen, die beachtet werden müssen. Wenn feststeht, dass die Entscheidung zum gegenwärtigen Zeitpunkt als die beste gelten kann, wird sie vollzogen.

Das Tödtsche Modell hat den eindeutigen Vorzug, dass es für jede inhaltliche ethische Ausrichtung dienen kann. Die Frage, welche Normen zugrunde gelegt werden, wird erst bei der Prüfung im 4. Schritt wichtig. Somit dient das Modell zur Entscheidungsfindung unabhängig von dem jeweiligen Menschenbild und der je vertretenen Ethik.

> Eine ethisch verantwortete Entscheidung wird durch eine nachvollziehbare und überprüfbare Methode stichhaltig und glaubwürdig.

? Wissens- und Transferfragen

1. Was bedeutet Ethik?
2. Welche sprachlichen Wurzeln kennen Sie?
3. Worin besteht der Unterschied zwischen Ethik und Moral?
4. Was ist unter dem „Wertewandel" zu verstehen?
5. Welche grundsätzlichen Theorien von Ethik kennen Sie?
6. Was versteht man unter „ethischer Kompetenz"?
7. Nennen Sie die Kennzeichen eines positiven Menschenbildes.
8. Was besagt die Herzbergsche Motivationstheorie?
9. Worin besteht die Bedeutung für die ethische Kompetenz der Führung?
10. Nennen Sie Gemeinsamkeiten von Ethik und Qualitätsmanagement.
11. Welche Gerechtigkeitsbegriffe kennen Sie?
12. Wozu hilft das Tödtsche Entscheidungsfindungsmodell?

Literatur

Bausch T (1999) Wirtschaftsethik? Fragen und Antworten. Forum Wirtschaftsethik 3: 3–6
Blickle G (Hrsg) (1998) Ethik in Organisationen. Verlag für angewandte Psychologie, Göttingen
Brown MT (1996) Der ethische Prozeß. Strategien für gute Entscheidungen. Mering, München
Höffe O (1997) Lexikon der Ethik, 5. Aufl. (Beck'sche Reihe, Bd 152) Beck, München
Klages H (1984) Wertorientierung im Wandel. Rückblick, Gegenwartsanalyse, Prognosen. Frankfurt/M New York
Kohlberg L (1997) Die Psychologie der Moralentwicklung. Suhrkamp, Frankfurt
Lay R (1996) Ethik für Manager. Econ, Düsseldorf
Matthiesen KH (1995) Kritik des Menschenbildes in der BWL. Diss. Bern Stuttgart Wien
Pieper A (1994) Einführung in die Ethik, 3. Aufl. Mohr, Tübingen
Schneider J (1999) Gut und Böse – Falsch und Richtig. Zur Ethik und Moral der sozialen Berufe. Fachhochschulverlag, Düsseldorf
Städtler-Mach B (1999) Ethische Grundlagen für das berufliche Handeln im Pflegemanagement. In: Kerres A, Falk J, Seeberger B (Hrsg) Lehrbuch Pflegemanagement. Springer, Berlin Heidelberg New York, S 1–15
Tödt HE (1988) Versuch zu einer Theorie ethischer Urteilsfindung. In: Tödt HE, Perspektiven theologischer Ethik, S 21–48
Werhahn PH (1980) Menschenbild, Gesellschaftsbild und Wissenschaftsbegriff in der neuen Betriebswirtschaftslehre. Diss. Bern Stuttgart Wien
Wiswede G (1980) Motivation und Arbeitsverhalten. Organisationspsychologische und industriesoziologische Aspekte der Arbeitswelt. München
Wittmann S (1998) Ethik im Personalmanagement. Grundlagen und Perspektiven einer verantwortungsbewussten Führung von Mitarbeitern. Paul Haupt, Bern

2 Unternehmenskultur im Krankenhaus zwischen Ethik und Ökonomie

B. H. Mühlbauer

Inhalt

2.1	Einführung	20
2.2	Kultur und Unternehmenskultur	22
	2.2.1 Kultur	22
	2.2.2 Unternehmenskultur	24
2.3	Strategie und Unternehmenskultur	37
2.4	Unternehmensethik und Unternehmenskultur	42
	2.4.1 Diagnose der Unternehmenskultur	44
	2.4.2 Gestaltung der Unternehmenskultur im Krankenhaus	46
2.5	Zusammenfassung und Ausblick	50
? Wissens- und Transferfragen		51
Literatur		52

2.1 Einführung

Wenn Menschen als Patienten in ein Krankenhaus kommen, sind sie in der Regel durch niedergelassene Ärzte eingewiesen worden. Aus den hilfebedürftigen, akut erkrankten Menschen werden durch die Entscheidung von niedergelassenen Ärzten erst Patienten für das eine oder andere Krankenhaus. Sie beraten den Patienten bei der Wahl des Krankenhauses, nennen Chefärzte und Indikationen in einem Atemzug, um den Patienten die Entscheidung zu erleichtern. Oftmals konkurrieren die Ratschläge des niedergelassenen Arztes mit denen der Angehörigen, Freunde und Bekannten, die bereits über Erfahrungen mit Krankenhäusern als ehemalige Patienten verfügen oder sich durch Dritte eine Meinung über ein Krankenhaus gebildet haben. Der Empfehlung durch niedergelassene Ärzte dürfte eine große Bedeutung zukommen. Den Patienten bereits hier als mündigen Bürger zu akzeptieren, seine Wahl durch Beratung zu unterstützen und ihm nicht die Wahl abzunehmen, bedarf einer hohen menschlichen Kompetenz, die als Anforderung an niedergelassene Ärzte zu richten ist.

Nicht alle Patienten kommen jedoch auf diesem Weg in ein Krankenhaus. Viele Menschen sind in ihrer Entscheidungsfähigkeit getrübt, sind nicht bei Bewusstsein, kommen als Notfall in ein Krankenhaus. Für sie muss durch Dritte entschieden werden, seien sie nun Angehörige und/oder Ärzte, die als Sachwalter und Experten Entscheidungen für den Patienten treffen müssen. Auch hier kommt es darauf an, alles zum Wohl des Patienten zu richten, die richtige Diagnostik und Therapie zu bestimmen, ungetrübt von außermedizinischen Erwägungen Verantwortung für den Patienten zu übernehmen.

Die Qualität der Beziehung zwischen niedergelassenem Arzt und einem Krankenhaus ist für die Belegungssituation, für die Quantität und Qualität der notwendigen und angebotenen Diagnose- und Therapiemöglichkeiten, für die Vorhaltung und zeitliche Beanspruchung des Personals und für den Einsatz von Materialien (z. B. Medikamente, Verbandsstoffe) von besonderer Bedeutung. Neben medizinische Erwägungen treten damit zunehmend ökonomische Überlegungen einer notwendigen betriebswirtschaftlichen Auslastung.

Im Verlauf der hoffentlich erfolgreichen Behandlung wandelt sich das Bild des Patienten. Seine Interessen erstrecken sich bei positivem Behandlungsverlauf mehr auf Service- und Hotelfaktoren, die ihm seinen Aufenthalt im Krankenhaus so angenehm wie möglich machen sollen. Ein freundliches, vor allem ärztliches und pflegerisches Personal, ein gutes Essen, ein Ein- oder Zweibettzimmer, möglichst mit Dusche und WC, eine hervorragende Ausstattung mit Fernseher, Telefon, Radio, vielleicht sogar Internet-Anschluss und PC, farbige Bettwäsche, lassen mehr die Erwartungen des Patienten als Kunden entstehen, der zudem bereit ist, für besondere Leistungen auch als „Nachfrager" gesondert zu bezahlen. Das Wahlleistungsangebot des Krankenhauses stellt hier eine breite Offerte dar, aus denen Patienten eben kaufkräftig wählen können und bezahlen wollen. Nicht selten sind viele Patienten für solche Zusatzleistungen auch privat versichert, wodurch sich die Erwartung an einen besonderen Service in unbedingtes Muss verwandelt, zu deren kompromissloser Inanspruchnahme der Patient sich im Recht wähnt.

Die Bezeichnungen „Patient" und „Kunde" stellen sich damit als prozessuale Kategorie einer Versorgungskette dar, in der sich der „Charakter" eines Menschen, die Perspektive der Akteure und die Wahrnehmung auf ihn häufig wandelt. Aus einem abhängigen, auf die Hilfe Dritter notwendig angewiesenen Mensch als Patient wird bei einem positiven Behandlungsverlauf ein erwartungsgesteuerter Kunde.

Menschen als Mitarbeiter im Krankenhaus müssen verstehen, mit solchen Veränderungen der Patienten umzugehen. Die unterschiedlichen und immer individuell höchst abweichenden Verhaltensweisen und Erwartungen der Patienten erfordern neben einer durchaus standardisierbaren, sachbezogenen Diagnostik und Therapie vor allem die Offenheit der Mitarbeiter, sich auf die individuellen Bedürfnisse der Menschen als Patienten und Kunden einzustellen. Neben allen qualitätsgesicherten und standardisierten Abläufen ist die spezielle Situation mit ihren Anforderungen an eine mitfühlende, mitmenschliche Beziehung zwischen den Akteuren eine Besonderheit der Dienstleistungsarbeit im Krankenhaus. Wärme, Empathie, Empfindsamkeit, die Fähigkeit mitzufühlen und zu trauern, die Sprache des Patienten zu sprechen, seine Informationswünsche ernst zu nehmen usw. sind Attribute, die nicht selten als „soziale Kompetenz" in die Lehrbücher zur Personalwirtschaftslehre eingegangen sind.

Diese Interaktionsqualität zwischen Mitarbeitern und Patienten kann nicht nur als Kennzeichen für eine funktionierende Arzt-Patienten- oder Pflege-Patienten-Beziehung gedeutet werden. Die Interaktionsqualität, die auf den Patienten gerichtet ist, hat ihre Bestimmungsgründe nicht nur in der individuell und über verschiedene Sozialisationsmechanismen erworbenen Persönlichkeit eines Mitarbeiters. Sie ist ebenso abhängig von der Interaktionsqualität der Mitarbeiter untereinander. Die Kultur eines Krankenhauses, Art der Führung der Mitarbeiter, die Kunst, Konflikte zwischen Mitarbeitern gleicher und verschiedener Hierarchieebenen und Berufsgruppen als Motivationsquelle zur ständigen Veränderung zu nutzen, stellen auch Quellen dar, aus denen sich ein Commitment der Mitarbeiter zu „ihrem" Krankenhaus, zu „ihrer" Station und zu „ihrer" Führung herleiten lässt. Arbeitszufriedenheit erwächst aus der Qualität dieser Beziehung, ist Teil einer Umgangskultur zwischen Menschen als Mitarbeiter, die das abgestimmte Miteinander eines nur arbeitsteilig zu organisierenden Krankenhauses besonders betont. Das Team wird zum Inbegriff einer vormals hierarchisch und fachlich verteilten Kompetenz und Verantwortung, das situativ die zunehmende Arbeitsteilung wieder zu einem abgestimmten Ganzen zusammenführt. Menschen als Mitarbeiter können mittelfristig in der Patientenbehandlung nur erfolgreich sein, wenn sie selbst erfahren, was es bedeutet, als ganzer Mensch ernst genommen zu werden. Ihre Qualität darf deshalb nicht nur auf die Fachlichkeit reduziert werden. Ihre Qualität besteht auch in der Möglichkeit, durch die Kultur eines Krankenhauses erst zu dem zu werden, was die Organisation als sozialen und ökonomischen Menschen braucht: eine interessierte, kritik- und damit lernfähige Persönlichkeit, die sich in den Dienst eines Krankenhauses stellt, um damit den Zielen des Krankenhauses zu dienen, ohne dabei die persönlichen Ziele zu vergessen. Dies ist im übrigen ein überaus ökonomisches Argument, da Geld als alleinige Motivationsquelle für Mitarbeiter schon lange an Bedeutung verloren hat, Betriebsklima, Arbeitszufriedenheit und soziale Anerkennung als nichtmonetäre Motivationsfaktoren an Bedeutung gewonnen haben. Wenn es gelingt, bei gleichen Tarifverträgen und Vergütungen für Mitarbeiter eine bessere Unternehmenskultur im Vergleich zur Konkurrenz zu schaffen, dann sind diese „weichen" Faktoren echte ökonomische Erfolgsfaktoren, die kostenmindernd und/oder leistungs- und qualitätssteigernd wirken können.

Diese einführenden Bemerkungen können geradezu als Prüfraster für die Diskussion über Unternehmenskultur im Krankenhaus genutzt werden. Bevor dies jedoch geschehen kann, sollen einige grundsätzliche Ausführungen über Kultur und Unternehmenskultur gemacht werden.

2.2 Kultur und Unternehmenskultur

2.2.1 Kultur

Bei der Suche nach Spitzenleistungen in der Wirtschaft ist es nicht verwunderlich, dass Wissenschaftler auf die besonderen, nämlich die „weichen" Erfolgsfaktoren hingewiesen haben (vgl. u. a. Peters u. Waterman 1982). Nicht so sehr die „hardfacts" lösen demnach den eigentlichen Erfolg eines Unternehmens aus, sondern die „softfacts" werden als entscheidende Erfolgsfaktoren angesehen.

> » Die Unterteilung in „harte" und „weiche" Faktoren soll zum Ausdruck bringen, dass es Subsysteme gibt, die eher rational-quantitativer Natur sind, und solche, die eher emotional-qualitativen Charakter aufweisen (Bea u. Haas 1997, S. 15). «

Unter den „softfacts" gilt die Unternehmenskultur als wesentlicher Erfolgsfaktor, wobei sie selbst entweder als ein Faktor unter mehreren (instrumenteller Kulturbegriff) oder als die ganze Organisation umspannendes Geflecht unterschiedlichster Elemente und Beziehungen gesehen wird, in das andere Faktoren eingebettet sind (institutionaler Kulturbegriff). Diese Unterscheidung führte sprachlich zu der Formel „Organisationen *haben* eine Kultur" oder „Organisationen *sind* eine Kultur". Verschiedene Definitionen deuten dementsprechend den Begriff Unternehmenskultur unterschiedlich aus. Für Heinen u. Dill ist

> Kultur ein Muster von gemeinsamen Wert- und Normvorstellungen, die über bestimmte Denk- und Verhaltensmuster die Entscheidungen, Handlungen und Aktivitäten einer sozialen Gruppe beeinflussen" (zit. in Bea u. Haas 1997, S. 15). «

Staerkle betont demgegenüber den Prozesscharakter eines Lernvorgangs beim Erwerb einer Kultur:

> » Kultur (ist) ein System von Wertvorstellungen, Verhaltensnormen und Denk- und Handlungsweisen, welches von einem Kollektiv von Menschen erlernt und akzeptiert worden ist und welches bewirkt, dass sich die soziale Gruppe deutlich von anderen Gruppen unterscheidet (zit. in Bea u. Haas 1997, S. 15). «

Besonders populär und für die folgenden Argumentationen fruchtbar ist die Definition von Schein:

> » Culture is a pattern of basic assumptions – invented, discovered, or developed by a given group as it learns to cope with its problems of external adaptation and internal integration – that has worked well enough to be considered valid and, therefore, to be taught to new members as the correct way to perceive, think, and feel in relation to those problems (zit. in Bea u. Haas 1997, S. 15). «

Die Unternehmenskultur eines Krankenhauses ist dementsprechend immer eingebettet in eine Gesellschaftskultur (Deutschland), eine Branchenkultur (Gesundheitswesen), eine Institutionenkultur (Krankenhaus- oder Unternehmenskultur) und innerhalb eines Krankenhauses auch als Gruppenkultur (z. B. einer Berufsgruppe oder einer Station bzw. Fachabteilung). Von Individual- oder Privatkultur wird im Zusammenhang individueller Bezugspunkte in der Lebenswelt gesprochen. Die Eigenschaften, die Bleicher (1993) einer Kultur zuschreibt, können auch für eine Unternehmenskultur unterstellt werden:

> » - Kultur ist *menschgeschaffen*: Sie ist ein Produkt kollektiven gesellschaftlichen Denkens und Handels einzelner Menschen.
> - Kultur ist *überindividuell*: Sie ist ein soziales Phänomen, das den Einzelnen überdauert.
> - Kultur ist *verhaltenssteuernd*: Sie drückt sich in (nichtformalisierten) Regeln, Normen und Verhaltenskodizes aus.
> - Kultur strebt nach *innerer Konsistenz und Integration*: Sie ist jenes Instrument, mit dem eine Gesellschaft die Anpassung an Umweltveränderungen bewerkstelligt. Gleichzeitig stellt sie jedem einzelnen Individuum bewährte Methoden zur Lösung der Probleme des täglichen Überlebens und zur Befriedigung biologischer und sozialer Grundbedürfnisse zur Verfügung.

- Kulturen sind *anpassungsfähig* und unterliegen Anpassungsprozessen, die im Falle der Kultur-Evolution (im Gegensatz zur Kultur-Revolution) graduell und allmählich ablaufen.
- Kultur wird *erlernt* (Bleicher 1993, zit. in Bea u. Haas 1997, S. 466-467). «

Starke Kulturen zeichnen sich dadurch aus, dass die Normen und Werte von den Gesellschafts- und Organisationsmitgliedern geteilt und akzeptiert werden. Äußere Einflüsse, also Erwartungen oder Wünsche beispielsweise der Kostenträger, der Landesbehörden, von Gesundheitsämtern oder anderen Personen, Gruppen und Institutionen prallen an starken Kulturen eher ab als an schwachen. Die Art einer Kultur wird nach der Ausprägung kollektiver oder individueller Elemente unterschieden. Kollektive Kulturen sind durch eine stärkere Ausprägung des gemeinsamen Willens und der Bindung des Individuums an die Gemeinschaft (z. B. Krankenhaus) gekennzeichnet. In individualistischen Kulturen stehen das Wohl des Einzelnen und damit auch die Anforderungen an ihn im Vordergrund.

2.2.2 Unternehmenskultur

Unternehmenskultur ist nicht nur ein Begriff für das gelebte und sichtbare Werte- und Normensystem eines Krankenhauses. Unternehmenskultur ist nur zum Teil sichtbar. Der größere Teil eines kulturellen Systems zeigt sich in den verschiedenen Schichten, die als Ebene der Symbole, der Ebene der Normen und Werte und der Ebene der Grundannahmen von Schein im sog. Schichtenmodell gekennzeichnet wurde. Damit wird die Metapher als „Eisberg" auch verständlich, nach der nur ein Teil der Unternehmenskultur sozusagen aus der Wasseroberfläche herausragt, ein anderer Teil jedoch verborgen bleibt.

Die Begriffe Grundannahmen, Werte, Normen und Symbole werden im folgenden kurz erklärt, vgl. dazu Steinle et al. 1992, S. 3 und Abb. 2-1.

Die Basis jeder Unternehmenskultur bilden *Grundannahmen*. Darunter versteht man unterbewusste Annahmen und Überzeugungen, die von den Organisationsmitgliedern geteilt werden und das innerste Wesen der Unternehmenskultur darstellen. Sie werden für selbstverständlich gehalten und deshalb nicht mehr hinterfragt. Grundannahmen bilden die Grundlage für Werte, Einstellungen und Normen. Sie definieren die externen Beziehungen und internen Handlungsabläufe einer Gruppe und bestimmen das Wahrnehmen, Denken, Fühlen und Verhalten der Mitarbeiter.

Auf einer höheren Ebene des Bewusstseins befinden sich *Werte*. Aufbauend auf Grundannahmen, können sie als bewusste Präferenzstrukturen bezeichnet werden, die wie Entscheidungsregeln wirken und helfen, den jeweiligen Entscheidungsrahmen einzuschränken und das Verhalten der Mitarbeiter zu beeinflussen. Werte sind bewusste, situationsunabhängige Vorstellungen der Organisationsmitglieder darüber, „was sein sollte", und können bei langfristiger Bewährung zu Grundannahmen transformiert werden. Beispiele für Werte sind mitarbeiterorientiertes

2.2 Kultur und Unternehmenskultur

Abb. 2-1.
Schichtenmodell der Unternehmenskultur. (Nach Schein 1995)

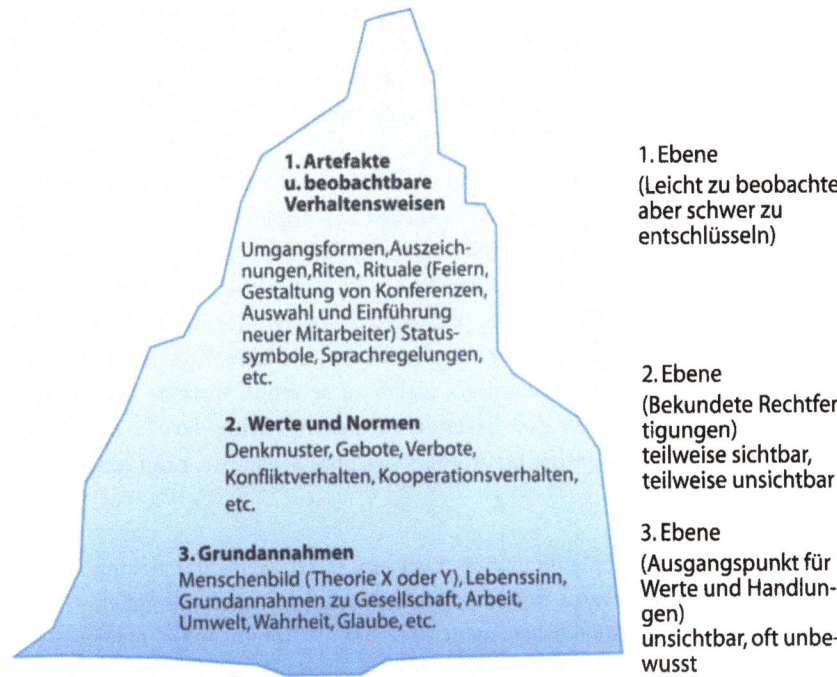

Führungsverhalten oder der Grundsatz der Fairness beim Umgang mit Kunden und Lieferanten.

Mit dem Wertebegriff in engem Zusammenhang stehen *Einstellungen*. Im Gegensatz zu Werten handelt es sich dabei um objektbezogene, situationsabhängige Beurteilungsmaßstäbe, die auch leichter verändert werden können, weniger leicht allerdings als *Meinungen*, die den Alltag in vielen Krankenhäusern bestimmen.

Normen sind Verhaltensregeln und ebenso wie Einstellungen situationsbezogen. Sie sind in der Regel bewusster als Werte und werden aus diesen, z. B. als Anweisungen, Gebote und Verbote abgeleitet. Normen stellen Vorschriften und Gebräuche dar, die Sollcharakter (Affirmationscharakter) besitzen und das Verhalten der Organisationsmitglieder in klar definierten Situationen regeln.

Das in wechselseitigen Beziehungen zueinander stehende Geflecht aus Grundannahmen, Werten und Normen äußert sich in *Symbolen*, die die sichtbare Ebene der Unternehmenskultur bilden. Beispiele für Symbole sind Sprache, Rituale, Gewohnheiten, Kleidung, etc. So können beispielsweise einzelne Hierarchieebenen durch unterschiedliche Bekleidungsvorschriften symbolisiert werden, wodurch eine starke Hierarchiebetonung und Berufsgruppenzugehörigkeit zum Ausdruck kommt. Auch das Vorhandensein von Ritualen wie Jubiläumsfeiern, Betriebsfesten u. a. sind Ausdruck der Unternehmenskultur. Gleiche Handlungen und Gegenstände können jedoch in unterschiedlichen Kulturen verschiedene Bedeutungen annehmen. Aus diesem Grund können Symbole nur von denen richtig verstanden und gedeutet werden, die die ihnen zugrunde liegenden Interpretationsmuster aus Werten und Normen sowie Grundannahmen erkennen und entschlüsseln können. Abb. 2-2 zeigt die 3 Ebenen der Unternehmenskultur, Wechselwirkungen zwischen den einzelnen Ebenen sowie Beispiele für Grundannahmen, Werte, Normen und Symbole.

Abb. 2-2 zeigt auch, dass Unternehmenskultur mehr ist als *Corporate Identity*, *Corporate Design* oder *Betriebsklima*. Während der Begriff Corporate Identity die Identität als einheitliches Erscheinungsbild eines Krankenhauses beschreibt, das häufig aus der Zeichen- und Symbolwelt besteht und sich als unverwechselbares System von Gestaltungsmerkmalen darstellen lässt, ist Corporate Design eher mit dem optischen Konzentrat eines inhaltlichen, sozialen Konzeptes in Form eines formulierten Selbstverständnisses gleich zu setzen. Corporate Design kann dementsprechend in den zur Zeit besonders aktuellen „Leitbildern" oder „Unternehmensgrundsätzen" identifiziert werden. Corporate Identity kann man verstehen als

> » strategisch geplante und operativ eingesetzte Selbstdarstellung und Verhaltensweise eines Unternehmens nach innen und außen auf der Basis einer festgelegten Unternehmensphilosophie, einer langfristigen Unternehmenszielsetzung und eines definierten (Soll-) Images (Birkigt u. Stadler 1988, zit. in Boehm-Tettelbach 1990, S. 60). «

Ziel ist eine einheitliche Darstellung des Krankenhauses und all seiner Handlungsinstrumente nach innen und außen.

Für die Schaffung einer Corporate Identity können 3 Gestaltungselemente eingesetzt werden (vgl. Zulauf 1994, S. 16; Steinle et al. 1992, S. 17):
- *Corporate Communications:* der systematisch kombinierte Einsatz der Kommunikationsinstrumente Werbung für Dienstleistungen, Personalwerbung, Öffentlichkeitsarbeit, Sponsoring, Mitarbeiterkommunikation u. a.;
- *Corporate Design:* die symbolische Identitätsvermittlung durch eine einheitliche Krankenhausdarstellung mit Hilfe von Logos, Briefköpfen, Produktdesign, Raumgestaltung oder Festlegung einheitlicher „Krankenhausfarben" sowie
- *Corporate Behaviour:* der Verhaltensstil aller Organisationsmitglieder nach innen und außen (dieser sollte möglichst schlüssig und widerspruchsfrei sein).

Die Corporate Identity als Selbstbild der Unternehmung ist klar abzugrenzen vom Unternehmensimage als Fremdbild der Unternehmung. Als Idealzustand ist anzustreben, dass das Unternehmensimage mit dem im Rahmen der Corporate Identity entwickelten Selbstbild weitestgehend identisch ist (vgl. Boehm-Tettelbach 1990, S. 60 f.). Sowohl Unternehmensimage als auch Corporate Identity sollten darüber hinaus mit der Unternehmenskultur und somit mit den tatsächlichen Gegebenheiten harmonieren, um längerfristig glaubwürdig sein zu können.

2.2 Kultur und Unternehmenskultur

Abb. 2.2. Ebenen der Unternehmenskultur. (Mod. nach Steinle et al. 1992)

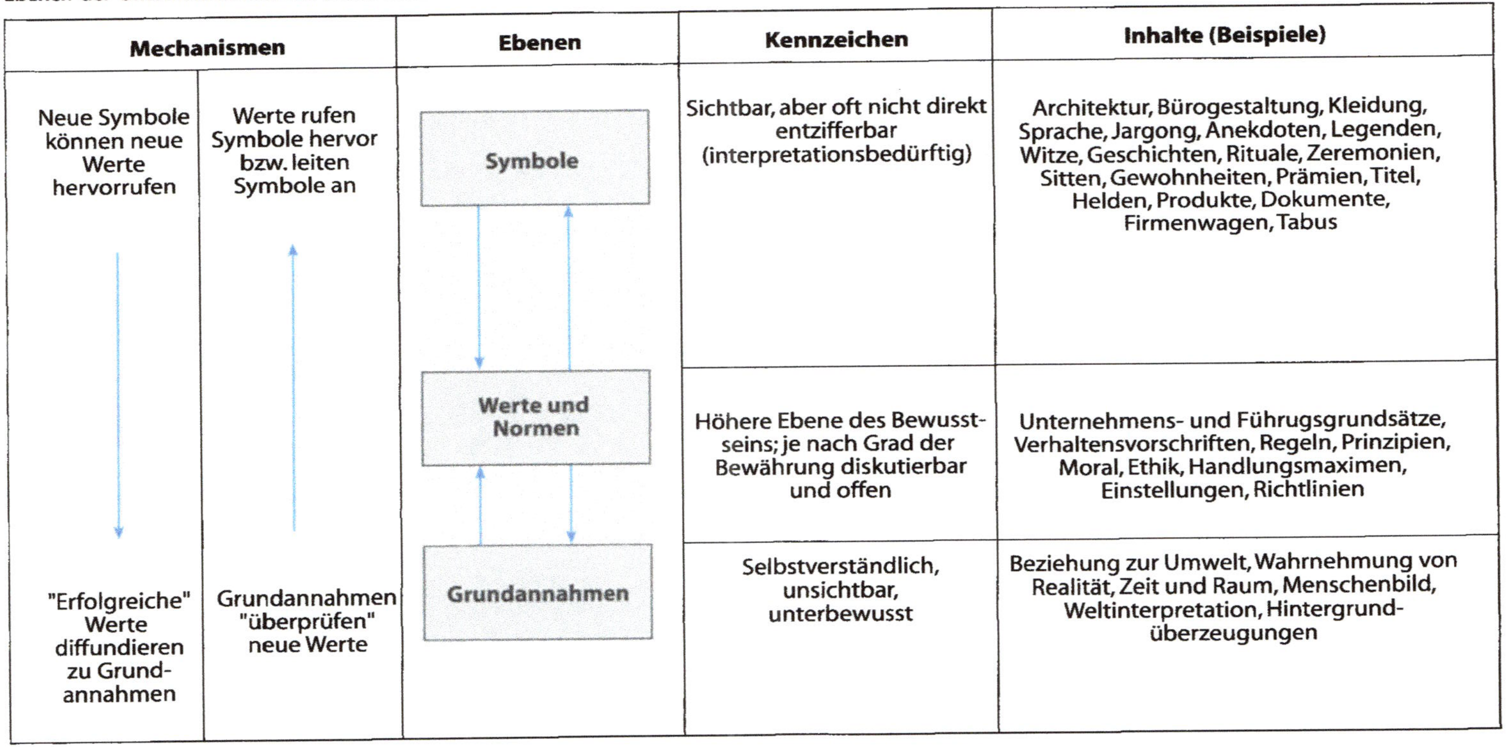

Mechanismen	Ebenen	Kennzeichen	Inhalte (Beispiele)
Werte rufen Symbole hervor bzw. leiten Symbole an / Neue Symbole können neue Werte hervorrufen	Symbole	Sichtbar, aber oft nicht direkt entzifferbar (interpretationsbedürftig)	Architektur, Bürogestaltung, Kleidung, Sprache, Jargong, Anekdoten, Legenden, Witze, Geschichten, Rituale, Zeremonien, Sitten, Gewohnheiten, Prämien, Titel, Helden, Produkte, Dokumente, Firmenwagen, Tabus
Grundannahmen "überprüfen" neue Werte / "Erfolgreiche" Werte diffundieren zu Grundannahmen	Werte und Normen	Höhere Ebene des Bewusstseins; je nach Grad der Bewährung diskutierbar und offen	Unternehmens- und Führungsgrundsätze, Verhaltensvorschriften, Regeln, Prinzipien, Moral, Ethik, Handlungsmaximen, Einstellungen, Richtlinien
	Grundannahmen	Selbstverständlich, unsichtbar, unterbewusst	Beziehung zur Umwelt, Wahrnehmung von Realität, Zeit und Raum, Menschenbild, Weltinterpretation, Hintergrundüberzeugungen

Sofern dies der Fall ist, kann die Corporate Identity eine spezielle Ausdrucksform der Unternehmenskultur sein und die Identität des Unternehmens nach außen hin vermitteln. Betriebsklima wiederum ist als Grad der Übereinstimmung zwischen den Erwartungen und Bedürfnissen der Organisationsmitglieder und der Arbeitsatmosphäre in einem Krankenhaus anzusehen.

Unternehmenskultur in Krankenhäusern – einige empirische Beispiele

An dieser Stelle soll nicht auf die Vielzahl unterschiedlicher Ansätze zur Beschreibung und Erfassung von Unternehmenskulturen eingegangen werden. Das Thema Unternehmenskultur und seine Bedeutung für Krankenhäuser hat bislang zu keiner weiteren expliziten Reflexion in der Krankenhausmanagement-Literatur geführt. Einzelne Aspekte spielen zwar in der Innen- und Außendarstellung eines Krankenhauses eine wichtige Rolle, werden jedoch eher auf Fragen des Corporate Design, der darstellenden Kunst in Krankenhäusern oder bestimmter Eigen- und Fremdbilduntersuchungen zum Image eines Krankenhauses reduziert. Als Beispiel mag die nachfolgende Abb. 2-3 dienen, die das Ergebnis einer Image-Untersuchung ist. Aus einer telefonischen Befragung niedergelassener Ärzte, ehemaliger Patienten und Besucher konnte eine Vier-Felder-Matrix ermittelt werden, nach der neben den Ärzten die Pflegekräfte von besonderem Einfluss für das Image des Krankenhauses waren.

Abb. 2-3.
Ergebnisse einer Imageanalyse und Imagefaktoren eines Krankenhauses der Grundversorgung. Die Bewertungen bewegen sich auf einer Skala von *1* = sehr gut bis *6* = sehr schlecht; Einfluss auf den Ruf: 0 = kein Zusammenhang, 1 = perfekter Zusammenhang

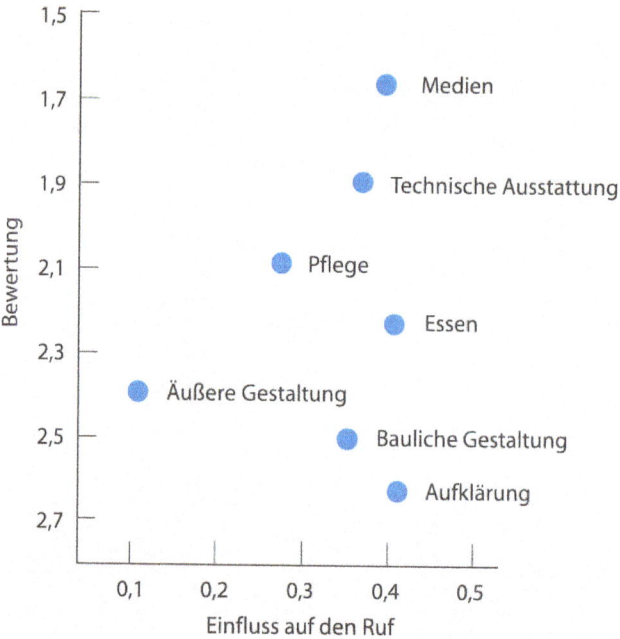

Doch bei einer einfachen Analyse des Eigen- und Fremdbildes zum Image eines Krankenhauses erschließt sich noch nicht die gesamte Breite zur Erfassung der Unternehmenskultur.

In insgesamt 18 Krankenhäusern in Nordrhein-Westfalen wurde im Rahmen eines Projektes zum Arbeitszeitmanagement eine sog. Cross-Check-Analyse durchgeführt. Mit Hilfe dieses Instrumentes konnten in der Art eines Workshops pro Krankenhaus insgesamt 305 Mitarbeiter aus unterschiedlichen Berufsgruppen zu dem Thema befragt werden, welche Probleme und Herausforderungen es in ihrem Krankenhaus gibt. Die Studie wurde nach der Moderationsmethode durchgeführt, Meinungskarten beschriftet und die entsprechenden Themen zu Überschriften oder Leitthemen zusammengefasst (Mühlbauer u. Lang 1999). Die Themen zeigen eindeutig den großen Handlungsbedarf, der in den Krankenhäusern besteht (vgl. Übersicht 2-1). Viele dieser Themen haben natürlich eine enge Verbindung zum Thema Unternehmenskultur. So wird beklagt, dass ein Leitbild fehlt, dass Führungskräfte schlecht führen, der Führungsstil verbesserungsbedürftig ist, usw.

Übersicht 2-1. Hauptproblemfelder nach Einzelproblemen aus den Cross-Check-Analysen der 18 Modellkrankenhäuser in NRW aus der Sicht der Mitarbeiter (n = 305)

1. *Problemfeld: Mangelnde Kooperation zwischen den Berufsgruppen*
   (9 Nennungen/1. Rang)
   - Kooperations- und Organisationsdefizite führen zu Chaos
   - Unzureichende Kooperation der Abteilungsleitungen stört die Organisation des Tagesablaufs
   - Mangelnde Kooperation der Bereiche
   - Keine gute Vernetzung (Info/Unterstützung) der Abteilungen untereinander
   - Mangelnde Kooperation zwischen den Berufsgruppen
   - Berufsgruppen grenzen sich voneinander ab – zu wenig Zusammenarbeit
   - Schwierigkeiten in der stationsübergreifenden und stationsinternen Zusammenarbeit

2. *Problemfeld: Personalmangel schafft erhöhten Leistungsstress,*
   führt zu Unzufriedenheit und Qualitätseinbußen (7 Nennungen/2. Rang)
   - Eklatanter Personalmangel
   - Personalengpass von OP-Schwestern
   - Die anfallende Arbeit ist mit dem ärztlichen Personal nicht in der tariflichen Arbeitszeit zu erledigen
   - Probleme durch Personalmangel
   - Zu wenig Personal, um qualifiziert zu arbeiten
   - Viele Probleme entstehen durch Personalmangel
   - Ärztlicher Personalmangel
   - Urlaubsplanung bei dünner Personaldecke der Ärzte oft erschwert
   - Arztbriefe werden erst nach Wochen/Monaten geschrieben

3. *Problemfeld: Mangelhafte/r Führungsqualität/-stil (6 Nennungen, 3. Rang)*
   - Mangelhafte Führungsqualität der Betriebsleitung
   - Demotivation von Mitarbeitern
   - Zu autoritärer Führungsstil
   - Ineffektiver Führungsstil
   - Eigenverantwortung und Eigeninitiative oft nicht erwünscht!
   - Pläne der Betriebsleitung (Umstrukturierungen, Bauvorhaben) für Mitarbeiter oft undurchsichtig
   - Falsches Führungsverhalten bzw. -stil
   - Zu wenig Mitspracherecht bei Personalentscheidungen
   - Wir sind in viele Entscheidungen nicht eingebunden
   - Mangelndes Interesse für die geleistete Arbeit durch Führungskräfte
   - Personal ist Spielball der Betriebsleitung
   - Wenig Rückendeckung bei Verantwortungsfragen
   - Mangel an Transparenz
   - Kontraproduktiver und unzeitgemäßer Führungsstil
   - Auf die Meinung und Erfahrung langjähriger Mitarbeiter legen die Vorgesetzten keinen Wert
   - Die Abhängigkeit und das Wohlwollen von den leitenden Chefärzten verhindert konstruktive Kritik

4. *Problemfeld: Schlechte Arbeitsorganisation führt zu Störungen bei Patienten und Mitarbeitern (6 Nennungen, 3. Rang)*
   - Unzufriedenheit bei Patienten und Mitarbeitern durch schlechte Arbeitsorganisation bzw. Arbeitsabläufe
   - Verzögerung des Arbeitsbeginns durch schlechte zeitliche Organisation
   - Ungünstige Visitenzeiten morgens und abends
   - Organisation Station – OP
   - Organisationsmangel auf allen Ebenen
   - Unbefriedigende Arbeitsorganisation/Arbeitsabläufe berufsgruppenübergreifend
   - Problematisches Ordnungssystem für nachkommende Befunde
   - Einseitiges Festlegen von OP-Plänen

5. *Problemfeld: Suboptimaler Informationsfluss bzw. -weitergabe zwischen den Berufsgruppen (5 Nennungen, 5. Rang)*
   - Fehlendes Verständnis und fehlende Information unter den Berufsgruppen
   - Informationsfluss und Austausch zwischen Ärzten, Therapeuten und Stationen ist zu gering
   - Oft gehen wenige Informationen unter oder werden nicht weitergegeben
   - Informationsfluss zu träge
   - Schlechter Informationsaustausch
   - Informationsdefizite
   - Unterschiedlicher Informationsstand auch innerhalb der Berufsgruppen

2.2 Kultur und Unternehmenskultur

- Informationsmangel durch fehlende Präsenz
- Mangelnder Informationsfluss
- Nicht ausreichende Informationen über OP-Eingriffe
- Wegen ungleicher Arbeitszeit schlechter Informationsfluss zwischen Pflegepersonal und ärztlichem Personal

6. *Problemfeld: Schlecht koordinierte Arbeitsabläufe (5 Nennungen, 5. Rang)*
   - Suboptimale Koordination der Arbeitsabläufe
   - Andere Berufsgruppen kennen unseren Arbeitsablauf nicht
   - Große Probleme in der Ablauforganisation
   - Arbeitsspitzen werden künstlich aufgebaut
   - Nichtkoordinierte Tagesabläufe
   - Ärzte nehmen oft zu spät das Blut ab, Patienten nicht mehr nüchtern
   - Routinekontrollen werden in den Bereitschaftsdienst verlagert (an Labor)
   - Verzögerung des Arbeitsbeginns durch schlechte zeitliche Organisation
   - Zwischen den einzelnen Untersuchungen zu lange Wartezeiten
   - Wenig Absprachen über Behandlungsabläufe
   - Einseitiges Festlegen von OP-Plänen

7. *Problemfeld: Kommunikation zwischen verschiedenen Bereichen und Berufsgruppen problematisch (3 Nennungen, 7. Rang)*
   - Mangelnde interdisziplinäre Kommunikation
   - Kommunikationsprobleme zwischen unterschiedlichen Abteilungen
   - Kommunikation zwischen den einzelnen Berufsgruppen klappt nicht
   - Verwaltung und „patientennah" arbeitendes Personal kommunizieren zu wenig

8. *Problemfeld: Mangelnde Patientenorientierung: wenig (Zeit für) Gespräche mit Patienten (7. Rang, 3 Nennungen)*
   - Mangelnde Sensibilität für den Patienten
   - Patienten verstehen häufig nicht, was über sie besprochen wird (Fachchinesisch)
   - Unfreundlicher Umgang mit den Patienten bei der Aufnahme
   - Keine Zeit für Gespräche mit Patienten/Angehörigen
   - Nur oberflächlicher Patientenkontakt möglich
   - Viele verschiedene Meinungen werden zum Patienten getragen
   - Reibungsloser und patientenfreundlicher Umgang ist durch die Fülle der Arbeit nicht leistbar
   - Ambulanz: Diskussion ärztlicher Anordnungen vor den Patienten
   - Gefühl, dem Patienten nicht gerecht zu werden, da ständig Personalmangel

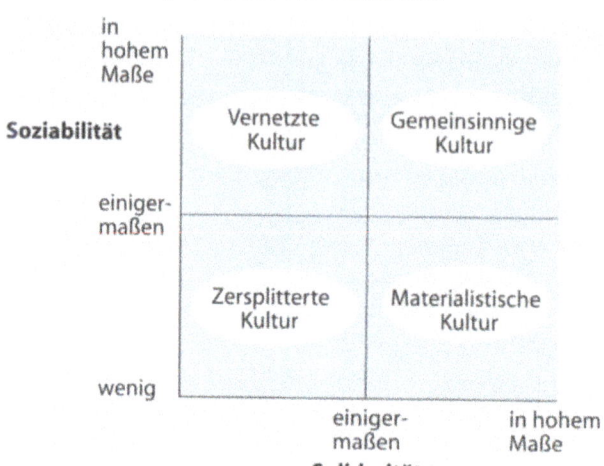

Abb. 2-4.
Zwei Dimensionen, vier Kulturen im Krankenhaus?

Bei dieser Analyse darf natürlich nicht stehen bleiben, wer sich tiefergehend mit dem Thema Unternehmenskultur beschäftigt. Ein Konzept zur Analyse der Unternehmenskultur wurde von Goffee und Jones (1997) vorgeschlagen. Dieses Modell wurde für Krankenhäuser modifiziert und konnte ebenfalls in insgesamt 10 von 18 beteiligten Krankenhäusern eingesetzt und die Unternehmenskultur in den Modellstationen durch Befragungen ermittelt werden.

Goffee und Jones unterscheiden in ihrem Konzept zur Unternehmenskultur die zwei Dimensionen Soziabilität und Solidarität, die in einem engen Bezug zueinander stehen. *Sozialbilität* steht für das Maß an Freundlichkeit zwischen den Mitgliedern einer Gemeinschaft, also beispielsweise eines Krankenhauses. *Solidarität* stellt demgegenüber ein Maß für die Fähigkeit eines Krankenhauses dar, gemeinsame Ziele, unabhängig von persönlichen Bindungen, rasch und effektiv zu verfolgen. Solidarität ist weniger eine Frage des Herzens als des Kopfes. Die beiden Dimensionen führen, wenn sie gegenübergestellt werden, zu einem Modell mit 4 Kulturen, von denen keine „die Beste" ist (Abb. 2-4). Welche die passende ist, entscheidet das jeweilige Geschäftsumfeld!

Im Rahmen des Projektes interessierte nun die Frage, wie sich die einzelnen Kulturen der Modellstationen, gemessen an den Meinungen der Ärzte und Pflegekräfte unterscheiden. Ferner sollten die Unterschiede in der Kultur je nach Krankenhaus deutlich gemacht werden.

Das vernetzte Krankenhaus – sehr soziabel und wenig solidarisch

Das vernetzte Krankenhaus ist sehr soziabel und wenig solidarisch (siehe Abb. 2-4). Kennzeichen einer solchen Kultur sind häufig die Rituale, die vernetzte Organisationen kennzeichnen. Mitarbeiter bleiben oft für ein Gespräch auf dem Flur stehen, gehen in das Büro anderer Mitarbeiter, nur um „hallo" zu sagen, treffen sich außerhalb des Krankenhauses zu verschiedenen sozialen Anlässen oder veranstalten Partys, um langjährige und verdienstvolle Mitarbeiter oder Pensionäre zu ehren. Es existieren eine ganze Reihe von versteckten Symbolen und Riten, die sich auch in der Sprache äußern. Mitarbeiter eines vernetzten Krankenhauses sind wie eine Familie, feiern gemeinsame Geburtstage, wohnen häufig am gleichen Ort.

In vernetzten Organisationen ist nicht ein Mangel an Hierarchie feststellbar, sondern eine Vielzahl an Wegen, diese zu umgehen. Cliquen und „Freundeskreise" sorgen dafür, dass selbst Entscheidungen vor Besprechungen schon gefallen sind. Mitarbeiter wechseln in solchen Organisationen die Positionen, ohne dass sie eine notwendige Schulung, Einarbeitung oder manchmal auch die entsprechende Qualifikation haben. Das „ein Mitarbeiter einen anderen kennt", ist das probate Mittel, bürokratische Hemmnisse zu umgehen, was in Bezug auf die Flexibilität eines Krankenhauses kein Nachteil sein muss: Die Mitarbeiter haben die Fähigkeit erworben, möglichst viele Informationen auf informellem Wege zu sammeln, zu selektieren und in Entscheidungsprozessen Verbündete und Fürsprecher zu finden. Kennzeichen des vernetzten Krankenhauses ist der niedrige Solidaritätsgrad, weshalb in solchen Krankenhäusern häufig der Ruf nach einem „starken Führer" laut wird. Die Tatsache, dass in vernetzten Krankenhäusern auch Leistungsvorgaben, Verfahrensregeln von den Mitarbeitern oft angefochten oder missachtet werden, verstärken diesen Ruf noch.

In den untersuchten Modellstationen haben wir keine vernetzte Krankenhauskultur feststellen können! Insbesondere im Blick auf die Berufsgruppe Pflege gab es innerhalb der Projektgruppe die Erwartung, dass die Mitarbeiter dieser Gruppe der Kultur den Stempel vernetzter Merkmale aufdrücken würden. Dies hat sich in keinem Fall bewahrheitet.

Die zersplitterte Kultur eines Krankenhauses – isoliert und unregierbar
Hinsichtlich der häufig geäußerten These, dass die Mitarbeiter in Krankenhäusern je nach Berufsgruppe stark „versäult" oder zersplittert sind, hatte die Projektgruppe die Erwartung, in diesem Segment zur Unternehmenskulturanalyse einige Modellstationen wiederzufinden.

Zersplitterte Unternehmenskulturen sind vor allem durch den Mangel der Mitarbeiter an Zugehörigkeitsgefühl gekennzeichnet. Ärzte sind in solchen Krankenhäusern zunächst einmal „Chirurg" oder „Arzt", aber nicht Mitarbeiter eines Krankenhauses. Sie definieren sich über ihr persönliches Image, ihren Ruf und ihre persönliche Qualifikation und Tätigkeit, nicht durch ihre Zugehörigkeit zum Krankenhaus. In solchen Organisationen wird das Gründen einer Betriebssportgruppe zu einem erfolglosen Versuch, da es den Mitarbeitern an Soziabilität und Solidarität mangelt. Typische Rituale, die in einer vernetzten Kultur wichtig waren, wie z. B. die Teilnahme an geselligen Ereignissen, werden hier für Zeitverschwendung gehalten. Die Menschen arbeiten hier allein oder in Kleingruppen hinter verschlossenen Türen, schweigen sich über ihr Arbeitsverhalten und ihre Arbeitsfortschritte aus und reden häufig nur dann, wenn sie direkt mit Fragen angesprochen werden. Auch in puncto Solidarität zeigt eine solche Kultur erhebliche Risse. Hier existieren kaum vereinbarte Leistungsstandards und gemeinsame betriebliche Ziele, auf denen sich Mitarbeiter verständigt haben oder verständigen könnten. Appelle von Führungskräften zu mehr Solidarität stoßen deshalb auf taube Ohren, so dass Führungskräfte glauben, ein solches Krankenhaus sei „unregierbar".

In den betrachteten Modellkrankenhäusern haben wir keine eindeutig zersplitterten Organisationen gefunden. Nur in einem Krankenhaus neigten Assistenzärzte und Ärzte im Praktikum dazu, ihrer Krankenhauskultur den Titel „eher zersplittert" zu geben. In einem anderen Krankenhaus fanden sich die Ärzte gerade auf der Grenze zwischen einer zersplitterten und einer materialistischen Kultur, die sich vor allem von der Einschätzung der Pflegekräfte deutlich unterschied.

Das gemeinsinnige Krankenhaus – Begeisterung statt Zynismus

Allein die Bezeichnung „gemeinsinnige Kultur" lässt auf eine positive, auch für die Patienten förderliche Kultur hoffen. Hier kommt es scheinbar zu einer positiven Verbindung zwischen Solidarität und Soziabilität. In einem gemeinsinnigen Krankenhaus arbeiten Mitarbeiter schon viele Jahre zusammen. Dadurch sind auch Freundschaften und viele gemeinsame Ziele entstanden. In solchen Krankenhäusern kommt es zu einer fast völligen Identifikation der Mitarbeiter mit „ihrem" Krankenhaus. Im Betriebsalltag kommt es auch zu Feiern und Festen, die aber eine stark rituelle Bedeutung haben. Besondere Betriebsfeste an ausgesuchten Orten und Tagungsstätten mit externen, häufig berühmten Rednern, Auszeichnungen für erfolgreiche Mitarbeiterteams (z. B. Qualitätszirkel des Jahres), öffentlich bekannt zu gebende Beförderungen usw. In solchen Krankenhäusern wird auf Fairness und Gerechtigkeit besonders viel Wert gelegt.

Trotz anstrengender „Rosskuren", in denen sich manche Krankenhäuser im Sinne einer verschärften Rationalisierung befinden, wird die Notwendigkeit dazu von vielen Mitarbeitern anerkannt. Die rationalisierenden Führungskräfte werden weiterhin mit Respekt, Achtung und sogar Zuneigung betrachtet, solange es ein hohes Ausmaß an Solidarität gibt. In solchen Krankenhäusern dürften die Ziele und Werte aus den Unternehmensleitlinien und Führungsgrundsätzen an den Wänden hängen. Mitarbeiter, die darauf angesprochen werden, antworten auf Fragen zu zentralen Werten und Zielen oft mit Begeisterung und eben nicht, wie so oft, mit zynischen Bemerkungen. Nicht zuletzt wird ein hohes Maß an Soziabilität und Solidarität insbesondere durch Führungskräfte konstituiert.

In den Modellkrankenhäusern wurde häufig eine gemeinsinnige Kultur angetroffen, was die Hypothese von Goffee und Jones (1997) stützen dürfte, dass eine solche Kultur gut zu sozialen, politischen Organisationen passen dürfte. Dabei überraschte jedoch das Ergebnis in sofern, als sowohl Ärzte als auch Pflegekräfte sich mit ihrer Meinung über die herrschende Unternehmenskultur im oberen oder unteren Teil des 3. Quadranten befanden.

Das materialistische Krankenhaus – wenig soziabel, sehr solidarisch

Den Gegenpol zur vernetzten Organisation stellen materialistische Krankenhäuser dar. Sie zeichnen sich durch hohe Solidarität und geringere Soziabilität aus. In solchen Krankenhäusern dreht sich fast jede Kommunikation um „das Krankenhaus" oder „das Geschäft". Individuelle Ziele decken sich mit den Zielen des Krankenhauses, so dass es nicht schwer fällt, einen gemeinsamen, oft äußeren „Feind" im Umfeld des Krankenhauses zu bekämpfen. Materialistische Krankenhäuser verfügen über die Fähigkeit, rasch und mit vereinten Kräften auf Marktchancen oder neue Konstellationen im „Gesundheitsmarkt" zu reagieren.

Prioritäten werden unverzüglich, häufig durch das Topmanagement festgelegt und im Krankenhaus ohne große Diskussion umgesetzt. Zwischen Arbeit und Vergnügen kann in einer solchen Organisation nur strikt getrennt werden. In materialistischen Unternehmenskulturen treffen wir Menschen, die ihre Arbeit weit über das Privatleben stellten. Wenn sich die Mitarbeiter außerhalb der Arbeit überhaupt zusammenfinden, dann feiern sie gemeinsame Erfolge als Sieg über Konkurrenten oder die erfolgreiche Umsetzung strategischer Maßnahmen.

Da starke persönliche Bindungen fehlen, werden schwache Leistungsergebnisse im allgemeinen nicht toleriert. Wer die volle Leistung nicht bringt, muss mit Abmahnungen rechnen oder wird sehr schnell entlassen. In der Regel kennen die Krankenhausmitarbeiter diese Mechanismen sehr genau, weshalb sie sich alle an diesen Spielregeln orientieren.

Das Commitment in solchen Organisationen ist wegen der geringen sozialen Bindung der Mitarbeiter untereinander frei von Sentimentalität und natürlich keine Bastion der Treue zum Krankenhaus. In solchen Krankenhäusern bleiben Mitarbeiter nur so lange, wie es ihren persönlichen Interessen dienlich ist. Sobald sich persönlich bessere Chancen und Möglichkeiten ergeben, wird das Krankenhaus gewechselt.

Mancher Krankenhausmanager mag bei diesem Kulturtyp schon aufhorchen. Entspricht nicht dieser Typ genau den Anforderungen, die an ein zukunftsfähiges Krankenhaus gerichtet werden? Mangelt es in den Krankenhäusern nicht oft an einer solchen ausgeprägten Solidarität? Sind Krankenhäuser nicht oft zu weich im Umgang mit unsolidarischen Berufsgruppen und Mitarbeitern?

Neben den Vorteilen einer solchen Unternehmenskultur sollten die Nachteile jedoch nicht übersehen werden. In Organisationen, die sich vollständig der Zielerreichung verschreiben, fehlt es an der Bereitschaft zur Zusammenarbeit, zum freien Informationsaustausch, an Diskussionsbereitschaft oder auch an kreativen, alle Mitarbeiter verbindenden Visionen. Noch unwahrscheinlicher ist die Kooperation zwischen Abteilungen mit unterschiedlichen Zielen, die aber gerade im Krankenhaus häufig benötigt wird.

Vielfältige Kulturwirklichkeiten

In den Modellkrankenhäusern wurden auf den Modellstationen häufig zwei Kulturtypen oder auch Mischungen zwischen den Kulturtypen festgestellt. Die günstigste Konstellation bestand darin, dass Ärzte und Pflegekräfte dem gleichen Quadranten zuzuordnen waren, da beide Berufsgruppen entweder über eine gemeinsinnige Kultur oder eine materialistische Kultur verfügten. Im anderen Fall unterschied sich jedoch die Kultur der Pflegekräfte deutlich von der Einschätzung der Ärzte, so dass sie in zwei Quadranten angesiedelt war.

Überaschenderweise gab es jedoch auch Modellstationen, wo Ärzte gemeinsinniger und Pflegekräfte materialistischer ausgerichtet waren, was den üblichen Vorurteilen sowohl über Ärzte als auch über Pflegekräfte widerspricht: Ärzte werden eher als materialistisch und Pflegekräfte eher als gemeinsinnig im Sinne der hier angebotenen Systematik eingeschätzt, was sich damit nicht bestätigt.

Gesamtanalyse der Unternehmenskultur in einem Krankenhaus

In einem Modellkrankenhaus konnte die Unternehmenskultur des Krankenhauses für alle patientennahen Berufsgruppen und damit für alle zentralen Bereiche des Krankenhauses ermittelt werden. Mit Hilfe der Abb. 2-5 lässt sich das aus unserer Sicht typische Bild für die Unternehmenskultur ableiten, deren Bewertung durch die Mitarbeiter sich auf den materialistischen und gemeinsinnigen Quadranten verteilt. Zudem macht die Darstellung die Existenz von Subkulturen deutlich, da nicht alle Mitarbeitergruppen nach Fachabteilungen oder Krankenhausbereichen

Abb. 2-5.
Unternehmenskultur in einem Modellkrankenhaus. Der „niedrige" Wert der OP- und Anästhesie-Pflege wurde in einer Nachbesprechung darauf zurückgeführt, dass kurz vor dem Erhebungszeitraum eine intensive Diskussion über die Arbeitszeitregelung und den Ausgleich von Überstunden geführt wurde. Im Sinne der Goffee-Jones-Typisierung passt ein (vermuteter) Rückgang in die materialistische Denkhaltung, da die Diskussion um vertragliche bzw. materielle Fragen das Denken bestimmt

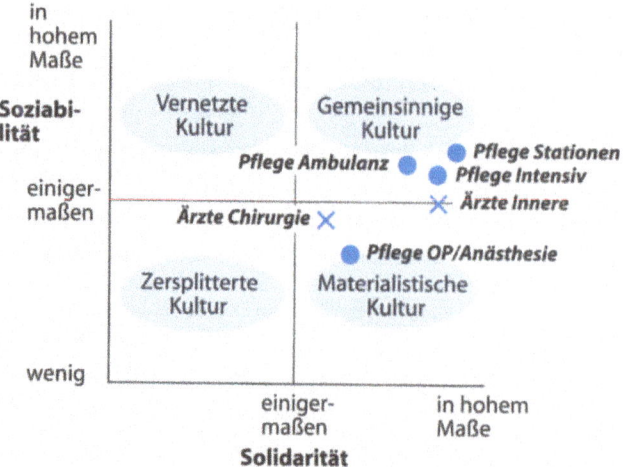

im gleichen Quadranten liegen. So differieren die Kulturausprägungen nach Meinung der Ärzte der Chirurgie (6) und der Pflegekräfte in der Anästhesie/Chirurgie (3) nur leicht. Die Ärzte der Inneren Abteilung (7) weichen wiederum deutlich von der Gruppe der Chirurgen ab, ohne außerhalb des Quadranten einer materialistischen Organisation zu liegen. Die Pflegekräfte der Pflegestationen (4) sind deutlich gemeinsinniger ausgerichtet.

Bei diesem Krankenhaus handelte es sich um ein kleines Krankenhaus mit einer geringen Bettenzahl (unter 200). Für ein solches Krankenhaus ist der Existenzkampf in den nächsten Jahren überaus hart, da tendenziell davon auszugehen ist, dass kleinere Krankenhäuser stark mit größeren Kliniken, aber auch mit anderen Dienstleistungsanbietern konkurrieren müssen.

Ferner kommen diese Krankenhäuser wegen der hohen Fixkostenstruktur und dem geringen Kostendegressionseffekt bei einer Leistungsausweitung schnell in einen überaus problematischen Wirtschaftlichkeitsvergleich, der immer häufiger von den Krankenkassen zur Bestätigung bzw. Verneinung der Existenzfähigkeit von kleineren Krankenhäusern herangezogen wird. Für ein solches Krankenhaus ist die Stellung der Unternehmenskultur vorrangig im materialistischen und nahe am gemeinsinnigen Quadranten überaus wichtig. Die Solidarität der Mitarbeiter ist notwendig, um möglichst kurzfristig auf Veränderungen des Umfeldes (z. B. Druck der Kostenträger) reagieren zu können. Sie erfordert ein hohes Maß an strategischem Fokus sowie die Einhaltung von Standards zur Umsetzung solcher Strategien, damit das Vertrauen der Beteiligten in die Überlebensfähigkeit des Krankenhauses gestärkt wird.

Die fatalen Folgen einer falschen Strategie bedeuten aber in einer solchen Konstellation der Unternehmenskultur einen sofortigen „Selbstmord", weil alle Beteiligten mit Macht und Energie auf die falsche Strategie gesetzt haben, die konstitutiv für die Unternehmenskultur war.

2.3 Strategie und Unternehmenskultur

Die bisherigen Versuche, Unternehmenskultur als Begriff für die Krankenhauspraxis verstehbar und auch handhabbar zu machen, sind als erste konzeptionelle Schritte zu verstehen, zu einem umfassenden Verständnis dieses Phänomens zu gelangen. Wenn Unternehmenskultur quasi als Hintergrund verstanden wird, der Krankenhäuser hindert oder fördert, zu strategischen Zielen und deren Umsetzung zu gelangen, wird die Wichtigkeit dieses Konzeptes vielleicht noch einmal deutlich. Der Grundsatz „structure follows strategy" oder „strategye follows structure" müsste dementsprechend in „strategy follows culture" umformuliert werden.

Die Bedeutung der Kundenorientierung im Rahmen des strategischen Managements wird immer wieder betont. Ein strategisch ausgerichtetes Qualitätsmanagement ist ohne eine entsprechende Ausprägung des Begriffes Patienten- und Kundenorientierung überhaupt nicht denkbar. So verwundert es, dass bei den hoch in der Diskussion stehenden Zertifizierungskonzepten des Qualitätsmanagements und den damit in Verbindung stehenden externen Zertifizierungsverfahren, z. B. KTQ, das Konstrukt „Unternehmenskultur" für die Qualität oder die Effizienz und Effektivität nicht explizit, sondern höchstens implizit in Form einzelner Bewertungskriterien erfasst wird [vgl. Kooperation für Transparenz und Qualität im Krankenhaus – KTQ (2000)]. Wenn u. a. davon ausgegangen wird, dass

- die eingangs geschilderten Problemfelder als Ergebnisse der Cross-Check-Analyse in vielen Krankenhäusern eine große Bedeutung für die Unternehmenskultur haben, somit einer positiven Entwicklung der Unternehmenskultur und damit der Ausprägung als Erfolgsfaktor entgegenstehen,
- die Unternehmenskultur eines Krankenhauses und seiner Bereiche unterschiedliche Ausprägung hat und entlang der Anforderungen der konkreten Umwelt (Kostenträger, Bevölkerung, andere Krankenhäuser, niedergelassene Ärzte usw.) gestaltet werden muss,
- die Unternehmenskultur letztlich ein Erfolgs- oder ein Misserfolgsfaktor bei der Erreichung strategischer Ziele eines Krankenhauses ist,
- die Krankenhäuser insbesondere ihre patientennahen Dienstleistungen verbessern müssen, um sich gegen andere Krankenhäuser im aufkommenden Gesundheitsmarkt abgrenzen und profilieren zu können und
- der Krankenpflege eine erhebliche Bedeutung bei der Entwicklung und Umsetzung solcher Strategien als patientennahem Dienstleister zukommen muss,

dann kann eine systematische Beschäftigung mit den Konzepten zur Unternehmenskultur der Krankenpflege helfen, sich zukünftig richtig und strategisch erfolgreich zu positionieren. Dabei muss jedoch eine Verbindung zwischen den Konzepten zum Qualitätsmanagement als derzeitige „route methaphor" des Krankenhausmanagements und den ökonomischen Anforderungen eines DRG-basierten Krankenhausfinanzierungssystems gelingen, das zukünftig die „Spielregeln" im Gesundheitsmarkt wesentlich determinieren wird.

> Unstrittig dürfte sein, dass Krankenhäuser künftig mit Hilfe von Instrumenten des strategischen Managements ihre Strategie in Marktchancen und Marktrisiken abschätzen müssen (vgl. Morra u. Francesco 1996, S. 162 ff). Zur Ausschöpfung ihrer Marktchancen brauchen sie, unabhängig von der genauen Auswahl ihrer Zielgruppen, Krankheitsbilder und Diagnosen usw. kundenorientierte Dienstleistungen, die in einer Art erbracht werden, die sowohl die Atmosphäre in einem Krankenhaus als auch das Betriebsklima, die Kommunikationskultur, die Arbeitszufriedenheit usw. mit den Erwartungen der Patienten, Angehörigen usw. in Einklang bringt.

Stärken und Schwächen eines Krankenhauses lassen sich so entlang zukünftiger Markterfordernisse klassifizieren und auch als Anforderungen für die Berufsgruppen entwickeln.

Leitbild und Leitlinien

Als Korrektiv gegenüber zu starken Kundenerwartungen muss das eigene Leitbild verstanden werden. Im Leitbild drückt das Krankenhaus aus, welche Erwartungen der Kunden tatsächlich erfüllt werden können und welche aus weltanschaulichen oder aus medizinisch-pflegerischen Erwägungen von Dritten auch nicht erwartet werden dürfen. So könnten beispielsweise Patienten eine hotelähnliche Versorgung im Einzelzimmer erwarten, bei der ihnen jeder Wunsch von den Augen abgelesen und sie zu extremer Passivität animiert würden. Demgegenüber wird aus pflegerischer Perspektive eine aktivierende Pflege angeboten, bei der der Patient seine eigenen Ressourcen so früh wie möglich in die Behandlung einbringen sollte und bei der ein Bruch mit seiner früheren Lebens- und Arbeitsweise akzeptiert werden muss, da in ihr ein Auslöser für die Krankheit gesehen werden kann (z. B. Ernährung, Übergewicht, Rauchen, Stress).

Ausdruck der eigenen Krankenhaus- und Pflegephilosophie sind Grundsätze und Leitlinien, aus denen sich die Werte und Normen pflegerischen Handelns ableiten lassen. Sie gehen u. a. in die Personalentwicklung, in die Auswahlkriterien neuer Mitarbeiter und in Führungsgrundsätze zur Beurteilung der Führungsqualität ein.

> **!** Die Unternehmenskultur zeigt sich in den Symbolen und Zeichen, mit denen die Krankenpflege sich selbst und ihre Dienstleistungen darstellen möchte. Die Kleidung der Mitarbeiter, die Architektur der Pflegestationen, die Bilder auf dem Krankenhausflur, die Gestaltung der Krankenzimmer, der Garten auf dem Gelände, die Sprechweise über und mit Patienten usw., die lebensweltlich-alltagssprachliche oder wissenschaftlich-medizinische Terminologie werden damit zur symbolischen Ausdrucksform, mit der die Krankenhausphilosophie mit Leben gefüllt wird.

Sie werden systematisch aus dem Krankenhausleitbild abgeleitet, um den Typ des Krankenhauses unverwechselbar zu symbolisieren. Kunst im Krankenhaus ist dann nicht mehr eine Frage der kostengünstigen Dekoration beliebig austauschbarer Kunstdrucke weltbekannter Künstler, sondern bewusst gestalteter Ausdruck einer Pflege- und Behandlungsphilosophie, die Menschen als Patienten und Mitarbeiter zum Nachdenken ihrer eigenen Rolle, ihrer Erwartungen, zur Bestärkung ihres Glaubens usw. auffordern will (vgl. zur Rolle von Kunst im Krankenhaus allgemein Heeck 1997, zur Inszenierung von Kunst als imageförderndes und sozial verbindendes Projekt an einem Krankenhaus Bernhardt et al. 2000). So können die in einer Kunst- und Maltherapie hergestellten besonderen Kunstwerke von Patienten ebenfalls eine Darstellungsform des Krankenhauses und seiner Dienstleistung werden. Technische Kommunikationsmittel im Patientenzimmer verschwinden dann, wenn die Wiedergewinnung mitmenschlicher und damit persönlicher Kommunikation im Behandlungsprozess eine systematische Rolle spielen soll. Niemand wird in einem solchen Krankenhaus eine Gesprächsführung der Patienten mit der allgegenwärtigen „Schwester Eva" in der Rufzentrale über einen im Nachtschrank verstauten Lautsprecher verlangen, um Wegezeiten für Pflegekräfte auf den Stationen zu ersparen, da der persönliche Kontakt zwischen Pflegekraft und Patient Ausdruck der Patientenorientierung, der Zuwendung und auch der ständigen Krankenbeobachtung in einer erweiterten Sichtweise ist. Wenn sich diese Form der Gestaltung der Unternehmenskultur dann noch mit den Ideen und eigenen Gestaltungsmöglichkeiten der Mitarbeiter verbinden lässt, können Unternehmenskultur und Empowerment der Mitarbeiter zusammengeführt werden. Warum muss denn für jede Kleinreparatur auf der Pflegestation der technische Dienst gerufen werden, der deshalb nicht zu den großflächigen oder wichtigen Instandhaltungen kommt? Mitarbeiter auf den Stationen müssen sich nicht in der selbstbestätigenden Arbeitsteilung zwischen Berufsgruppen ergehen, um damit die Konflikte zwischen Reparaturanforderung und viel zu später Reparaturausführung durch den technischen Dienst zu akzeptieren. Der einfache Austausch von Glühbirnen, das Anschrauben von sich lösenden Schranktüren im Patientenzimmer können in der gleichen Zeit ausgeführt werden, wie das Ausfüllen von Reparatur-Anforderungsscheinen und ständige Aufforderungen zur Reparatur benötigen.

Dienstleistungskultur

Umgekehrt kann durch eine entsprechende Unternehmenskultur eine interne Dienstleistungskultur wieder hergestellt werden. Dezentrale Verwaltungs-, technische und sonstige sekundäre Dienstleister haben ihre Dienste an den Erwartungen der primären Dienstleister, nämlich der Ärzte und Pflegekräfte auszurichten. Ärzte und Pflegekräfte auf den Stationen haben die Anforderungen an einen problemnahen und optimalen Service durch diese sekundären Dienstleister im Krankenhaus zu stellen, die diese wiederum erfüllen müssen. Nicht die Organisationsabläufe in der Krankenhausküche, im Labor oder in der Röntgenabteilung dürfen die Abläufe auf den Stationen determinieren, sondern umgekehrt: Die Erwartungen der Patienten, determiniert durch die Arbeitsabläufe auf den Stationen, bestimmen die Erwartungen an die Qualität und den Zeitpunkt, an dem sekundäre Dienstleister ihre Aufgaben zu erfüllen haben (vgl. hierzu Germer u. Malytczuk 1999).

Wirtschaftliche Vorteile

Die ökonomischen Vorteile einer so gestalteten Unternehmenskultur liegen auf der Hand. Das unverwechselbare Image, die Leitlinien, an denen sich die Behandlung und Erwartungen der Patienten und das Verhalten der Mitarbeiter orientieren können, die nicht jeder modisch-funktionalen Entwicklung hinterherlaufende Architektur und Ausstattung des Krankenhauses, die mögliche größere Bleibebereitschaft der Mitarbeiter (Integrationswirkung) in einer so gestalteten und mit Leben gefüllten Krankenhauskultur, bewusst gestaltete Arbeitsabläufe für und mit Patienten sprechen sich nicht nur unter der Bevölkerung, bei niedergelassenen Ärzten, bei Mitarbeitern anderer Krankenhäuser oder auch den Kosträgern herum (Repräsentationswirkung). Bislang unerschlossene Rationalisierungsreserven werden damit ausgeschöpft, weil es sich für die Mitarbeiter lohnt, in ihr eigenes Lebensumfeld, das Krankenhaus heißt, mit Engagement zu investieren (Motivations- und Integrationswirkung). Der frühere autoritäre kann durch einen partizipativen Führungsstil abgelöst werden, die Selbstbestimmung an die Stelle einer früheren persönlichen Anweisung als Koordinationsmechanismus treten. Die dazugehörigen Informations-, Kommunikations- und Koordinationsmechanismen lassen sich in einer solchen Kultur natürlich anders, vielfach kostengünstiger organisieren. So könnte Information nicht als ausschließlich in einer Mailbox hinterlegte Bringschuld Dritter, sondern als eigene, über persönlich anzustoßende Aktivitäten, als Holschuld inszeniert werden.

Eine Matrix-Organisation mit dem ihr innewohnenden Konfliktpotenzial anstelle einer klassisch funktional-hierarchischen Gliederung der Organisationsstruktur kann bereits eine andere Unternehmenskultur hervorbringen. Die Symbolik des Organigramms zeigt schon die Bereitschaft, Konflikte als Bestandteil arbeitsteiliger Organisationen zu akzeptieren und mit ihrer Lösung beispielsweise kreativere Entwicklungen hervorzubringen, als dies mit einer funktionalen Organisation möglich ist, da hier Konflikte als bedrohlich und kontraproduktiv interpretiert werden.

Negative Auswirkungen

Allen Euphorie auslösenden Überlegungen hinsichtlich der geschilderten positiven Wirkungen, die von einer bewusst gestalteten Unternehmenskultur ausgehen können, muss jedoch eine mögliche Negativwirkung gegenübergestellt werden (vgl. Tabelle 2-1; Bea u. Haas, S. 486). Die positive Integrationswirkung, die ein ausgeprägtes „Wir-Gefühl" und eine subjektive Zufriedenheit fördern kann, kann zu „Selbstüberschätzung" und mangelnder Sensibilität gegenüber Anforderungen und Veränderungen im Umfeld führen. Die eigenen Normen und Werte schieben sich quasi unbemerkt als Wahrnehmungsfilter zwischen Organisation und Umfeld und behindern das rechtzeitige Erkennen relevanter Entwicklungen und Signale. So können zunehmende Patientenbeschwerden als individuelle Erscheinungen überzogener Patientenerwartungen gedeutet, die Hinweise auf potenzielle Verbes-

Tabelle 2-1.
Positive und negative Wirkungen einer starken Unternehmenskultur. (Nach Bea u. Haas 1997)

Positive Wirkung	Negative Wirkung
Koordination	Selbstüberschätzung
Integration	Reduktion der Umfeldsensibilität
Motivation	Wahrnehmungsfilter
Repräsentation	Behinderung von
	strategischer Neuorientierung
	struktureller Anpassung
	Innovation
	organisationalem Lernen

serungsmöglichkeiten nicht rechtzeitig erkannt werden. Erst wenn Patienten sich für ein anderes Krankenhaus entscheiden und die Belegung zurückgeht, kann dies zu einer notwendigen Einsicht bei den Beteiligten führen.

Zu starkes Vertrauen in die eigene Leistungsfähigkeit und die Unterschätzung der Dynamik finanzwirtschaftlich determinierter Entwicklungen im Krankenhausfinanzierungssystem (DRG) kann innovationshemmend wirken und langfristig auf Kosten der Wettbewerbsfähigkeit gehen. Eine starke Unternehmenskultur kann damit eine strategische Neuorientierung und Strukturanpassung verhindern oder hemmen. Damit beeinträchtigt eine starke, krankenhausweite Unternehmenskultur die Lernfähigkeit des Krankenhauses und seiner Mitarbeiter.

2.4 Unternehmensethik und Unternehmenskultur

Bereits an vielen Stellen ist damit die Beziehung von Unternehmenskultur und -ethik deutlich geworden. Allerdings haben wir es bislang vermieden, dieses Verhältnis systematisch zu bestimmen. Auch in dieser Beziehung muss konstatiert werden, dass sowohl die Krankenhauspraxis als auch die betriebswirtschaftliche Theorie im Gesundheitswesen erst wenige Anstöße zur Diskussion dieses Beziehungsfeldes geliefert hat. Die Bedeutung in und für die Praxis ist jedoch unübersehbar. Die häufig auf Kosten und Leistungen verengte betriebswirtschaftliche Diskussion in den Krankenhäusern ist für sich allein nicht sinnstiftend! Die Frage, warum ein Krankenhausträger ein Krankenhaus betreibt, kann nicht durch ein häufig zu eng gefasstes ökonomisches Verständnis beantwortet werden. Dies ist eine ethische Frage. Ohne Antwort auf diese Frage lassen sich die Zwecke und in der Folge auch die Ergebnisse des medizinisch-ökonomischen Zusammenhangs der Krankenhausarbeit nicht wirklich interpretieren. Die Welt der „reinen" ökonomischen Rationalität, in der es allein um ökonomische Sachgerechtigkeit (Effizienz) geht und die Welt der „reinen" außerökonomischen Moralität, der es um Humanität geht, müssen miteinander verknüpft werden.

Eine wertorientierte Unternehmensführung im Krankenhaus ist unstrittiger Bestandteil der Unternehmenskultur. Was aber macht eine Bestimmung ethischer Grundsätze und deren Umsetzung in der Krankenhauspraxis so schwierig? Mit dieser Frage berühren wir einerseits bereits die Wirkungsdiskussion von Unternehmensleitbildern im Krankenhaus, die als bedruckte Hochglanzbroschüre kaum Wirkung bei den Mitarbeitern erzeugen kann. Unternehmensethik ist sicher mehr als ein in Papier gekleidetes und unter Krankenhausmitarbeitern verteiltes Leitbild. Unternehmensethik ist gelebte Führung, ist alltäglicher Prüfstein für Alltagserfahrungen im Umgang mit sterbenden, kranken oder auch wiedergenesenden Patienten, mit Angehörigen und deren Erwartungen, aber auch mit den Mitarbeitern im Krankenhaus, um nur einige Gruppen zu nennen. Andererseits kommen wir auf weitere Fragen, die im Krankenhausalltag für schwierige Diskussionen sorgen: Was hat Unternehmensethik mit den ökonomischen Rahmenbedingungen zu tun? Können wir zukünftig im Krankenhaus nur noch unter den Gesetzen der Ökonomie ethisch handeln? Bestimmen sich aus den ökonomischen Spielregeln die Rahmenbedingungen für ethisches oder unethisches Handeln? Wird das verfügbare Geld (Budget) zur Maxime für therapeutische Entscheidungen, weil eine politische Zielbestimmung für eine Anzahl, Qualität und Quantität von Gesundheitsleistungen fehlt? Rationieren wir unsere Krankenhausversorgung durch die Ressourcen, die uns die Kostenträger nicht oder nicht in ausreichendem Maße zur Verfügung stellen?

An diesen Fragen zeigt sich ebenfalls, dass ethische Antworten im Gesundheitswesen auf zwei Ebenen zu suchen sind. Auf der Ebene des Gesundheitssystems müssen bestehende Systemzwänge kritisch hinterfragt und durch eine kritische Öffentlichkeit für ordnungsbedingte Reformen der Rahmenbedingungen im Gesundheitswesen gesorgt werden. Auf der Ebene der „Geschäftsethik" wird nach rentablen Wegen ethisch-sinnvollen Wirtschaftens innerhalb vorgegebener Rahmenbedingungen gesucht. Ethik und Erfolg können so betrieblich integriert werden, da beispielsweise umwelt- und ressourcenschonendes Handeln auch ökonomisch effizientes Handeln im Krankenhaus darstellen kann. Unternehmensethik steht damit nicht notwendig in Konkurrenz zum Gewinnprinzip oder zu einer marktwirtschaftlichen Orientierung im Gesundheitswesen.

> ! Ethische Anworten werden auf der Ebene der Mittel zur Verwirklichung situationsgerechter Anwendung des Gewinnprinzips gefunden.
> Im Spannungsfeld zwischen gesetzlichen Verpflichtungen und quasi marktwirtschaftlicher Organisation mit administrierten Preisen tritt eine ethische Verpflichtung als dritte Steuerungsfunktion hinzu (Abb. 2-6).

Damit kommt es in der modernen Krankenhausorganisation als Unternehmen darauf an, die drei Steuerungsgrößen unternehmerischen Handelns diskursiv miteinander zu vereinbaren. Denn das Verhältnis und die Ausprägung dieser drei Steuerungsgrößen vor dem Hintergrund eines Krankenhauses in einer konkreten

Abb. 2-6.
Markt, Recht und Ethik als Steuerungsgrößen unternehmerischen Handelns im Krankenhaus. (Nach Steinmann u. Löhr 1994)

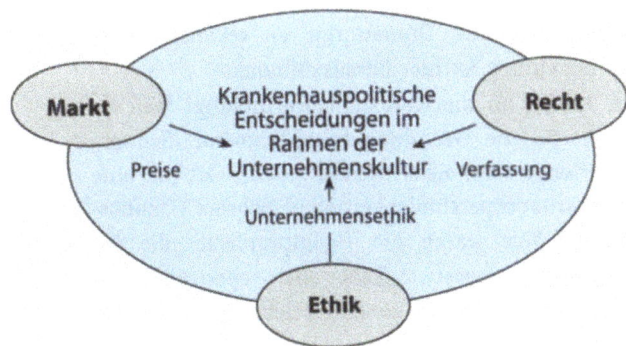

Umwelt und Situation lässt sich inhaltlich nicht abstrakt bestimmen, sondern muss im Dialog zwischen allen Beteiligten und Betroffenen immer wieder neu hergestellt werden. Die angemessenen Strategien eines Krankenhauses müssen damit ethisch legitimiert werden. Dazu dienen formale Regeln mit drei Kennzeichen: Unternehmensethik

- enthält eine prozessuale Anleitung zur Entwicklung von personen- und situationsübergreifenden Normen. Diese Normen können inhaltlicher Art sein (z. B. Verhaltenskodizes) oder prozessualer Art (z. B. Ethikkommissionen).
- rechtfertigt Normen durch den Nachweis guter Gründe, die nicht allein aus Tradition oder Autorität entstehen.
- fordert und fördert eine argumentative Verständigung zwischen allen Betroffenen im rationalen Dialog. Eine krankenhausspezifische Verständigung erwächst nicht aus innerer stiller Zustimmung der Betroffenen, sondern durch wechselseitigen Dialog, den es zu installieren und immer neu zu beleben gilt.

Im Rahmen der Unternehmenskultur im Krankenhaus gilt es deshalb zu hinterfragen, ob alle Entscheidungen und Handlungen einer ethischen Prüfung erwünschter Wirkungen stand halten. Zwischenstationen ethischer Reflexion sind die in Form gegossenen Leitbilder mit ihren Normen und Werten, die allerdings eher als Anleitung und nicht als raum-zeitlich immer gültige Grundsätze zu interpretieren sind. Neben die zunehmend anzutreffenden Leitbilder treten damit institutionell zu verankernde Grundformen ethischer Diskurse zur immer neuen Bestimmung ethischen Handelns eines zunehmend marktwirtschaftlich organisierten Gesundheitswesens und seines rechtlichen Rahmens. Damit kann zur Frage übergegangen werden, wie Grundwerte, Normen und Symbole eines Krankenhauses aufgespürt, diagnostiziert werden können.

2.4.1 Diagnose der Unternehmenskultur

Um die bewussten und unbewussten Bestandteile einer Unternehmenskultur im Krankenhaus deutlich zu machen, bedarf es einer Schrittfolge aus gezielten Diagnose- und Gestaltungselementen, die durchlaufen werden kann.

> » In einem ersten Schritt gilt es, sich das Symbolsystem eines Krankenhauses zu vergegenwärtigen. Am besten ist es, hierzu mit der Historie des Krankenhauses zu beginnen und herausragende Ereignisse und ihre Dramaturgie zu rekonstruieren. Von besonderer Bedeutung ist hier herauszufinden:
> - Was war der Anlass für die Krankenhausgründung? Welcher Hintergrund ist für die Gründung kennzeichnend (Schwesternschaft, Stiftung, Kapitalgesellschaft usw.)? Gab es eine herausragende Gründerpersönlichkeit oder mehrere Gründerpersönlichkeiten? Was waren die Hauptprobleme, die am Anfang gelöst werden mussten? Haben sich schon gleich zu Anfang Problemlösungsmuster herausgeschält, die bis heute Geltung haben?

Sodann ist herauszufinden, ob und wann die Kontinuität der Gründungstradition gebrochen wurde:
- Durch wen oder durch welche Gruppe wurde der Wandel ausgelöst? Was war die Reaktion im Unternehmen? Wie lange hat es gedauert, bis sich der erste Erfolg gezeigt hat? Wie hat die Unternehmensumwelt auf die Veränderung reagiert? Über welche Themen wurde in der Übergangsphase am häufigsten gesprochen? usw.

Sodann gilt es, mit einem wachen Auge solche Plätze zu studieren, an denen sich die Kultur am wahrscheinlichsten offenbart. Solche Plätze sind z. B. der Empfang, das Büro der Geschäftsleitung, der Chefärzte, die Aufnahme und Pforte und andere Arbeitsplätze, der Eingangsbereich, die Flure usw. Des Weiteren sind die Menschen in dem Unternehmen genau zu beobachten:
- Wie kleiden sie sich? Welche Kontakte nehmen sie auf? Wie gehen sie miteinander um? In welcher Form werden Entscheidungen getroffen? Wie kontrollieren sich die Mitarbeiter untereinander? Welche Verhaltensweisen werden an Nonkonformisten am schärfsten kritisiert? Wodurch unterscheiden sich erfolgreiche von weniger erfolgreichen Mitarbeitern? Welche Geschichten und/oder Witze werden am häufigsten erzählt?

Schließlich sind die Rituale und Feiern zu studieren, wie es sie in jedem Krankenhaus gibt:
- Welche Feste werden gefeiert? Wer arrangiert sie? Wer nimmt daran teil? Wie ist der Ablauf? Welche Reden werden gehalten? Gibt es bestimmte Themen, die in solchen Reden, etwa anlässlich von Jubiläen oder Weihnachtsfeiern, immer wieder auftauchen? In welcher Weise begegnen sich Führungskräfte und Mitarbeiter bei solchen Feiern? usw.

Alle diese Beobachtungen können nur direkt und mit Hilfe von Interviews gemacht werden. Standardisierte Fragebogenerhebungen eignen sich für die Erfassung von Unternehmenskulturen nicht. Man kann sich auf diese Weise nur sehr oberflächlich einer Kultur nähern, nicht aber sie wirklich verstehen. Eine Unternehmenskultur kann nur derjenige verstehen, der sich mit den Sinngehalten und den Bedeutungen der Begriffe und Symbole vertraut gemacht hat. Es erfordert deshalb immer Zeit und Geduld, eine Unternehmenskultur verstehen zu lernen.

Die Erscheinungsformen der Unternehmenskultur beobachten heißt jedoch noch nicht, sie zu verstehen. Dem oben dargestellten Schema entsprechend kann die Analyse nicht bei den sichtbaren

Elementen stehen bleiben, sondern muss in einem nächsten Schritt die Verhaltensstandards und Regeln herausarbeiten, die von den Organisationsmitgliedern typischerweise beachtet werden (müssen). Auch geben die in Dokumenten und Broschüren niedergelegten Leitlinien und Musterlösungen nur selten Auskunft über die tatsächlich verfolgten Grundsätze. Sie gilt es aus den gesammelten Beobachtungen und Erklärungen behutsam herauszuschälen....

Der letzte und schwierigste Schritt ist die „Herausfilterung" der zentralen Kulturinhalte, eben der Basisannahmen, aus den kulturellen Manifestationen, den Symbolen, den Festen, den Dokumenten usw. Diese letztlich nicht ohne Phantasie lösbare Aufgabe ist – wie bereits betont – deshalb so schwierig, weil es sich bei diesen Annahmen um stillschweigende Annahmen handelt, um die Selbstverständlichkeiten in unserem Handeln. Die wenigsten Menschen denken über diese Annahmen nach. Kaum jemand ist deshalb auch in der Lage, über diese Annahmen Auskunft zu geben. Wir sind gezwungen, sie auf indirektem Wege aus den gesammelten Beobachtungen zu erschließen, langsam nach vorne tastend Vermutungen über die Basisannahmen aufzustellen und dann anschließend mit den Organisationsmitgliedern in einen Dialog über die Haltbarkeit der aufgestellten Vermutungen einzutreten. Dabei wird es sich häufig als notwendig erweisen, die aufgestellten Vermutungen zu revidieren, zu ergänzen und erneut zu diskutieren.

In diesen Rückkoppelungsgesprächen ergibt sich als besondere Schwierigkeit, dass die Vorstellungen und Eigeninterpretationen der Organisationsmitglieder nicht selten von der Fremdwahrnehmung und -interpretation erheblich abweichen. Dies wird vor allem dann zum Problem, wenn die Organisationsmitglieder ein idealistischeres Bild von der eigenen Unternehmung zeichnen wollen und dementsprechend dann davon abweichende Ausdeutungen des Orientierungssystems strikt zurückweisen (mod. für Krankenhäuser nach Schreyögg, Diagnose der Unternehmenskultur, S. 9-11). «

2.4.2 Gestaltung der Unternehmenskultur im Krankenhaus

Unstrittig dürfte nach den bisherigen Ausführungen eine notwendige Gestaltung der Unternehmenskultur sein, die sich dem Flickwerk einzelner Projekte und unzusammenhängender Konzepte organisatorischer Gestaltung im Krankenhaus entgegenstellt. Die umfeldangepasste Gestaltung der Unternehmenskultur zwischen den Berufsgruppen, die letztlich zu einer Repräsentanz im gleichen Quadranten führt, der sich aus dem Kreuzungspunkt zwischen Soziabilität und Solidarität ergibt, gelingt mit Hilfe des Ansatzes von Goffee und Jones sowie der dort empfohlenen Instrumente. Sie können sowohl beeinflussend, verändernd oder auch kulturerhaltend eingesetzt werden.

> **!** Bei der Wahl der entsprechenden Strategie zur Gestaltung der Unternehmenskultur werden in der Literatur revolutionäre und evolutionäre Gestaltungsansätze unterschieden. Plötzliche und besonders radikale Einschnitte, beispielsweise durch einen schlagartigen Austausch von Führungskräften, die Auflage eines radikalen Kostensenkungs- und Rationalisierungsprogramms, der massive Einsatz von Krankenhausberatern mit direktiver Vorgehensweise können als Beispiele für revolutionäre Gestaltungsformen dienen. Der hier eher vertretene Ansatz einer evolutionären Gestaltung der Unternehmenskultur setzt eine hinreichende Kulturdiagnose, eine entsprechend diskursive Zielbildung und Wirkungsanalyse unternehmensethischer Entscheidungen sowie die Realisation und Kontrolle der Entwicklungsschritte von Krankenhäusern voraus.

Klassische Instrumente der Befragung und Beobachtung von Organisationsmitgliedern, ein anschließender Diagnose- und Interpretationsworkshop sowie gestaffelte Interviews mit Führungskräften können der Ermittlung wesentlicher Kulturmerkmale dienen (vgl. Lehnert et al. 1997). Befragungsergebnisse können durch Rundgänge im Krankenhaus mit Hilfe von Beobachtungsinstrumenten verifiziert werden. Darüber hinaus lassen sich beispielsweise die Atmosphäre und die Architektur über solche Instrumente entsprechend bewerten.

Der sachkundigen Ermittlung und Bewertung der Ist-Kultur folgt dann die Gestaltung der Unternehmenskultur. Goffee und Jones haben aus dem Blickwinkel einer umfeldangepassten Unternehmenskultur eine Reihe von Instrumenten vorgeschlagen, mit der eine umfeldadäquate Unternehmenskultur positiv beeinflusst werden kann (vgl. Übersicht 2-2).

Übersicht 2-2. Beispielhafte Maßnahmen zur Erhöhung der Soziabilität und der Solidarität. (Mod. nach Goffee u. Jones 1997)

Maßnahmen zur Erhöhung der Soziabilität	Maßnahmen zur Erhöhung der Solidarität
Begünstigung gemeinsamer Ideen, Interessen und Gefühle	Schaffung eines Bewusstseins bei den Mitarbeitern darüber, was die „Konkurrenz" leistet, z. B. durch Benchmarking-Kreise, durch Veröffentlichungen in Mitarbeiterzeitungen, durch Videos, Intranet, Rundschreiben usw.
Einstellung umgänglicher Mitarbeiter, von Menschen, die vielleicht Freunde werden	Schaffung eines Gefühls der Dringlichkeit
Ankündigung der Absicht zur Einstellung bestimmter Mitarbeitertypen	Entwicklung eines Leitbildes, einer Vision
Verbesserung der sozialen Interaktion zwischen Beschäftigten durch zwanglose Zusammenkünfte innerhalb und außerhalb des Krankenhauses	Planung und Steuerung durch Zielvereinbarung (MBO, Personalentwicklung)
Einladung von Familienmitgliedern zu gemeinsamen Veranstaltungen im Krankenhaus	Häufige Vernetzung zwischen den Fachabteilungen, Berufsgruppen und Hierarchieebenen durch Projektgruppen, Qualitätszirkel und Task-Forces
Begrenzung hierarchischer Unterschiede (Abflachung der Hierarchie, gleiche Sozialleistungen für alle Mitarbeiter, keine Parkplätze für Priviligierte), Prämien auf gleicher Basis	Stärkung des Engagements für gemeinsame Unternehmensziele
Leitende Mitarbeiter müssen wie Freunde auftreten und in puncto Freundlichkeit und Wohlwollen mit gutem Beispiel vorangehen	

2.4 Unternehmensethik und Unternehmenskultur

》 Bleicher ... schlägt folgenden Katalog rahmengebender kulturverändernder Maßnahmen vor:
- *sinnvermittelnde Maßnahmen*
(zur Verdeutlichung der „Mission" der Unternehmung),
- *unterstützende Maßnahmen*
(z. B. Vorgabe bzw. Entwicklung eines Unternehmensleitbildes),
- *Durchführung gemeinsamer Projekte*
(Überlagerung der formalen Organisationsstruktur durch zeitlich befristete interdisziplinäre Organisationsformen),
- *Rotation von Subkulturträgern*
(zur Förderung der internen Kenntnis und Akzeptanz der subkulturellen Struktur)
- *Maßnahmen zur Personalentwicklung*
(z. B. Personalauswahl oder interdisziplinäre Lerngruppenzusammensetzung),
- *Ausrichtung von Anreizsystemen*
(subsystemische und unternehmensweite Orientierung)
(Bleicher 1986 zit. in Bea u. Haas 1997, S. 506). 《

Da sich auf dem Weg der Gestaltung einer Unternehmenskultur Widerstände ergeben können, sind Maßnahmen zur Bewältigung dieser Widerstände notwendig. Ausgangspunkt für eine Veränderung der Unternehmenskultur kann das Wissen um die Notwendigkeit zur Veränderung, um die Veränderungsinhalte oder die Schrittfolge der zu erwartenden Diagnose- und Therapiemaßnahmen im Rahmen einer Organisationsentwicklung sein. Nieder (1997), der Willens-, Fähigkeits- und Funktionalbarrieren bei organisationalen Veränderungsprozessen unterscheidet, nennt folgende Instrumente zur Steigerung der Innovationsbereitschaft und Innovationsfähigkeit (vgl. Übersicht 2-3).

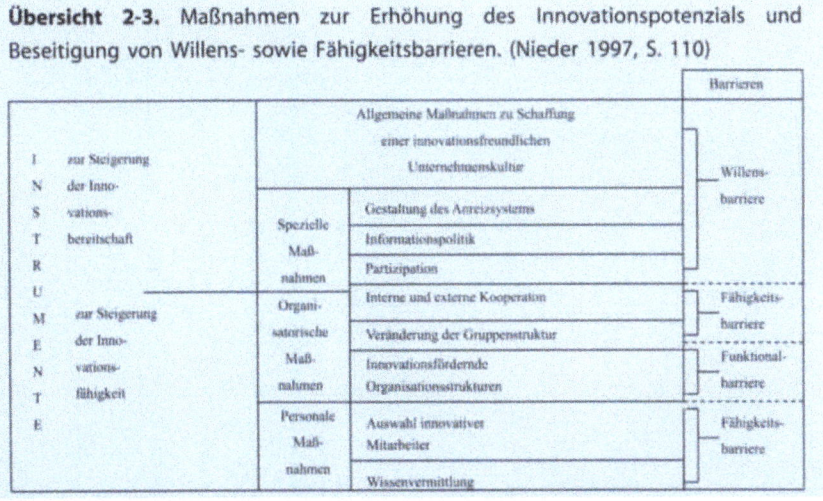

Übersicht 2-3. Maßnahmen zur Erhöhung des Innovationspotenzials und Beseitigung von Willens- sowie Fähigkeitsbarrieren. (Nieder 1997, S. 110)

2.5 Zusammenfassung und Ausblick

Die hier aufgezeigten Zusammenhänge zwischen Unternehmenskultur und Krankenhaus stellen bislang erste Überlegungen dar, die sich weitgehend auf Einzelerfahrungen und nicht auf theoretisch gesicherte und bestätigte Konzepte beziehen. Die empirischen Untersuchungen mit Hilfe des Konzeptes von Goffee und Jones machen jedoch deutlich, wie unterschiedlich Krankenhauskulturen ausgeprägt sein können. Die dargestellten Problemfelder, die Mitarbeiter selbst über den Zustand ihrer Krankenhäuser angeben, lassen einerseits eine notwendige Bearbeitung unternehmenskultureller Fragestellungen im Krankenhaus jenseits einer aktionistischen und segmentiert-symptomatischen Bekämpfung von aktuellen „Brandherden" erkennen. Eine Beschäftigung mit unternehmenskulturellen und unternehmensethischen Fragestellungen hilft einem Krankenhaus, sich in Zukunft ökonomisch und ethisch neu zu positionieren. Als wesentlicher Akteur im Rahmen personenbezogener Dienstleistungen muss das Krankenhausmanagement diskursive Inizialzündungen auslösen. Letztlich zählt Unternehmenskultur zu den Erfolgsfaktoren, die über den ökonomischen Erfolg von Krankenhäusern mitentscheiden. Krankenhausmanagement ist nicht nur eine Frage der funktionalen Gestaltung „harter" Fakten, sondern ebenfalls eine Aufgabenstellung, die aus ethischer und ästhetischer Sinnvermittlung resultiert – gerade zur Sicherung und Entwicklung ökonomischer Erfolgspotenziale.

? Wissens- und Transferfragen

1. Welche drei Ebenen zur Unternehmenskultur unterscheidet Schein?

2. Stellen Unternehmensethik und Gewinnprinzip im Krankenhaus Gegensätze dar?

3. Welche vier Felder zur Ausprägung einer Unternehmenskultur unterscheiden Goffee und Jones?

Literatur

Bea FX, Haas J (1997) Strategisches Management, 2. Aufl. Lucius & Lucius, Stuttgart

Bea FX, Dichtl E, Schweitzer M (Hrsg) (1993) Führung (Allgemeine Betriebswirtschaftslehre, Bd 2) 7. Aufl. Lucius & Lucius, Stuttgart Jena

Berkel K, Herzog R (1997) Unternehmenskultur und Ethik. Sauer, Heidelberg

Bernhardt H, Mühlbauer BH, Rottländer C (2000) Tschau Grau. In: Krankenhaus Umschau 6: 523–527

Bleicher K (1993) Organisation. In: Bea FX, Dichtl E, Schweitzer M (Hrsg) Führung (Allgemeine Betriebswirtschaftslehre, Bd 2) 7. Aufl. Lucius & Lucius, Stuttgart Jena, S. 103–186

Boehm-Tettelbach P (1990) Unternehmenspolitischer Rahmen und strategisches Management. Kirsch, Herrsching

Germer M, Niehaus-Malytczuk B (1999) Modernisierung der Personalabteilung? – Ein wichtiger Baustein im Qualitätsmanagement der Krankenhausverwaltung. In: Krankenhaus-Umschau 6: 390–396

Goffee R, Jones G (1997) Kultur: Der Stoff, der Unternehmen zusammenhält. In: Harvard Business Manager 2: 41–54

Heeck C (1997) Kunst und Kultur im Krankenhaus. LIT

Hinkel N, Schmitt MI (1993) Organisations- und Kulturentwicklung im Krankenhaus. In: Organisationsentwicklung 1: 26–39

Kooperation für Transparenz und Qualität im Krankenhaus – KTQ (2000) KTQ-Manual, Version 3.0. Deutsche Krankenhausgesellschaft mbH, Düsseldorf

Lehnert E, Mühlbauer BH, E, Strack D (1997) Mitarbeiterbefragungen – Ein Instrument des Total Quality Management im Krankenhaus. In: Bungard W (Hrsg) Mitarbeiterbefragung: ein Instrument des Innovations- und Qualitätsmanagements. Beltz, Weinheim, S. 354–368

Ministerium für Frauen, Jugend, Familie und Gesundheit des Landes NRW (Hrsg) (2000) Beschäftigungswirksame Arbeitszeit- und Organisationsmodelle im Krankenhaus. Ministerium für Frauen, Jugend, Familie und Gesundheit des Landes NRW, Düsseldorf

Morra F (1996) Wirkungsorientiertes Krankenhausmanagement. Haupt, Bern Stuttgart Wien

Mühlbauer BH, Lang K (1999) Wo steht die Pflege heute? Sehen Ärzte und Pflegekräfte die gleichen Herausforderungen für ein Krankenhaus der Zukunft? Ergebnisse der Cross-Check-Analysen aus 19 Krankenhäusern. In: Die Schwester/Der Pfleger 11: 905–910

Nieder P (1997) Erfolg durch Vertrauen – Abschied vom Management des Misstrauens. Gabler, Wiesbaden

Peters T, Waterman RH (1982) Auf der Suche nach Spitzenleistungen, 6. Aufl. MVS, Landsberg am Lech

Schreyögg G (ohne Datum) Diagnose der Unternehmenskultur, Studienbegleittext. Fernuniversität Hagen

Staerkle R (1985) Wechselwirkungen zwischen Organisationskultur und Organisationsstruktur. In: Probst GJB, Siegwart H (Hrsg) Integriertes Management. Bausteine des systemorientierten Managements. Haupt, Bern Stuttgart, S. 529–533

Steinle C, Eggers B, Hell A ter (1992) Gestaltungsmöglichkeiten und -grenzen von Unternehmenskulturen (Diskussionspapier Nr. 174) Fachbereich Wirtschaftswissenschaften der Universität Hannover

Steinmann H, Löhr A (1994) Grundlagen der Unternehmensethik, 2. Aufl. Schäfer-Poeschel, Stuttgart

Zulauf S (1994) Unternehmen und Mythos: der unsichtbare Erfolgsfaktor. Gabler, Wiesbaden

3 Einführung in die Systemtheorie

W. Krompholz-Schink

Inhalt

3.1	Problematisierung	54
	3.1.1 Entwicklung der Organisationstheorie	54
	3.1.2 Entwicklung der Systemtheorie	58
3.2	System	58
3.3	Komplexe Systeme	62
3.4	Konstruktivismus	67
3.5	Systemgrenzen	72
3.6	Organisation als Sinnsystem	74
3.7	Systemtheoretische Erwägungen für Pflegemanager	78
3.8	Systemtheorie?	94
? Wissens- und Transferfragen		96
Literatur		98

3.1 Problematisierung

„Zu jedem menschlichen Problem gibt es eine Lösung, die einfach, sauber und falsch ist" (Walter Lippmann).

Systeme und begriffliche Fragmente der Systemtheorie begegnen uns allenthalben. Die Alltagssprache kennt ein Sonnensystem, ein politisches System, ein Währungssystem, ein Gesundheitssystem. Seit der Computerisierung der Gesellschaft reden wir vom binären Zahlensystem, von Systemkomponenten etc.

Ein System gilt und als etwas Geordnetes, als ein logisch Zusammengefügtes und harmonisch Ablaufendes, als ein Ausgewogenes oder dieses Ausgewogene (Homöostase) Anstrebendes.

Auch in die Organisationstheorie hat die Systemtheorie Eingang gefunden und die Sichtweise der Organisationstheoretiker wie ihre Empfehlungen an das Management nachhaltig verändert. Welche Relevanz hat die Systemtheorie für das Management und hier speziell das Pflegemanagement?

3.1.1 Entwicklung der Organisationstheorie

Zu Beginn des 20. Jahrhunderts betrachtete man die Organisation als Maschine. Federführend für die maschinenanaloge Sicht der Organisation war Frederick W. Taylor und sein 1911 erschienenes Werk *The Principles Of Scientific Management*. Taylor war Ingenieur und aus seiner Perspektive heraus waren Organisationen konstruierbar wie Maschinen. Entsprechend waren seine Prinzipien der Betriebsführung der Naturwissenschaft entliehen und an den Naturgesetzen orientiert. Organisationen galten als „bewusst geplante, rational gestaltete Systeme". (Bardmann 1994, S. 263) Dieses technisch dominierte Paradigma der Organisationstheorie hatte spezielle Ausformungen der Sicht des Managements und der Rolle des Mitarbeitenden in Organisationen zur Folge. Die Art des Managements wird als der technomorphe Ansatz bezeichnet.

> » In ihm herrscht die Vorstellung der Machbarkeit, Beherrschbarkeit und Steuerbarkeit der organisatorischen Ereignisse und der Kontrollierbarkeit des Geschehens. Der Manager tut so, als stünde er neben oder über der von ihm geplanten und gelenkten Organisation, als könne er wie ein Maschinist den Ablauf der Organisation kontrollieren, überwachen und aufgrund seiner genauen Kenntnisse ihrer Konstruktion im Falle von Störungen eingreifen. ... Die Funktionen von Mitarbeitern werden nach dem technomorphen Ansatz durch umfassende Vorschriften streng und präzise normiert, so dass den Personen im Extremfall nur noch mechanische repetitive Verrichtungen abverlangt werden. Als Einzelteil einer großen Maschine wird der Einzelne zum „Rädchen im Getriebe". Sein Beitrag zum Ganzen ist auf ein fremdbestimmtes Minimalverhalten reduziert, was die angestrebte Voraussagbarkeit und präzise Berechenbarkeit eines rationalen Funktionsablaufs steigern soll (Bardmann 1994, S. 263 f.). «

Aus diesem Gedankengebäude heraus entwickelte sich ein Mythos, der, kurioserweise die Zeiten überdauernd, bis in die Jetztzeit fortwirkt und gerade in der Pflege ein neues Wirkungsfeld findet.

> » Als „managerial megamyth" umfasst er folgende Überzeugungen: alle Arbeitsprozesse können und sollen rationalisiert, d. h. in ihre wesentlichen Bestandteile zerlegt und verstanden werden, um vollständige Kontrolle zu ermöglichen; die Mittel zur Erreichung der Ziele der Organisation erhalten soviel Aufmerksamkeit, dass die Ziele zurücktreten oder sogar vergessen werden; Effizienz und Vorhersagbarkeit sind die wichtigsten Gesichtspunkte (Adams u. Ingersoll, zit. in Pelzer 1995, S. 19). «

Darauf wird später zurückzukommen sein.

Erste Kratzer bekam das technomorph gedachte Organisationsgebilde durch die in den 20er und 30er Jahren durchgeführten Hawthorne-Experimente. Es handelte sich um eine Studie in den Hawthorne-Werken, die von 1924–1932 durchgeführt wurde. Ausgangspunkt war eine Versuchsanordnung, die dem Taylorschen Gedankengut entsprach. Untersucht wurde, ob es einen Zusammenhang zwischen künstlicher Arbeitsplatzbeleuchtung und der Produktivität der Arbeitnehmer gab. Mit der Steigerung der Beleuchtung ging tatsächlich eine Steigerung der Produktivität einher, jedoch sank die Produktivität nicht, wenn die Beleuchtung wieder reduziert wurde. Dies führte bei den Wissenschaftlern zu Erklärungsnot. 1927 wurde ein Harvard-Forschungsteam unter der Leitung von Elton Mayo hinzugezogen. Mayo untersuchte nun den Zusammenhang zwischen Produktivität und anderen Variablen, wie der Länge der Ruhepausen, der Länge der Arbeitszeit und der Entlohnung. Wieder steigerte sich die Produktivität, auch als man zu Testzwecken zum Status quo ante zurückkehrte (nach Steinmann u. Schreyögg 1997). Die Forscher informierten daraufhin die Arbeiter über die Ziele, den Aufbau und die Ergebnisse ihrer Untersuchung. Die Arbeiter wurden zuerst in direkter Befragung, nach anfänglichen Widerständen dann in ungelenkten Interviews nach ihren Meinungen und Erfahrungen befragt.

Dabei stellte sich heraus, dass die emotionale Seite, die im Taylorschen Konzept nicht vorkommt, ein wichtiger Faktor innerhalb einer Organisation ist.

> » Man fand zum Beispiel, dass es für den Einzelnen segensreich sein kann, wenn man ihm Gelegenheit gibt, sich auszusprechen und derart sich gleichsam „Luft zu machen". Eine Arbeiterin, die sich lang und breit über das dürftige Kantinen-Essen beschwert hatte, kam nach wenigen Tagen zurück und dankte dem Interviewer überschwenglich, dass er ihre Klage vor die Werksleitung gebracht und damit eine so auffällige Verbesserung der Kantinen-Mahlzeit bewirkt habe. In Wahrheit war von seiten des Interviewers nichts dergleichen geschehen (Brown 1956, S. 56). «

Die Studien hatten eine erweiterte Sicht der Organisation zur Folge. Sowohl die Betrachtung der Rolle des Managements als auch der Rolle der Arbeitnehmer änderten sich grundlegend.

> » Die Arbeit des Managements war damit nicht mehr auf die Planung und Kontrolle eines technischen Funktionssystems zu begrenzen, der Betrieb geriet als ein soziales System in den Blick, das in einen formalen Teil und in eine informelle Kehrseite gespalten war. ... Die offiziellen Statushierarchien waren durch informelle Hierarchien konterkariert und blockierten den Informationsfluss. ... das zentrale Problem waren nicht die technischen Bezüge, sondern die sozialen Beziehungen. ... Als praktische Reformmaßnahmen mussten Führungskräfte geschult, Personalberater und Betriebspsychologen engagiert, die Arbeitsplätze neu definiert und die Arbeiter in gewissen Grenzen an betrieblichen Entscheidungen mitbeteiligt werden (Bardmann 1994 S. 298 f.). «

Anschließend an die Hawthorne-Experimente entstand die Human-Relations-Bewegung, die von der Prämisse ausging, dass glückliche Arbeitnehmer gute Leistungen brächten. Die Organisation wurde als Sozialraum entdeckt, die Organisationsgestaltung um das „social engineering" erweitert. Man beachte vor allem, dass auch die Gestaltung des Sozialraumes, der Human Relations, ingenieurwissenschaftlich konzipiert und so unter dem Aspekt des Machbaren und Planbaren betrachtet wurde. Die Rolle des Menschen in Organisationen wurde erforscht, die Regeln, nach denen informelle Gruppen operieren, explifiziert, die Rolle der Motivation und der Motivatoren erkundet und die Rolle des Vorgesetzten und die Wirkung seines Verhaltens ermittelt, kurz, dies war der Einzug der Verhaltenswissenschaften in die Organisationsgestaltung. Nicht mehr nur der materielle Verdienst in Form von Lohnzahlungen, auch die Ausgestaltung sozialer Beziehungen tragen mit zur Steigerung der Produktivität bei.

> » So gesehen lässt sich dann auch kein Widerspruch mehr zwischen den Zielen der Mitarbeiter und den Zielen der Organisation ausmachen: Soziale und ökonomische Rationalität werden deckungsgleich (Steinmann u. Schreyögg 1997, S. 58). «

Dieses Ideal ist offenbar bis in unsere Zeit hinein nicht realisiert. So wie Taylor und frühe Denker des Managements dem Ideal der Konstruktion der Organisation als Maschine folgten, die Produktion aber nicht maschinenanalog den größtmöglichen Output unter minimalem Input erbrachte, da Menschen nicht wie Maschinen zu steuern sind, unterlag auch die Human-Relations-Bewegung einem Irrtum. „Er gründet in der Einredung, die vorgefundene 'informale Organisation' so beeinflussen zu können, dass sie voll und ganz in den Dienst der formalen Organisationszwecke tritt" (Bardmann 1994, S. 301). Hier ist, obwohl verfrüht, eine erste systemtheoretische Erkenntnis einzufügen:

> » Formalität erzeugt Informalität, und ganz gleich wie und mit welchem Aufwand man von offizieller Seite her versucht, die informale Organisation wieder auf den Kurs der formalen zu bringen, genau dieser Versuch wird neue Informalität erzeugen (Bardmann 1994. S. 301 f.). «

In den 40er und 50er Jahren wurde, nicht zuletzt unter dem Einfluss der Biologie, der Organismus zum Leitbild der Organisation. Diese Metapher schien besser geeignet, der Komplexität in Unternehmen Rechnung zu tragen, als dies etwa die Maschinenmetapher bewerkstelligen konnte.

> » Für das Management von Organisationen bot es sich an, den menschlichen Körper, also einen speziellen, hochentwickelten Organismus, als Sinnbild für Organisationen heranzuziehen. Die Metapher stellt dann ab auf das Wunschbild eines harmonischen Zusammenspiels der Organe, der Individuen bzw. Abteilungen, die sich selbst zu einer funktionstüchtigen Einheit, dem „sozialen Körper" des Unternehmens fügen, das sich seinerseits auf die jeweilige innere wie äußere Umwelt aktiv einzustellen versucht. ... Schließlich ließ sich die organisatorisch vollzogene Trennung von Führung und Ausführung (Kopf- und Handarbeit) mit dem Sinnbild darstellen und rechtfertigen: auch der menschliche Körper zeichne sich dadurch aus, dass er die Sonderfunktion des Gehirns als oberste Entscheidungsinstanz nutze, um die Tätigkeit der Glieder zu koordinieren und so den Gesamtorganismus zu einem einheitlichen und sinnvollen Ganzen in der Welt zu integrieren (Bardmann 1994, S. 295). «

Die Sicht des Unternehmens als Organismus war jedoch vorwiegend nach innen gerichtet, die Wechselwirkungen mit der Umwelt befanden sich nur rudimentär im Blickfeld der Organisationsforscher und der Manager.

Eine Erklärung der Wechselwirkungen sowohl innerhalb der Organisation wie auch im Verhältnis der Organisation zu ihrer Umwelt konnte erst die Systemtheorie in einem befriedigenden Ausmaß liefern.

Nach der sehr verkürzten Übersicht der Entwicklung der Betrachtung von Organisationen im vergangenen Jahrhundert wenden wir uns jetzt unserem eigentlichen Gegenstand, der Systemtheorie zu.

3.1.2 Entwicklung der Systemtheorie

Die Systemtheorie entwickelte sich intern aus der Soziologie (Parsons), der Kybernetik (Wiener), der Informationstheorie (Shannon und Weaver) und der Biologie (von Bertalanffy).

> » Die externen Faktoren liegen im Ausbruch zweier Weltkriege mit ihren militärischen, logistischen und ökonomischen Problemen, in den politischen und ökonomischen Problemen der Kriegszeit, im Wettbewerb der Systeme in der Periode zwischen den Kriegen und in der Nachkriegsära mit ihren Auswirkungen auf die riesigen Budgets für Militärforschung und Weltraumforschung (Jensen 1999, S. 359). «

Seit ihrer Entwicklung hat die Systemtheorie viele Modifikationen erfahren, einhergehend mit Veränderungen und dem damit verbundenen Wissenszuwachs im technischen Bereich (Computer), im biologischen Bereich (Neurowissenschaften, Kognitionsbiologie etc.), im psychologischen Bereich (Kommunikationswissenschaften, Konstruktivismus), in der Soziologie (vor allem durch Niklas Luhmann) und in der Philosophie (u. a. Wittgenstein, Foucault, Lyotard, Welsch). So kann grundsätzlich gesagt werden, dass die Systemtheorie einerseits weit über die einzelnen Wissenschaften hinausgreift, dass auf der anderen Seite aber jede Einzelwissenschaft über eine eigene Systemtheorie oder Systemtheorien verfügt (man vergleiche die Vielzahl der Pflegetheorien, von denen gerade die Theorien der Neuzeit vielerlei systemtheoretische Implikationen haben), wobei bestimmte Elemente der Theorie jedoch in allen Theorievariationen gleich sind. Eine allgemeine Systemtheorie, die alle physikalischen, chemischen, biologischen und kognitiven Phänomene abdeckt, existiert bisher nicht.

Die grundsätzlichen Elemente der Systemtheorie seien nun im Folgenden erklärt.

3.2 System

Eine einfache Definition eines Systems lautet: „Ein System ist ein aus Teilen bestehendes Ganzes" (Ulrich u. Probst 1991, S. 27).

Natürlich macht eine Anhäufung von unterschiedlichen Elementen noch kein System. So wäre es vermessen, würde ich die bei Abfassung dieses Berichtes sich anhäufenden Reste von Rauchwaren in meinem Aschenbecher als „Kippensystem" bezeichnen. Damit aus den Teilen ein Ganzes wird, sind folgende Voraussetzungen notwendig:

> » - Das Ganze muss nach außen abgegrenzt sein, um sich von seiner Umwelt zu unterscheiden.
> - Diese Abgrenzung geschieht durch die spezielle Anordnung und die Beziehungen der Einzelteile zueinander.

> • Ordnen aber hat selber eine Ordnung. Es besteht aus Prozessen der Selektion, der Relationierung und der Steuerung. Um eine Unterscheidung zu machen, müssen wir 1) aus der Gesamtheit gegebener Elemente einige herausnehmen oder seligieren und 2) die Elemente in einer bestimmten Art und Weise untereinander ordnen oder relationieren. Erfüllt man diese zwei Bedingungen, dann hat man ein System. Ein System also besteht aus Elementen, die in bestimmten Relationen zueinander stehen, welche Relationen dann 3) bestimmte Operationen oder Prozesse auf Grund von Steuerung ermöglichen (Krieger 1998, S. 12). «

Hierbei kommt der Unterscheidung eine wichtige Rolle zu. Sie ist der eigentliche, konstitutive Akt der Systemdefinition, die basale Operation des Denkens in Systemen. Ein System unterscheidet sich von seiner Umwelt. Hier kommt der Begriff der Komplexität ins Spiel. Gehen wir aus von einem Zustand absoluter Indifferenz, in dem nichts unterschieden und alles gleich gültig ist, bzw. dem klassischen Chaos. Alles ist möglich, und alles ist gleich möglich, also der absolut offene Möglichkeitshorizont. Hier ist nichts planbar, nichts voraussagbar, ein Zustand der absoluten Unberechenbarkeit und Gleichwahrscheinlichkeit.

> » Das System bildet sich gegen das Chaos als Problemlösung. Die ersten Systeme am Anfang der Welt waren rein physikalisch. Das Prinzip ihrer Organisation waren die Naturgesetze, die physikalische, chemische Prozesse strukturierten. Um Umweltkomplexität zu bewältigen, muss das System Eigenkomplexität durch strukturelle Differenzierung bilden. Je mehr Eigenkomplexität ein System hat, desto mehr Umweltkomplexität kann es bewältigen (Krieger 1996, S. 33). «

Statt des Gegensatzpaares Chaos-Ordnung wird zur Verdeutlichung der Systembildung auch das Gegensatzpaar Entropie-Negentropie verwendet, das ursprünglich aus der Thermodynamik stammt.

> » Entropie – genauer: ihr Gegenwert, die Negentropie – wird auch als Maß für die „Ordnung" oder „Organisiertheit" von systemischen Prozessen interpretiert. Ein stochastischer Prozess [Zufallsprozess, Anm. d. Verf.] führt zu einem Zustand, in dem die relevanten Zustandswerte aller Elemente einer Gesamtheit statistisch gleichverteilt sind; diese Verteilung zeigt ein rein stochastisches Muster mit maximaler Entropie. Wirkt auf eine solche Menge ein systemischer Prozess ein, entsteht eine nicht zufällige Ordnung, deren statistische Wahrscheinlichkeit geringer ist als das Maximum der Entropie. Aus diesem Grund sind

(nichtstochastische) Systeme stets Prozesse „fern vom Gleichgewicht"; gemeint ist das thermodynamische Gleichgewicht, bei dem keine Energie mehr verfügbar ist, um eine Ordnungsgestalt aufzubauen. Jedes erkennbare Muster (jede Ordnung) ist eine Folge oder eine Ausprägung negentropischer Prozesse. Systembildung erscheint als Gegenprinzip zum thermodynamischen Ordnungsaufbau (Jensen 1999). **《**

Jensen merkt allerdings an, dass sich die hier skizzierte Entstehung von Ordnung nicht auf physikalischer Ebene, sondern auf einer höheren Ebene vollzieht. So vertritt beispielsweise Flusser die These, dass der Mensch aus dem Wissen seiner Endlichkeit heraus sich gegen diese Endlichkeit und gegen das damit verbundene Vergessenwerden stellt, indem er a) Gegenstände, Kulturobjekte herstellt, die als Informationsspeicher dienen und b) kommuniziert, um den Tod zu leugnen. Durch die Kumulation von Information stellt er sich bewusst gegen die Entropie, versucht diese zu negieren (Flusser 1997, S. 224 ff.; 1998, S. 260). So betrachtet Flusser das Kultursystem und das Kommunikationssystem als den Versuch der Ausbildung eines negentropischen Speichers von Informationen, der sich stetig erneuert.

> Zwischen einem System und seiner Umwelt gibt es also immer ein Komplexitätsgefälle. Mit der Reduzierung der Komplexität geht einher, dass sich der Möglichkeitshorizont verengt, dass Möglichkeiten ausgeschlossen werden, dass aus dem amorphen Alles ein geformtes Etwas wird und dessen Verhalten durch den Ausschluss von Möglichkeiten berechenbarer, oder, anders gesagt, in bestimmtem Grade voraussagbar wird.

Systeme sind auf allen denkbaren Ebenen zu finden. Es gibt physikalische, chemische, biologische und soziale Systeme, um hier die groben Oberbegriffe zu nennen. Je nach Relation können Systeme ihrerseits Elemente von anderen Systemen sein. Die Welt besteht also systemtheoretisch gesehen aus Systemen in Systemen. So ist das Gesundheitssystem Deutschlands eingebettet in das politische System der Republik. Das Krankenkassensystem ist eingebettet in das gesetzliche Versicherungssystem, das Krankenhaus als System ist eingebettet in das Gesundheitssystem, die Station als System ist eingebettet in das System Krankenhaus und der Patient liegt eingebettet im System Station in einem ihrer kleinsten Funktionseinheiten, nämlich im Bett.

> Determinanten eines Systems sind somit ihre Elemente. Diese Elemente werden durch Organisation und Struktur zu einem übergeordneten Ganzen, das „mehr ist als die Summe seiner Teile" (Vester 1983, S. 19) ist.

> Unter Organisation sind die Relationen zu verstehen, die zwischen den Bestandteilen von etwas gegeben sein müssen, damit es als Mitglied einer bestimmten Klasse erkannt wird.
> Unter der Struktur von etwas werden die Bestandteile und die Relationen verstanden, die in konkreter Weise eine bestimmte Einheit konstituieren und ihre Organisation verwirklichen. So besteht die Organisation zur Steuerung des Wasserpegels in einem Spülkasten des Wasserklosetts aus den Relationen zwischen einem Gerät, das fähig ist, den Wasserpegel einzuschätzen, und einem Gerät, das fähig ist, den Wasserzufluss zu unterbinden. Im häuslichen WC wird diese Geräteklasse heute mit einem System aus verschiedenen Materialien wie Kunststoff und Metall verwirklicht, das aus einem Schwimmer und einem Durchflussventil besteht. Diese besondere Struktur könnte aber dadurch verändert werden, dass der Kunststoff durch Holz ersetzt wird, ohne dass damit die Organisation, die das Ding zu einem Spülkasten macht, betroffen wäre (Maturana/Varela, 1987 S. 54). «

In unserem Fall wäre also Organisation das, was ein Krankenhaus zu einem Krankenhaus macht und beispielsweise von einer Bierbrauerei unterscheidet. Die Organisation eines Krankenhauses ist die funktionale Matrix, die, historisch entwickelt und durch Traditionen in unsere Zeit transportiert, jedoch durch die Zeiten spezifiziert, spezialisiert und zunehmend differenziert, jedem Krankenhaus zugrunde gelegt zu müssen gemeint wird, um das Spezifikum eines Krankenhauses zu erfüllen. Hierunter fallen die Verwaltung, die Pflege, die ärztliche Abteilung etc., wobei jedes dieser Subsysteme wiederum ein eigenes System darstellt und die miteinander derart verzahnt, oder besser gesagt, in Beziehung gesetzt sind, dass sie die Funktion eines Krankenhauses erfüllen können. Dabei muss festgehalten werden, dass es sich hier durchaus noch um einen virtuellen Entwurf handeln kann.

Die Struktur ergibt sich aus der konkreten Erscheinungsform des Krankenhauses, aus der Hardware, mit der die in der Organisation vorgegebenen Entwürfe umkleidet oder ausgestattet sind. Es handelt sich also um die konkreten Menschen, die die in der Organisation vorgegebenen Funktionen Pforte, Pflege, Buchhaltung etc. ausfüllen und das Sachmaterial, mit dem diese Funktionsträger ausgestattet sind, um die ihnen von der Organisation zugedachten Aufgaben zu erfüllen, also um den Kugelschreiber des Pförtners ebenso wie um das Verbandsmaterial, das der Schwester zur Verfügung steht und das Skalpell des Chirurgen. Wie in Maturanas Definition lassen sich auch hier weiße Bettlaken durch rosafarbige ersetzen oder Doktor Zwick durch Doktor Kneif, wie auch Schwester Bärbeißa durch Schwester Gutlind ersetzt werden kann, ohne das aus dem Krankenhaus eine Bierbrauerei wird.

Eine einfache Form eines Systems ist die Maschine. Die Maschine besteht aus bestimmten Einzelteilen, die in ihrem Zusammenwirken eine bestimmte vorgesehene Funktion erfüllen. Sowohl über den Input als auch den Throughput als auch den Output entscheidet die Maschine nicht selbst. Was hineinkommt, was innen passiert und was herauskommt, unterliegt dem Willen des Konstrukteurs, der die Maschine zur Transformation von Zuständen des Inputs in andere Zustände, den Output, arrangiert hat. Eine Maschine hat keinen eigenen Willen (wovon der Laie nicht immer überzeugt ist!) und ist somit allopoietisch, d. h. fremderzeugend. Ihre Operationen sind vorgegeben, ihr Verhalten ist voraussagbar, ihr Programm liegt fest und kann nur durch Eingriffe von außen geändert werden. Ihre Funktion ist voraussagbar, der Output bei einem definierten Input berechenbar. Die Maschine ist trivial.

> Mit der Anzahl der einzelnen Elemente nehmen auch die Beziehungen dieser Elemente, zumal, wenn es sich bei den Elementen um Menschen handelt, wieder zu und somit auch die Komplexität, aus deren Reduzierung das System entstanden ist. „Komplexität wird definiert als Fähigkeit eines Systems, in einer gegebenen Zeitspanne eine große Zahl von verschiedenen Zuständen annehmen zu können"
> (Ulrich u. Probst 1995, S. 58).

3.3 Komplexe Systeme

Komplexe oder nichttriviale Systeme finden sich im Bereich des Lebendigen, also im Zuständigkeitsgebiet der Biologie. Als Beispiel sei hier die Theorie von Maturana und Varela aufgezeigt.

Ausgangspunkt ist das Chaos, die Ursuppe. Aus dieser Ursuppe entstand durch eine Kette von Stofftransformationen das uns bekannte Universum, darunter auch die Erde. In der Geschichte der Erde fanden durch kosmische Gegebenheiten wie etwa Meteoriteneinschläge und harte UV-und Gammastrahlung in Wechselwirkung mit irdischen Gegebenheiten, etwa Vulkanausbrüchen oder elektrischen Entladungen (Gewitter) ständig Prozesse statt, die die Moleküle einem beständigen Wandel und einer andauernden Diversifizierung unterwarfen. Wichtig für die Entstehung des Lebens war die Diversifizierung und Potenzierung von Kohlenstoffmolekülen, also organischen Molekülen, die durch Fähigkeit, entweder aus sich heraus oder unter Einschaltung anderer Elemente eine unbegrenzte Variationsbreite von unterschiedlichen Verbindungen eingehen können, die in ihrer Größe, Komplexität und räumlichen Anordnung ebenfalls unbegrenzt ist. Dadurch wurde

> » die Bildung von Netzwerken von molekularen Reaktionen möglich, die wiederum dieselben Klassen von Molekülen, aus denen sie selbst bestehen, erzeugen und integrieren, wobei sie

sich im Prozess ihrer Verwirklichung gleichzeitig gegen den umgrenzenden Raum abgrenzen. Solche Netze und molekulare Interaktionen, welche sich selbst erzeugen und ihre eigenen Grenzen bestimmen, sind ... Lebewesen (Maturana u. Varela 1987, S. 47). «

Hier kommt der Begriff der Selbsterzeugung ins Spiel, der für lebende Systeme konstitutiv ist.

» Unser Vorschlag ist, dass Lebewesen sich dadurch charakterisieren, dass sie sich – buchstäblich – andauernd selbst erzeugen. Darauf beziehen wir uns, wenn wir die sie definierende Organisation autopoietische Organisation nennen (griech. autos = selbst; poiein = machen) (Maturana u. Varela 1987, S. 50 f.). «

Die autopoietische Organisation setzt gewisse Relationen voraus. Auf der Ebene der Zelle sind diese a) eine dynamische, kontinuierliche, wechselseitige Verbindung der molekularen Bestandteile (= Zellstoffwechsel) und b) ein Rand, eine Grenze für das Transformationsnetz im Raum, die jedoch ihrerseits am Transformationsprozess beteiligt ist, hier speziell eine Membran. Der Zellstoffwechsel produziert die Bestandteile, aus denen er zusammengesetzt ist, und die Bestandteile der Membran und die Membran ist die Voraussetzung dafür, dass der Stoffwechsel in dem Rahmen produzieren kann, der das Netzwerk als Einheit konstituiert. Der Rand bedingt die Möglichkeit des Stoffwechsels, und der Stoffwechsel bedingt die Möglichkeit des Randes. Rand und Stoffwechsel bedingen sich also gegenseitig, wobei das eine ohne das andere nicht zu denken ist.

» Die eigentümliche Charakteristik eines autopoietischen Systems ist, dass es sich sozusagen an seinen eigenen Schnürsenkeln emporzieht und sich mittels seiner eigenen Dynamik als unterschiedlich vom umliegenden Milieu konstituiert (Maturana u. Varela, 1987, S. 54). «

Charakteristisch für Lebewesen ist also, dass Produktion und Produkt identisch sind. Das Leben lebt sich. Voraussetzung für eine Reproduktion der Zelle ist, dass ihre Organisation in verteilter, aber nicht abgeteilter Form vorliegt. Dadurch kann sich die Zelle teilen, ohne dass ihre Organisation verlorengeht. Die Strukturen können jedoch variieren, da die Bestandteile zum Zeitpunkt der Teilung nicht gleichmäßig verteilt sind. Einige dieser Bestandteile sind zur Reproduktion der Zelle unerlässlich, wie etwa die DNS, deren Struktur nur gering variiert, der Typ der durch Beteiligung der DNS synthetisierten Proteine hat sich aber im Lauf der Zeit stark verändert. Voraussetzung für die weitere Existenz der Zelle ist eine strukturelle Koppelung mit ihrem Milieu. Dieses Milieu können auch andere Zellen sein.

> Ein operational und informational geschlossenes System aber kann die Umwelt an sich nicht „erkennen", sondern nur auf Impulse, Störungen, Perturbationen [Verwirrungen] auf Grund der eigenen Struktur reagieren. Hat nun das System die Fähigkeit, seine Struktur zu ändern, und ändert sich tatsächlich die Struktur des Systems durch Interaktionen mit seiner Umwelt so, dass das System seine Autopoiesis fortsetzen kann, dann sieht das für einen Beobachter so aus, als ob das System sich an seine Umwelt „angepasst" hat. ... Strukturelle Kopplung erklärt die „Übereinstimmung" zwischen System und Umwelt oder auch zwischen verschiedenen Systemen (Krieger 1998, S. 39f.). «

Also finden strukturelle Koppelungen auch zwischen verschiedenen autopoietischen Einheiten statt, d. h. zwei oder mehrere Zellen bilden eine neue Einheit unter Aufrechterhaltung der jeweiligen eigenen Einheit. Eine derartige Beziehung ist rekursiv, der Austausch oder die gegenseitige Einflussnahme findet aufgrund der informationalen Geschlossenheit durch den Rückgriff auf der einzelnen Einheit jeweils schon bekannte Werte statt.

> Solange die Einheit nicht in eine destruktive Interaktion mit ihrem Milieu eintritt, werden wir als Beobachter zwischen der Struktur des Milieus und derjenigen der Einheit eine Verträglichkeit (Kompatibilität bzw. Kommensurabilität) feststellen. Solange diese Verträglichkeit vorliegt, wirken Milieu und Einheit füreinander als gegenseitige Quellen von Perturbation, und sie lösen gegenseitig beim jeweils anderen Zustandsveränderungen aus – ein ständiger Prozess, den wir als strukturelle Koppelung bezeichnet haben. So gibt es zum Beispiel in der Geschichte der strukturellen Koppelung zwischen den Abstammungen von Autos und Städten dramatische Veränderungen auf beiden Seiten, die sich bei jedem von ihnen als Ausdruck der jeweils eigenen strukturellen Dynamik im Zuge der selektiven Interaktion mit dem anderen ergeben (Maturana u. Varela 1987, S. 110). «

Während die einzelne Zelle als autopoietisches System erster Ordnung zu betrachten ist, sind Zellen, die sich unter Einhaltung ihrer jeweils eigenen Grenzen durch strukturelle Koppelungen verbinden und neue Einheiten darstellen, also Metazeller, autopoietische Systeme zweiter Ordnung. Die Wechselwirkung zwischen System und Milieu (Umwelt) verläuft auf der Basis beiderseitiger Einflussnahme und Veränderung. Da zwar viele Möglichkeiten der beiderseitigen Einflussnahme und der daraus resultierenden Entwicklung denkbar sind, aber nur bestimmte Möglichkeiten sich verwirklichen, muss von einer Auswahl, einer Selektion ausgegangen werden. Nicht nur das Milieu wählt permanent die strukturellen Systemvarianten aus, die passen, sondern auch Systeme selektieren die strukturellen Milieuvarianten, die gerade passen. Die Organisation bleibt die gleiche, die Strukturen verändern sich. Maturana und Varela nennen diesen Prozess „strukturelles Driften". Systeme entwickeln sich in unterschiedlichen Variationen, in dem die Prinzipien der Autopoiesis und der Anpassung (strukturelle Koppelung) aufrechterhalten werden oder sie erlöschen. Zur Pluralität der Systeme:

> » Es gibt kein „Überleben des Angepassteren", sondern nur ein „Überleben des Angepassten". Die Anpassung ist eine Folge notwendiger Bedingungen, die auf viele verschiedene Weisen erfüllt werden können, wobei es keine „beste" Weise gibt, einem Kriterium zu genügen, welches außerhalb des Überlebens zu suchen wäre. Die Unterschiede zwischen den Organismen offenbaren, dass es viele strukturelle Wege der Verwirklichung des Lebendigen gibt und nicht die Optimierung *einer* Beziehung oder *eines* Weges (Maturana u. Varela 1987, S. 125). «

Jedes lebende System interagiert mit seinem Milieu, seiner Umwelt durch ein bestimmtes Verhalten. Verhalten wird definiert als „die Haltungs- und Standortveränderungen eines Lebewesens, die ein Beobachter als Bewegungen und Handlungen in Bezug auf eine bestimmte Umgebung (Milieu) beschreibt"(Maturana u. Varela, 1987, S. 150). Ist ein System mit einem Nervensystem ausgestattet, so erweitert dieses Nervensystem durch die Tatsache, dass sensorische mit motorischen Flächen durch ein Neuronennetz verbunden sind und dass diese Verbindungen viele Möglichkeiten der Interaktion haben, die Möglichkeiten des Systems, sich zu verhalten, in drastischer Weise.
Das Nervensystem ist operational geschlossen.

> » Das Nervensystem „empfängt" keine „Information", wie man häufig sagt, es bringt vielmehr eine Welt hervor, indem es bestimmt, welche Konfigurationen des Milieus Perturbationen darstellen und welche Veränderungen diese im Organismus auslösen (Maturana u. Varela 1987, S. 185). «

Dies bedeutet, dass das Gehirn als zentrale Recheninstanz kein originalgetreues Abbild der Welt „da draußen" hat, dass ihm Welt nicht in Form von innerer Repräsentation von äußerer Realität zugänglich ist, sondern dass das Gehirn seine kognitive Landkarte der Welt durch die Eindrücke errechnet, die ihm durch die sensorischen Nerven übertragen werden, wobei es selbst selektiert, welche Impulse als Störung zu werten sind und welche nicht. Das Nervensystem ist also in sich geschlossen, gleichzeitig aber ein Bestandteil des Organismus und mit diesem in struktureller Koppelung verbunden – ein System im System. Bedingt durch die strukturelle Koppelung von Milieu und Organismus (mit Nervensystem) ergibt sich für den Organismus, dass er

> » in seinem kontinuierlichen Wandel in Einklang mit dem Wandel des Milieus als Resultat der Auswirkungen seiner Interaktionen bleibt. Dem Beobachter erscheint dies als adäquates Lernen. ... Der funktionierende Organismus ... selektiert diejenigen Strukturveränderungen, die ihm weiteres Operieren ermöglichen, oder er löst sich auf (Maturana u. Varela 1987, S. 186 f.). «

Die Strukturveränderungen, die sich im Organismus durch Perturbationen ergeben und die von einem Beobachter als angemessenes Verhalten in einem bestimmten, vom Beobachter formulierten Kontext wahrgenommen werden, können als kognitive Handlung, also eine Handlung, die auf Erkenntnis beruht, verstanden werden.

> » Wenn in einem Organismus ein derart reiches und breitgefächertes Nervensystem vorliegt wie beim Menschen, erlauben seine Interaktionsbereiche das Entstehen *neuer Phänomene*, und zwar durch Herstellung neuer Dimensionen struktureller Koppelung beim Menschen macht dies letztlich die Sprache und das Selbstbewusstsein möglich (Maturana u. Varela 1987, S. 192). «

Hier sei ein kleiner Einschub erlaubt. Je komplexer ein System wird, desto größer ist das Bedürfnis, diese Komplexität zu bewältigen. Ab einem bestimmtem Punkt erscheint eine neue Form von Ordnung, die aus den bisher geltenden Ordnungsprinzipien nicht erklärbar oder aus diesen ableitbar ist. Dies wird auf die Fähigkeit von Systemen, sich durch kontinuierliche Prozesse bei jeweils zunehmender Komplexität immer neu selbst zu organisieren, zurückgeführt.

> Dieser Übergang ursprünglicher Ordnungen in eine qualitativ andere Ordnung wird mit *Emergenz* [„globale Kooperation, die spontan in Erscheinung tritt" (Varela 1992, S. 127)] umschrieben und gilt als der grundlegende Prozess der Evolution.

Eine strukturelle Koppelung dritter Ordnung tritt auf, wenn Organismen mit Nervensystemen gemeinsam interagieren, ohne dass der jeweilige Organismus seine Organisation und Anpassung aufgibt. Diese Koppelung dritter Ordnung führt zur Bildung sozialer Systeme, die sich in ihrem Verhalten koordinieren. Kommunikation wird definiert als ein Abstimmungsverhalten resultierend aus der sozialen Koppelung. Das Mittel dieser Koordination ist die Sprache. Zwar gibt es auch unter tierischen Sozietäten Phänomene der Informationsvermittlung, die als Sprache gelten können. Das spezifisch Menschliche ist aber die Sprache, der semantische Code in der uns bekannten Form.

> Wir operieren in der Sprache, wenn ein Beobachter feststellen kann, dass die Objekte unserer Unterscheidungen Elemente unseres sprachlichen Bereiches sind. Sprache ist ein fortdauernder Prozess, der aus dem In-der-Sprache-Sein besteht und nicht in isolierten Verhaltenseinheiten (Maturana u. Varela 1987, S. 226). «

Sprache ist die Bedingung für Erkenntnis, ein Medium, in das der Mensch von Geburt an eingebettet ist, ein Code, der vor der individuellen Existenz von der Sozietät zur Verhaltensabstimmung gebildet wurde, den jedoch jeweils jeder für sich neu erlernen muss. Fazit der Theorie von Maturana und Varela: Sprache ist ein biologisches Phänomen. Es fällt auf, dass Maturana und Varela in vielen Definitionen von einem Beobachter sprechen. Zunächst:

> Alles Gesagte ist von jemandem gesagt. Denn jede Reflexion bringt eine Welt hervor und ist als solche menschliches Tun eines einzelnen an einem besonderen Ort (Maturana u. Varela 1987, S. 32). «

Etwas erscheint einem Beobachter. Der viel zitierte Beobachter hat hier offensichtlich die Funktion eines Abstandhalters. In der wissenschaftlichen Literatur ist die Form einer Definition üblicherweise in ontologisierender Form verfasst, um der Forderung der wissenschaftlichen Methodik, objektiv zu sein, zu entsprechen. Ein Etwas (uns Unbekanntes) ist ein Etwas (das in uns bekannten Worte transformiert ist). Dies setzt voraus, dass uns die Realität, die erforscht und definiert wird, unmittelbar zugänglich ist. Der Beobachter, von dem Maturana und Varela sagen, dass ihm etwas erscheint, verweist uns auf die Systemtheorie, angewendet auf das menschliche Psychosystem.

3.4 Konstruktivismus

Die Grundannahme des Konstruktivismus besagt, dass dem Menschen die objektive Wirklichkeit nicht zugänglich ist, dass er von ihr nicht wissen kann. Der neuere Konstruktivismus begründet dies mit der informationalen und operativen Geschlossenheit des Nervensystems und des Gehirns. Dabei stützt er sich auf Erkenntnisse der Neurowissenschaften, speziell dem von Heinz von Foerster formulierten Prinzip der undifferenzierten Codierung:

> In den Erregungszuständen einer Nervenzelle ist *nicht* die physikalische Natur der Erregungsursache codiert. Codiert wird lediglich die Intensität dieser Erregungsursache, also ein „wieviel", aber nicht ein „was" (von Foerster 1991, S. 43). «

> ! Das heißt, dass dem Gehirn durch die Nerven nur quantitative Beschreibungen von Eindrücken aus der den Menschen umgebenden Welt zugänglich sind, aus der es dann den Gesamtkomplex seiner Sicht von Welt, sein Weltbild errechnet.

Hierbei geht das Gehirn rekursiv vor, die Summe seiner bisherigen Berechnungen sind die Basis für die anschließende Berechnung.

> » Harmlos genug bedeutet errechnen im eigentlichen Sinn – z. B. lateinisch: „com-putare" = zusammen-überlegen – nichts anderes, als Dinge im Zusammenhang zu betrachten, und zwar ohne ausdrücklichen Bezug auf numerische Größen (von Foerster 1991, S. 45). «

Es darf nicht vergessen werden, dass das Gehirn den Schnittpunkt zweier Systeme darstellt. Das Gehirn codiert sowohl innere Regungen des Organismus, die seinen aktuellen Zustand wiedergeben, wie die quantitativen Impulse aus seiner Umwelt und generiert aus diesen Eindrücken (Informationen) Bedeutung, indem es relevante Informationen selektiert, um diese dann rekursiv in einen Kontext einzubetten, sie mit Bedeutung zu versehen und sprachlich fassen zu können. Dabei folgt es nach von Foerster dem Postulat der kognitiven Homöostase. „Das Nervensystem ist so organisiert – oder organisiert sich selbst so – dass es eine stabile Wirklichkeit errechnet" (von Foerster 1991, S. 57).

> » *Selbstorganisation* ist die Fähigkeit zur selbständigen strukturellen Evolution und Differenzierung, d. h. die Fähigkeit zur selbstreferentiellen (auf sich selbst bezogenen, eigendynamischen) Erhöhung des Komplexitäts- und Organisationsniveaus und damit der Anpassungs- und Lernfähigkeit (Hill et al. 1994, S. 441). «

Diese errechnete Wirklichkeit ist aufgrund der operationalen und informationalen Geschlossenheit je eine lokale Wirklichkeit, deren Geltungsbereich sich aus den aktuellen und historischen Bedingungen des jeweiligen Psychosystems definiert. So gesehen spaltet sich „die eine Wirklichkeit" in derzeit ca. 6 Milliarden Lokalrealitäten auf, die alle nach dem gleichen Muster in einem zirkulären Prozess von Tun und Erkennen generiert werden. Hierbei handelt es sich um einen Regelkreis. Alles, was der Mensch tut, was er in seiner Umwelt bewirkt, sein Output, verändert die Umwelt, und die bewirkte Veränderung wird als Input wieder zurückgemeldet, um als Basis für den folgenden Output zu fungieren. Hier sei der Begriff der Operation näher ausgeführt:

3.4 Konstruktivismus

> *Operationen* sind Eingriffe in Systembildungen. Der Term „Operation" ersetzt eine Vielzahl von Begriffen (Erleben, Wahrnehmen, Kommunizieren), die sonst mal „dem Menschen" mal „dem System" zugerechnet werden (Jensen 1999, S. 102).

! Dieser zirkuläre Prozess, in dem das Gehirn ständig aktuelle Zustandsveränderungen rückgemeldet, referiert bekommt, um dann seinerseits wieder zu agieren, definiert das Gehirn als ein selbstreferentielles System.

Der Sachverhalt ist hier selbstverständlich stark vereinfacht wiedergegeben, stellt aber das grundsätzliche Muster von Feedback-Prozessen dar. Dabei setzt sich das Muster der Erzeugung von Realität, das für den einzelnen Menschen, den Beobachter gilt, fort auf der Ebene von sozialen Systemen. Das gleiche gilt für das Ordnungsprinzip.

Während der einzelne Beobachter ein System erster Ordnung darstellt, bilden Beobachtungssysteme Systeme zweiter Ordnung. Zur Bildung von Beobachtungssystemen einige Vorbemerkungen:

> Sowohl das Gehirn als auch die Gesellschaft sind Systeme, die selbstreferentiell die Realität erzeugen, die sie dafür halten. ... Jede Mitteilung setzt eine Beobachtung voraus. ... Wahrnehmungen müssen kommuniziert werden, um als Beobachtungen zu erscheinen und Beobachtern zugerechnet zu werden. Der semantische Code der Beobachtung als Mitteilung ist keine „neutrale Verpackung", sondern eine *expressive Konstruktion*, die ihren Teil dazu beiträgt wie eine Beobachtung aufgenommen wird. ... Beobachtung geht aus von Wahrnehmungskommunikation und verarbeitet diese weiter zu einer kulturellen Sinnarchitektur, die sich in Form vielfältiger Muster (Ideensystemen) im soziokulturellen Vorstellungsraum entfaltet (Jensen 1999, S. 126 f.).

! Hieraus folgt also, dass mit jeder Codierung, mit jeder Aussage durch Individuen oder durch Beobachtersysteme ein je eigenes Sprachgebilde geschaffen wird, das die Erfahrung der jeweiligen Realität in die je eigenen Worte kleidet. Aus dieser trivialen Feststellung lässt sich die Behauptung ableiten, dass es eine allgemein geltende sprachlich dargestellte Objektivität nicht geben kann.

Hierzu ein Beispiel von Flusser, in dem es um verschiedene Sichtweisen ein und desselben trivialen Apparates geht.

> Denn aus der Sicht des Anrufers ist das Telefon ein stummes, passives Werkzeug, welches geduldig darauf wartet, von ihm benutzt zu werden. Aus der Sicht des Angerufenen ist es ein hysterisch kreischendes Vieh, welches ihn zwingt, alles stehen und liegen zu lassen und seinem Willen nachzukommen, nur um es zum Schweigen zu bringen. Kein Wunder, dass es der Wunschtraum vieler ist, ein Telefon zu besitzen, von dem aus man selbst anrufen, aber nicht angerufen werden kann (Flusser 1998, S. 300 f.). «

Man beachte des weiteren die Sprache, in denen Gesetze abgefasst sind. Obwohl die Formulierungen so weit wie möglich allgemeingültig gewählt sind, besteht doch immer ein Interpretationsbedarf durch den einzelnen Richter, um die allgemeinen Regeln dem besonderen Fall anzupassen, was manchmal mehr, manchmal weniger gelingt. Wer kennt nicht das konkrete Leid, das vorgeblich allgemeingültig verfassten Gebrauchsanweisungen im Versuch ihrer konkreten Anwendung auf uns unvertraute technische Systeme verursachen. Aus der gleichen Quelle speist sich der natürliche Konflikt Mensch-Formular. Beim konkret Ausfüllenden entstehen oft kognitive Dissonanzen oder, systemtheoretisch, Perturbationen, wenn ein Beobachter versucht, die allgemeinverständlichen Strukturen von Formularen in seine lokale Realität zu transponieren. Ebenso ergeht es dem Beobachter, der entschlossen ist, das Formular auszufüllen, hinsichtlich der inhaltlichen Erfordernisse eines Formulares. Der Versuch, die Gegebenheiten seiner lokalen Realität semantisch an die vermeintlichen Anforderungen des Vordruckdecodierers anzupassen, löst häufig psychosysteminterne Zustandsveränderungen emergenter Ordnung aus. In praxi kann ein Beobachter dann feststellen, dass das beobachtete System in nicht vorhersehbarer Weise reagiert. Der Beobachter sieht einen Beobachter, der an einem Tisch sitzt und mit einem Stift ein oder mehrere Blätter Papier bearbeitet. Das Gehirn des Beobachters schließt aus der beobachteten Situation, dass sich der beobachtete Beobachter in einem Zustand der meditativen Rückkopplung mit dem vor ihm liegenden Formular befindet, da der beobachtete Beobachter manchmal innehält, sich gegebenenfalls am Kopf kratzt, um dann wieder mit seinem Schreibgerät Eintragungen in sein Formular zu machen. Unvorhergesehen für den Beobachter kann aber der Fall eintreten, dass der beobachtete Beobachter aufspringt, sein Schreibgerät mit Nachdruck in einen Winkel des Raumes befördert und dabei semantisch codierte Beschreibungen des Formulares von sich gibt, die der Designer des allgemein verständlich verfassten Formulares bei der Erstellung desselben nicht intendiert hatte.

> Jede Wortwahl ist subjektiv und beinhaltet eine Sicht der Welt, eine Wertung, da sie bedingt ist durch a) die Summe der zur Verfügung stehenden sprachlichen Mittel, in die die kommunizierte Beobachtung eingepackt ist und b) den konkreten Ausdruck, den ein Beobachter oder ein Beobachtersystem einem zu beschreibenden Sachverhalt verleihen zu müssen meint, weil er am passendsten erscheint.

Schon der Scholastiker Nikolaus von Cues hat erkannt:

> » Wie die menschliche Erkenntnis wesenhaft „ungenau" ist, d. h. ein Mehr oder Minder zulässt, so ist es auch die menschliche Sprache. Was in der einen Sprache seinen eigentlichen Ausdruck hat (*propria vocabula*), das hat in einer anderen einen mehr barbarischen und entlegeneren Ausdruck (*magis barbara et remotiora vocabula*). Es gibt also mehr oder minder eigentliche Ausdrücke (*propria vocabula*). Alle faktischen Benennungen sind im gewissen Sinne beliebig, und doch haben sie eine notwendige Beziehung auf den natürlichen Ausdruck (*nomen naturale*), der der Sache selber (*forma*) entspricht. Jeder Ausdruck ist zutreffend (*congruum*), aber nicht jeder ist genau (*precisum*). (Gadamer 1986, S. 441). «

Realität auf sozialer wie kultureller Basis ist das Produkt von stattgefundener Kommunikation, von Aushandlungsprozessen oder von willkürlichen Setzungen, ist im idealen Fall ein Übereinkommen, das als Grundlage weiterer gemeinsamer Operationen verwendet werden kann. Williard Van Orman Quine nennt die Resultate solcher Übereinkommen über eine gemeinsame Realität „ontological commitments", was sich in der schwachen Form etwa mit einer gemeinsamen Bindung hinsichtlich der semantischen Inhalte von Seinsbezügen, in der starken Form als eine gemeinsame Verpflichtung auf die semantische Auskleidung von Seinsbezügen übersetzen lässt.

> » Es bedeutet, dass man sich auf ein bestimmtes Universum festlegt und an die reale Existenz derjenigen Dinge glaubt, die in diesem Universum vorkommen oder logischerweise darin vorkommen könnten (Jensen 1999, S. 97). Das erwähnte *ontologische Commitment* wird durch die Kultur erzeugt; indem wir (im Zuge der Sozialisation) die Muster unserer Kultur verinnerlichen, wird in uns die Bereitschaft für ein ontologisches Commitment erzeugt, genau diejenigen Gegenstände und Strukturen für real zu halten, die in unserer Kultur repräsentiert sind. Andere Kulturen erzeugen andere *ontologische Commitments* (Jensen 1999, S. 137). «

Der Code, der verwendet wird, um Commitments auszuhandeln, ist die Sprache und ihre geronnene Form, die Schrift. Sprache ist ihrerseits systematisch aufgebaut und systemisch einsetzbar. „Kognitive Operationen setzen auf gesellschaftlicher Ebene die Verfügbarkeit von Symbolen und Sprache sowie Kommunikation und die Entwicklung von Medien voraus" (Jensen 1999, S. 102). Alle Einzelbeobachter bilden zusammen das Sozialsystem, oder anders ausgedrückt, den Sozialraum. Dieser Sozialraum unterteilt sich wieder in Subsysteme, die, je nach Position eines

Beobachters, in die Wissenschaft oder ihre Einzelwissenschaften, in das politische System oder in politische Parteien oder in Bürgerinitiativen etc. unterteilt werden können. Ebenso teilt sich das Wirtschaftssystem in Unternehmen und Interessenverbände, das Gesundheitssystem in Krankenkassen, Medizin und Pflege etc.

3.5 Systemgrenzen

Die Frage drängt sich förmlich auf: Wer legt fest, was ein System ist und wer grenzt Systeme gegen andere Systeme oder etwas anderes ab? „Die Anwendung einer Unterscheidung ist eine *Beobachtung*. Also gibt es Systeme nur für einen Beobachter. Systeme werden durch Beobachtung 'konstruiert'" (Krieger 1999, S. 54 f.). Auf der Basis der Entstehung von Sinnsystemen in Sozialsystemen hat Niklas Luhmann unter Rückgriff auf die operationale Logik George Spencer Browns folgende theoretische Annahmen formuliert:

> » Jede Beobachtung beginnt mit einer Unterscheidung. Ohne Beobachtung gibt es keine Unterscheidung. Beobachten heißt „Unter-scheiden-müssen". Jeder, der die Welt oder sonst eine Einheit beobachten möchte, zerschneidet, verletzt, ja zerstört diese Einheit, indem er eine Unterscheidung trifft, und sei es die, dass er sich als Beobachter von der gemeinten Beobachtungseinheit unterscheidet. Wenn es einem Beobachter darum geht, die Einheit der Welt – womöglich einheitlich – zu erfassen, ist diese Einheit im Moment des Beobachtungsversuchs auch schon verloren: die beobachtete Welt ist immer eine unterschiedene, verletzte, zerschnittene Welt. Beobachter teilen uns in ihren Beschreibungen der Welt die Welt nicht mit, sie teilen sie ein, sie machen Zäsuren, sie erzeugen Differenzen. ... Die Welt ist ein schwarzer Kasten („black box"), ein unmarkierter Raum („unmarked space"), an dem die Beobachter mit Hilfe ihrer Unterscheidungen experimentieren. Beobachter probieren aus, den „unmarked space" zu markieren, um in und mit ihm umgehen zu können. Sie erkennen nicht die Welt, sie erkennen lediglich die Brauchbarkeit dessen, was sie ausprobiert haben. Wie immer eine Beobachtung ansetzt, ... sie erzeugt mit ihren Begriffen ... eine Zäsur im „unmarked space". Wir sagen, sie erzeugt etwas *Drittes*, nämlich eine *Grenze*, eine Demarkationslinie, die den Bereich der Unterscheidung gegenüber dem „*Rest*"des „unmarked space"abgrenzt. Es entstehen zwei Seiten: auf der einen Seite befinden sich die Unterscheidungen (etwa: Menschen/Tiere, Dinge/Gedanken, Männer/Frauen, ...), auf der anderen Seite bleibt der Rest des „unmarked space". Dieser Rest ist nicht zu tilgen, nicht auszulöschen, nicht „wegzuunterscheiden" (Bardmann 1994, S. 129 f.). «

3.5 Systemgrenzen

Die Differenz zum „unmarked space" ist die Grenze nach außen, die Unterscheidung selbst ist die Grenze nach innen, durch die das Bezeichnete durch das Ausgeschlossene eine Gestalt bekommt.

> **!** Zentrales Moment ist die Differenz zwischen Bezeichnetem und Ausgeschlossenen. Vom Ausgeschlossenen her „lässt sich erst die 'Identität' des Bezeichneten konstruieren und deshalb muss jede Beobachtung als ein Setzen und Prozessieren von Differenzen ... begriffen werden" (Bardmann 1994, S. 132 f.).

Die Unterscheidung kann während des Aktes des Unterscheidens nicht wahrgenommen werden, sondern erst in einer späteren Reflexion der Beobachtung oder durch eine Beobachtung des Beobachters durch einen Beobachter, der wahrnimmt, was der Unterscheidende nicht wahrnehmen kann, nämlich dessen Setzen einer Unterscheidung. Anders ausgedrückt sind also Unterscheidungen der blinde Fleck analog demjenigen Punkt auf der Oberfläche der Sehrinde des Auges, an dem der Sehnerv austritt und der nicht mit lichtempfindlichen Zellen besetzt ist. Dieser blinde Fleck kann nur bewusst gemacht werden, indem er auf einer anderen Ebene als der, auf der die Beobachtung stattfindet, kommuniziert wird. So werden durch den Beobachter nicht wahrnehmbare, aber konstitutive Elemente der Beobachtung durch Kommunikation wieder ins System rückgemeldet. Ohne Unterscheidung ist keine Beobachtung möglich und die Unterscheidung findet in der Sprache statt. Durch die Aneinanderreihung von Unterscheidungen, von Beobachtungen und deren Kommunikation konstituiert sich Sinn.

> » Anders als genetisch codierte Systeme wird also das semiotisch codierte Sinnsystem von der Umwelt durch eine *Sinngrenze* unterschieden Außerhalb der Sinngrenze ist nur Unsinn, das heißt alles, was vom Sinnsystem ausgeschlossen wird. Innerhalb der Sinngrenze ist der Bereich des Möglichen. ... Denn das Sinnsystem konstituiert sich dadurch, dass es zugleich weiß, was es ist und was es nicht ist, das heißt dadurch, dass es sich selbst und damit zugleich die für es relevante Umwelt bestimmt (Krieger 1999, S. 64). «

Das Eingrenzen von Sinnhaftem und das Ausschließen von Sinnlosem durch ein Sinnsystem legt nach Luhmann zugleich die Anschlussmöglichkeiten nahe, die einen wahrscheinlichen operativen Erfolg haben werden, die sinnvoll scheinen, und lässt die Anschlusshandlungen unwahrscheinlich oder schwierig erscheinen, die einem weiteren sinnvollen Operationsverlauf abträglich erscheinen. Sinn ist autopoietisch, da er in seinem aktuellen Zustand in einer Differenz zum Horizont des anschließend Möglichen steht. Sinn kann sich zeitversetzt zum Aktuellen entlang der möglichen Anschlusshandlungen permanent neu konstituieren. Das Sinnsystem ist jedoch operational geschlossen.

> Würde ein Sinnsystem „etwas" Sinnloses erleben, dann wäre seine Autopoiesis unterbrochen, und das Sinnsystem ginge daran zugrunde. Dies kennen wir aus der Psychopathologie. ... Es „gibt" das Sinnlose gerade als eine besondere Grenze des Systems. Für ein Sinnsystem hat die Sinnlosigkeit also einen Sinn, nämlich den Sinn einer Grenze, wogegen man nur anstoßen, aber nicht dahinter kommen kann (Krieger 1999, S. 67). «

3.6 Organisation als Sinnsystem

Um zum einleitenden Thema zurückzukommen: Auch Organisationen werden in den neueren Organisationstheorien unter systemtheoretischen Aspekten betrachtet.

> Insgesamt gelingt es, mit dem systemtheoretischen Ansatz erstmals die Außenbezüge der Unternehmung systematisch zu erfassen und zum Gegenstand der Theoriebildung zu machen. Ausgangspunkt der Überlegungen ist eine komplexe und veränderliche Umwelt in der zu handeln ohne eine signifikante (Komplexitäts-) Reduktionsleistung nicht möglich ist. Systeme werden als Handlungseinheiten begriffen, die die Probleme einer komplexen und veränderlichen Umwelt in einem kollektiven arbeitsteiligen Leistungsprozess bewältigen, wenn sie ihren Erhalt gewährleisten wollen (Steinmann u. Schreyögg 1997, S. 63). «

Doch nicht nur die strukturelle Koppelung von System und Umwelt wird systemtheoretisch betrachtet. Auch das Innere von Organisationen wird systemtheoretisch durchleuchtet.

> *Organisationen haben nicht nur Kultur, sie sind Kulturen.* Organisationen sind in sich geschlossene, gegenüber einer gesellschaftlichen Gesamtkultur abgegrenzte, kulturelle Kontexte, in denen spezielles Wissen, das zu einem Gutteil in Sprache verfasst, in Handlungen ausgedrückt und in Artefakten materialisiert ist, generiert, perpetuiert [ständig fortgesetzt] und variiert wird. ... Begreift man Organisationen als Kulturen, so geht es um die *sprachliche und symbolische Konstituiertheit der Organisation als Ausschnitt der sozialen Realität selbst* (Bardmann 1994, S. 339). «

3.6 Organisation als Sinnsystem

Der Weg von einer Betrachtung von Organisation als Maschine hin zu einer Sicht der Organisation als System oder als Kultur zeigt die Zunahme an Komplexität, die in der zweiten Hälfte des 20. Jahrhunderts durch die Entwicklung von Wissenschaft, Forschung und der Gesellschaft insgesamt deutlich zugenommen hat. Entsprechend haben sich das Menschenbild und die Rolle des Managements verändert. Wir haben uns von Taylors „one best way", der Arbeitsbestmethode, verabschiedet, weil sich die Einsicht durchsetzte, dass, wie der Volksmund sagt, viele Wege nach Rom führen, oder, anders ausgedrückt, es viele variierende Möglichkeiten gibt, zu einem Ziel zu gelangen. Ausschlaggebend ist nicht so sehr die richtige Methode, sondern ob Anschlussmöglichkeiten entstehen. Durch konstruktivistische Einsichten in die lokale Gebundenheit von Realitäten hat die Rationalität als Tragpfeiler der Entscheidungen in Unternehmen einen Bedeutungswandel durchlaufen. Wie das Konstrukt der einen, für alle geltenden objektiven Realität ist auch das Konstrukt einer allgemeingültigen Rationalität nicht mehr aufrechtzuerhalten. Für die optimale rationale Entscheidung müssen dem Entscheider alle relevanten Informationen bekannt sein. Dies ist aufgrund der Fülle aller existenten Informationen schlicht unmöglich. Hinzu kommt, dass das Gehirn nur begrenzte Kapazitäten zur Verarbeitung von Informationen hat.

> » *Es gibt keine einzig richtigen und insofern optimalen Entscheidungen mehr, doch es muss trotzdem unter mehreren brauchbar erscheinenden Möglichkeiten gewählt werden.* ...
> Rationalität ist von keinem wie auch immer gearteten Außen her zu beziehen, sondern wird in nicht zu überschätzendem Maße von menschlichen bzw. organisatorischen Entscheidungen, nicht nur denen an der Spitze, abhängig. Sie wird in den Dispositionsbereich menschlicher, sozialer und organisatorischer Informationsverarbeitung hineinverlegt, sie wird dort zu einer menschlichen, sozialen Konstruktionsleistung, und kann deshalb immer weniger an „übermenschlichen", „transsozialen" Standards und Idealen gemessen werden (Bardmann 1994, S. 331). «

Der vorliegende Bericht ist ein Beispiel für begrenzte Rationalität und begrenzte Kapazität von Informationsverarbeitung. Um den optimalen Bericht über die Systemtheorien zu liefern, müssten dem Autor alle diesbezüglichen Informationen vorliegen. Der Autor unterliegt wie alle anderen Systeme, auch Organisationen, bestimmten Zwängen aus der Umwelt, auf die er keinen Einfluss hat.

> » Will die Organisationslehre der Offenheit ihrer Objekte gerecht werden, so muss sie die Umweltbedingungen als „*Constraints*" [Zwänge, Notwendigkeiten] des Organisationsproblems berücksichtigen (Hill et al. 1998, S. 22). «

Aufgrund des Bewusstseins, nicht alle Informationen hinsichtlich der Systemtheorien zur Verfügung zu haben, sowie der Zunahme an Ungewissheit bei der Lektüre unterschiedlicher systemtheoretischer Ansätze, doch auch in dem Wissen, diesen Bericht innerhalb eines gewissen Zeitrahmens erstellen zu müssen, trat im System des Autors ein Mechanismus auf, der in der Literatur folgendermaßen beschrieben wird:

> » Geringe Komplexität und hohe Stabilität führen zu hoher „Uniformität"(Gleichartigkeit) der Ereignisse, mit denen die Systemmitglieder konfrontiert werden. Lassen sich die Anforderungen an die Verarbeitung solcher uniformer Ereignisse zudem noch präzis definieren, so ist das Ausmaß an *Ungewissheit* ..., die durch die Aufgabenstellung erzeugt wird, gering. .... Eine geringe Ungewissheit stellt ihrerseits eine Voraussetzung für die Routinisierung der Aufgabenerfüllung dar. ...
> Bei zunehmender Ungewissheit werden nicht nur routinisierte Reaktionen verunmöglicht und durch problemlösende Reaktionen ersetzt, sondern es finden auch Verlagerungen innerhalb der Problemlösungsstrategien statt ... :
> - die Problemlösung erfolgt immer stärker nach dem Konzept der beschränkten Rationalität;
> - die imaginative Komponente im Denkstil, der den Problemlösungen zugrunde liegt, gewinnt auf Kosten der analytisch-synthetischen Komponente an Bedeutung;
> - bei kollektiven Problemlösungen nimmt der Anteil von Bargaining-Prozessen auf Kosten des Anteils von Konsensus-Entscheidungen zu (Hill et al. 1998, S. 327 f.). «

So ist der vorliegende Bericht quasi ein Ergebnis von Bargaining- oder Aushandlungsprozessen, die im Psychosystem des Autors stattgefunden haben, da das Ausmaß an Perturbationen durch die Umwelt, hier die Literatur über Systemtheorien und die unterschiedlichen systemtheoretischen Darstellungen und Positionen die Voraussetzungen für eine Routinisierung im Verfassungsprozess dieses Berichtes erschwert haben. Hätte zwischen den Autoren in der Fachliteratur ein Konsens bestanden, hätte der Autor des vorliegenden Berichtes nicht die Hälfte der bei Abfassung des Berichtes durchlaufenen Denkprozesse in den Text investieren müssen und wäre nicht in Konflikt mit dem Hauptconstraint von Qualität in Konflikt geraten, der Zeit. Dass die imaginative Komponente im Denkstil zunimmt, während die analytisch-synthetische Komponente an Bedeutung verliert, ist mit dem Fortschreiten des Berichtes evident, oder anders ausgedrückt, was bleibt dem Autor übrig, als für neue Probleme der Berichterstellung neue Lösungen zu finden. Außerdem kann er nur auf das Konzept der beschränkten Rationalität zurückgreifen, da er nicht alles systemtheoretisch Relevante wissen kann und so auf die Ergebnisse von Selektionsprozessen aus der Vielfalt vorliegender Informationen rekurriert, die er dann zu einem ihm sinnvoll scheinenden Ganzen, den vorliegenden Bericht, zusammenfügt. Der Autor maßt sich nicht an, alle relevanten Aspekte der Systemtheorie in einer für den Leser zufriedenstellenden Weise abzuhandeln, sondern begnügt sich in Anlehnung an das Konzept der beschränkten Rationalität mit der Wahl einer möglichst zufriedenstellenden Verhaltensalternative.

> » Dies setzt voraus, dass das Individuum sich Anspruchsniveaus für die Ziele setzt, die es erreichen will. ... Eine Alternative ist dann zufriedenstellend, wenn sie diese Anspruchsniveaus mindestens zu erreichen verspricht; dabei wird also nicht ausgeschlossen, dass es noch unbekannte Verhaltensalternativen gibt, mit denen sich die angestrebten Ziele besser erreichen ließen.
> Bei der Wahl von zufriedenstellenden Alternativen werden Such- und Bewertungsprozesse notwendigerweise simultan vollzogen; es wird solange nach Verhaltensalternativen gesucht, bis eine Alternative gefunden wird, die den definierten Anspruchsniveaus in bezug auf die Zielerreichung und Nebenbedingungen genügt. Die Intensität der Suchprozesse hängt also selbst vom Anspruchsniveau ab (Hill et al. 1998, S. 66). «

Da es systemtheoretisch kein „So ist es!" gibt, sondern ein „So kann es sein!" und ein „So kann es auch sein!", also das, was die Systemtheorien mit Kontingenz umschreiben, kann der Autor hier kein abschließendes Konzept der Systemtheorien bieten. Wohl aber kann er den Leser dazu anregen, sich mit den Systemtheorien auseinanderzusetzen, um in seiner Funktion als Manager nicht obsoleten Einredungen wie dem in der Einleitung beschriebenen „managerial megamyth" zu verfallen. Zur Erklärung:

> » Kontingent ist etwas, was weder notwendig ist noch unmöglich ist; was also so, wie es ist (war, sein wird), sein kann, aber auch anders möglich ist ... . Der Begriff bezeichnet mithin Gegebenes (Erfahrenes, Erwartetes, Gedachtes, Phantasiertes) im Hinblick auf mögliches Anderssein; er bezeichnet Gegenstände im Horizont möglicher Abwandlungen. Er setzt die gegebene Welt voraus, bezeichnet also nicht das Mögliche überhaupt, sondern das, was von der Realität aus gesehen anders möglich ist (Luhmann 1987, S. 152). «

Die Zeit Taylors, als sich (ideell) Rädchen in Rädchen fügte und der Manager als Ingenieur seinen Betrieb maschinenanalog planen zu können glaubte, ist vorbei. Die gegenwärtige Situation stellt sich dar wie folgt:

> Das Insgesamt der Rationalität besteht aus unterschiedlichen Versionen dieses Insgesamt. Je nach gewähltem Ausgangsparadigma wird man einem anderen Paradigmenverband auf die Spur kommen und zu einer anderen Version des Ganzen kommen. ... Das Ganze ist durch ein Gemenge und Konfliktlage unterschiedlicher Versionen des Ganzen bestimmt (Welsch 1996, S. 571).

Ein extremer Gegenpol zur rationalen Taylorschen Maschinenmetapher ist die Sicht der Organisation als Mülleimer.

> Der Mülleimer als Modell für Entscheidungen in Organisationen ... steht für eine ernsthafte Auseinandersetzung mit der Frage, was der Abschied vom homo oeconomicus und vom einheitlichen Organisationsziel nach sich zieht. Problematische Präferenzen, unklare Technologie oder wechselnde Mitgliedschaft sind die Charakteristika von Entscheidungssituationen, in denen herkömmliche Managementmethoden scheitern müssen. ... Es ist nicht möglich, eine garbage-can-Situation statisch zu betrachten. Handelnde Personen, Probleme, Gelegenheiten, Lösungen bilden einen kontinuierlichen Strom in der Organisation, die zusammentreffen und Entscheidungen produzieren. Das hat zur Folge, dass weder auf die optimale Lösung gewartet werden kann noch die Entscheidung voraussagbar ist (Pelzer, 1995, S. 15).

3.7 Systemtheoretische Erwägungen für Pflegemanager

Was können uns die Systemtheorien hinsichtlich des Qualitätsmanagements sagen? Zunächst die ketzerische Behauptung: Die Einführung eines QM-Systems und sogar eine Zertifizierung sagen nichts über die in der Institution tatsächlich entstehende oder, besser gesagt, zur Entfaltung kommende Qualität aus. Selbst die gesetzlich geforderten Management-Mindeststandards haben auf die tatsächliche Qualitätsentfaltung in Institutionen nur einen sehr indirekten Einfluss. Ein TQM-Fachauditor drückte dies mit folgenden Worten aus: „Die gesetzlich geforderten Rahmenbedingungen sind ein Netz, das gespannt wird in der Hoffnung, dass sich in irgend einer Masche des Netzes ein Quentchen Qualität verfangen möge und sich von dort vielleicht ausbreitet."

Ein Beispiel: Das schönste Leitbild nützt nichts, wenn es von Mitarbeitern auswendig gelernt, aber nicht verstanden und folglich nicht bis zu einem gewissen

Grad gelebt wird. In der Regel wird das Leitbild immer noch vom Management erstellt und an die Mitarbeiter und Kunden zur Lektüre weitergegeben. Mit der Weitergabe an die Mitarbeiter nimmt das Management an, dass das Leitbild zum Grundgerüst für die innerorganisatorische Realität wird, da jeder Mitarbeiter sich dem Leitbild mehr oder weniger verpflichtet fühlen muss. Das top-down eingeführte Leitbild soll nach dem Willen des Managements den Kern des innerbetrieblichen Konsens darstellen. Nun wird ein Leitbild oft zur Kenntnis genommen, die konkrete Umsetzung jedoch scheitert in weiten Teilen, und das Leitbild wird eher als ein lästiges Übel denn eine willkommene Hilfestellung zur Orientierung und Sinnfindung betrachtet. Wenn es überhaupt gelesen wird, wird es oft nicht verstanden, und wenn es verstanden wird, wird es oft insgeheim nicht akzeptiert, geschweige denn reflektiert. Nun könnte man mit Taylor beim Mitarbeiter voraussetzen, „dass die menschliche Natur aus einem Bündel unveränderlicher Eigenschaften bestehe; dass die meisten faul und arbeitsscheu seien, lediglich von Furcht und Habgier zum Handeln getrieben würden, möglichst wenig tun und möglichst viel verdienen wollten" (Brown 1956, S. 10). Der Grund für das Abbrechen der Kontinuität unterhalb der Managementebene, für den Bruch der Stringenz einer sozialen Organisation ist aber anders zu erklären. Zunächst einige grundsätzliche Ausführungen:

> » Wir begreifen ... die elementaren Einheiten von Organisationskulturen nicht ausschließlich als Entscheidungen, sondern allgemeiner als *Deutungsleistungen*. ... Organisationskulturen sind autopoietische Systeme, von denen zunächst nichts verlangt wird, als dass sie die elementaren Einheiten (die Deutungen), aus denen sie bestehen, durch das Netzwerk eben dieser Einheiten (ihrer Kultur) selbst erzeugen, dass sie also in dem, was für sie Einheit ist, auf *Eigenproduktion* eingestellt sind (Bardmann 1994, S. 368 f.). «

Legt man den oben zitierten Organisationsbegriff zugrunde, so scheint verständlich, warum ein dekretorisch eingeführtes Leitbild in einer Organisation nicht gelebt werden kann.

Was nicht kommuniziert wird, kann die Organisationskultur als ein Sozialsystem nicht tangieren. Was aber kommuniziert wird, liefert sich dem Eigensinn des Sozialsystems und den Prozessen der Selbstorganisation der Organisationskultur aus. In der organisatorischen Kommunikation, die zwar immer auf psychische Bewusstseinsleistungen angewiesen ist, sich jedoch nicht auf sie zurückrechnen und aus ihnen erklären lässt, werden Ereignisse produziert, gedeutet, werden Daten zu Informationen transformiert, werden Interpretations- und Zurechnungsregeln generiert, werden kulturelle Schemata erzeugt, die in der Folge als Selektionsprämissen fungieren und nichts Einfluss auf das organisatorische Geschehen gewinnen lassen, was sich nicht kommunikativ vermitteln und durch das Nadelöhr der herrschenden kulturellen Schemata fädeln lässt ..., denn jede Äußerung gerät im Zuge der Mitteilung aus der Eigenverfügbarkeit der Person in die Verfügbarkeit des sich selbst organisierenden Kommunikationssystems und wird hier nach systemeigener Manier weiterverarbeitet, entschlüsselt und entweder angenommen oder abgelehnt (Bardmann 1994, S. 384).

Leitbilder, die nicht organisationsintern kommuniziert werden, bleiben Willenserklärungen des Managements und werden eher Leidbilder, da sie in der organisationsinternen Realität die Funktion von Fremdkörpern haben. Um auf die Organismusanalogie zurückzugreifen: Die informellen Kommunikationsströme bilden so etwas wie das Immunsystem des Institutionskörpers und werden alles daran setzen, Fremdkörper abzutöten oder abzukapseln.

Leitbilder und alles, was mit dem Thema der Qualität zu tun hat, können nur auf dem Weg der systeminternen Kommunikation ins Bewusstsein der Organisation transportiert werden und mehr noch. Soll das Qualitätsmanagement, der Gedanke der Qualität zur Kernstruktur der Institution werden, muss er nicht nur kommuniziert, sondern auch angepasst werden. Dies erfordert beim Management nicht nur die Fähigkeit zur Kommunikation, sondern auch zur kreativen Dynamik. Qualität im Dienstleistungsbereich und gerade im Pflegesektor kann nicht dekretorisch implementiert werden, denn der eigentliche Ort der Qualität ist hier nicht das Papier oder das Formular, mit dem sie dokumentiert werden soll, sondern das Bewusstsein der Handelnden.

> Qualität entsteht in den Köpfen und entfaltet sich im Tun der Mitarbeitenden, nicht nur auf dem Papier.

Dokumente und Dokumentationen haben eine wichtige Funktion als Hilfsmittel der Reflexion qualitätsrelevanter Abläufe, doch sind sie nichts als Hilfsmittel und können für sich betrachtet nicht viel zur Entfaltung von Qualität innerhalb der Organisation beitragen. Will das Management den Qualitätsgedanken in die Organisation integrieren, so muss es den Mut haben, seine Vorstellungen von Qualität vorzuleben, seine Vorstellungen von Qualität zur Debatte zu stellen und gegebenenfalls seine Vorstellungen von Qualität zur Disposition zu stellen. Dazu gehört auch, dass die Bereitschaft besteht, Qualitätsvorstellungen den systeminternen Vorstellungen anzupassen und gegebenenfalls zu verändern. Es gibt nicht den einen Weg zur Qualität wie es nicht die eine Qualität, sondern eine Vielzahl von Qualitäten in unterschiedlichen Ausprägungen gibt, aus denen eine Gesamtqualität zu bestimmen nahezu unmöglich ist. Dies gilt vor allem für den Gesundheits- und Sozialbereich, da Organisationen hier vorwiegend aus Menschen bestehen und auch die Produktion ihrer Leistungen vorwiegend zwischen Menschen geschieht. Der bestimmende Prozess in der Arbeit von Menschen mit Menschen ist die Kommunikation und es gilt zu bedenken: *„Sinnsysteme sind Kommunikationssysteme"* (Krieger 1999, S. 97).

3.7 Systemtheoretische Erwägungen für Pflegemanager

Das Management von Pflegeinstitutionen unterscheidet sich vom konventionellen Management dadurch, dass seine Produkte schwer oder gar nicht definierbar sind.

> » Produziert ein Krankenhaus dann Kranke? Sind die Produkte von Alten- und Behindertenheimen dann Alte oder Behinderte? Diese Fragen scheinen lächerlich. Doch auch die Definition über die Antonyme scheint fraglich. Welches Krankenhaus behauptet von sich, seine Kunden kämen zu ihm, um dort Gesundheit einzukaufen? ... Das Krankenhaus kann Krankheit nicht verkaufen, da hier ein sehr geringer Absatzmarkt besteht und mit [dem] Angebot der Produktion von Gesundheit ist es ob der Schwammigkeit der Definition des Begriffes und der Komplexität dieses Ideals eindeutig überfordert. ... Was also tut ein Krankenhaus oder Heim? Es produziert Nichts, da es keine Gegenstände erzeugt. ... Es wird hier zur Gestaltung menschlicher Seinszustände beigetragen (Krompholz-Schink 1999, S. 26). «

Dem aufmerksamen Leser entgeht sicher nicht, dass es sich hier um Selbstreferenzialität handelt. Aufgrund des oben zitierten virtuellen Produktcharakters steht das Management von Pflegeeinrichtungen unter einem doppelten Kommunikationsdruck. Einmal muss es, nicht zuletzt unter dem Einfluss von Veränderungen in der Rechtslandschaft (SGB XI etc.), bestimmte geforderte Strukturen in Sozialsysteme, die durch einen hohen Grad von Informalität gekennzeichnet sind, integrieren und zwar so, dass diese Strukturen von den Systemen adaptiert und zu einem Teil der lokalen Systemrealität werden. Der hohe Grad von Informalität ergibt sich daraus, dass in Pflegeinstitutionen nicht eindeutig die Grenze zwischen Arbeitszeit und Lebenszeit gezogen werden kann. Aufgrund der speziellen Arbeitssituation, dass immer Menschen mit Menschen interagieren und sich wechselseitig beeinflussen, kann hier die Formel Arbeitszeit = Lebenszeit aufgestellt werden. Dieses intensive Zusammenleben von Mitarbeitern mit Mitarbeitern und Mitarbeitern mit Patienten oder Bewohnern oder Patienten mit Patienten etc. provoziert notwendig ein intensives informelles Netz, das vor allem die systeminterne Reagibilität negativ beeinflussen kann. Dies ist nicht grundsätzlich negativ zu werten, da es manchmal Schnellschüsse in eine falsche Richtung verhindern mag, muss aber vom Management immer in die Reflexion einbezogen werden. Doch die Richtung der Kommunikation, wohlgemerkt, nicht einer eindimensionalen, muss auch nach außen gehen. Wandelnde gesellschaftliche Anforderungen erfordern wandelbare Organisationen. Hier kommt der Begriff der Viabilität ins Spiel.

> » *Viabilität* bedeutet, dass das System, wie immer es sich strukturell ändert, den einschränkenden Bedingungen der Umwelt gerecht wird. Tut dies das System nicht, dann wird es eliminiert (Krieger 1999, S. 41). «

Das Management steht also immer im Spagat zwischen den systeminternen und den systemexternen Anforderungen. Das Management muss die Sinnhaftigkeit seiner Organisation also auch nach außen kommunizieren, um das Überleben seiner Einrichtung zu sichern, indem das außenwirksame kommunikative Design und möglichst auch die Institution den Bedingungen und Forderungen der Umwelt angepasst wird. „Ein Sinnsystem ist viabel, solange es Sinn macht" (Krieger 1999, S. 169). Hierbei darf nicht unberücksichtigt bleiben, dass die Systemelemente, die Mitarbeiter, nicht nur Elemente des Systems Organisation sind, sondern auch Elemente des Metasystems Gesellschaft.

> » In postindustrieller Gesellschaft ... ändern sich mit der quantitativen Bedeutung der Sektoren auch die Vorstellungen, die die darin arbeitenden Menschen mit der Arbeit verbinden. Es findet ein Transfer von der Lebenswelt in die Arbeitswelt statt, was auch bei den diesen Wandel untersuchenden Wissenschaftlern einiges an Verwirrung auslöst (Pelzer 1995, S. 124). «

Jeder Mitarbeiter ist aber auch Vertreter der Organisation in der Gesellschaft. Die Realität, die der Mitarbeiter systemintern beobachtet, wird er auch nach außen kommunizieren. Wir haben es hier mit einem mehrdimensionalen Sinnvermittlungsprozess zu tun. Systeminterner Sinn wird über die Mitarbeiter nach außen vermittelt, systemexterner Sinn wird über die Mitarbeiter nach innen transportiert, also der klassische systemtheoretische Fall einer strukturellen Koppelung von System und Umwelt in mehreren Dimensionen. Sinn machen ist nicht allein ein Prozess, der von oben determiniert werden kann, denn es gilt zu bedenken:

> » Wer zwar gemerkt hat, dass Differenzen das Wirklichkeitsbild prägen, auf Dauer aber differenzierungsunfähig ist, der nimmt gerne zum gleichmacherischen „anything goes" Zuflucht. Derlei Indifferenzialismus hebt aber nicht nur das, worauf er sich beruft, gedankenlos auf, sondern beruht schon auf Gedankenlosigkeit. Denn in Wahrheit verhält es sich nicht so, dass alles ginge, sondern nur einiges geht im Sinn des Gelingens, während anderes bloß ein Stück weit geht und wieder anderes schlicht daneben geht oder zugrunde geht. Es ist lächerlich, sich solcher Unterschiede durch die Proklamation eines generellen „es geht" zu begeben (Welsch 1997, S. 322). «

Sinn ist also allein durch das Management nicht machbar, doch kann das Management an einem systeminternen Klima arbeiten, in dem Sinn kommuniziert wird und in dem sich Sinn entfalten kann. Dieses Klima ist unter anderem abhängig von den Anschlußmöglichkeiten, die in einem System existieren. Dies bedeutet anhand des Beispiels Qualität konkret:

3.7 Systemtheoretische Erwägungen für Pflegemanager

> ! Die Qualität, die der Mitarbeiter durch das Management, vom Management erfährt, wird sein eigenes Qualitätsverständnis mit prägen. In dem Maße, wie der Mitarbeiter Wertschätzung durch das Management erfährt, wird er Wertschätzung an die Menschen weitergeben, mit denen er zu tun hat, also sowohl seinen unmittelbaren Klienten als auch das Management.

> » Dem Individuum tritt nie eine Organisation gegenüber. Es ist stets ein anderes Individuum, durch das die Organisation sich manifestiert (Pelzer 1995, S. 118). «

Idealerweise entsteht so eine in sich geschlossene Qualitätskette, getragen durch das ontologische Commitment des Qualitätsgedankens, der unternehmensintern diskutiert und definiert worden ist. Im Weg steht uns hier das alte pflegeimmanente Paradigma, das aus der paramilitärischen Struktur der Pflege resultiert und das daraus resultierende Bild des Mitarbeiters in Pflegeinstitutionen.

> » ... Krankenpfleger, ... Krankenpflegerin, eine Person, die dazu bestimmt ist, Kranke zu warten. Bei den Römern ... wurden solche Leute, die gemeinlich Sklaven waren, auch spottweise Medici ad matulam, Ärzte bei dem Nachttopf genannt. Man hat bisher in öffentlichen Krankenanstalten den Wert und Einfluss der Krankenwärter auf das Wohl der Kranken weit weniger geschätzt, als sie es verdienen. Daher geschieht es auch nicht selten, dass sich Leute dieser Art von Beruf widmen, die von den dazu erforderlichen Kräften und Fähigkeiten so weit entfernt sind, dass sie darin eher schaden als nützten (Krünitz, zit. in Sticker 1960, S. 60 f.). «

Hat sich an dieser Einstellung, die um 1820 formuliert wurde, etwas geändert? Wie soll eine von Misstrauen dominierte, durch starre Hierarchien strukturierte und durch Dienstwege und überkommene Rituale formierte Institution wie die Pflege sich den Anforderungen, die sich aus Veränderungen der Umwelt ergeben, wie auch den Ansprüchen, die aus der Veränderung des Bewusstseins ihrer Klientel und der Ansprüche der Mitarbeiter, der eigentlichen Systemelemente und der Determinanten des Qualitätsprozesses, resultiert, gerecht werden können?

> ! Um Qualität einen Raum zu geben, in dem sie sich entfalten kann, braucht der Mitarbeiter, der mit seiner Person am Qualitätsprozess Beteiligte, ein Klima des Vertrauens. Thema kann nur werden, was zur Sprache kommt.

Qualität in Mensch-Mensch-Systemen wie der Pflege misst sich unter anderem an dem, was innerhalb des Unternehmens zur Sprache kommen kann. Angstkulturen und damit restriktive Sprachkulturen in Unternehmen erzeugen Tabus, und Tabus sind blinde Flecken, die zwar systemintern ausgeblendet, systemextern aber sehr wohl wahrgenommen werden. Eingeengte Komunikationsmöglichkeiten engen gleichzeitig die Handlungsoptionen ein. „Im Qualitätsunternehmen entstehen die Gewinne nicht durch Größe und Menge, sondern durch die ständige Entdeckung neuer Verbindungen zwischen Lösungen und Bedürfnissen" (Reich 1993, S. 97 f.). Das alte, starre Organisationsverständnis der Pflegeinstitutionen kann nicht durch Gesetze und Verordnungen allein relativiert werden, denn Druck erzeugt Gegendruck. Der Pflegemanager muss sich bewusst sein, dass das alte Selbstbild der Pflege als nicht anerkanntes Gutmenschentum passé ist. Pflegemanager sind potentiell politische Menschen. Gehen wir davon aus, dass nur wahrnehmbar ist, was kommuniziert wird, dann besteht die Aufgabe des Pflegemanagements unter anderem darin, Probleme der Pflege nicht nur auf Fachkongressen unter seinesgleichen zu erörtern, sondern der Problematik dort eine Stimme zu geben, wo sie ebenfalls erörternswert ist.

Gemeint ist hier einmal die Gesellschaft, die die Pflege damit betraut hat, ihre Probleme mit Behinderung, Krankheit und Tod zu lösen. Mary Douglas geht von der These aus, „dass die Last des Denkens auf Institutionen übertragen wird" (Douglas 1991, S. 136).

> » Zur Zeit ist es modern zu sagen, soziale Institutionen kodierten Informationen. Es heißt, sie träfen Routineentscheidungen, lösten Routineprobleme und nähmen dem einzelnen eine Menge Denkarbeit ab. ... Die Regeln einer Institution sind Ausdruck vergangener Erfahrungen und dienen nun als Leitfaden für das, was in der Zukunft zu erwarten ist. Je vollständiger Institutionen Erwartungen kodieren, desto besser gelingt es ihnen, Ungewissheit unter Kontrolle zu bringen, mit dem weiteren Effekt, dass das Verhalten nun zur Konformität mit der institutionellen Matrix tendiert. Wenn dieses Maß an Koordination erreicht ist, verschwinden Unordnung und Verwirrung. ... Jede Institution, die ihre Gestalt bewahren will, muss Legitimität erlangen, indem sie sich in Natur und Vernunft verankert. Dann bietet sie ihren Mitgliedern eine Reihe von Analogien, mit denen sie die Welt erkunden sowie die Natürlichkeit und Vernünftigkeit der institutionellen Regeln rechtfertigen können; auf diese Weise vermag sie eine beständige und identifizierbare Form zu erlangen und zu bewahren. Jede Institution beginnt daraufhin, das Gedächtnis ihrer Mitglieder zu steuern. Sie veranlasst sie, Erfahrungen, die nicht mit ihren Bildern übereinstimmen, zu vergessen, und führt ihnen Dinge vor Augen, die das von ihr gestützte Weltbild untermauern. Sie liefert die Kategorien, in denen sie denken, setzt den Rahmen für ihr Selbstbild und legt Identitäten fest. Doch das ist nicht genug. Sie muss darüber hinaus auch das soziale Gebäude abstützen, indem sie die Grund-

sätze der Gerechtigkeit heiligt. Gerechtigkeit ist ein mehr oder weniger zufriedenstellendes intellektuelles System, das die Koordination eines bestimmten Komplexes von Institutionen sicherstellen soll (Douglas 1991, S. 82 ff.). «

Die Pflege als treue Erfüllerin des Auftrages der Reduzierung von Komplexität hinsichtlich von Krankheit, Behinderung, Tod, ächzt systemintern unter der immer noch zunehmenden Arbeitsbelastung bei rückläufigen Einkommensmöglichkeiten und befindet sich eigentlich schon in einer Disqualifizierungsspirale. Die Aufgabe des Pflegemanagements ist auch, die Belange der Pflege in der Öffentlichkeit zu vertreten und diese Öffentlichkeit zu fragen, welche Pflege sie gerne hätte.

Über Kommunikation erreichen die individuellen Repräsentationen (die Inhalte der individuellen, bewusst gemachten Wahrnehmung) Anschluss an Sozialsysteme. Dazu müssen die individuellen Repräsentationen *umkodiert* werden in die systemische Repräsentationssemantik. Wenn Kommunikation ihr Ziel erreicht, kollektive Aufmerksamkeit für ein Thema zu mobilisieren, kommt es zur Bildung von Kommunikationssystemen (Jensen 1999, S. 264).

Dies bedeutet, dass für das Pflegemanagement Medienkompetenz von hoher Bedeutung ist. Als Beispiel sei hier die aktuelle Debatte um Gewalt an alten Menschen aufgeführt. Das Thema ist medienwirksam und hat ein gewisses Sensationspotenzial. Allerdings ist im aktuellen Diskurs nur der erhobene Zeigefinger in seiner Warn- und Deutungsfunktion erkennbar. Der Autor ist sich der Brisanz der Thematik bewusst, nur sieht er die Gefahr, dass durch einige Vergehen an alten Menschen die Altenpflege insgesamt in Verruf gerät. Wo in den Medien sind all die Einrichtungen des Sozial- und Gesundheitsbereiches präsent, die guten Gewissens gute Arbeit darstellen? Warum gibt es bislang keine Soap, beispielsweise „Das fidele Altenheim" oder „Geheimnisvolles Pflegeheim", die analog der Schwarzwaldklinik die Problematik der Pflege auf dem Wege einer Erzählung oder Serie dem Publikum näherbringt? Probleme müssen dort publik gemacht werden, wo sie hingehören, und es ist ein Leichteres, auf Kongressen und anderen internen Veranstaltungen das gemeinsame Leid der Überlastung zu zelebrieren, als die Gesellschaft mit der Krise der Gerechtigkeit in der von Douglas erwähnten Form zu konfrontieren.

Zum anderen muss die Politik in die Pflicht genommen werden. Jahrzehntelang hat die Politik wie die Gesellschaft mit dem Subsidiaritätsprinzip gut gelebt, indem sie „Problemfälle" jeder Couleur an die Adresse der Pflegeunternehmen überwies. Die Pflege und angrenzende Bereiche wie Medizin, Sozialarbeit etc., kurz das Sozial- und Gesundheitssystem, nahm sich der Menschen an, die in seinen Zuständigkeitsbereich delegiert wurden oder sich dorthin delegiert glaubten.

> » Wenn wir über die Gesellschaft nachdenken, benutzen wir die Kategorien, die wir als Mitglieder der Gesellschaft verwenden, wenn wir miteinander über uns selbst sprechen. ... In jedem Fall übernehmen wir die Kategorien, die unsere Verwaltungen benutzen, um Steuern festzusetzen, Volkszählungen durchzuführen und den Bedarf an Schulen und Gefängnissen abzuschätzen. Unser Denken bewegt sich immer schon in den eingefahrenen Gleisen. ... Zum Zwecke juristischer und administrativer Kontrolle sind die Menschen nach Fähigkeitsniveaus klassifiziert, und das Denken ist eingeteilt in rationales, krankes, kriminelles und krankhaft kriminelles. Die Arbeit des Klassifizierens, die man für uns bereits erledigt hat, wird ausgeführt als Dienstleistung für institutionalisierte Berufe. ... Die Etikettierungen stabilisieren den Strom des sozialen Lebens und schaffen zum Teil sogar erst die Realität, auf die sie sich beziehen. ... Eine Flut von Zahlen strömt seit etwa 1820 aus den statistischen Ämtern der europäischen Staaten. Als die Praxis des Zählens erst einmal begonnen hatte, brachte sie gleichsam selbsttätig Tausende von Untergliederungen hervor. Mit derselben Geschwindigkeit, mit der neue (bis dahin unbekannte) medizinische, kriminalwissenschaftliche, sexualwissenschaftliche oder moralische Kategorien erfunden wurden, traten spontan und in Massen neue Arten von Menschen hervor, um die Etikettierungen aufzunehmen und sich entsprechend zu verhalten. Die Empfänglichkeit für neue Etiketten spricht für eine außerordentliche Bereitschaft, sich einordnen und das eigene Ich umdefinieren zu lassen (Douglas 1991, S. 163 ff.). «

Es stellt sich also die Frage: Erzeugt das Sozialsystem als Dienstleistung für Politik und Gesellschaft seine Klientel selbst als autopoietisches und selbstreferentielles System?

> » Wie wir bereits gesehen haben, sichern Institutionen ihr Überleben, indem sie sämtliche Informationsprozesse dazu einsetzen, sich selbst zu etablieren. Die institutionalisierte Gemeinschaft bremst die persönliche Neugier, organisiert ein kollektives Gedächtnis und setzt heroisch Gewissheit, wo Ungewissheit herrscht. Indem sie ihre eigenen Grenzen markiert, beeinflusst sie alle niederen Ebenen des Denkens, so dass die Menschen ihre Identität erkennen und sich gegenseitig nach ihrer Beziehung zu dieser Gemeinschaft klassifizieren. Da sie die Arbeitsteilung zur Grundlage von Metaphern macht, mit denen sie sich selbst bestätigt, muss das Wissen, das die Gemeinschaft von sich selbst und von der Welt hat, eine Veränderung erfahren,

wenn die Organisation der Arbeit sich ändert. Erreicht die Gemeinschaft ein neues Niveau ökonomischer Aktivität, müssen neue Formen der Klassifizierung geschaffen werden. ... Auf diese Weise werden Namen verändert, und Menschen wie Dinge werden umgemodelt, damit sie in die neuen Kategorien passen. Zuerst werden die Menschen aus ihren Nischen hervorgelockt, und zwar durch neue Möglichkeiten, Kontrolle auszuüben oder ihr zu entgehen. Dann schaffen sie neue Institutionen, die Institutionen erzeugen neue Etiketten, und die Etiketten bringen neue Menschen hervor. Wenn wir verstehen wollen, wie wir uns selbst verstehen, sollten wir als nächstes eine Klassifikation unterschiedlicher Arten von Institutionen wie auch der von ihnen typischerweise verwendeten Klassifikationen vornehmen. ... Eine Klassifikation der Klassifikationsstile wäre ein wichtiger erster Schritt auf dem Weg zu einem systematischen Nachdenken über unterschiedliche Denkstile (Douglas 1991, S. 167 ff.). 《

Durch Kategorien werden Unterscheidungen getroffen. Unterscheidungen sind die grundlegenden systemtheoretischen Operationen. Systeme unterscheiden sich von ihrer Umwelt durch die System-Umwelt-Differenz. Betrachten wir das Modell der Qualität nach Donabedian. Dieser unterteilt die Gesamtqualität einer Institution in Struktur-, Prozess- und Ergebnisqualität. Der Gesetzgeber hat dieses Modell mittelbar dem § 80 SGB XI unterlegt, dabei aber nicht bedacht, dass es sich um ein höchst insuffizientes Modell handelt. Die Strukturqualität ist noch einigermaßen nachvollziehbar, die Qualität der Prozesse lässt sich in gewissem Ausmaß aus der Struktur ableiten, doch die Ergebnisqualität ist selbst von Donabedian nur sehr ungenügend definiert. Hier wurden Kategorien eingeführt, ohne die Konsequenzen dieser Kategorisierung zu Ende zu denken und eine Menge jener Prozesse initiiert, die der Verfasser einerseits als geldfressende Prozesse kategorisieren möchte, die aber andererseits notwendig sind, um ein altehrwürdiges und träges System wie das Geflecht sozialer Institutionen in Bewegung zu versetzen. Das Sozial- und Gesundheitswesen ist ein hochkomplexes, nichttriviales System. In letzter Zeit werden immer häufiger Versuche unternommen, dieses System zu trivialisieren, zu vereinheitlichen. Dabei muss das Dilemma klar umrissen werden, in dem die öffentlichen Kostenträger einerseits und die Anbieter sozialer Dienstleistungen andererseits stecken. Natürlich ist das Interesse der Kostenträger legitim, Aufschluss darüber zu verlangen, was sie eigentlich finanzieren. Sich dabei an den Prozessabläufen der Industrie zu orientieren, führt aber im Sozialbereich zu Verzerrungen, da kundenpräsenzbedingte Dienstleistungen nur in einem geringen Maße standardisierbar sind.

》 Technomorphe Konzeptionen greifen wohl nur dann effektiv, wenn es um standardisierte Produkte oder Dienstleistungen geht, wenn diese nach standardisierten Methoden herzustellen oder zu erbringen sind, wenn es für die angebotenen Leistungen einen stabilen, überschaubaren und berechenbaren Markt gibt und schließlich, wenn Menschen sich, aus welchen Gründen auch immer, funktionalisieren und instrumentalisieren, sprich: trivialisieren lassen. Diese Bedingungen sind für Arbeitsorganisationen (und für Organisationen, in denen Dienstleistungen von Menschen an Menschen verrichten werden, um so mehr! Anm. d. Verf.) jedoch wohl eher die Ausnahme. Die Einredungen der klassischen Organisationsrationalisierer, dass Menschen sich maschinenteilchengleich reibungslos in die funktionale Organisationsmaschinerie einpassen lassen, dass sich Rationalität und Eintracht durch Eindeutigkeit der Ziel/Mittelrelationierungen herbeiplanen lasse, dass sich der erkannte „one best way" über alle Ebenen hinweg und durch alle Abteilungen hindurch ins Unternehmen hineinbefehligen lasse, dass sich mit dem Vertrauen in technische Verfahrensweisen und dem Glauben an die ... wissenschaftliche Methodik alle Probleme ordnen und regeln lassen, dürfen heute weitestgehend als gescheitert betrachtet werden (Bardmann 1994, S. 289 f.). «

Das Spannungsfeld, in dem sich das Pflegemanagement befindet, lässt sich eindeutig umgrenzen. Jeder einzelne mit dem Management von Pflege- und Sozialinstitutionen Betraute findet sich wieder zwischen der ökonomischen, der ästhetischen und der ethischen Rationalität. Er hat zu entscheiden, ob er einem dieser Felder den Vorrang einräumt. Nun lässt sich grundsätzlich fragen, ob Ethik dominieren kann, wenn sie unbezahlbar ist, ob die Ästhetik Vorrang vor der Ethik haben kann oder ob alles finanziell Machbare ethisch richtig und ästhetisch ist? Die idealtypische Rolle des Pflegemanagers ist die eines Mittlers zwischen den unterschiedlichen Einflusssphären, die sein Tun bestimmen. Einfach ist es, den ökonomischen Aspekt in den Vordergrund zu stellen. Geld ist eine messbare Größe, die über Effizienz und Effektivität scheinbaren Aufschluss erlaubt. Ist dem wirklich so?

» Die Kluft zwischen Entscheidenden und Ausführenden, wenn sie in der Gemeinschaft der Wissenschaftler existiert – und sie existiert –, gehört dem sozio-ökonomischen System an, nicht der wissenschaftlichen Pragmatik. Sie ist eines der größten Hindernisse in der Entwicklung der Erfindungskraft von Wissensformen (Lyotard 1994, S. 186). «

Wie für die Wissenschaft kann dies für das Pflegemanagement gelten. Die rein ökonomische Ausrichtung verstellt den Blick auf „neue soziale Erfindungen", wie sie von Seeberger gefordert werden. Monoperspektivische Betrachtungsweisen determinieren den Blickwinkel und blockieren möglicherweise Lösungsansätze.

Sind wir Gefangene der vermeintlich eindeutigen Rationalität? Oder wollen wir Rationalität sehen in einem Zustand, den Welsch mit „rationaler Unordentlichkeit insgesamt" umschreibt?

> » Das Insgesamt der Rationalität besteht aus unterschiedlichen Versionen dieses Insgesamt. Je nach gewähltem Ausgangsparadigma wird man einem anderen Paradigmenverband auf die Spur kommen und zu einer anderen Version des ganzen gelangen. ... Das ganze ist durch eine Gemenge- und Konfliktlage unterschiedlicher Versionen des Ganzen bestimmt. ... Die unterschiedlichen Versionen lassen sich weder durch ein einziges Modell erfassen, noch fügen sie sich zu einem letztlich kohärenten oder auch nur angebbaren Zusammenhang. Im Ganzen der Rationalität herrscht zuletzt nicht Vereinbarkeit und Harmonie, sondern Vielfältigkeit und Dissens. ... Es gibt keine Bestimmung mehr, die nicht von einem entgegenstehenden Paradigma aus mit guten Gründen problematisiert werden könnte, und man stößt im Übergang zwischen den Paradigmen immer wieder auf ganze Verschachtelungsketten und Kaskaden perspektivischer Veränderungen (Welsch 1996, S. 571 f.). «

Letztendlich sind wir wieder beim Konstruktivismus angelangt. Angesichts der rationalen Unordentlichkeit bleibt der Führungskraft entweder, alles seinen Gang gehen zu lassen und letztendlich einem Laissez-faire-Stil zu huldigen, wobei nicht das Handeln, sondern das Wundern als Agens dominiert, sich also der Begrenztheit der eigenen Interventionen bewusst zu sein, oder sich der Herausforderung zu stellen, die paradigmatischen Verflechtungen zu entwirren und den unterschiedlichen Rationalitäten den Platz zuzuordnen, der ihnen zukommt.

> » Jedenfalls muss man sich entscheiden. Man entscheidet sich immer. Man kann sich nicht nicht entscheiden. Denn auch dann, wenn man die Entscheidung aufschiebt oder gar keine Entscheidung zu fällen gedenkt, laufen die Ketten der Wirklichkeit weiter. Eine Nichtentscheidung ist in Wahrheit ebenso folgenreich wie eine Entscheidung. ... zu einer vernünftigen Praxis können heute auch Paradigmenwechsel gehören. Man vollzieht Übergänge, Kreuzungen, Wechsel zwischen Paradigmen. Nicht mehr versucht man, partout ein einziges Modell „mit eiserner Konsequenz" gegen alle Widerstände durchzuziehen – die höhere und vernünftigere Tugend liegt vielmehr darin, gegebenenfalls auch flexibel operieren zu können. Die Rigorosität der Paradigmen ist zu mildern, von einer Rigorosität ihrer Befolgung ist Abstand zu nehmen. Vorsicht, Umsicht und die Aufmerksamkeit auf Randschärfen und Alternativen zeichnen eine vernünftige

Praxis innerhalb der Komplexität aus. ... Im ganzen ist es vernünftig, den Überzeugungsüberschuss abzubauen, der aus einer wohlbegründeten Entscheidung die einzig richtige Entscheidung machen möchte. Das wird einem auch selbst zugute kommen: Man wird fortan mit Unwägbarkeiten und Reibungseffekten der eigenen Entscheidung besser zurechtkommen; man wird diese weder – weil die Entscheidung doch „schlechthin richtig" war – ignorieren müssen, noch wird man dann, wenn die Reibungen sich stärker bemerkbar machen, gleich alles umstoßen, die Entscheidung in toto verurteilen und zum Weltbild-Crash übergehen müssen. ... Zum Teil werden die Entscheidungen auch experimentell sein, quer zur gewohnten Hierarchie verlaufen, sich durch Verflechtungen inspirieren lassen. Findigkeit kann wichtiger sein als Begründbarkeit (Welsch 1996, S. 719 ff.). 《

Als Mittel der Beurteilung von Rationalitäten und Paradigmen verweist Welsch auf die Vernunft.

》 Sie kritisiert die alten Ganzheitsformeln und befreit uns vom Diskriminierungsdruck gegenüber realer Vielheit. Darin nimmt sie gewissermaßen eine gegenwartspädagogische Komponente an, und dies im doppelten Sinn: Sie zeigt uns – theoretisch – Wirklichkeit als offene Gemenge- und Geschiebelage unterschiedlicher Rationalitäten und Wirklichkeitskonstellationen. Und zugleich begründet sie – in praktischer Hinsicht – Kompetenzen innerhalb dieser Verfassung. Sie zeigt, dass die neue Verfassung – dem traditionellen Vorurteil entgegen – nicht Chaos, Haltlosigkeit und Untergang bedeutet, sondern auch positive Möglichkeiten birgt. Und sie verleiht uns die Fähigkeit, uns inmitten dieser komplexer gewordenen Situation – also auf schwankenden Fundamenten und in einer Gesamtverfassung der Unordentlichkeit – richtig zu bewegen. Sie versieht uns mit verschiedenen Kompetenzen für diese Welt. Dadurch macht sie uns in der Gegenwart heimischer, macht uns zu kompetenteren Bewohnern dieser Welt (Welsch 1996, S. 669). 《

Derartige Situationszustände finden sich auch in anderen systemtheoretischen Bereichen. Exemplarisch sei hier Prigogine angeführt:

》 Wir wissen inzwischen, dass fern vom Gleichgewicht neue Strukturtypen spontan entstehen können. Unordnung und Chaos können sich unter gleichgewichtsfernen Bedingungen in Ordnung verwandeln. Es können neue dynamische Zustände der Materie entstehen, in denen sich die Wechselwirkung eines

Systems mit seiner Umgebung widerspiegelt. Wir haben diese neuen Strukturen als *dissipative* [= verschwendende, Anm. d. Verf.] Strukturen bezeichnet, um die paradoxe Rolle von dissipativen Vorgängen bei ihrer Entstehung hervorzuheben. ... Die Materie verhält sich in Gleichgewichtsnähe „repetitiv". Weit vom Gleichgewicht entfernt tritt indessen eine Reihe von Mechanismen auf, die der Möglichkeit des Auftretens verschiedener Arten von dissipativen Strukturen entsprechen. ... Wir können außerdem Prozesse der Selbstorganisation beobachten, die zu inhomogenen Strukturen führen. Wir möchten hervorheben, dass dieses Verhalten etwas Unerwartetes ist. (Prigogine u. Stengers 1987, S. 21 f.). 《

Das Sozial- und Gesundheitssystem befindet sich gegenwärtig weit entfernt von einem Zustand des Gleichgewichtes und es ist nicht abzusehen, wann und ob so ein Zustand je eintreten wird. Dies hat für den Pflegemanager die Konsequenz, dass er sich in einem Zustand ständiger Unsicherheit befindet, den er in seinen Operationen mitreflektieren muss. Insgesamt befindet sich der ganze Dienstleistungssektor theoretisch betrachtet im „unmarked space" und es gilt, ein tragfähiges theoretisches Gerüst für die kundenpräsenzbedingte Dienstleistung zu schaffen. Sich hier der Methoden und Modelle des güterproduzierenden Sektors zu bedienen käme einer Reifizierung des Menschen gleich und würde dem Anspruch an eine menschengerechte und menschenwürdige Qualität der Leistungen in keiner Weise genügen. Es bedarf einer anthropologischen, ethisch fundierten Ökonomie, die das Moment der Komplexität menschlichen Seins in der Dimension der Zeit mit einschließt. Hier sind vermutlich noch große und anstrengende Denkprozesse notwendig, um eine fundierte Theorie des bewirkenden Tuns von Menschen an Menschen in einem suffizienten ökonomischen und humanen Rahmen zu erarbeiten. Das Pflegemanagement muss hierzu seinen Beitrag leisten, gerade weil es mitten in dieser paradigmatischen Gemengelage angesiedelt ist.

Die einzelnen Paradigmen und Rationalitäten sind nach Welsch borniert, implizieren Fachidiotentum und neigen zu Ausschließlichkeitsansprüchen, die ihnen nicht zustehen.

》 Beispielsweise besteht die Gefahr, dass die Paradigmen ihre Tendenz zur Monorationalität unter den neuen Bedingungen dergestalt fortsetzen, dass sie sich auf andere Paradigmen nur unter Nutzenaspekten beziehen. Ein Paradigma erkennt dann Elemente anderer Paradigmen zwar an – aber nur insoweit, als sie für es selbst als Stützen benützbar und willkommen sind. Die vernünftige Betrachtung hingegen mahnt, diese Nutzenperspektive zu überschreiten und sich auf andere Paradigmen auch unter dem Gesichtspunkt ihrer Legitimität, also in der Perspektive der Anerkennung und letztlich unter dem Gesichtspunkt diskursiver Gerechtigkeit zu beziehen (Welsch 1996, S. 683). 《

Nach Welsch kann nur ein Denken in Übergängen, die transversale Vernunft, den Vorgaben und Problemen der Gegenwart gerecht werden.

> » Real finden wir uns immer wieder mit Problemstellungen konfrontiert, für die Übergänge ausschlaggebend sind. Selbst wenn einzelne Probleme regional entstehen, überschreiten ihre Wirkungen die Grenzen, werden global. Unsere alten, separatistischen Denkformen aber sind unfähig, darauf zu reagieren. Für sie sind solche Grenzüberschreitungen nur „unerwünschte Nebenfolgen" – die man dann im einzelnen achselzuckend hinnimmt und denen man im ganzen hilflos gegenübersteht. ... Als Nebenfolgen erscheinen solche Übergangseffekte aber nur, solange man separatistisch denkt. Die Kausalketten der Wirklichkeit halten sich an diese kleingeistigen Einteilungswünsche nicht. Wir werden daher gerade durch Realphänomene genötigt, zu Denkformen überzugehen, die von Anfang an auf solche Übergänge aufmerksam sind und ihnen Rechnung zu tragen vermögen. Es gilt, von den alten Denkweisen sauberer Trennung und unilinearer Analyse abzurücken und zu Denkformen des Gewebes, der Verflechtung, der Verkreuzung, der Vernetzung überzugehen. ... Daher lautet die These: Transversale Vernunft ist für die Standardvorgaben und Probleme der Gegenwart in spezifischer Weise geeignet. Die Vermutung geht sogar dahin, dass nur noch diese Vernunftform ihnen gewachsen ist – eben weil die gegenwärtige Situation grundlegend durch eine verflechtungshafte Pluralität gekennzeichnet ist. Sie verlangt nach einer Vernunftform, die von ihrer ganzen Typik her auf Pluralität als Grundraster eingestellt und zu Übergängen imstande ist (Welsch 1996, S. 775). «

Das, was das Management der kundenpräsenzbedingten Dienstleistungen ungleich schwieriger macht als das Management von güterproduzierenden Organisationen, ist die weitaus höhere Komplexität der Einflussfaktoren bei der Erstellung der Leistungen und das Problem der Messung ihres Erfolges. Dies erfordert andere Zugänge zur Organisation und zu deren Tätigkeit. Systemisches Denken kann hier hilfreich sein. Manager von Einrichtungen des Sozial- und Gesundheitswesens müssen sich bewusst sein, dass sie es mit Einrichtungen zu tun haben, die aus Traditionen heraus entstanden sind und ihre Legitimation aus dieser Verwurzelung in der Tradition heraus beziehen. Dies impliziert einen hohen Grad an Unbewusstheit und an diffusen Motiven bei den Organisationsmitgliedern einerseits, einen hohen Grad an unterschiedlich bewussten und unbewussten Ansprüchen der Organisationsumwelt andererseits. Nicht unerwähnt darf hier der Dilletantismus bleiben, mit dem gerade Sozial- und Gesundheitspolitik oft betrieben wird. Deshalb ist der Gebrauch transversaler Vernunft eine brauchbare Methode, um sich in dieser komplexen Situation zu orientieren.

> » Hier mag der Hinweis genügen, dass Vernunft wesentlich als geschehen – nicht als Vermögen und schon gar nicht im Stil einer Sache – zu begreifen ist. Daher gründet sie sich ja auch nicht auf einen festen Begriffs- und Kriteriensatz – wie ihn die Objektivisten der Vernunft immer suchen, aber nie finden können –, sondern ist durch offene Prozessualität gekennzeichnet. ... Ein Allgemeines und ein Einzelnes stimmig zu verbinden ist ihre allgemeinste Funktion, und dies ist fürwahr die zentrale Aufgabe in jedem Vernunftbereich. ... Transversale Vernunft nimmt Funktionen von Urteilskraft in mindestens vier Hinsichten wahr. Erstens gibt sie an, welchem Rationalitätstypus eine Gegenstandsfrage zuzuordnen ist. ... Zweitens ist transversale Vernunft ein Vermögen der Findung von Übergängen. „Findung" soll dabei anzeigen, dass die Übergänge nicht aus einem Gesamtsystem deduziert werden können, sondern entdeckt werden müssen. ... Drittens reflektiert transversale Vernunft Gemeinsamkeiten zwischen Rationalitätstypen, z. B. Gemeinsamkeiten analogischer Art, also Gemeinsames, das als solches gar nicht mehr eindeutig angebbar, sehr wohl aber in seinem Entsprechungscharakter durch Urteilskraft erfassbar ist ... . Und viertens ist transversale Vernunft als Urteilskraft auch dort tätig, wo sie bei Konflikten zwischen heterogenen Ansprüchen eine Analyse „dialektischer" Art vornimmt und darin die jeweiligen Rechtsgründe differenziert, prüft und abwägt – und das nicht nur hinsichtlich ihrer Vergleichbarkeit, sondern auch ihrer Unvergleichbarkeit (Welsch 1997, S. 308 f.). «

Der Manager als Mitte der Organisation ist der Punkt, in dem sich die unterschiedlichen Ansprüche der vielfältigen Sinnsysteme treffen. Die transversale Vernunft kann ihm dazu dienen, ökonomisch sinnvolle, ethisch vertretbare und ästhetisch stimmige Systeme zu gestalten. Die Beschäftigung mit der Systemtheorie hat Einsichten zur Folge, die einerseits mit einer Zunahme der Unsicherheit, andererseits aber mit größerer Akzeptanz von Wandlungsprozessen einhergehen kann. Damit ändert sich die Sicht der eigenen Rolle weg von der omnipräsenten Führergestalt der Gründerjahre oder dem hemdsärmeligen Macher der Aufbaujahre hin zum experimentierfreudigen Designer von Sinnsystemen mit der Attitüde des Zulassens von Werden.

! Das Steuerungselement künftiger Organisationen
• ist die Kommunikation von Sinn.

Bis zu welchem Grad dies gelingt, hängt ab von der jeweiligen Führungspersönlichkeit und deren Virtuosität. Die Spanne der Möglichkeiten zieht sich hier, wie in jeder Profession, vom praktizierten Dilletantismus über solide ausgeführtes

Handwerk bis hin zur Kunst. Der Dilletantismus ist gegenwärtig in den vielschichtigen Bemühungen von Managern zu sehen, durch eine Art pubertäre Sinngymnastik die Mitarbeiter auf so etwas wie eine Corporate Identity einzuschwören. Sinnsysteme lassen sich nicht über das permanente Repetieren von Schlagworten gestalten. Der Manager in seiner Person ist der Kristallisationspunkt der Qualität in der Organisation, da er unter ständiger Beobachtung sowohl unternehmensextern wie -intern steht. Dies gilt vor allem für Unternehmen, in denen Leistungen in einem Mensch-Mensch-System erstellt werden. Er determiniert entscheidend die Qualität, die, durch den Mitarbeiter hindurchgehend, beim Kunden ankommt.

3.8 Systemtheorie?

Systemtheoretisch denken ist nicht einfach denken. Die Umstände verlangen den Abschied von alten Denkgewohnheiten. In Abwandlung eines Ausspruches von Heidegger ließe sich fragen: „Was heißt systemtheoretisch denken?" Die Antwort darauf liegt in der immensen Zunahme von Komplexität und deren Temporalisierung innerhalb der gesellschaftlichen Umstände.

> » Temporalisierung der eigenen Komplexität ist Anpassung des Systems an die Irreversibilität der Zeit. Dadurch, dass das System die Zeitdauer der eigenen Elemente verringert oder gar auf bestandslose Ereignisse reduziert, kann es die Irreversibilität der Zeit mitmachen; es ist ihr nicht ausgeliefert, es kann sie copieren und lässt dann intern nur noch Strukturen zu, die in der Lage sind, entstehende und vergehende Elemente zu verknüpfen. ... Eine Handlung bleibt nicht einfach Information, ein Ereignis bleibt nicht einfach Ereignis. Temporalisierte Elemente lassen sich auch durch Wiederholung nicht verstärken, sie sind von vornherein darauf angelegt, dass *etwas anderes* anschließt. Sie können nur „augenblickliche"Verknüpfungen aktualisieren und schaffen daher von Moment zu Moment neue Situationen, in denen Wiederholung oder Veränderung zur Disposition steht. Systeme dieser Art sind daher immanent unruhig, sind einer endogen erzeugten Dynamik ausgesetzt und zwingen sich genau dadurch selbst, hiermit kompatible Strukturen zu lernen (Luhmann 1987, S. 77). «

Damit ist der aktuelle Zustand des Gesundheits- und Sozialsystems treffend beschrieben. Einerseits herrschen im System althergebrachte An- und Einsichten vor, andererseits ändert sich die Rechtslage beinahe täglich und ebenso ändern sich die Finanzierungsgrundlagen permanent, so dass eine solide Finanzierung, die auf langfristiger Planung basiert, schier unmöglich scheint. Es gilt, die Herausforderung anzunehmen und mit Hilfe der Systemtheorie ein suffizientes und tragfähiges Modell der Pflege als Dienstleistung zu schaffen, das es ermöglicht, im Zustand der Unsicherheit zu agieren. Letzte Antworten auf die Fragen der Umgestaltung sind im Moment nicht erkennbar. Evident scheint jedoch, dass die Rollen der Akteure im System umdefiniert werden. Pflegemanagement ist Systemgestaltung sowohl im Subsystem wie im Metasystem. Die Herausforderung liegt darin, Betriebswirtschaft, Soziologie, Psychologie und Kommunikationswissenschaft wirksam auf einer ethischen und ästhetischen Basis zu verknüpfen, also neue Positionen zu erarbeiten, ohne den eigentlichen Auftrag zu vergessen. Der Pflege stünde es gut an, ihre Nische innerhalb der totalen Institutionalisierung zu verlassen und durch selbstbewusstes Auftreten ihr Dasein zu rechtfertigen. Pflege ist in allen Bereichen domestiziert. Das liegt unter anderem an der starken Verwurzelung im Altruismus. Pflege muss sich als Dienstleistung völlig neu definieren. Dazu gehört die Emanzipation der Pflege. Bisher werden die Inhalte der pflegerischen Tätigkeiten von anderen Berufsgruppen wie Ärzten, Sozialpädagogen oder Verwaltern bestimmt. Unter veränderten Vorzeichen steht die Pflege an einem Scheideweg. Will sie nach wie vor als Erfüllungsgehilfe anderer Berufe agieren, die einen wesentlich höheren sozialen Stellenwert als die Pflegeberufe selbst haben oder will sie ihren Anteil an den Prozessen des Gesundheits- und Sozialsystems selbst darstellen und ausbauen? Zur Professionalisierung bedarf es mehr als der Formulierung von Pflegetheorien, die starke esoterische Einsprengsel haben. Systemtheoretische Erwägungen können helfen, a) die Problematik der Pflege innerhalb des Sozial- und Gesundheitssystems gezielt herauszuarbeiten und b) ein suffizientes Modell der pflegerischen Arbeit zu erstellen. Für das Pflegemanagement könnten derlei Erwägungen erste Schritte einleiten, die die Pflege aus ihrer institutionellen Bindung lösen und weg vom Helfer hin zum Berater führen könnten. Systemtheoretisch geleitetes Management ist ein gangbarer Weg aus der paramilitärischen Struktur der Pflege, setzt aber die Bereitschaft zu ständig neuen Verknüpfungen, gepaart mit Erfindergeist voraus. Der Konstruktivismus bietet neue Ansätze und Betrachtungsweisen im Umgang von Menschen mit Menschen, der basalen Tätigkeit der Pflege. Weg vom technomorphen Behandlungsbild als recycelnde Tätigkeit stehen neue Wege offen, den Menschen in seiner je lokalen Realität zu würdigen und zusammen mit ihm eine praktikable Sicht der Veränderung seiner Befindlichkeit zu entwickeln.

? Wissens- und Transferfragen

1. Was ist unter dem technomorphen Ansatz der Managementlehre zu verstehen?

2. Wie änderte sich die Sicht von Organisation als Folge der Hawthorne-Experimente?

3. Wie lautet die einfachste Definition eines Systems?

4. Was ist unter Negentropie zu verstehen?

5. Wie unterscheiden sich Organisation und Struktur eines Systems?

6. Was ist ein triviales System?

7. Was ist ein nichttriviales System?

8. Was ist unter Autopoiesis zu verstehen?

9. Was besagt der Begriff der Emergenz?

10. Wie ist das Verhältnis von Erkenntnis und Wirklichkeit unter Berücksichtigung des Prinzips der unspezifischen Codierung?

11. Wie ist der Begriff der Selbstorganisation zu verstehen?

12. Was ist ein selbstreferentielles System?

13. Was ist unter einem ontologischen Commitment zu verstehen?

14. Was ist die basale Operation der Beobachtung?

15. Wie unterscheiden sich semiotisch codierte Sinnsysteme von ihrer Umwelt?

16. Welche Rolle kommt der Rationalität unter systemtheoretischen Gesichtspunkten zu?

17. Was meint der Begriff der Kontingenz?

18. Was sind die basalen Leistungen von Organisationskulturen?

19. Was hat Mitarbeiterführung mit Qualität zu tun?

? Wissens- und Transferfragen

20. Warum sind Pflegeinstitutionen selbstreferentielle Systeme?

21. Welche Rolle spielt die Kommunikation im Pflegemanagement?

22. Wo liegen, systemtheoretisch betrachtet, die Mängel des herkömmlichen Qualitätsmanagements?

23. Was ist unter transversaler Vernunft zu verstehen?

Literatur

Bardmann TM (1994) Wenn aus Arbeit Abfall wird. Suhrkamp, Frankfurt/Main
Brown JAC (1956) Psychologie der industriellen Leistung. Rowohlt, Hamburg
Douglas M (1991) Wie Institutionen denken. Suhrkamp, Frankfurt/Main
Flusser V (1997) Nachgeschichte. Fischer, Frankfurt/Main
Flusser V (1998) Kommunikologie. Fischer, Frankfurt/Main
Foerster H von (1991) Das Konstruieren einer Wirklichkeit. In: Watzlawick P (Hrsg) (1991) Die erfundene Wirklichkeit, 7. Aufl. Piper, München, S 39–60
Gadamer H-G (1986) Wahrheit und Methode, 2 Bde. 5.Aufl. Mohr, Tübingen
Hill W, Fehlbaum R, Ulrich P (1994) Organisationslehre in 2 Bänden, 5. Aufl. UTB, Bern Stuttgart Wien
Jensen S (1999) Erkenntnis-Konstruktivismus-Systemtheorie. Westdeutscher Verlag, Oppladen Wiesbaden
Krieger DJ (1998) Einführung in die allgemeine Systemtheorie. UTB, München
Krompholz-Schink W (1999) Qualität in Wirtschaft und Pflege. Eine Betrachtung. In: Städtler-Mach B (1999) Ethik im Gesundheitswesen. Springer, Berlin Heidelberg New York, S 15–43
Luhmann N (1987) Soziale Systeme. Suhrkamp, Frankfurt/Main
Lyotard J-F (1994) Das postmoderne Wissen. Passagen, Wien
Maturana HR, Varela FJ (1987) Der Baum der Erkenntnis, 3. Aufl. Scherz, Bern München Wien
Pelzer P (1995) Der Prozeß der Organisation. Fakults, Chur
Prigogine I, Stengers I (1987) Dialog mit der Natur. Büchergilde Gutenberg, Frankfurt/Main
Reich RB (1993) Die neue Weltwirtschaft. Büchergilde Gutenberg, Frankfurt/Main
Städtler-Mach B (Hrsg) (1999) Ethik im Gesundheitswesen. Springer, Berlin Heidelberg New York
Steinmann H, Schreyögg G (1997) Management, 4. Aufl. Gabler, Wiesbaden
Sticker A (1960) Die Entstehung der neuzeitlichen Krankenpflege. Kohlhammer, Stuttgart
Ulrich H, Probst GJB (1995) Anleitung zum ganzheitlichen Denken und Handeln, 4. Aufl. Haupt, Bern Stuttgart Wien
Varela F, Thompson E (1992) Der Mittlere Weg der Erkenntnis. Scherz, Bern München Wien
Vester F (1983) Unsere Welt – ein vernetztes System. dtv, München
Watzlawick P (Hrsg) (1991) Die erfundene Wirklichkeit, 7. Aufl. Piper, München
Welsch W (1996) Vernunft, 2. Aufl. Suhrkamp, Frankfurt/Main
Welsch W (1997) Unsere postmoderne Moderne, 5. Aufl. Akademie, Berlin

4 Supervision und Coaching

M. M. Märtens

Inhalt

4.1	Ursprünge und Definition	100
	4.1.1 Coaching	100
	4.1.2 Supervision	103
4.2	Zur Notwendigkeit einer begrifflichen Abgrenzung	104
	4.2.1 Supervision in psychosozialen Tätigkeitsfeldern	105
	4.2.2 Coaching in der Personalentwicklung	106
	4.2.3 Fall- und Teamsupervision	107
4.3	Methoden von Supervision und Coaching	109
	4.3.1 Methoden und Techniken von Coaching	111
	4.3.2 Methoden und Techniken in der Supervision	115
4.4	Perspektiven von Supervision und Coaching im Pflegemanagement	115
	4.4.1 Effekte von Supervision und Coaching	116
	4.4.2 Interne oder externe Beratung?	117
4.5	Aus- und Weiterbildungsmöglichkeiten	118
? Wissens- und Transferfragen		120
Literatur		121

4.1 Ursprünge und Definition

Die Welt, in der wir leben, wird durch viele Veränderungen immer ärmer und übersichtlicher. Der Mensch reduziert den Artenreichtum an Tieren und Pflanzen immer weiter. Dem steht auf der anderen Seite eine ständige Vermehrung von Technologien gegenüber, die neues Wissen und neue Fähigkeiten erfordern. Neue Berufsbilder entstehen in vielen Bereichen. Zu den neuen Berufen zählt der Supervisor und der Coach, so dass die Frage beantwortet werden muss, welche spezifischen Tätigkeiten zu ihren Aufgaben zählen und wie man diese beiden Professionen abgrenzen kann. Zuerst soll auf das Coaching und später auf die Supervision eingegangen werden.

4.1.1 Coaching

Der Begriff Coach ist aus dem Bereich des Sports seit vielen Jahren vertraut. Entgegen der weitverbreiteten Meinungen, dass der Begriff aus dem Sport stammt, meint Rauen, dass er schon im 19 Jh. an amerikanischen Universitäten für Personen verwendet wurde, die andere Personen bei Prüfungen oder sportlichen Leistungen unterstützen (Rauen 1999). Eines der ersten grundlegenden Werke der 60er Jahre zu diesem Thema von Ogilvie und Tutko (1966) sieht dabei den Sportler noch als ein zu beeinflussendes Objekt, dass durch den geschickten *Einsatz manipulativer Methoden* beeinflusst wird, während die heutige Auffassung besonders betont, dass es sich hier um einen interaktiven und auf *freiwilliger Kooperation* beruhenden Prozess handelt (Eberspächer 1983).

Seine semantischen Ursprünge scheinen auf das Wort Kutsche zurückzugehen und damit bestimmte Aspekte zu betonen, die mit einer Kutsche und einer Kutschenfahrt in Beziehung gesetzt werden können. In einer Kutsche wird man an einen Ort gebracht, an den man ohne diese nicht – oder zumindest nicht in dieser angenehmen Art und Weise – gebracht werden kann.

> Im Sport zeichnet sich ein Coach dadurch aus, dass er den Betreuten dabei unterstützt, besondere Leistungen zu vollbringen, ohne selber diese Leistungen in dieser Form erbringen zu müssen.

Mehr oder weniger sind dazu bestimmte Kompetenzen erforderlich, die entweder in einer besonderen Beherrschung der Tätigkeit bestehen oder aber in spezifischen Unterstützungsfunktionen gesehen werden können, die nicht direkt die zu erbringenden Leistungen betreffen, aber in einem direkten Zusammenhang mit der grundsätzlichen Fähigkeit stehen, bestimmte Leistungen in einer Wettkampfsituation zu erbringen. Oft erfordern diese Tätigkeiten besondere psychologische Fertigkeiten, um Anstrengungen zu bewältigen oder sich durch Begleitumstände nicht beeinträchtigen zu lassen, die das Erreichen des bestmöglichen Ergebnisses verhindern könnten. Wie ein guter Kutscher zeichnet sich der Coach dadurch aus, dass er seine Unterstützung in einer angenehmen und freundschaftlichen Art erbringt.

König (1993) verweist darauf, dass für Coaching eine klare Begriffsbestimmung und *Definition fehlt* und es sich hierbei um eine Sprachhülse handelt, die dazu dient, eine *psychologische Dienstleistung* in einem *neuen Arbeitsfeld zu etablieren*. Insgesamt handelt es sich bei Coachingprozessen oft um stark von psychologischen Methoden beeinflussten Vorgehensweisen, die eine *Unterscheidung von Psychotherapie sehr schwer* machen. So schreibt Schreyögg: „Der Unterschied zur Therapie besteht oft nur darin, dass die Dialoge bei beruflichen Themen ihren Ausgang nehmen" (1999, S. 3). Der wesentliche Unterschied zu psychologischen Behandlungen und Psychotherapie im engeren Sinne, wie sie auch von Krankenkassen finanziert wird, ist deshalb eher in der Zielsetzung zu sehen. Hier unterscheidet sich Coaching erheblich von Psychotherapie. Wie Werkzeuge können auch gleiche Methoden zu unterschiedlichen Zwecken eingesetzt werden.

Die Ziele von Coaching als Ergebnis einer historischen Entwicklung

Grundsätzlich strebt Coaching eine Verbesserung und Förderung beruflicher Fähigkeiten oder die Überwindung umgrenzter Schwierigkeiten einer Person (manchmal auch einer Gruppe von Personen) an.

Die Einführung des Coachings in den Management- und Personalentwicklungsbereich führte zu einem Bedeutungswandel. Dieser Bedeutungswandel offenbart auf interessante Weise unterschiedliche Aspekte und Facetten des Zielspektrums von Coaching, die in der aktuellen Diskussion bedeutsam sind.

Anfänglich stand noch ganz die aus dem Sport bekannte Verbesserung der Kompetenz und Motivation durch einen vorgesetzten Mitarbeiter im Vordergrund. Coaching bezeichnete dabei eine besondere Tätigkeit in der Mitarbeiterführung.

Bis zum Beginn der 80er Jahre etablierte sich daneben eine weitere organisationsinterne Tätigkeit der Mitarbeiterführung, die in Anlehnung an die von Odysseus auf Mentor übertragenen Aufgaben als *Mentoring* bezeichnet wurden. Dabei geht es darum, dass sich erfahrene und mit dem Unternehmen gut vertraute und identifizierte Mitarbeiter als Paten persönlich mit besonderem Einsatz um eine gute *Einarbeitung* bemühen. Ziel dieser Tätigkeit ist die effiziente Einarbeitung. Aber auch *Bindung* des Mitarbeiters an die Organisation spielte in den 80er Jahren noch eine wesentlichere Rolle als heute (vergl. Bernstein u. Rozen 1992, 197 f.). Damals wurden Mitarbeiterwechsel verstärkt als Kostenfaktor und organisatorisches Problem wahrgenommen, was angesichts wesentlich weniger verfügbarer Arbeitskräfte als Ende der 90er Jahre – sieht man von spezifischen Branchen einmal ab – den Einsatz besonderer Bemühungen erforderte. Wiederum stand hier die persönliche Beziehung zwischen den Beteiligten als zentraler Faktor der Tätigkeit im Vordergrund, wobei die Bindung des Mitarbeiters an sein Unternehmen angestrebt wurde.

Erst Mitte der 80er Jahre trat ein Phänomen auf, dass zur Entwicklung einer *neuen Beratungsleistung* führte, in deren Folge sich ein neues Berufsbild, zu etablieren begann: das *psychologische „Einzel-Coaching"*. Im Zuge einer allgemeinen gesellschaftlichen Psychologisierung erfährt das Coaching im Management- und Personalentwicklungsbereich eine Ausweitung, indem immer mehr Probleme der beruflichen Leistungen als psychologische Probleme interpretiert werden. Damit wird eine Demarkationslinie zwischen den beruflichen und privaten Bereichen einer Person aufgeweicht.

> **!** Eine Verbesserung der beruflichen Fertigkeiten ist untrennbar mit der *ganzen Person* eines Arbeitnehmers verbunden. Mit dieser Sichtweise ist die Forderung nach einer geschützten und *vertraulichen Arbeitssituation* verbunden, die die wesentliche Voraussetzung für eine effektive Bearbeitung psychologischer Zusammenhänge darstellt, wodurch eine psychotherapieähnliche Situation entsteht.

Auf dem Hintergrund dieser Entwicklung ist die Entstehung von Coaching als *externe Beratungsleistung* verständlich, da externe Berater in besonderer Weise eine vertrauliche Situation herstellen können. Die Situation im angloamerikanischen Raum unterscheidet sich hier von der Situation in deutschsprachigen Ländern. Während in den USA wesentlich häufiger Coaching organisationsintern angewendet wird, hat sich in Deutschland, in dem Coaching intern bisher eher selten Anwendung findet, viel stärker ein eigenständiger Beratungssektor mit externen Beratern entwickelt, was sich auch in einer Vielzahl von Publikationen in diesem Bereich niederschlägt, die primär auf externe Coachingprozesse ausgerichtet sind (siehe z. B. Rauen 1999, Schreyögg 1995). Der wesentliche kulturelle Unterschied besteht darin, dass es sich in den USA vor allem am Mentormodell orientierten Tätigkeiten handelt, während in Deutschland das Modell des externen Coachings vorherrscht.

Schreyögg sieht als Ziel von Coaching die „*Förderung beruflicher Selbstgestaltungspotenziale, also des Selbstmanagements von Führungskräften und Freiberuflern*", wobei immer eine „Effizienzerhöhung" angestrebt wird. Dabei kann es im Idealfall auch zu einer humaneren und menschengerechteren Arbeitsplatzgestaltung kommen (Schreyögg 2000, S. 5). Ähnlich spricht Rauen von der „(Wieder-)herstellung und/oder Verbesserung der Selbstregulationsfähigkeit". Die Beratung sollte dabei so erfolgen, dass der Coach möglichst schnell nicht mehr benötigt wird. Er spricht in seiner Definition von einem „personenzentrierten Beratungs- und BetreuungsProzess, der berufliche und private Inhalte umfassen kann" (Rauen 1999, S. 64). Unter personenzentriert ist hier nicht der klientenzentrierte Ansatz der Gesprächspsychotherapie nach Rogers gemeint – zumindest wird diese Verbindung an keiner Stelle bei Rauen diskutiert – sondern eine Orientierung an Einzelklienten im Unterschied zu einer Orientierung an Systemen oder anderen größeren Einheiten.

Private Inhalte und intime Bereiche einer Person spielen besonders dann eine zentrale Rolle im BeratungsProzess, wenn es sich um berufliche Tätigkeiten handelt, in denen weniger manuelle Tätigkeiten gefordert sind, sondern die persönliche Interaktion mit anderen Menschen entscheidend ist. Dies ist im Bereich der Pflege immer der Fall, da hier nicht nur Führungsaufgaben persönliche Interaktionskompetenz erfordern, sondern jede Arbeit mit Patienten. Eine Verbesserung dieser Kompetenzen erfordert oft, manchmal sogar unumgänglich eine Reflexion und Bearbeitung persönlicher Reaktionsweisen sowie deren biographische Zusammenhänge. Eine Unterscheidung zwischen der privaten und beruflichen Person wird damit aufgehoben. Je nachdem, wie damit im konkreten Kontext einer Institution umgegangen wird, kann es dadurch zu einer befriedigenden Integration privater und beruflicher Lebenszusammenhänge kommen, die einer Entfremdung durch den Arbeitsprozess entgegenwirken kann.

Auf der anderen Seite besteht aber auch die Gefahr des Missbrauchs von schützenswerten privaten Persönlichkeitsbereichen. Hier zu entscheiden, welche Formen sinnvoll sind, die die Arbeit effektiver gestalten und die Person schützen, ist nicht immer leicht und unterliegt erheblichen epochalen Veränderungen, was die Vorstellungen darüber anbelangt, was privat und öffentlich ist. Viele Unterhaltungssendungen im Fernsehen dokumentieren diesen Einstellungs- und Wertewandel deutlich, was sich besonders im Bereich der Thematisierung persönlicher und insbesondere sogar sexueller Inhalte widerspiegelt. Diese kulturellen Veränderungen, die eine selbstverständliche Auseinandersetzung mit psychologischen Dimensionen des Erlebens voraussetzen, haben zur Verbreitung dieser neuen Beratungsformen beigetragen.

4.1.2 Supervision

Im Unterschied zum Coaching entspringt die Supervision einer anderen Tradition, nämlich der *Sozialarbeit* und später auch der Psychotherapie, was für Schreyögg die Frage nach den unterschiedlichen konzeptionellen Färbungen und „verdeckten ideologische Positionen" (Schreyögg 2000, S. 5) aufwirft, die es zu verfolgen gilt.

Der Begriff Supervision tauchte Ende des 19. Jahrhunderts in der Sozialarbeit in den USA und England auf. Er wurde verwendet, um die Beaufsichtigungsmaßnahmen zu beschreiben, die Führungskräfte einsetzten, um freiwillige Helfer und Berufsanfänger in ihrer Arbeit mit Hilfsbedürftigen zu unterstützen und vor allem zu kontrollieren. Da die Sozialarbeit in dieser Periode noch überhaupt nicht professionalisiert war, es also noch keine Überlegungen zu beruflichen Standards der Tätigkeit gab, lagen damals keine methodischen Richtlinien vor, die diese Tätigkeit strukturierten (z. B. Buer 1999b, S. 70). Wilker (1995) beschreibt die Entwicklungsgeschichte unter 6 Einflussphasen:

1870–1920	Supervision als Erziehung und Kontrolle
1920–1950	Individualisierungs- und Psychologisierungsphase der Supervision
1950–1960	Pionierphase mit Definition und Methodenentwicklung
1960–1970	Expansion und Systematisierung (z. B. Gruppensupervision)
1970–1980	Supervision als Veränderungsmedium
1980–heute	Professionalisierungsphase

Grundsätzlich kann man, wenn man die beschriebene Entwicklung betrachtet, eine Entwicklung von der am Individuum orientierten Einzelsupervision mit einer starken Betonung von Kontrollaspekten zur Gruppen- und Teamsupervision mit interaktionistischen und stärker an organisatorischen Zusammenhängen orientierten Vorstellungen feststellen.

Die „Deutsche Gesellschaft für Supervision (DGSv)", die viele insbesondere in psychosozialen Arbeitsfeldern tätige Supervisoren unter ihrem Dach vereinigt, hat 1996 einen *Definitionsvorschlag* unterbreitet:

> „Supervision ist eine Beratungsmethode, die zur Sicherung und Verbesserung der Qualität beruflicher Arbeit eingesetzt wird. Supervision bezieht sich dabei auf psychische, soziale und institutionelle Faktoren (GGSv 1996, S. 5)."

Zu den Zielen der Supervision wird weiterhin festgestellt, dass Supervision
- die *Entwicklung von Konzepten* fördert,
- bei der *Begleitung von Strukturveränderungen* hilft,
- die *Entwicklung der Berufsrolle* unterstützt (DGSv 1996, S. 11).

4.2 Zur Notwendigkeit einer begrifflichen Abgrenzung

Wenn man diese Definition von Supervision zugrunde legt, die alle wesentlichen Aspekte beinhaltet, die auch in vielen anderen Definitionen hervorgehoben werden, dann wird eine Abgrenzung zum Coaching ziemlich schwierig. Viele Experten sehen deshalb in beiden Methoden eine große Ähnlichkeit (z. B. Doppler 1992, Fatzer 1996) oder nennen beide Methoden in einem Atemzug, wie dies z. B. in dem Sammelwerk von Wilker der Fall ist, das er für die Deutsche Psychologen Akademie herausgegeben hat (Wilker 1995). Pühl spricht in seinem ersten Handbuch der Supervision allgemein von „berufsbezogenen Beratungsverfahren"(Pühl 1990, S. 3), für die er eine ähnliche Definition gibt, wie sich sich auch bei der Deutschen Gesellschaft für Supervision findet.

Neben den offensichtlichen Ähnlichkeiten erscheint es unbedingt notwendig, eine klare Unterscheidung zu treffen. Diese Unterscheidung dient zwei Zielen:
1. *Begriffsklärung:* Sie soll die Kommunikation zwischen Experten erleichtern, indem durch eine Definition festgelegt wird, was im Bereich der Beratung und Personalentwicklung mit diesen beiden Begriffen verbunden wird. Eine solche Definition erleichtert den Informationsfluss, ohne deshalb eine ontologische Festschreibung zu implizieren, die festlegt, was „tatsächlich" für ein sozialer Sachverhalt vorliegt.
2. *Indikationsklärung:* Sie soll dazu beitragen, sich stark überlappende Methoden so zu unterscheiden, dass ein unterschiedlicher Einsatz für bestimmte Probleme oder Anwendungsbereiche sichtbar wird.

Aus berufsständischen Interessen ist nachvollziehbar, dass sowohl die Supervisoren als auch die Anbieter von Coaching darauf bedacht sind, ihre Definition so zu gestalten, dass sie für möglichst viele Tätigkeitsfelder und Einsatzbereiche offen bleibt. Welche Berufsgruppe möchte sich selbst durch eine zu enge Definition von lukrativen Märkten abschneiden?

Sicherlich hat in der Vergangenheit der Arbeitskontext, in dem bestimmte Dienstleistungen angeboten wurden, eine Rolle dabei gespielt, welche Begriffe gut ankommen und eher akzeptiert werden. So sieht Looss eine Ursache für die Verwendung des Begriffs Coaching in der Unternehmensberatung und bei der Managementberatung darin, dass der Begriff Supervision in diesen Bereichen nicht „anschlussfähig" war (Loos 1991, S. 42). Obwohl in beiden Beratungsansätzen ähnliche Methoden angewendet werden, kann es sinnvoll sein, hierfür unterschiedliche Begriffe zu verwenden, um eine größere Akzeptanz zu erhalten. So ist gut nachvollziehbar, dass ein hochqualifizierter Manager eines großen Unternehmens nicht gerne Supervision erhalten möchte, weil er damit Kontrolle und eine massive Abwertung seiner Arbeit verbindet. Für ihn ist eine kurzzeitige spezifische Unterstützung, also ein Coaching, in einer Situation mit außergewöhnlichen Schwierigkeiten eher annehmbar, die seine besondere berufliche Feldkompetenz nicht bedroht.

Ebenso unpassend scheint es andererseits, den Mitarbeitern einer Suchtberatungsstelle Teamcoaching anzubieten, da sie mit diesem Begriff möglicherweise eher eine Nachhilfestunde für Hochleistungssportler verbinden. Die Teammitglieder eine Suchtberatungsstelle sehen sich oft als auf den individuellen Einzelfall bezogen arbeitende psychosoziale Fachkräfte, die Unterstützung brauchen, um mit Hilfe einer außenstehenden Person ihre fallbezogene Arbeit mit ihren Arbeitsplatzverflechtungen zu reflektieren und sich vor Burnout zu schützen. Ein Supervisor unterstützt sie dabei.

4.2.1 Supervision in psychosozialen Tätigkeitsfeldern

Interessanterweise wird in psychosozialen Arbeitsfeldern – insbesondere bei Psychotherapie und anderen Beratungstätigkeiten – Supervision oft als unverzichtbares Merkmal professioneller Arbeit bewertet. Diese Einschätzung ergibt sich aus der zentralen Bedeutung, die die Beziehung zwischen Klienten, Kunden und den Beratern einnimmt. Dabei wird oft von der Beziehung als Wirkfaktor (z. B. Zimmer 1983) gesprochen. Die Beziehung zu den Klienten/Patienten ist in vielen Fällen für eine gelungene oder eine misslungene Arbeitsanstrengung verantwortlich. Zur Reflexion dieser Prozesse ist es notwendig, auch über persönliche Aspekte des eigenen Erlebens zu sprechen, um zu verstehen, was in diesen Prozessen passiert. Aufgrund der eigenen mehr oder weniger starken emotionalen Betroffenheit, die zwar nicht in allen Fällen immer eine große Rolle spielen muss, wird davon ausgegangen, dass es dabei zumindest mit manchen Klienten zu Prozessen kommt, in denen die eigene Wahrnehmung subjektive Verzerrungen aufweist.

> **!** Deshalb ist eine korrigierende Außenperspektive erforderlich.
> • Diese kann durch eine neutrale Person besser vermittelt werden, da sie nicht in die Arbeitsbeziehungen verwickelt ist.

Für professionelle Arbeit in Arbeitsfeldern, in denen die menschlichen Beziehungen zentral sind, ist deshalb „Supervision" grundsätzlich erforderlich. Wer in diesen Arbeitsfeldern die Ansicht vertritt, auf eine reflektierende Außenperspektive (Supervision) verzichten zu können, da er der Meinung ist, seine Arbeit auch allein reflektieren zu können, befindet sich augenblicklich sicherlich auf verlorenem Posten. Zumindest in manchen Fällen, in denen es zu Konflikten mit Klienten kommt, ist Supervision oder Coaching notwendig, um effektiv und verantwortungsvoll im Sinne professioneller Standards zu arbeiten. In diesen Arbeitsfeldern ist Supervision zu einem Qualitätsmerkmal und Teil der Qualitätssicherung geworden.

Selbstsupervisison

Diese Meinung wird zwar weitgehend, aber nicht von allen Autoren uneingeschränkt geteilt. Todd (1997) sieht „Selbstsupervision" als universelles Ziel von Supervision. Unter Selbstsupervision versteht er einen Prozess der Selbstreflexion der eigenen Arbeit, in dem systematisch die eigenen Ziele der Arbeit und die Vorgehensweise untersucht werden. Vorläufer dieses Modells sieht Todd in der Methode des „Interpersonal Process Recall" (IPR), das von Kagan 1975 vorgestellt wurde. Die Videoaufzeichnungen der Beratungseinheiten werden später allein (so der Vorschlag von Todd 1997, S. 17) oder mit der Unterstützung anderer Personen bearbeitet, indem Fragen gestellt werden, die ein Nachdenken des Beraters über innere Gedanken und andere Möglichkeiten zu reagieren anregen. Weiterhin werden Rückmeldungen der Patienten/Kunden sowie von Kollegen zur eigenen Arbeit intensiv genutzt und auch Angehörige und Freunde in die Reflexionsprozesse einbezogen. Die Idee der Selbstsupervision macht das klassische Setting mit einem außenstehenden Supervisor zwar nicht überflüssig, bringt aber die Gefahr der institutionalisierten Abhängigkeit von externen Supervisoren in den Blick.

4.2.2 Coaching in der Personalentwicklung

Während in vielen psychosozialen Arbeitsfeldern Supervision als Qualitätsmerkmal betrachtet und sogar zu Zwecken der Werbung verwendet wird („in unserer Klinik werden alle Fälle supervidiert"), kann man beim Coaching im Personalentwicklungsbereich noch nicht von einer so positiven Annahme ausgehen, wobei hier eine deutlich steigende Tendenz festzustellen ist, wie in der Wirtschaftswoche (Hildebrandt-Woeckel 2000) zu lesen ist.

So gehört die *zeitliche Begrenzung* zum Wesen des Coaching, wie es auch von Rauen in seiner Definition an erster Stelle auftaucht (Rauen 1999, S. 64).

4.2 Zur Notwendigkeit einer begrifflichen Abgrenzung

> ! Coaching ist immer *Hilfe oder präventive Unterstützung,* die primär darauf gerichtet ist „Hilfe zur Selbsthilfe zu sein". Coaching im Personalentwicklungsbereich sollte grundsätzlich so angelegt, dass es sich selbst überflüssig macht.

Damit befindet sich das Coaching in einer paradoxen Situation, die allerdings im Bereich der Gesundheitsversorgung und besonders im medizinischen Bereich weit verbreitet ist. Eine erfolgreiche Tätigkeit in diesen Arbeitsfeldern zeichnet sich dadurch aus, dass man ein Produkt anbietet, das möglichst schnell und möglichst wenig eingesetzt wird. Gutes Coaching ist kurz und sollte möglichst nicht wieder nötig werden, da seine Effekte nachhaltig und nicht kurzfristig sein sollten. Offensichtlich gehört die Tatsache, dass Coaching nicht zu einer institutionalisierten Dauereinrichtung wird, zu den wesentlichen Unterscheidungsmerkmalen, die es von der Supervision abgrenzt. Coaching sollte immer gezielt eingesetzt werden, um ein bestimmtes vorher festgelegtes Ziel zu erreichen. Im Gegensatz zur Supervision darf Coaching in keinem Arbeitsfeld zu einer permanenten Dauereinrichtung werden, wie dies z. B. im Sport bei Hochleistungssportlern der Fall ist. Wenn ein oder mehrere Mitarbeiter eines Unternehmens permanent einen Coach beschäftigen, würde man hier zutreffender von Supervision sprechen, die dann ein Element der Strukturqualität eines Unternehmens darstellt.

4.2.3 Fall- und Teamsupervision

Bei Supervision ist allerdings eine Unterscheidung zwischen Fallsupervision und Teamsupervision notwendig, da es sich hierbei um zwei unterschiedliche Formen handelt, die andere Aufgaben umfassen (Pühl 1999c, S. 123). Fallsupervision beschäftigt sich mit der Beziehung zwischen Beratern und Klienten/Patienten. Sie zielt auf eine Verbesserung der Beratungspraxis aktueller Fälle, die vom Supervisanden in die Supervision eingebracht werden. In den letzten Jahren hat sich dabei die Form der Teamsupervision besonders verbreitet. Ihre Effektivität bezieht sie daraus, dass durch die Bearbeitung der Fälle in der Gruppe

1. *Transfereffekte* auf andere Fälle genutzt werden,
2. die *Kooperation* zwischen einzelnen an den Fällen beteiligten Beratern verbessert werden können und
3. auch Zusammenhänge sowohl mit den Arbeitsbedingungen als auch der Institution besser erkannt und thematisiert werden können.

Bei der *Teamsupervision* oder *„Teamentwicklung",* wie Pühl (1999c, S. 123) sie lieber nennt, hingegen steht die Bearbeitung eines oder mehrerer Teamprobleme oder aber die Entwicklung neuer Perspektiven im Mittelpunkt. Obwohl Schwierigkeiten, die überwunden werden sollen, wohl die häufigste Ausgangssituation darstellen – man könnte dann auch von Konflikt- und Krisensupervision sprechen – sollte mit dem Einsatz eines Supervisors nicht notwendigerweise eine defizitorientierte Sichtweise verbunden werden, sondern auch die Verbesserung eines schon guten Zustandes als Ziel möglich sein. Das Ziel ist eine Veränderung der Teamsituation, wobei es sich um eine Veränderung persönlicher Beziehungen zwischen den Teammitgliedern, also Beziehungsarbeit, oder die Modifikation organisatorischer Abläufe handeln kann. Organisatorische Abläufe können z. B. tradierte Formen morgendlicher Teambesprechungen, die Praxis der Fallbesprechungen, die Art der Beteiligung an Arztvisiten, Kommunikationswege etc. sein.

Eine klare Unterscheidung dieser beiden Supervisionsformen ergibt sich aus dem Fokus der Arbeit.

> ! Fallsupervision zielt auf eine Verbesserung der Tätigkeiten, die auf die Klienten/ Patienten bezogen sind, während eine Teamsupervision auf eine Verbesserung der Arbeitsbedingungen und/oder der Arbeitsbeziehungen abzielt, der Fokus also innerhalb der Organisation auf der Organisation selbst oder den Beziehungen ihrer Mitglieder insgesamt oder Subsystemen gerichtet ist. Bei der Fallsupervision misst sich der Erfolg vorrangig am Nutzen für den Klienten/Patienten und bei der Teamsupervision am Nutzen für die Organisation und ihre Mitglieder.

Ein sich später indirekt ergebender Nutzen auch für die Klienten kann sich danach auch einstellen, steht bei der Zielformulierung aber nicht im Mittelpunkt.

In der Praxis werden in medizinischen und psychosozialen Arbeitsfeldern beide Formen allerdings häufig in einer *kombinierten Form* angewendet. Oft zeigt sich, dass bei der Bearbeitung eines Problems mit einem Klienten/Patienten die auftauchenden Probleme nicht primär oder nur zu einem geringen Anteil auf persönliche Anteile zurückzuführen sind, sondern institutionelle Besonderheiten widerspiegeln. In welchem Ausmaß individuelle und institutionelle Aspekte für die Entstehung und Aufrechterhaltung bestimmter Probleme verantwortlich sind, lässt sich oft für einen Supervisor genauso wenig vorher erkennen, wie dies für die Beteiligten selber möglich ist. Deshalb hat sich in der Praxis eine Mischform entwickelt, die auf eine Verbesserung der Arbeit mit den Klienten/Patienten gerichtet ist, indem konkret an Einzelfallbeispielen die individuelle Interaktion verbessert wird, dabei aber gleichzeitig die Rahmenbedingungen berücksichtigt werden. Jede so verstandene Fallsupervision erfordert die Berücksichtigung einer systemischen Perspektive, die mehr beinhaltet als einerseits die individuellen Besonderheiten der beteiligten Personen und ihre Interaktion, wenn das Geschehen im Kontext gesehen wird (z. B. Hargens u. Grau 1995). Bei einer kontinuierlichen Supervision, die in festgelegten Intervallen von Tagen bis Wochen und Monaten erfolgen kann, wird vom Supervisor erwartet, dass er die konkreten Arbeitsabläufe und die damit zusammenhängenden Bereiche der Teamarbeit verbessert. Eine *fortlaufende Fallsupervision* im Team hat also einen doppelten Fokus (zu einer kritischen Betrachtung fortlaufender Teamsupervision vergl. Epe u. Fischer-Epe 1995), indem sie auf institutionelle und klientenbezogene Verbesserungen zielt.

Anders hingegen verhält es sich bei der *Teamsupervision* oder *Teamentwicklung*, bei der zuerst einmal überhaupt zu klären wäre, ob es sich bei der zu beratenden Ansammlung von Mitarbeitern einer Institution überhaupt um ein Team oder eine andere Form organisierter Zusammenarbeit handelt (s. auch Müller

1999, 185 ff.). Handelt es sich aufgrund fehlender organisatorischer Bedingungen oder aber aufgrund fehlender Intensität und Qualität der Zusammenarbeit sowie einem Wechselspiel dieser beiden Bereiche nicht um ein Team (Petzold 1999 unterscheidet Leitungs-, Projekt- und Produktionsteams von strukturellen Teams), weil kaum Teamarbeit stattfindet, so kann im Sinne des Begriffs Teamsupervision keine Teamsupervision stattfinden, da hierzu ja zuerst einmal ein Team gebildet werden müsste. Dabei wäre zu klären, ob für die Arbeitserfordernisse ein Team überhaupt die richtige Organisationsform ist. Von einigen Autoren wird vor einer unkritischen Verherrlichung der Teamarbeit gewarnt (Malik 1999). In diesen Fällen handelt es sich um Teamentwicklungsarbeit und damit um Tätigkeiten, die in den Bereich Organisationsentwicklung fallen (Weigand 1994 sieht „*Organisationsberatung als umfassende Form der Supervision*", was Pühl problematisiert, der wie Schreyögg (2000) und Buer (1999a, S. 91) für eine Trennung der beiden Beratungsansätze plädiert Pühl 1999b, S. 16 f.).

Warum handelt es sich bei der *Teamsupervision nicht um ein Teamcoaching oder Systemcoaching* wie Rückle es nennt (Rückle 1992, S. 29)? Hier eine Unterscheidung zu finden ist tatsächlich sehr schwierig, da hier die größte Überlappung zwischen der Supervision und dem Coaching vorliegt. Diese Ähnlichkeit liegt darin,

- dass insbesondere das *Setting*, die Duchführung in der *Gruppe*
- sowie das *Ziel*, eine *Verbesserung des beruflichen und fachlichen Handelns*, ziemlich deckungsgleich sind,
- so dass so betrachtet ein Unterschied nur noch in den verwendeten *Methoden* gefunden werden kann.

Die Beantwortung dieser Frage folgt nach der Diskussion der Methoden (s. Abschn. 4.3).

Buer, der „*Coaching als ein Konkurrenz-Format*" (1999a), S. 71) auffasst, schlägt vor, Supervision nur für *berufliches Handeln im Umgang mit Menschen* zu verwenden (Buer 1999a, S. 91). Somit wäre der Begriff für interpersonelle Berufe, insbesondere helfende, oder die interpersonellen Anteile der beruflichen Tätigkeiten anderer Berufe zu reservieren. Diese Verwendung des Begriffes würde im deutschen Sprachraum eine andere Verwendung vorschlagen, als sie im angloamerikanischen Sprachraum üblich ist, in dem Supervision selbstverständlich für die Verbesserung und Kontrolle eines breiten Spektrums beruflicher Tätigkeiten, so die Herstellung von Hamburgern, Autos, Schiffen etc., üblich ist.

4.3 Methoden von Supervision und Coaching

Coaching und Supervision leisten oft einen Beitrag zur Organisationsentwicklung und müssen unter dieser Perspektive betrachtet werden. Sie überlappen sich auf der anderen Seite mit Psychotherapie, Pädagogik, Training und Ausbildung. Aufgrund des Wissens und der Vielfalt der vorhandenen Interventionsmöglichkeiten scheint eine Abgrenzung allerdings praktisch sinnvoll.

Wenn wir von *Methode als Praxishandeln* in Abgrenzung zu wissenschaftlichen Methoden sprechen, so sind damit Vorgehensweisen gemeint, die sich durch ein Konzept begründen lassen und zu einer aufgabenstellungsangemessenen Arbeit verhelfen (z. B. Geißler u. Hege 1978).

> ! Coaching, Supervision und Organisationsberatung verfolgt immer die Absicht, Menschen zu einer *Veränderung ihres Verhaltens* zu bewegen. Diese Verhaltensänderungen können direkt oder indirekt angeregt werden. In der Supervision und im Coaching werden direkt Verhaltensalternativen entwickelt.

Das Ergebnis der Consultation eines Organisationsberaters kann ein Vorschlag für eine Umstrukturierung sein. In der Vergangenheit haben sich viele große Beratungsunternehmen vor allem auf die Diagnose und die Erstellung von Veränderungsvorschlägen konzentriert und sich wenig um die Begleitung der Umsetzung bemüht, die ja auch ein mühseliges Geschäft ist. Diese Vorgehensweise, da sie sich primär auf der strukturellen Ebene bewegt, hat nur insofern weniger direkt mit den Betroffenen zu tun, als sie sich nicht um die menschlichen Konsequenzen kümmert. Letztendlich macht aber auch jede *organisatorische Umstrukturierung Verhaltensänderungen* erforderlich, die entweder neue Tätigkeiten der Beschäftigten mit sich bringen oder aber in letzter Konsequenz zu einer Veränderung der Mitarbeiterzusammensetzung führt, wenn die neuen Aufgaben mit den alten Mitarbeitern nicht bewältigt werden können, weil sie zu viele neue Fertigkeiten erfordern oder die Zeit zum Erlernen fehlt. Berater- und Managementtätigkeiten zielen auf Verhaltensveränderungen:

> » Motivieren, Delegieren, Mitarbeiterentwicklung, Coaching etc., sie alle wollen am Ende erreichen, dass der Mitarbeiter etwas tut, was er/sie (so ohne weiteres vielleicht) nicht tun würde. Ich finde nur, dass die guten alten Motivationstechniken mehr schlechte als rechte Verhaltensveränderungstechniken sind (Czichos 1999, S. 486). «

Jay Haley prangert ebenfalls an, dass von Beratern und Supervisoren oft zu wenig Verantwortung für ihren Veränderungsauftrag übernommen wird und gibt deshalb eine Anleitung für Supervisoren heraus: „Über die Kunst Supervisor zu sein, ohne zu wissen, wie man Menschen verändert". Er sieht in der Tätigkeit eines Supervisors genauso einen Auftrag zum Verständnis menschlichen Verhaltens und Erlebens wie in der Psychotherapie (Haley 1995).

4.3.1 Methoden und Techniken von Coaching

Insbesondere in den letzten Jahren wurden im deutschsprachigen Raum von unterschiedlichen Autoren Coachingansätze publiziert, von denen ohne Anspruch auf ihre grundsätzliche Bedeutung einige genannt werden sollen, um einen Eindruck von den verwendeten Methoden zu bekommen.

Huck. Noch aus den 80er Jahren stammt eines der ersten systematisierten Konzepte von Huck (1989), das sich mit dem *organisationsinternen Coaching* von Mitarbeitern in *höheren Führungsebenen* beschäftigt. Sie grenzt Coaching durch eine Betonung der Zielorientierung von Psychotherapie ab und bezieht vor allem Methoden der kognitiven Verhaltenstherapie sowie der rational-emotiven Therapie von Ellis (1977) in ihr Vorgehen ein.

Weiß. Das ein Jahr später publizierte Buch von Weiß (1990) setzt einen anderen Fokus. Mit dem Titel *Selbstcoaching – Persönliche Power und Kompetenz gewinnen* betont es die zentrale Funktion von Selbstmanagementtechniken, die im Rahmen eines Coachingprozesses gefördert werden sollen. Hierzu kommen fast ausschließlich Methoden des *neurolinguistischen Programmierens (NLP)* und autosuggestive Techniken zum Einsatz, die eine Nutzung unbewusster Potenziale fördern sollen, indem sich der Gecoachte einen „inneren mentalen Berater" erschafft.

Besser-Siegmund und Siegmund. Mit ebenfalls gänzlich aus dem NLP übernommenen Techniken bieten Besser-Siegmund und Siegmund (1991) ein Kaleidoskop unterschiedlicher Techniken zur Selbstapplikation an und versprechen beruflichen Erfolg und größere innere Selbstzufriedenheit, wobei ebenfalls eine deutliche Verherrlichung unbewusster Potenziale nicht zu übersehen ist.

Looss. Das im gleichen Jahr erschienene Buch von Looss (1991, 1997) ist der erste umfangreiche Ansatz, der ausschließlich für Coaching durch einen externen Berater plädiert. Er unterscheidet 4 Aufgabenbereiche im Coaching „*Entlastung schaffen*", „*Aufräumen*", „*Feedback*" sowie „*Instruktion und Training*", zu denen er an Beispielen mögliche Vorgehensweisen darstellt. Er bezieht sich nicht ausdrücklich auf therapieschulenspezifische Wurzeln, betont allerdings die zentrale Rolle der Beziehung zwischen Coach und Gecoachtem und den Dialogcharakter des Prozesses. Seine Beschreibung des Prozesses lässt Parallelen zu klientenzentrierten Vorgehensweisen erkennen, wie sie auch für den Ansatz von Whitmore charakteristisch sind (1992, deutsche Übers. 1994).

Czichos. Auch der praxisorientierte und mit vielen *Handlungsanweisungen* versehene Ansatz von Czichos (1991) zeigt Berührungspunkte mit einer klientenzentrierten Grundhaltung. Er begreift Coaching als einen *gemeinsamen LernProzess*, in dem der Coach dem Gecoachten mittels geleiteter Prozesse und durch die Anwendung von Techniken dabei unterstützt etwas zu erlernen, was er selber nicht können muss. Viele seiner Anleitungen sind verhaltensorientiert und pragmatisch. Er schreibt, dass er „NLP-Werkzeuge" in seine Seminare und Tätigkeiten einbaut „ohne sie gesondert zu erwähnen" (Czichos 1999, S. 478), so dass nicht ganz klar wird, inwiefern er sich primär auf diesen Ansatz bezieht und daneben noch andere Anregungen einbaut.

Grau und Möller. Explizit einer *systemtheoretischen Orientierung* ist die Vorgehensweise von Grau und Möller (1991a, b, 1992) verpflichtet, die sich auf die Grundlagen einer *konstruktivistischen Erkenntnistheorie* stützt und ein breites Spektrum systemischer Techniken verwendet. Kennzeichnend für eine systemische Sichtweise ist dabei, dass jedwedes Verhalten nur im Kontext betrachtet und verstanden werden kann. Veränderungen im Verhalten und daran anschließend auch in größeren Systemen werden durch *„Verstörungen"* gewohnter Denkmuster und Reaktionsgewohnheiten gesehen, da nur aufgrund der Verstörungen des Alten Neues entstehen kann. Obwohl die speziellen Methoden dieses Ansatzes wiederum sehr psychologisch sind, handelt es sich in der Theorie um einen Ansatz, der stärker auf den Kontext und die Beziehungssysteme gerichtet ist und die „Ursachen" der Schwierigkeiten bei Veränderungsprozessen nicht in individueller Pathologie sieht.

Birkenbihl. Demgegenüber bewegt sich ein Vorgehen, wie es von Birkenbihl (1992) vertreten wird, schon oft ganz im *esoterischen* Bereich, wenn Tarot-Karten als diagnostische Grundlagen (S. 159 f.) verwendet werden, auch wenn der Anregungsgehalt dieser Karten für weitergehende Gespräche nicht unterschätzt werden sollte. Ihr Ansatz ist stark auf psychologische Zusammenhänge fokussiert, wobei sie explizit betont, dass man als Coach keine psychoanalytische Aufdeckungsarbeit betreiben sollte (1992, S. 9). Ihre Arbeitsweise ist eng mit der Persönlichkeit des Coaches verbunden und lässt trotzdem an vielen Stellen psychoanalytische Deutungsmuster erkennen.

Rückle. Ebenfalls schwer einzuordnen ist die Einführung von Rückle (1992) der neben 3 eigenen Publikationen lediglich 4 andere Quellen zitiert. Zum einen bezieht er sich auf das eben genannt Werk von Besser-Siegmund und Siegmund (1991), das ausschließlich *neurolinguistische* Ansätze berücksichtigt, sowie einen Klassiker der Transaktionsanalyse, der als zentrales Werkzeug eine pragmatische Variante der Psychoanalyse zur Analyse kommunikativer Prozesse darstellt. Das Werk von Harris und Harris *Einmal o. k. – immer o. k.* (1990) hinterlässt aber in seinen vielen *Übungen und Materialien* ansonsten keine großen Spuren. Sein Ansatz zeichnet sich durch viele Anregungen aus, die auch zum Selbstcoaching verwendet werden können und die die bewusste zielgerichtete Wahrnehmung der eigenen Person sowie von Arbeitssituationen ermöglichen.

Brinkmann. Brinkmann (1994), der wiederum ein Buch zum *Vorgesetztencoaching* vorlegt, fordert eine direkte Einbindung des Coachings in übergeordnete Personalmanagementkonzepte und sieht Coaching als eine Verbesserung spezifischer Problemlösungskompetenzen. Er bezieht sich in seiner theoretischen Grundlegung auf *systemtheoretische* Überlegungen und die *Theorie der Selbstorganisation*. Nach einer Analyse der Ursachen, die in seinem Ansatz im Mitarbeiter, der Arbeitssituation, dem Gesamtsystem oder aber den Wechselwirkungen zwischen zwei oder allen drei Faktoren bestehen können, kommen viele transaktionsanalytische und kommunikationstheoretische Techniken zum Einsatz.

Bayer. Im Kontrast zu diesem Ansatz steht der konsequent an der Individualpsychologie von Adler (1907, 1920) orientierte Ansatz von Bayer (1995), der überraschender Weise Volkswirt und Sozialwissenschaftler und kein Psychologe ist, obwohl gerade seine Hintergrundtheorie rein psychologischer Herkunft ist. Entsprechend der *Individualpsychologie* sieht Bayer die wesentlichen Ursachen innerbetrieblicher Konflikte und Schwierigkeiten eindeutig als intrapsychisches Phänomen. Um Wandel zu ermöglichen, ist die Entwicklung eines grundlegenden Gemeinschaftsgefühls zentral. Um diese notwendigen persönlichen Voraussetzungen zu erreichen, ist eine Auseinandersetzung mit Minderwertigkeitsgefühlen und Angst erforderlich, wobei es sich um einen lebenslangen Prozess handelt, der bei erneut auftretenden Problemen immer wieder neu geführt werden muss. Sein Vorgehen ist weniger an reinen Techniken orientiert als vielmehr mit der Persönlichkeit des Coaches verbunden, der im individuellen Kontakt vorlebt und erfahrbar macht, wie Beziehungen erfolgreich gestaltet und Konflikte konstruktiv für alle Beteiligten gelöst werden können.

Schmidt. Ebenfalls auf Persönlichkeitsstrukturveränderungen zielt der im gleichen Jahr vorgestellt Ansatz von Gregor Schmidt (1995), der im Erstgespräch mit seinem Klienten eine „*Ist-Persönlichkeitskultur*" mit Hilfe von ihm entwickelter Analyseinstrumente erfasst, um daran anschließend eine klare Vorstellung von der zu erarbeitenden „*Soll-Persönlichkeitskultur*" und das darauf maßgeschneiderte individuelle Coaching-Konzept für die intrapersonalen, interpersonalen und transpersonalen Veränderungen zu entwickeln. Für den Veränderungsprozess sieht er die Umsetzung konkreter Aufgaben zwischen den Sitzungen als zentral an. Mit diesem Vorgehen ist eine verhaltensorientierte Ausrichtung verbunden. Explizit beruft sich Schmidt auf unterschiedliche therapeutische Wurzeln, zu denen neben der Psychosynthese nach Assagioli insbesondere die Existenzanalyse von Frankl, die dynamische Persönlichkeitsanalyse und Ideen aus der rational-emotiven Therapie gehören Er plädiert auch für den Einsatz von Entspannungstechniken, Meditationsübungen, Sport, kreativen Ausdrucksmitteln und vielem mehr. Er sieht in einer Vielfalt an Methoden und Techniken konstruktive Möglichkeiten Veränderungen anzustoßen. Alle Methoden, die hilfreich erscheinen, können angewendet werden.

Schreyögg. Mit seiner *Methodenvielfalt* zeigen sich Parallelen zum Ansatz von Schmidt (1995), der auf einem *integrativen Konzept* beruht und für in- und externes Coaching in unterschiedlichen Einzel- und Gruppensettings Anwendung finden kann. Unter einem integrativen Konzept wird von Schreyögg der systematische Einbezug unterschiedlicher Methoden – wie von Petzold in seinem Ansatz (1993) für den Bereich Coaching und Supervision 1998) vorgestellt – aus unterschiedlichen therapeutischen Grundorientierungen verstanden. Eine Beschränkung auf eine Orientierung würde eine ideologische Einschränkung und einen Verzicht auf effektive Interventionsmöglichkeiten bedeuten. Schreyögg wendet sich entschieden gegen einen theorielosen Ekklektizismus nach dem Motto „anything goes" und fordert vom Coach eine Bestimmung des eigenen Standorts (1995, 238 f.). Aufgrund dieser Forderung nach theoriegeleiteter Integration unterschiedlicher Methoden unterscheidet sie sich deutlich von Schmidt, wobei zu fragen bleibt, inwiefern dieser methodische Diskurs tatsächlich in der alltäglichen Praxis zu leisten ist. Typisch für ihr Vorgehen sind Methoden aus den *erlebniszentrierten* Therapieverfahren, insbesondere Gestalttherapie, Psychodrama, Imaginationsverfahren und die Verwendung *kreativer Ausdrucksmittel* und *Materialmedien*, wobei sie von „Anleihen im Kinderzimmer" (1995, S. 267) spricht. Interessanterweise subsumiert sie hier auch die Veranschaulichung organisatorischer Muster, wie man sie in Organigrammen, durch Tonplastiken und Bausteine darstellen kann. Sie betont die Bedeutung von Atmosphären in Organisationen, die es zu erfassen gilt, womit der Coach als wahrnehmende Person im Prozess ständig gefordert ist, was für einen erlebniszentrierten Ansatz charakteristisch ist, der hier seine gestalttherapeutischen Wurzeln zeigt.

Systemische Konzepte. In den letzten Jahren entwickelten sich vermehrt systemische Konzepte auch im Bereich Coaching und Organisationsentwicklung (z. B. König u. Volmer 1997, Fischer & Graf 1998, Stowasser & Thumm 1999, Zwingmann et al. 2000,) die auch *lösungsorientierte Methoden* aufgreifen, welche auf die Arbeit von DeShazer und Mitarbeiter (1989a, b, 1992) zurückgehen. Systemische Methoden zeichnen sich durch die Verwendung paradoxer Vorgehensweisen, unterschiedlicher Gesprächsführungstechniken zur Eröffnung neuer Denk- und Wahrnehmungsperspektiven sowie der Überzeugung aus, dass Berater nur Prozesse anregen, aber nicht steuern können. Der lösungsorientierte Ansatz von DeShazer stellt insofern eine neue Perspektive bereit, da er im Unterschied zu allen anderen an psychotherapeutischen Methoden orientierten Verfahren davon ausgeht, dass es *keine Beziehung zwischen Problem und Lösungsentwicklung* geben muss (DeShazer 1989a, Miller u. DeShazer 1999). Damit ist keine Beschäftigung mit pathologischen Aspekten einer zu beratenden Person erforderlich, was sicherlich eine unsinnige Annahme ist, wenn man sie als Ideologie verabsolutiert, aber für viele Bereiche eine Befreiung aus der unentrinnbaren Falle einer grundsätzlichen Psychologisierung bedeutet. Da eine Zukunftsorientierung für viele systemische Methoden typisch ist, ergänzen sich diese beiden Ansätze problemlos.

Psychoanalytische Konzepte. Die ideologische Kontraposition bilden immer noch psychoanalytisch orientierte Beratungskonzepte (z. B. Lohmer 2000), die eine Analyse der persönlichen Biographie, also eine Beschäftigung mit der individuellen

Vergangenheit, fordern, um ein Verständnis individuellen Verhaltens und Möglichkeiten der Veränderung zu ermöglichen.

Zusammenfassung. Untersucht man die Coachingkonzepte hinsichtlich der verwendeten Methoden und Techniken, kann man feststellen, dass sich hier mehr oder weniger viele therapeutische Richtungen wiederfinden. Dabei tauchen oft Techniken z. B. aus dem NLP auf, das im Bereich wissenschaftlicher Verfahren in der Psychotherapie eher eine randständige Position innehat, offensichtlich aber in diesem Bereich eine besondere Anziehungskraft ausübt. Oft zeichnen sich Ansätze durch eine starke Orientierung an psychologischen Dimensionen von Veränderungsprozessen aus, ohne hier ihre theoretischen Positionen deutlich zu machen oder die mir diesen verbundenen Prämissen zu reflektieren.

4.3.2 Methoden und Techniken in der Supervision

Die Situation im Bereich der Supervision zeigt eine ähnliche Sachlage. Von vielen Autoren, von denen Konzepte für das Coaching entwickelt wurden, gibt es ebenfalls Konzepte für die Supervision. So hat z. B Schreyögg 1991 ein Supervisionskonzept auf integrativer Grundlage vorgelegt, das von den gleichen theoretischen Grundlagen ausgeht. Von der Heidelberger Gruppe der systemischen Familientherapeuten wurde ein entsprechendes Supervisionskonzept auf systemischer Basis formuliert (Retzer et al. 1997). Das Lehrbuch der Supervision von Buer (1999b) ist eine allgemeine Einführung in die Supervision und basiert auf psychodramatischen Grundlagen und Vorgehensweisen. Für Supervision gibt es noch wesentlich mehr Konzepte als im Bereich Coaching, da sie eine längere Tradition aufweist, die in Überblicksarbeiten und Einführungen (vergl. z. B. Todd u. Storm 1997; Petzold 1998; Pühl 1999; Buer 1998; 1999b) differenziert dargestellt sind.

Ob es tatsächlich sinnvoll ist, für Supervision und Coaching nach typischen Merkmalen aufgrund von Techniken und Methoden zu suchen, scheint eher fraglich, da es sich hier um mehr oder weniger direkt auf die Veränderung von menschlichen Verhaltensweisen zielende Methoden handelt, die aus dem Bereich der Psychologie und Psychotherapie kommen.

4.4 Perspektiven von Supervision und Coaching im Pflegemanagement

Wenn man in das *Lehrbuch Pflegemanagement* (Kerres et al. 1999) schaut und das Stichwortverzeichnis heranzieht, so kann man feststellen, dass die beiden Begriffe Supervision und Coaching nicht auftauchen. Hierbei handelt es sich nicht um einen Zufall, sondern eher um eine Widerspiegelung der augenblicklichen Situation in diesem Arbeitsbereich, in dem diesen beiden Dienstleistungen noch eine eher untergeordnete Rolle spielen. Aufgrund der gesetzlichen *Verpflichtung zur Qualitätssicherung* mit ihren weitreichenden Auswirkungen auf die Organisation von Pflege (vergl. z. B. Schröder u. Schulze 1999, Nilsson 1999) stehen andere Fra-

gen im Vordergrund. Aufgrund der starken Belastungen, die durch diese Strukturveränderungen auftreten und Menschen in unterschiedlichen Positionen betreffen, muss die Frage beantwortet werden, wo Coaching und Supervision sinnvoll eingesetzt werden können. Dabei sollte berücksichtigt werden:
1. Welche Anwendungsmöglichkeiten gibt es (Indikationsbereiche)?
2. Welche Einsatzgrenzen sind zu berücksichtigen (Kontraindikationen)?
3. Stehen angesichts immer knapper werdender finanzieller Mittel die Effekte in einer vertretbaren Relation zu den Kosten??

Als 4 zentrale Anwendungsmöglichkeiten sind zu nennen:
- Krankenhäuser (z. B. Degenhardt 1994; Felbermeyer 1996; Nilsson 1999; Buchholz 1999),
- ambulante Pflegedienste (z. B. Anzenberger 1999),
- Rehabilitationseinrichtungen, wobei der Suchtbereich besonders verteten ist (z. B. Missel u. Braukmann 1995; Märtens u. Petzold 2000) und
- der Bereich Altenpflege (z. B. Junkers 1999; Belardi 1999).

4.4.1 Effekte von Supervision und Coaching

Grundsätzlich erscheint die Forderung nach kontinuierlicher Supervision zur professionellen Reflexion der eigenen Arbeit als QS-Maßnahme sinnvoll. Hierzu liegen unterdessen genügend Ergebnisse vor, die zeigen, dass Supervision in vielen Arbeitskontexten einen Beitrag zur Verbesserung des Arbeitsklimas, der Arbeitsbeziehungen und als Burn-out-Prophylaxe (Fengler 1994) leisten kann.

Ob die Erwartungen, die an die erhofften Effekte der Supervision geknüpft werden, erfüllt werden, muss zum gegenwärtigen Stand der empirischen Forschung zu den tatsächlich nachweisbaren Effekten von Supervision noch auf zukünftige Zeiten vertagt werden, da zu wenig aussagekräftige Befunde vorliegen. Die Effekte von Supervision eindeutig zu belegen stellt wegen der vielen zu berücksichtigenden Einflussfaktoren eine schwierige Aufgabe dar, die gegenwärtig noch nicht gelöst ist. Die Frage nach eindeutigen *Wirksamkeits- und Effizienznachweisen* muss gegenwärtig als völlig *unzureichend* beantwortet angesehen werden (Märtens u. Möller 1998; Möller u. Märtens 1999; Frank 1999).

Die „widersprüchliche" Befundlage zu den Effekten auf der Klientenebene muss besonders beklagt werden. Viele Supervisanden erleben ebenfalls wenig und manchmal keine positiven Auswirkungen (Beer u. Gediga 1998, S. 39), und es steht zu vermuten, dass aus der Klientenperspektive noch weniger Effekte zu bemerken sind, da die Supervision hier nur indirekt zur Wirkung kommt. Die Zusammenstellung der Befunde zu den Effekten von Supervision zur Verbesserung von Psychotherapie, die Luborsky et al. (1988) geben, die keine Effekte nachweisen konnten, ist typisch für diesen Bereich. Möglicherweise ist dieses Ergebnis aber auch das Resultat einer zu undifferenzierten Erhebungsmethodik, die die Effekte bei den Klienten im Gruppenvergleich erhoben hat.

Burton et al. (1998) kommen ebenso wie Beer u. Gediga (Beer 1998, Beer u. Gediga 1998) zu der eindeutigen Schlussfolgerung, dass Supervision ausgesprochen hoch geschätzt wird, wenn man die direkten Kunden, die Supervisanden befragt, die auch meistens klare positive Effekte benennen. *Positive Auswirkungen auf Supervisanden* sind klar belegt.

Daneben werden eindeutig aber auch *negative Effekte* beschrieben. Häufig treten Irritationen und Verunsicherungen durch Verletzungen der Schweige- und Informationspflichten bei Klienten und Patienten auf (Petzold u. Rodrigues-Petzold 1997). Mit Sicherheit kann man außerdem davon ausgehen, dass bei Supervision ein ähnliches „Varianzerweiterungsphänomen" (Bergin 1963, 1967) wie in der Psychotherapie und Beratung auftritt. Es werden einerseits positive Effekte erreicht, denen auf der anderen Seite aber auch negative Effekte gegenüberstehen. Es gibt also Veränderungen in beide Richtungen.

> Supervision und Coaching lassen nicht nur Veränderungen in eine positive Richtung erwarten, sondern bergen auch ein Risikopotenzial, so dass ihr Einsatz nicht ungezielt nach dem Motto „es kann ja nicht schaden" erfolgen sollte.

4.4.2 Interne oder externe Beratung?

Aufgrund der gar nicht so eindeutigen Ausgangslage kann man die Forderung nach einer grundsätzlichen Einführung von Supervision in diesen 4 Bereichen nur bedingt erheben. Insbesondere die Frage, in welchem Ausmaß externe Supervision notwendig ist, muss unter Kostengesichtspunkten abgewogen werden. Hierbei spielt die Frage nach notwendigen *Feldkompetenzen* in den 4 unterschiedlichen Arbeitsbereichen eine entscheidende Rolle. Die Supervision zur Verbesserung konkreter Tätigkeiten am Patienten setzt neben allgemeinen Fähigkeiten im Umgang mit Patienten oft ein erhebliches Ausmaß an praktischen Erfahrungen und Kenntnissen des Arbeistfeldes voraus, die für eine kompetente Supervision erforderlich sind. Allgemeine Qualitätsauszeichnungen, wie sie z. B. durch eine Anerkennung als Supervisor einer anerkannten Gesellschaft wie der Deutschen Gesellschaft für Supervision (DGSv) ausgegeben werden, stellen dann nur die grundlegenden Kompetenzen sicher, erlauben aber keine Rückschlüsse auf die spezifische Feldkompetenz. Wenn die konkrete Supervision patientenbezogener Tätigkeiten im Mittelpunkt steht, muss grundsätzlich erwogen werden, ob hier nicht kollegiale Formen der Supervision im Sinne einer Reflexion der Arbeit ebenfalls erfolgversprechend sind. Die Fähigkeiten und Kenntnisse alter, erfahrener Kollegen zu nutzen ist dann besser als einen feldfremden Supervisor teuer zu bezahlen.

Eine andere Ausgangslage ergibt sich allerdings, wenn sich Probleme in der Zusammenarbeit, allgemeine Unzufriedenheit oder Burn-out-Phänomene zeigen. Dann erweist sich oft ein externer Blick als wesentlich effektiver, der nicht durch betriebsinterne Brillen die Situation wahrnimmt. Gerade durch die Kenntnis unterschiedlicher Einrichtungen können Supervisoren Anregungen geben, die aus einer internen Perspektive nicht erfolgen können, und haben aufgrund ihrer Neutralität wesentlich mehr Spielraum, um konstruktive Veränderungen in eingefahrenen oder noch zu wenig entwickelten Beziehungen anzustoßen.

Coachingmaßnahmen erfordern grundsätzliche eine sehr präzise Auftragsklärung in einem *Dreiecksvertrag* (Siemes 1995), der die Interessen der auftraggebenden Institution sowie die Entwicklungsziele und Interessen des Gecoachten regelt und für alle Beteiligten transparent macht. Privat bezahlte und ohne Wissen der Institution durchgeführte Coachingaktivitäten sind sicherlich manchmal für die persönliche Entwicklung und das Durchsetzen eigener Interessen sinnvoll, müssen jedoch meistens als Symptom dafür gesehen werden, dass eigentlich eine klärende Supervision für ein größeres System – meistens eine Abteilung oder so gar eine ganze Institution – notwendig ist.

Für eine sinnvolle Evolution dieser beiden Beratungsleistungen im Pflegebereich steht die Entwicklung maßgeschneiderter Maßnahmen noch in den Anfängen, die für besondere Arbeitsfelder angemessene Lösungen erarbeiten und überprüfbar machen. Leider besteht in diesem Bereich die *Gefahr*, dass *unreflektiert Methoden aus der Psychotherapie* von guruartig auftretenden Heilsbringern vermarktet werden – wie dies am Beispiel des NLP zu sehen ist – ohne das die Grundlagen transparent sind. Besonders bedenklich daran ist, dass die eingesetzten Methoden hinsichtlich ihrer Wirksamkeit fast nie überprüft wurden und kaum Bemühungen unternommen werden, für diese Methoden ordentliche Beipackzettel zu entwickeln, die über die Risiken und Nebenwirkungen aufklären, wie sie für jedes Medikament erforderlich sind.

4.5 Aus- und Weiterbildungsmöglichkeiten

Rechtlich sind die Bezeichnungen Supervisor und Coach nicht geschützt. Jeder kann sich Coach oder Supervisor nennen. Für beide Bereiche versuchen Verbände mit unterschiedlich großen Mitgliederzahlen die berufsrechtlichen Interessen ihrer Mitglieder durch gesetzliche Regelungen zu verbessern.

Ausbildungsmöglichkeiten für Supervision gibt es in Form postgradualer Studiengänge an unterschiedlichen Hochschulen (z. B. in Kassel oder an der Freien Universität in Amsterdam) sowie im Rahmen freier Institute, deren Anforderungen ständig wachsen. Darin spiegelt sich einerseits wider, dass die tätigkeitsspezifischen Wissensbestände in den letzten Jahren erheblich zugenommen haben, was zu einer Verlängerung der Ausbildung führt, und andererseits die Ausbildungseinrichtungen auch daran interessiert sind, durch längere Ausbildungen mehr Einnahmen zu erzielen und einen engerwerdenden Markt nicht mit zu vielen Leistungsanbietern zu überfluten. Durch die Deutsche Gesellschaft für Supervision (DGSv), der viele im Bereich Supervision Tätige angehören, sind für eine Ausbildung zum Supervisor relativ klare Vorgaben ausgearbeitet worden, die Rahmenbedingungen und Inhalte festlegen.

Für eine Ausbildung zum Coach, für die es auch keine formale Eingangsqualifikation gibt, existieren keine vergleichbaren Standards, wie sie im Bereich der Supervision vorliegen, weshalb Rauen hier von Einzellösungen (Rauen 1999, S. 154) spricht, die von qualitativ sehr unterschiedlich zu bewertenden Instituten oder Einzelanbietern angeboten werden. Ob es überhaupt sinnvoll erscheint, allgemeingültige Qualifikationsmerkmale als Voraussetzung für eine Coachingausbildung zu finden, wird von Schreyögg (1995, S. 125) grundsätzlich in Frage gestellt. In vielen Arbeitsfeldern ist ein relativ umfangreiches arbeitsfeldspezifisches Wissen erforderlich, dass eine wesentliche Grundlage für die spätere Tätigkeit als Coach erfordert, die dann durch psychologische Kompetenzen erweitert wird.

? Wissens- und Transferfragen

1. Erläutern Sie die Überlappungen und die Unterschiede von Coaching und Supervision.

2. Beschreiben Sie Möglichkeiten der Selbstsupervision.

3. Diskutieren Sie den Nutzen unterschiedlicher Anregungen aus unterschiedlichen Therapieschulen für Coaching und Supervision.

4. Wann würden Sie selbst Coaching für sich wünschen?

5. Unterscheiden Sie Fall- und Teamsupervision.

6. Welche Persönlichkeitseigenschaften braucht ein Coach und Supervisor?

7. Beschreiben Sie Chancen und Grenzen betriebsinterner Supervision.

8. In welchen Arbeitsbereichen sollte Supervision zur Qualitätssicherung eingeführt werden?

9. Erstellen Sie eine Liste von Argumenten, die für Ihren spezifischen Arbeitsbereich für und gegen eine kontinuierliche Supervision Ihrer patientenbezogenen Tätigkeiten sprechen.

10. Sollte Supervision immer in ein Organisationsentwicklungskonzept eingebunden werden?

11. Welche Risiken von Supervision und Coaching kennen Sie?

Literatur

Adler A (1907) Studie über Minderwertigkeit von Organen. Urban & Schwarzenberg, Berlin Wien
Adler A (1920) Praxis und Theorie der Individualpsychologie. Bergmann, München
Anzenberger H (1999) Professionalität durch Supervision bei einem Heimhilfe-Team. Organisationsber Supervision Clin Management 6/3: 257–265
Bayer H (1995) Coaching-Kompetenz: Persönlichkeit und Führungspsychologie. Reinhardt, München
Beer T (1998) Evaluation von Supervision. Ein Beitrag zur Wirkungsforschung und Qualitätssicherung berufsbezogener Beratung. In: Berker P, Buer F (Hrsg) Praxisnahe Supervisionsforschung. Felder – Designs – Ergebnisse. Votum, Münster, S 99–129.
Beer T, Gediga G (1998) Evaluation von Supervision: Eine Untersuchung im Bereich der Sozialen Arbeit. In: Holling H, Gediga G (Hrsg) Evaluation in den Arbeitswissenschaften. Göttingen
Belardi N (1999) Supervision in der Altenhilfe: Entwicklungsstand und Möglichkeiten. Organisationsber Supervision Clin Management 6/3: 199–212
Bergin AE (1963) The effects of psychotherapy: Negative results revisited. J Counsel Psychol 10: 244–250
Bergin AE (1967) Further comments on psychotherapy research and psychotherapeutic practise. Int J Abnormal Psychiatry 3: 317–323
Bernstein AJ, Rozen SC (1992) Das Dinosaurier-Syndrom. Vom Umgang mit sich und anderen schwierigen Kollegen. Econ, Düsseldorf
Besser-Siegmund C, Siegmund H (1991) Coach Yourself: Persönlichkeitskultur für Führungskräfte. Econ, Düsseldorf
Birkenbihl M (1992) Wer repariert den Chef? Management-Coaching als Anspruch und Aufgabe. Bayerische Verlagsanstalt, Bamberg
Brinkmann RD (1994) Mitarbeiter-Coaching: Der Vorgesetzte als Coach seiner Mitarbeiter. Sauer, Heidelberg
Buchholz H (1999) Interne Supervision in einer Psychiatrischen Klinik. Organisationsber Supervision Clin Management 6/1: 21–26
Buchner D (1993) Manager Coaching: Wie individuelle Ressourcen progammiert werden. Junfermann, Paderborn
Buchner D (1995) Team-Coaching. Gabler, Wiesbaden
Buer F (1999a) Profession oder Organisation? Wem dient die Supervision? In: Pühl H (Hrsg) Supervision und Organisationsentwicklung. Leske und Budrich, Opladen, S 70–102
Buer F (1999b) Lehrbuch der Supervision: Der pragmatisch-psychodramatische Weg zur Qualitätsverbesserung professionellen Handelns. Grundlegung – Einstiege – Begriffslexikon. Votum, Münster
Buer F (1998) Einführung. In: Berker P, Buer F (Hrsg) Praxisnahe Supervisionsforschung. Felder – Designs – Ergebnisse. Votum, Münster, S 8–13
Burton M, Henderson P, Curtis Jenkins G (1998) Primary Care Counsellors' Experiences of Supervision. Counselling. May: 122–133
Czichos R (1991) Coaching – Leistung durch Führung. Reinhardt, München
Czichos R (1999) Entertrainment für Knowbodies. Reinhardt, München
Degenhardt S (1994) Möglichkeiten und Grenzen der Supervision im Allgemeinkrankenhaus. In: Pühl H (Hrsg) Handbuch der Supervision 2. Edition Marhold, Berlin
De Shazer S (1989a) Der Dreh. Überraschende Lösungen in der Kurzzeittherapie. Carl-Auer-Systeme, Heidelberg
De Shazer S (1989b) Wege der erfolgreichen Kurztherapie. Klett-Cotta, Stuttgart
De Shazer S (1992) Das Spiel mit Unterschieden. Carl-Auer-Systeme, Heidelberg

DGSv (Hrsg) (1996) Supervision - professionelle Beratung zur Qualitätssicherung am Arbeitsplatz. DGSv, Köln

Doppler K (1992) Coaching - Markt, Mode und Notwendigkeit. Was und wie ein Coach wirklich sein sollte. Gablers magazin 4: 53-70

Ebertspächer H (1983) Sportpsychologie. Rowohlt, Reinbek

Ellis A (1977) Die rational-emotive Therapie: Das innere Selbstgespräch bei seelischen Problemen und seine Veränderung. Pfeiffer, München

Epe C, Fischer-Epe M (1995) Wenn die Lösung zum Problem wird: Überlegungen zum Sinn und Unsinn fortlaufender Supervision in Teams. In: Wilker F-W (Hrsg) Supervision und Coaching. Aus der Praxis für die Praxis. Deutscher Psychologen Verlag, Bonn, S 188-200

Fatzer G (Hrsg) (1996) Organisationsentwicklung und Supervision: Erfolgsfaktoren bei Veränderungsprozessen. Edition Humanistische Psychologie, Köln

Felbermeyer ST (1996) Evaluation von Team-Supervision bei Krankenhauspflegepersonal. Diplomarbeit, TU Berlin

Fengler J (1994). Helfen macht müde. Zur Analyse und Bewältigung von Burnout und beruflicher Deformation, 3. erw. Aufl. Pfeiffer, München

Filsinger D, Schäfer J (1992) Der institutionelle Handlungskontext als Gegenstand von Supervision und Organisationsberatung. In:Auckenthaler A, Kleiber D (Hrsg) Supervision in Handlungsfeldern der psychosozialen Versorgung. DGVT, Tübingen, S 78-100

Fischer M, Graf P (1998) Coaching - Ein Fernworkshop. Dr. Sandmann, Alling

Frank R (1999) Die Relevanz der Supervisionsforschung für die Praxis der Psychotherapie. In: Petzold H, Märtens M (Hrsg) Wege zu effektiven Psychotherapien. Leske & Budrich, Opladen, S 327-350

Geißler KA, Hege M (1978) Konzepte sozialpädagogischen Handelns. Pfeiffer, München

Grau U, Möller J (1991a) Konstruktivistisches Coaching. Z System Ther 9/2: 79-89

Grau U, Möller J (1991b) Von Unterschieden, die einen Unterschied machen: Komentar zum Transkript und zu den Kommentaren zum Transkript. Z System Ther 9/2: 110-115

Grau U, Möller J (1992) Beratung und Coaching von Führungskräften in Organisationen. In: Schwetl W, Rathsfeld E, Emlein G (Hrsg) Systemische Theorie und Perspektiven der Praxis: Was leistet systemisches Denken im Bereich Sucht, für Organisationen und unterschiedliche Berufsgruppen. Klotz, Frankfurt, S 261-275

Haley J (dt. 1995, ¹1993) Über die Kunst, Supervisor zu sein, ohne zu wissen, wie man jemanden verändert. Z System Ther 13/1: 39-50

Hamann A, Huber JJ (1991) Coaching: Der Vorgesetzte als Trainer. Hoppenstedt-Technik, Darmstadt

Hargens J, Grau U (1995) Systemisch-konstruktivische Supervision. In: Wilker, F-W (Hrsg) Supervision und Coaching. Aus der Praxis für die Praxis. Deutscher Psychologen Verlag

Harris AB, Harris THA (1990) Einmal o.k. - immer o.k. Rowohlt, Hamburg

Hildebrandt-Woeckel S (2000) Eigene Rollen beachten: Immer mehr Manager entdecken die Vorteile psychologischer Beratung. Wirtschaftswoche 36: 149-153

Huck HH (1989) Coaching. In: Strutz H (Hrsg) Handbuch Personalmarketing. Gabler, Wiesbaden S 413-420

Junkers G (1999) Supervision und Konzeptentwicklung in der Arbeit mit alten Menschen. In: Pühl H (Hrsg) Supervision und Organisationsentwicklung. Leske und Budrich, Opladen, S 377-400

Kagan N (1975) Interpersonal process recall: A method of influencing human interaction. Michigan State University, Lansing, MI

Kerres A, Falk J, Seeberger B (Hrsg) (1999) Lehrbuch Pflegemanagement. Springer, Berlin Heidelberg New York Tokyo

Kieper-Wellmer M (1997) Psychodramatische Supervision mit Heilpädagoginnen. Organisationsber Supervision Clin Management 4/4: 363-370
König E, Volmer G (1997) Systemische Organisationsberatung: Grundlagen und Methoden, 2. Aufl.). Deutscher Studien Verlag, Weinheim
König G (1993) Coaching: Ein neues Arbeitsfeld für Psychologen? In: Gebert A, Hacker W (Hrsg) Arbeits- und Organisationspsychologie 1991 in Dresden. 1. Dt. Psychologentag. Deutscher Psychologen Verlag, Bonn, S 420-426
Lohmer M (Hrsg) (2000) Psychodynamische Organisationsberatung: Konflikte und Potentiale in Veränderungsprozessen. Klett-Cotta, Stuttgart
Looss W (1991) Coaching für Manager - Problembewältigung unter vier Augen. Verlag Moderne Industrie, Landberg/Lech
Looss W (1997) Unter vier Augen. Verlag Moderne Industrie, Landberg/Lech
Luborsky L, Crits-Christoph P, Mintz J; Auerbach A (1988) Who will benefit from Psychotherapy? Predicting therapeutic outcomes. Basic Books, New York
Malik F (1999) Der Mythos vom Team. Psychologie Heute 8/99: 33-35
Märtens M, Möller H (1998) Zur Problematik der Supervisionsforschung: Forschung ohne Zukunft? Supervision als homöopathische Inszenierung. Organisationsber Supervision Clin Management 5/3: 205-221
Märtens M, Petzold H (2000) Probleme helfender Berufe im Suchtbereich. In: Uchtenhagen A, Zieglgänsberger W (Hrsg) Drogenmedizin. Urban & Fischer, München
Miller G, DeShazer S (1999) Lösungsorientierte Therapie als Gerücht. Familiendynamik 24/1: 4-28
Missel P, Braukmann W (1995) Burnout in der Suchttherapie. Vom hilflosen Helfer zum engagierten Opfer. Verlag für Angewandte Psychologie, Göttingen
Möller H, Märtens M (1999) Evaluation von Supervision wohin? In: Pühl H (Hrsg) Supervision und Organisationsentwicklung (Handbuch 3). Leske & Buderich, Opladen 1999, S 104-122
Müller, JWF (1999) Organisationslehre. In: Kerres A, Falk J, Seeberger B (Hrsg) Lehrbuch Pflegemanagement. Springer, Berlin Heidelberg New York Tokyo, S 169-203
Nilsson A (1999) Im Zwischen der Disziplinen - Veränderungsprozesse im Krankenhaus durch umfassendes Qualitätsmanagement. In: Pühl H (Hrsg) Supervision und Organisationsentwicklung. Leske und Budrich, Opladen, S 282-299
Ogilvie B, Tutko T (1966) Problem athletes and how to handle them. Pelham Books, London
Petzold HG (1993) Integrative Therapie. Junferman, Paderborn
Petzold HG (1998) Integrative Supervision, Meta-Consulting & Organisationsentwicklung: Modelle und Methoden reflexiver Praxis. Junferman, Paderborn
Petzold H (1999) Differenzielle Teamarbeit, Teamformate und Teamprozeßqualität - Konzepte zur Optimierung aus integrativer Sicht. Organisationsber Supervision Clin Management 6/3: 273-284
Petzold HG, Rodriguez-Petzold F (1997) Anonymisierung und Schweigepflicht in supervisorischen Prozessen - ein methodisches, ethisches, klinisches und juristisches Problem. Familiendynamik 22/3: 288-311
Pühl H (Hrsg) (1990) Handbuch der Supervision. Marhold, Berlin
Pühl H (Hrsg) (1999a) Supervision und Organisationsentwicklung. Leske und Budrich, Opladen
Pühl H (1999b) Organisationsentwicklung und Supervision: Konkurrenten oder zwei Seiten einer Medaille. In: Pühl H (Hrsg) Supervision und Organisationsentwicklung. Leske und Budrich, Opladen, S 13-19
Pühl H (1999c) Moderne Team-Supervision. In: Pühl, H (Hrsg) Supervision und Organisationsentwicklung. Leske und Budrich, Opladen, S 123-144
Rauen C (1999) Coaching: Innovative Konzepte im Vergleich. VAP, Göttingen

Retzer A, Schumacher B, Weber G, Fischer H-R (1997) Zur Form systemischer Supervision. Familiendynamik 22/3: 240–263
Rückle H (1992) Coaching. Econ, Düsseldorf
Schmidt G (1995) Business Coaching: Mehr Erfolg als Mensch und Macher. Gabler, Wiesbaden
Schreyögg A (1991) Supervision: Ein integratives Modell. Lehrbuch zu Theorie und Praxis. Junfermann, Paderborn
Schreyögg A (1995) Coaching: Eine Einführung für Praxis und Ausbildung. Campus, Frankfurt
Schreyögg A (1999) Organisationsinterne Supervision und Personalarbeit – Eine Neubestimmung. Organisationsber Supervision Clin Management 6/1: 3–6
Schreyögg A (2000) Editorial zum Themenschwerpunkt: Coaching als innovative Maßnahme der Personalentwicklung. Organisationsber Supervision Clin Management 7/1: 3–7
Schröder M, Schulze J (1999) Qualitätsmanagement. In: Kerres A, Falk J, Seeberger B (Hrsg) Lehrbuch Pflegemanagement. Springer, Berlin Heidelberg New York Tokyo, S 17–43
Siemes J (1995) Supervision und Recht. Organisationsber Supervision Clin Management 2/2: 185–194
Sievers B (1991) Mitarbeiter sind keine Olympioniken. Organisatorische Rollenberatung statt Coaching. Personalführung 4: 272–274
Stowasser F, Thumm H-G (1999) Coaching – das Flößerprinzip. A & O des Wissens, Zürich
Thomas AM (dt. 1998, [1]1995) Coaching in der Personalentwicklung. Huber, Bern
Todd TC, Storm CL (Hrsg) (1997) The complete systemic supervisor. Allyn & Bacon, Needham Heights, MA
Todd TC (1997) Self-supervision as a universal supervisory goal. In: Todd TC, Storm CL (eds) The complete systemic supervisor. Allyn & Bacon, Needham Heights, MA, pp 17–25
Weigand W (1994) Teamsupervision: Ein Grenzgang zwischen Supervision und Organisationsberatung. In: Pühl H (Hrsg) Handbuch der Supervision 2. Edition Marhold, Berlin
Weiß J (1990) Selbst-Coaching: Persönliche Power und Kompetenz gewinnen. Junfermann, Paderborn
Whitmore J (dt. 1994, [1]1992) Coaching für die Praxis: Eine klare, prägnante und praktische Anleitung für Manager, Trainer, Eltern und Gruppenleiter. Campus, Frankfurt/M
Wilker F-W (1995) (Hrsg) Supervision und Coaching. Dt. Psychologen-Verlag; Bonn
Zimmer D (Hrsg) (1983) Die therapeutische Beziehung. Edition Psychologie. Weinheim
Zwingmann E, Schwertl W, Staubach ML, Emlein G (2000) Management von Dissens: Die Kunst systemischer Beratung von Organisationen, 2. erw. Aufl. Campus, Frankfurt

5 Ansätze erfolgreicher Personalführung

M. Glock

Inhalt

5.1	Erfolgsfaktor: Führungsperson	126
	5.1.1 Führungskompetenz: Gelassenheit	127
	5.1.2 Führungskompetenz: Unternehmenskultur bilden	131
5.2	Erfolgsfaktor: Mitarbeiter	136
5.3	Erfolgsfaktor: Personal effizient führen	136
	5.3.1 Lernen am Modell	141
	5.3.2 Erwartete Leistung und Leistungsbereitschaft als Problem des subjektiven Wahrnehmens	143
5.4	Zusammenfassung	144
?	Wissens- und Transferfragen	146
	Literatur	147

5.1 Erfolgsfaktor: Führungsperson

Dreh- und Angelpunkt eines erfolgreichen Unternehmens ist die Führungsperson. Personalführung beginnt beim Führer (in Anlehnung an die englischen Begriffe „leader"/"leadership" und an den französischen Begriff „leader"). Mit der Führungskraft steht und fällt eine erfolgreiche Personalführung. Dies wirkt sich auf den Erfolg des Unternehmens aus. Deshalb ist es wichtig, den Begriff des Führers und des Unternehmens näher zu beleuchten. Eine Führungsperson ist nicht automatisch eine Persönlichkeit, die Mitarbeiter führen kann. Der Autor wird im weiteren Verlauf den Begriff des Führers verwenden. Dem Autor ist bewusst, dass dieser Begriff durch die Geschichte negativ beladen ist. In der Überlieferung nach Brockhaus existieren unter dem Begriff des Führers unterschiedliche Deutungen: In der Musik, im Militär und z. B. als Bergführer. Den Sinn des Begriffes „Bergführer" findet der Autor zutreffender. Dies bedeutet, dass die Führungskraft die ihm anvertrauten Personen begleitet. Sie bewahrt die Mitarbeiter vor Schaden, hilft in schwierigen Situationen und weist zurecht.

Den Begriff „Führer" benutzt auch Malik:

> » Erstens ist es sehr bezeichnend, dass durchgängig das englische Wort „leader" verwendet wird, obwohl es sich ganz einfach und unmissverständlich ins Deutsche übersetzen lässt, wo es eben „Führer" heißt. Offenkundig hat man nicht den Mut dazu, denn in diesem Fall müsste man sich mit der Frage auseinandersetzen, ob damit auch die faschistisch-totalitäre Führeridee gemeint ist bzw. wie man sich davon überzeugend abgrenzt. Geschichtskenntnis und intellektuelles Niveau der meisten Leadership-Autoren scheinen dazu nicht auszureichen, und die anderen umgehen dieses heikle Problem geflissentlich (Malik 2000a, S. 32). «

Saaman (Saaman 1990) sieht in Führern Wegbereiter, Förderer und Dirigenten, die mit dem Instrument der Personalführung andere erfolgreich machen. Die traditionellen Vorstellungen von einer Führerpersönlichkeit beinhalten noch oft die Vorstellung von herausragenden Personen, die die Richtung festlegen, Schlüsselentscheidungen treffen und ihre Mitarbeiter mobilisieren. Führer sind oft Helden, die sich in Krisensituationen durch grandiose Leistungen hervortun. Diese Führungsmythen sind immer noch von militärischen Bildern und Vorstellungen beherrscht und verstärken die Konzentration auf kurzfristige Ereignisse und charismatische Helden. Dabei wird von machtlosen und unselbständigen Mitarbeitern ausgegangen, die nicht reflektieren können. Sie können keine eigenen Visionen entwickeln und nicht gemeinsam mentale Prozesse verbessern. Das ist aber bedeutend in lernenden Organisationen. In diesen Organisationen ist der Führer nicht der unnahbare Held, der Krisen bewältigt. Er sieht sich als Designer, Steward und Lehrer. Er führt und begleitet seine Mitarbeiter.

Wird Personalführung so verstanden, wird dieses Konstrukt Früchte tragen. Die Organisation beginnt zu lernen und die Führung des Personals beginnt zu leben.

> » Führer der Zukunft werden dadurch Ansehen bekommen, dass sie anderen zu Ansehen verhelfen, und dadurch Mittelpunkt werden, dass sie andere in den Mittelpunkt stellen (Saaman 1990, S. 11). «

Der schweizer Personalberater Zehnder benennt die Führungseigenschaften 2000:

> » - Sensibilität: Charakter, Humor, Demut
> - Seine Grenzen erkennen
> - Lebenslange Lernbereitschaft
> - Visionen und Intuition
> - Soziale Kompetenz
> - Provokation der Führung
> - Ethisches und ökologisches Bewusstsein
> - Charisma? (Zehnder, zit. in Wagner u. Rex 1998, S. 136). «

5.1.1 Führungskompetenz: Gelassenheit

Führungspersonen, die nicht gelassen sind, wirken verbissen, verkrampft und verspannt. Sie können nicht loslassen und müssen alles ständig kontrollieren. Sie führen ein hektisches und gestresstes Leben in Angst. Das Auftreten körperlicher Schäden ist nur eine Frage der Zeit. Das Gegenteil sind lockere und entspannte Führungspersonen, die kein ständiges Kontrollbedürfnis haben. Sie führen ein ruhiges und gemächliches Leben ohne Angst. Aber auch sie sind nicht gelassen. Gelassenheit ist zwischen diesen Extremen. Vom Sinn her lässt sich Gelassenheit von „lassen" ableiten. Es kann los-lassen oder zu-lassen bedeuten. Bei diesem Verstehen geht es um:

> » Loslassenkönnen von fixierten Vorstellungen davon, was glücklich macht, von bestimmten Zielen, starren Urteilen, blinden Fixierungen, aber gleichzeitig um Zulassenkönnen von beängstigendem Neuem, von chaotischen, unlogischen Herausforderungen. Gelassenheit beschreibt den Umgang des Menschen mit den eigenen Grenzen. Gelassenheit ist eine schwer erklärbare Form von aktiver Passivität, ist Oszillieren statt Agieren. Gelassenheit bedeutet, die vollen Widersprüche des Lebens durch sich durchzulassen; Durchlässigkeit, den Ereignissen des Lebens gegenüber – im Gegensatz zu Undurchlässigkeit. Es geht – in einem Bild ausgedrückt – um Atmen statt Keuchen und Ersticken.

> Wer alles zu-lässt, hat keine Identität mehr und wer alles loslässt, ist auch ohne Profil. Es geht um die Balance zwischen diesen Polen. Nur wer fest und offen, abgegrenzt und neugierig, überlegend und risikobereit, verzichtend und genießend gleichzeitig ist, lässt Widersprüche, lässt Lebendigkeit zu. Er ist Meister der Gelassenheit (Königswieser u. Lutz 1992, S. 251). «

Oft werden diese Gegensätze bekämpft. Sie sind in der Gesellschaft, in Organisationen und in jeder Person vorhanden. Sie werden ständig wahrgenommen. Trotzdem ist es schwierig gelassen zu sein. Ein Grund dafür liegt in den *Glaubenssätzen* der westlichen Kultur:

1. *Glaubenssatz:* Für logisches Denken gibt es nur richtig oder falsch. Richtig ist, wenn keine Widersprüche auftreten.
2. *Glaubenssatz:* Erfolgreiche Menschen können nicht gelassen sein. Sie sind innovativ und dynamisch. Sie verfolgen ihr Vorhaben hartnäckig, bis sie ihr Ziel erreicht haben.
3. *Glaubenssatz:* Ist jemand gelassen, gibt er sich auf und resigniert. Es muss gekämpft werden.
4. *Glaubenssatz:* Wer vom Grundsatz her zufrieden ist, kann nicht in Ordnung sein. Unzufriedenheit ist der Motor des Lebens.
5. *Glaubenssatz:* Ist jemand unzufrieden, muss er aktiv sein. Er setzt alles daran, das Fehlende zu bekommen und es zu kontrollieren. Die Zufriedenheit liegt außerhalb und nicht in der Person.
6. *Glaubenssatz:* Jeder hat ein Recht auf Glück. Fehlt das Glück, muss es schnell erlangt werden. Glück ist selbstverständlich und Unglück ist störend.
7. *Glaubenssatz:* Zeit ist Geld, und Geld ist zuwenig da. Es muss immer mehr geleistet werden und für Ruhe bleibt immer weniger Zeit.
8. *Glaubenssatz:* Fehler gelten als unvollkommen und müssen beseitigt werden, anstatt Potenzial zu fördern.

Diese Glaubenssätze haben sich geschichtlich entwickelt. Entscheidend ist der Fortschrittsglaube unserer Leistungsgesellschaft: *Alles ist machbar und kann kontrolliert werden.* Dieses Verstehen wankt, seitdem dieser menschliche Allmachtsgedanke an seine Grenzen geführt wurde. Diese Grenzen sind z. B. Umweltprobleme, Bevölkerungswachstum, Psychosomatik, Sinnlosigkeitssyndrom. Seitdem ist eine Umkehrfunktion zu erkennen. Menschen fragen sich zunehmend nach dem Sinn des Lebens.

! Gelassenheit wird als Lebenskonzept wieder interessant und notwendig.

Gelassenheit erreichen

Akzeptieren der eigenen Person. Gelassenheit zu erlangen erfordert Arbeit an sich selbst. Ein wichtiges Ziel ist dabei das Akzeptieren der eigenen Person. Dazu gehört ein positives Selbstbild, bei dem die Person mit sich selber Freundschaft schließt. Sie akzeptiert sich mit ihren Stärken und Schwächen. Unzufriedene Menschen übertragen das auf ihre Umwelt. Sie sind mit sich selbst unzufrieden und sind es auch mit ihren Mitmenschen. Die Umwelt wird zum Spiegel des eigenen Ich. Die Person meint die Wirklichkeit und nimmt nur ein Abbild davon wahr. In Wirklichkeit sieht sie nur sich selbst. Ein Mensch kann nur das an anderen wahrnehmen, was er an sich selber wahrgenommen hat. Was jemanden an einem Mitmenschen aufregt ist das, was ihn an sich selber stört. Was ein Mensch an sich selber nicht als negativ empfindet, kann er auch nicht an anderen kritisieren.

Sich zu akzeptieren bedeutet aber nicht, dass alles in Ordnung ist und derjenige nicht an sich zu arbeiten hat. Es ist mit viel Arbeit an sich selber verbunden, da die Person auch versucht, die dunklen Seiten in sich zu ergründen. Nach dem Ergründen kommt erst die eigentliche Arbeit des Verstehens, des Akzeptierens seiner eigenen Person mit ihren Vor- und Nachteilen. Ohne eine vernünftige Selbstachtung ist jemand auch nicht in der Lage, andere zu akzeptieren. Nur wenn sie sich selbst achtet, wird sie andere achten. Es wird ein positives Selbstwertgefühl ausgestrahlt. Dieses wirkt positiv auf das Selbstwertgefühl der Mitmenschen.

> **!** Gute Führungspersonen glauben an sich und ihre Mitarbeiter.

Positives Weltbild. Jeder Mensch hat ein Selbstbild von sich. Dieses Selbstbild ist auch ausschlaggebend für sein Weltbild. Ein positives Selbstbild befähigt, sich selbst zu streicheln, ein positives Weltbild zu haben. Der Gedanke eines positiven Weltbildes setzt voraus, dass die Person einen Sinn im Leben sieht. Eine Person ohne Selbstwertgefühl empfindet das Leben als Bürde. Sie wird keine wirkliche Freiheit erlangen. Sie sieht nur Gewinner und Verlierer, Unschuldige und Schuldige, Weiß und Schwarz. Diese Führungsperson wird ihre Mitarbeiter nicht verstehen. Für sie wird es keine Mitarbeiter mit Schwächen *und* Stärken geben. Sie wird nur „gute" oder „schlechte" Mitarbeiter wahrnehmen. Ein gelassener Mensch sieht die Welt mit anderen Augen. Er sieht einen *Sinn im Leben*. Er sieht nicht nur schwarz und weiß. Er nimmt die Grauzone dazwischen wahr. Für ihn hat das Leben einen Sinn. Er sieht sich nicht als Verlierer, sondern als Gewinner und Akteur. Er steht zu den Konsequenzen seines Handelns. Bei persönlichen Niederlagen macht er nicht andere dafür schuldig. Er hinterfragt zuerst sich und reflektiert sein Handeln. Hat er falsch entschieden, so macht er sich trotzdem nicht schuldig. Er verantwortet und trägt die Konsequenzen. Diese Vorfälle sieht er nicht als eklatante Fehler, sondern als Lernchancen. Positiv eingestellte Menschen nehmen Schwierigkeiten anders wahr. Führungspersonen reden z. B. nicht von Scheitern und Fehlern, sondern von Patzern. Sie sehen darin keine Rückschläge, sondern Zukunftschancen.

> **Selbstbild und Weltbild stehen in Wechselwirkung zueinander.**

> » Das Bild der Welt, das wir in uns tragen, überträgt sich auch auf unser Menschenbild, auf unsere Familien, Freunde, Kollegen. Wenn etwas nicht so gelingt, wie man sich das vorstellt, kann man jemanden als hoffnungslos unfähig beurteilen oder als Lernkandidaten. Man kann jemandem böse Absicht unterstellen oder Gedankenlosigkeit. Man kann einen Sündenbock für einen Flop suchen – oder ihn als Symptom für einen Mangel im System aufgreifen. Gelassenheit bedeutet zu sagen: Es ist, wie es ist. Man zieht die Konsequenzen daraus. Man lernt. Veränderung von Menschen passiert paradoxerweise vor allem durch das Akzeptieren ihres So-Seins und nicht durch ständigen Veränderungsdruck. Die Veränderung anderer beginnt immer bei der eigenen Einstellung, bei einem selbst (Königswieser u. Lutz 1992, S. 255). «

Zulassenkönnen von Widersprüchen. Gelassenheit bedeutet auch das Zulassenkönnen von Widersprüchen. Das bedeutet Zulassenkönnen von Empfindungen, Wünschen und Zielvorstellungen; selbst wenn man sie nicht wahrhaben will und sich dafür schämt.

> **Scham ist die unnötigste Form des Unglücklichseins.**

Ein Unterdrücken und Verdrängen dieser Widersprüche führt zu Blockaden. Dadurch geht Energie verloren, die gezielter verwendet werden kann. Das Zulassenkönnen von Widersprüchen setzt Potenzial frei. Etwas zulassen heißt auch, sich auf Neues einzulassen – Altes loszulassen. Veränderungen entstehen. Mit den damit verbundenen Unsicherheiten und Ängsten muss eine Führungsperson fertig werden. Gelassenheit bedeutet auch loslassen können. Dies können geschätzte Mitarbeiter sein, die anderswo bessere Berufschancen haben. Dies können Urteile und Einstellungen sein. Ein Loslassen von Fixierungen lässt Freiheit entstehen. Je stärker eine Führungsperson in sich selber ruht, umso mehr kann sie Fixierungen loslassen. Sie gibt sich nicht der Illusion hin, ein scheiterndes Vorhaben durchführen zu müssen, nur weil sie es angefangen hat. *Verweigert eine Führungsperson Enttäuschungen, bleibt sie getäuscht und kann die Realität nicht bewältigen.* Eine gelassene Führungsperson ist überzeugt und hat einen Standpunkt. Sie entfernt sich aber davon, die einzig richtige Wahrheit zu besitzen. Sie muss nicht immer Recht haben. Sie durchschaut ihre relativen und subjektiven Wertungen. Sie ist wandelbar und offen für Neues. Sie entwickelt sich weiter. Sie verantwortet ihr eigenes Handel und macht keine anderen Umstände dafür verantwortlich. Sie kann Vergangenes in einen relativen Rahmen stellen und für Zukünftiges Visionen entwickeln. Sie lebt bewusst in der Gegenwart, die Vergangenes und Zukünftiges verbindet.

> Eine gelassene Führungsperson lebt in sich und mit sich (vgl. Königswieser u. Lutz 1992, S. 250 ff.).

5.1.2 Führungskompetenz: Unternehmenskultur bilden

Durch zunehmende Veränderungen im Umfeld stehen Unternehmen neuen Anforderungen gegenüber. Ihre Struktur wird komplexer. Der Wandel wird zum einzigen verlässlichen Prinzip und die Komplexität zur wahren Messgröße. Ein Traditionsverlust wird provoziert und Irritationen hervorgerufen – eine Kulturkrise entsteht. Eine Aufgabe von Führungspersonen wird es sein, eine starke Unternehmenskultur neu zu bilden. Diese Unternehmenskultur sollte auf Prinzipien aufbauen, die Zukünftigem stand halten. Die kulturelle Aufgabe eines Unternehmens entspricht der Aufgabe zeitgenössischer Kultur. Es geht um einen Überschuss an Sinnangeboten auf der Basis einer visionären Strategie. Es wird ein Überschuss an Möglichem gegenüber der Wirklichkeit angestrebt. Das Unternehmen muss seinen Sinn finden, um einem Teil der gesellschaftlichen Verantwortung gerecht zu werden. Dieses Sinnfinden muss so gestaltet werden, dass es von jedem Mitarbeiter wahrgenommen werden kann. Das Bilden einer neuen Unternehmenskultur beinhaltet den Aufbau von Kommunikation und Organisation.

> Unternehmenskultur ist: Das implizite Bewusstsein, das alle im Unternehmen Tätigen, die Mitarbeiter und die Führung, verbindet.

Die Kultur eines Unternehmens lebt aus Erfahrenem, erfolgreichen Handlungsmustern, Normen, Werten und Zielen; von Vorbildern, Leitlinien und Grundannahmen. Sie beeinflussen das Verhalten aller Mitarbeiter im Unternehmen, das Zusammenleben und Zusammenwirken. Alle Mitarbeiter stehen in Wechselwirkung zueinander, wenn eine Unternehmenskultur lebt. Sie nehmen und geben. Unternehmenskultur entwickelt sich auf 3 Ebenen:

Übersicht 5-1. Die drei Entwicklungsebenen einer Unternehmenskultur (vgl. Höhler 1992, S. 341)

Corporate Design	Unternehmenstypische Wertvorstellungen	Ethische Standards
Äußerlichkeiten:	Führungsgrundsätze	Einheitliches Menschenbild
Erscheinungsbild der Bauten	Unternehmensleitbild	Selbstverständnis der Mitarbeiter als verantwortliche Staatsbürger durch die staatsbürgerliche Verantwortung des Unternehmens
Gestaltung der Büros	Sie können kodifiziert sein	Orientierung der Mitarbeiter in Raum und Zeit durch den Unternehmensgeist
Gestaltung der Dokumente	Sie existieren und durchwirken das Handeln	Sie überschreiten den Rahmen des Unternehmens zur Außenwelt
Wiedererkennungssignale in der Werbung		Sie schließen den Kreis zur äußerlichen Seite der Selbstdarstellung im Corporate Design
Äußere Kulturhülle:		
Slogans und Redestil		
Rituale und Zeremonien		
Mythen, Anekdoten und Legenden		

Eine tragfähige Unternehmenskultur ist ein strategischer Erfolgsfaktor. Ein funktionierendes Zusammenspiel dieser Ebenen führt zu überzeugender Öffentlichkeitsarbeit und Akzeptanz. Bei einer ausgewogenen Unternehmenskultur ist der Handlungsbezug vordergründig. Weitere Merkmale einer vitalen Kultur sind:
- flexible Strukturen,
- transparente Strukturen,
- lebendiges Wertesystem,
- Dienstleistungsmentalität,

- Führen durch Vorbilder von heute.
  Führungspersonen als Vorbilder von heute sind:
- informationshungrig,
- risikobereit,
- unabhängig von Hierarchien,
- belastbar,
- flexible Ideenpartner.

Der Erfolg und die Kultur eines Unternehmens beeinflussen sich wechselseitig (Abb. 5-1). Erfolgreiche Unternehmen haben es oft leichter, eine belastbare Unternehmenskultur aufzubauen. Ab einer gewissen Unternehmensgröße ist die Kultur gefährdet. Die spezifische Unternehmensgrenze ist verschieden.

Unternehmenskulturen sind spezielle Ausschnitte der Kultur an sich. Sie wird von Menschen hergestellt und verkörpert, die in der zeitgenössischen Kultur leben. Größere gesellschaftliche und kulturelle Veränderungen beeinflussen die Unternehmenskultur. Ein Wertewandel und moderne Sinnkrisen wurden beim Wandel der Industriegesellschaft in eine Informations- und Dienstleistungskultur sichtbar. Die *Irritationen* waren an verschiedenen Faktoren zu erkennen:
- verschärfter Wettbewerb,
- Globalisierung,
- gesteigerte Ansprüche von Kunden und Mitarbeitern.

Führungsebenen sollten sich verstärkt folgenden Bereichen widmen:
- der Innovationsdruck erfasst die Führungsstrategien;
- Information strapaziert immer mehr alle Führungsebenen;
- Entwickeln einer Dienstleistungskompetenz.

Abb. 5-1.
Der wechselseitige Einfluss von Kultur und Erfolg eines Unternehmens (nach Höhler, zit. in Königswieser u. Lutz 1992, S. 343)

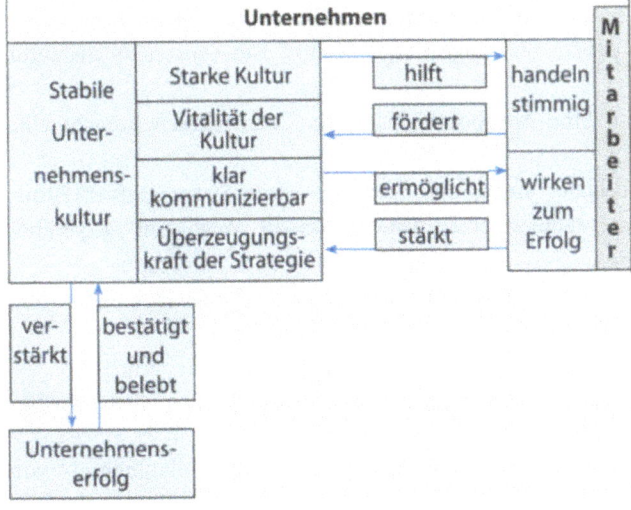

Die Krisen der Epochenkultur treten in hocharbeitsteiligen Unternehmen stärker auf. Die Sinn- und Orientierungskrise nimmt zu. Die Änderungen in der Grundhaltung eines Unternehmens verstoßen gegen die traditionelle Unternehmenskultur. Es ereignet sich ein Traditionsverlust. Ein traditioneller Austausch reicht nicht mehr aus. Statische Traditionen müssen flexiblen Innovationsstrategien weichen. Es findet ein Prinzipienwechsel statt. Das verlässliche Prinzip der Zukunft wird der Wandel sein. Dieser Traditionsverlust führt zu schweren Irritationen im Unternehmen. Dieses Neuorientieren ist mit Unsicherheiten verbunden. Die *Irritationen* erfassen *Strategie*, *Führung* und *Kultur* und werden das allgemeine Verhalten aller Mitarbeiter beeinflussen. Es entsteht eine Krise der Unternehmenskultur.

Diese kulturelle Unternehmenskrise konfrontiert die Führung mit Problemen, da offizielle Aussagen unglaubwürdig werden. Die Folge ist ein Vertrauensverlust. Führungspersonen sind gefährdet, ihr Verhalten negativ zu verändern und Vorgänge anders wahrzunehmen:

- Rückfall in autoritäre Führungsstile und kulturschädliche Ungeduld;
- Entscheidungen trifft nur die Führungsperson und ersetzt geduldige Kulturprozesse;
- die Führungsperson empfindet Zeitdruck; sie senkt Ansprüche um schneller zu entscheiden;
- Betroffene werden vom Entscheidungsprozess ferngehalten;
- rasche Befehle ersetzen Entscheidungsfindung in Gruppen;
- sie sieht in der verbalen Kommunikation Zeitverlust;
- interaktives Lernen wird durch standardisierte Kontrollen ersetzt.

Diese Irritationen können zu *steigender Fluktuation* auf Führungsebenen führen. Auch die *Unternehmensstrukturen sind gefährdet* und *innerbetriebliche Widerstände nehmen zu*. Die *gemeinsame Unternehmenskultur wird geschädigt* und das *Vertrauen in Führungspersonen nimmt ab*. Das Streben einer Führungsperson sollte es sein, das Vertrauen wieder zu erhalten. Dies ist möglich, wenn sie Auswege aus der kulturellen Unternehmenskrise kennt. *Überlebenswichtige Kriterien* entsprechen denen der umgebenden Kultur. Die Unternehmenskultur braucht:

- einen Überschuss an Sinn-Angeboten, d.h.: das Unternehmen braucht eine visionäre Strategie;
- Mögliches und Wirkliches stehen in einem kreativen Spannungsverhältnis; dabei muss ein Unternehmen einen Überschuss an Möglichem gegenüber dem Wirklichen bieten;
- ein gemeinsamer Sinn muss geschaffen werden, z.B. durch Verknüpfen von Vision und Realität;
- Kooperationsstrategien, um den Sinn im Arbeitsprozess zu sichern;
- ein Unternehmen braucht eine Strategie der Kommunikation, um Glaubwürdigkeit zu sichern;
- Führungspersonen, die das Erleben in Gruppen und die Teilautonomie von Gruppen sichern.

> **!** Gefunden wird nur das, was zuvor erträumt, erdacht und durchgespielt wurde.
> Eine glaubwürdige Führungsspitze ist grundsätzlich vorauszusetzen, um Kulturkrisen zu bewältigen

Ein visionärer Überschuss ist die Quelle für Innovation und bedeutet:
- Flexibilität,
- Entscheidungsregeln sichern,
- Anreize liefern,
- Wettbewerb zwischen den Einheiten fördern.

Zukunftssicherung innovationsstarker Kulturen lässt sich mit traditionellen Organisationsmustern der Vergangenheit vergleichen:

Übersicht 5-2. Vergleich traditioneller Organisationsmuster der Vergangenheit mit innovationsstarken Kulturen der Zukunft (vgl. Höhler, in: Königswieser u. Lutz 1992, S. 347)

Traditionelle Unternehmen	Zukunftstüchtige Unternehmen
Auf die Sache bezogen	Auf die Sache bezogen Auf Personen ruhend
Spezialisieren nach Funktionen	Kooperation verschiedener Einheiten und Kompetenzen
Zielgerichtete Synergie-Effekte durch Summieren von Aktivitäten	Synergie-Effekte durch Wettbewerb zwischen Einheiten
Hierarchie und Status als Ordnungsprinzipien	Hierarchieübergreifende Kooperation und Kommunikation
Organisation durch Führungsentscheidungen	Fördern selbstorganisierter Prozesse, die flexible Kontrollsysteme erfordern
Traditioneller Denkansatz	Systemischer Denkansatz

Die Aufgaben von Führungspersonen in zukünftigen Unternehmen sind:
- die Mitarbeiter für die Unternehmensziele zu gewinnen,
- visionäre Überschüsse mit den Mitarbeitern zu teilen,
- Unternehmenskultur neu zu prägen und zu leben. (vgl. Höhler, in: Königswieser u. Lutz 1992, S. 341 ff.).

5.2 Erfolgsfaktor: Mitarbeiter

Lange stand bei Unternehmen im Pflegebereich die Hilfe am Nächsten im Vordergrund. Die Motive waren unterschiedlichen Ursprungs und die Hilfe am Nächsten stellte die Maxime dar.

Die Gesellschaft wandelt sich schneller und im Gesundheitssystem treten Schwierigkeiten auf. Märkte wachsen stärker zusammen und verändern sich fast täglich. Pflegemanagement ist an diese Marktveränderungen gebunden. Die Hilfe am Nächsten darf nicht abgewertet werden. Dabei sind angemessene Instrumente anzuwenden. Diese Dienstleistung sollte auch in Zukunft durchgeführt werden. Dafür ist Personalführung ein wichtiges Instrument. In vielen Unternehmen des Gesundheitssystems hat sie nicht den entsprechenden Stellenwert. Personalführung ist aktives Führen der Mitarbeiter. Dies bedeutet:

> ! Die Wertigkeit der Arbeit ist in unterschiedlichen Bereichen und auf unterschiedlichen Ebenen angesiedelt. Jeder Mitarbeiter hat einen Anspruch darauf, mit seiner Tätigkeit gleichermaßen gewürdigt und geachtet zu werden.

Dies setzt ein Selbstachten der Führungsperson und ihrer Tätigkeiten voraus. Dieser Ansatz erscheint schwierig, da in der Gesellschaft oft die Meinung besteht: Wer mehr Geld verdient, ist mehr wert. Es wird nicht wahrgenommen, dass die Fehler im Detail und in weniger beachteten Arbeitsfeldern ausschlaggebend sind. Sie können oft die größten Auswirkungen auf ein zuvor gut funktionierendes System haben. Alle Mitarbeiter können ein Multiplikator oder ein Engpass für eine Dienstleistungserstellung sein, die die Hilfe am Nächsten als Maxime beinhaltet. Mitarbeitern sollte ein höherer Stellenwert zugerechnet werden, als dies bisher der Fall war. Damit ist nicht gemeint: leistungsschwächere Mitarbeiter werden unterstützt und leistungsstärkere mit Mehrarbeit überhäuft. Leistungsträger werden dadurch weniger beachtet und ausgebremst. Jeder Mitarbeiter sollte nach seinen Fähigkeiten und Leistungen geführt werden. Eine Führungsperson braucht dazu eine hohe soziale und persönliche Kompetenz. Sie würdigt und achtet die Mitarbeiter. Mitarbeiter können diese Werte verinnerlichen und an zu Betreuende weitergeben. Es entsteht eine Kongruenz zwischen erfahrener Hilfe durch den Nächsten (Führungsperson) und anzuwendender Hilfe am Nächsten (zu Betreuender).

5.3 Erfolgsfaktor: Personal effizient führen

Die Wichtigkeit von Führung wird im European Quality Award (EQA) deutlich hervorgehoben. In diesem Qualitätsmodell wird der Bereich der Führung (Führung 10 %, Mitarbeiterführung 9 %, Mitarbeiterzufriedenheit 9 %) mit insgesamt 28 % gewichtet (vgl. Ellis 1994, zit. in Bruhn 1997, S. 292 ff.).

5.3 Erfolgsfaktor: Personal effizient führen

Erfolgreiche Personalführung darf nicht allein durch den Führer wegen seiner Stellung erfolgen. Sie wird durch ihn und mit ihm gelebt. Erfolgreiche Personalführung ist eine wechselseitige Beziehung zwischen Mitarbeiter und Führer. Sie ist nicht nur ein aktiver Vorgang des Führers an den zu Führenden, sondern sollte als interaktiver Prozess zwischen beiden Parteien verstanden werden. Sie kann als aktives Instrument eingesetzt werden. Dies ist möglich, wenn die Führungsperson eine transparente Führungspolitik durchführt. Ein selbstkritisches Hinterfragen ist wichtig.

Für eine einseitige Beziehung des Führers gegenüber dem Personal und um dieses zu managen ist das Gehirn ausreichend, zum Führen von Mitarbeitern sind außerdem Augen und Ohren erforderlich. Managen ist ohne Menschen möglich, Führen immer nur mit Menschen (vgl. Saaman 1990, S. 9).

Es gibt die unterschiedlichsten Theorien darüber, wie geführt werden soll und welche Führungsstile angewandt werden können. Dieser theoretischen Vorstellung von Führen stehen die zu Führenden gegenüber. Diese Führungsstile werden oft unreflektiert an den zu Führenden angewendet. Bei dieser passiven Form der Personalführung ist die Führungsperson das Transportmittel (Abb. 5-2). Bei der aktiven Form ist sie aktives Bindeglied zwischen Personal und Führung. Sie ist in der Lage, ihr gelebtes Führen zu reflektieren (s. Abb. 5-3).

Führen ist keine Einbahnstraße von der Führungsperson zum Mitarbeiter (Abb. 5-2). Führen sollte als wechselseitiges Verhältnis von Anwenden, Erleben und Reflektieren beider Parteien verstanden werden (Abb. 5-3).

Führen wird erst durch das Beteiligen der Mitarbeiter zur aktiven Form der Personalführung. Diese Form ist die Basis, Personal effizient zu führen. Führen wird dabei nicht als lästiges Übel der Führungsperson gegenüber den Mitarbeitern empfunden. Es darf von und durch beide Parteien aktiv gelebt werden. Beide Parteien schätzen den Wert ihrer unterschiedlichen Rollen. Dies wirkt einem einseitigen Rollenverständnis von Führer und zu Führenden entgegen. Jedes Betrachten wird dadurch geprägt, wie die Wirklichkeit und der Anschauungsgegenstand wahrgenommen werden. Jede Führungsperson besetzt unterschiedliche Rollen, sofern sie nicht auf der obersten Hierarchieebene angesiedelt

Abb. 5-2.
Die Führungsperson als Transportmittel

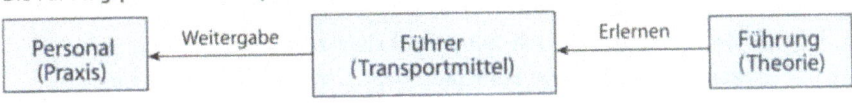

Abb. 5-3.
Die Führungsperson als aktives Bindeglied

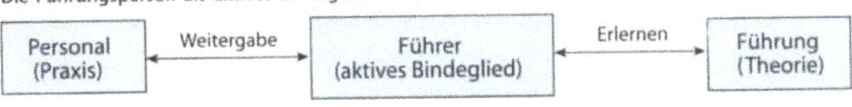

ist. Das betrifft Mitarbeiter der mittleren und unteren Managementebene. Diese Führungspersonen führen die Mitarbeiter in ihren Bereichen und sind gleichzeitig den Führungspersonen des oberen Managements unterstellt. Personalführung ist das aktive Bindeglied zwischen diesen unterschiedlichen Rollen. Das folgende Modell verdeutlicht dies.

Führen und Geführt werden ergänzen sich und sind miteinander verbunden. Wenn Führung falsch eingesetzt wird, droht eine Modulverschiebung. Es entsteht ein Ungleichgewicht zwischen Personal und Führung. Es wirkt sich zuerst auf die vertikale Ebene aus. Benachbarte Hierarchieebenen werden nachhaltig beeinflusst (Abb. 5-4). Effiziente Personalführung lässt sich nach Saaman auf eine einfache Formel bringen:

> - vorleben, was verlangt wird
> - Orientierung und Unterstützung geben
> - Freiräume gewähren
> - Leistung belohnen
> - Querdenker und Innovative fördern
> - sich selbst permanent in Frage stellen.
>
> Führung hat mit innerer Einstellung, mit den Werten innerhalb der eigenen Persönlichkeit zu tun. Der Vogel empfindet sowenig Gefallen unter Wasser wie der Fisch in der Luft. Dennoch haben beide ihren Platz im biologischen System. Wer sich für andere Menschen nicht wirklich und leidenschaftlich engagieren kann, wird immer Schwierigkeiten mit seiner Führungsrolle haben, da helfen weder Seminare noch Beförderungen. Wer dagegen im Innersten seines Wesens akzeptiert, dass Führen heißt, andere erfolgreich zu machen, erweist sich als entwicklungsfähiger, lernbegieriger Schüler. Seine Lehrer sind andere Führer, Mitarbeiter, Führungstrainer und gelegentlich Autoren, nicht zu vergessen, er selbst (Saaman 1990, S. 16).

Führungstheorien beschreiben Führung überwiegend als das, was sie ist, wie sie sein kann und wie sie erscheint. Sie beschreiben weniger, wie Führung sein soll, um sie als effizientes Instrument in Unternehmen einzusetzen.

> Es ist besser, einfach auf Mitarbeiter zuzugehen, um sie zu fragen, wie von ihnen Führung erlebt wird, als jedes Jahr eine neue Theorie zu probieren (Saaman 1990, S. 13).

! Leitbilder, Zielvorstellungen oder Leistungsappelle bleiben wirkungslose Lippenbekenntnisse, wenn die menschliche Nähe, Vertrauen in die Mitarbeiter, Ernsthaftigkeit und Dauerhaftigkeit beim Führer selbst nicht erkennbar sind (vgl. Saaman 1990, S. 16).

5.3 Erfolgsfaktor: Personal effizient führen

Abb. 5-4a, b.
Ebenenmodell von Führungsperson und Mitarbeiter ohne (a) und mit Modulverschiebung (b)

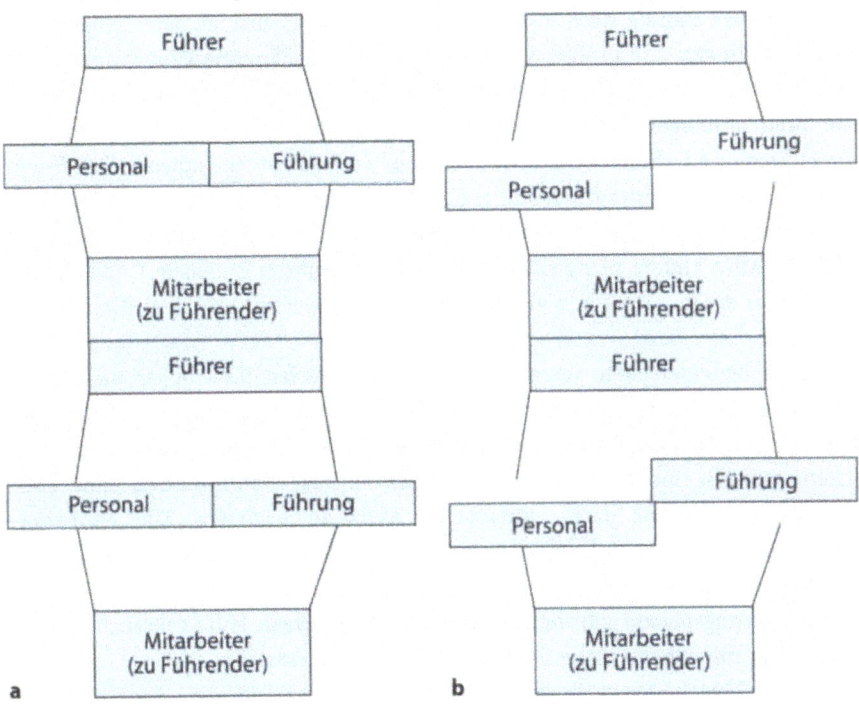

Mitarbeiter müssen als Menschen wahrgenommen werden und nicht als funktionierende Elemente in Unternehmen. Dies bedeutet, dass persönliche Diskrepanzen zwischen Führungspersonen und Mitarbeitern offen, klar und deutlich zu klären sind. Zu oft werden sie latent ausgelebt. Für eine Führungsperson sollte Personalführung vordergründigen Charakter haben. Aufgaben können mit Mitarbeitern besser durchgeführt und Ziele schneller erreicht werden. Eine Führungsperson ist dadurch verantwortlich, wie sich ein Unternehmen entwickelt. Dies gilt auch für Unternehmen im Gesundheitssystem. Neben der fachlichen und sozialen Kompetenz sollte eine Führungsperson persönliche Kompetenz besitzen, damit sie effektiv führen kann. Sie sollte erkennen, wie bedeutend Personalführung für ein Unternehmen ist. Das Führen von Mitarbeitern muss gewollt sein. Die Leistung im Unternehmen wird sich nachhaltig verbessern lassen.

> Nur die Führungsperson, die in Einklang mit sich selber steht, kann Personal effizient führen.

Sie darf lernen, ihre Stärken und Schwächen zu akzeptieren. Wenn die Führungsperson das verinnerlicht, kann sie Führen leben und wird Führen erleben. Sucht sie aber ständig nach ihrem inneren Ausgleich, wird sie keine Höchstleistungen erbringen. Ein großer Anteil der vorhandenen Energie geht verloren. Die Führungsperson lernt sich selbst zu achten. Dadurch wird sie auch Mitarbeiter mit ihren jeweiligen Stärken und Schwächen achten können. Dieses Verstehen von Führen und Geführt-werden lässt sich nicht durch Führungstheorien erlernen. Es muss aus der Führungsperson heraus wachsen und von ihr gewollt sein. Dann erhält dieses Verstehen glaubhaften Charakter. Eine kongruentes Führen ist möglich. Alles andere bringt Zwiespalt zwischen Führen in Theorie und Praxis. Es kann zu einem Desaster zwischen der Führungsperson und den Mitarbeitern führen.

Führen bedeutet auch Verantworten. Deshalb dürfen Mitarbeiter nicht nach dem Kriterium einer jahrelangen Unternehmenszugehörigkeit für eine Führungsposition ausgewählt werden. Eine Führungsperson sollte aufgrund ihrer fachlichen, sozialen und persönlichen Kompetenzen ausgewählt werden. Eine Führungsaufgabe besteht darin, Mitarbeiter aktiv zu begleiten. Die Führungsperson übernimmt die Rolle eines Coachs. Das setzt Liebe zu Personal und Führen voraus:

- Die Führungsperson gibt den Mitarbeitern Hilfe, wenn Hilfe gebraucht wird.
- Sie klärt mit ihnen frühzeitig Konflikte und Probleme.
- Sie lässt Mitarbeiter aktiv sein und bremst sie frühzeitig.
- Sie fördert Mitarbeiter, wenn sie gefördert werden wollen und müssen.

Dieser Gradwanderung im Sinne von Geben und Nehmen, von Laufenlassen und Bremsen, von Aktivieren und Zurückhalten sollte sich eine Führungsperson bewusst werden. Hat sie das erkannt, ist es ihre Aufgabe zu handeln. Diese Spannungen muss eine Führungsperson aushalten können. Das bedeutet nicht, dass eine Führungsperson immer perfekt sein muss. Auch sie ist ein Mitarbeiter des Unternehmens und kann sich nicht über das Unvollkommene des menschlichen Seins hinwegsetzen. Auch sie wird mit Emotionen und subjektivem Wahrnehmen konfrontiert. Ihre Stärken und ihre Schwächen machen ihr persönliches Profil aus.

> Führer dürfen Fehler machen, nur den einen nicht: So tun, als wären sie fehlerfrei. Führer müssen auf ihre Fehler, im Sinne einer konstruktiven Kritik der Mitarbeiter, ansprechbar sein (vgl. Saaman 1990).

Diese Aussage hat aber nur bedingt Gültigkeit. Wenn das Ausmaß eines Fehlers oder einer Fehlentscheidung eklatante Folgen mit sich bringt, verhält es sich anders.

Malik findet, dass Fehler machen keine Maxime für das Management sein sollte. Er stellt unter anderem folgende Frage zu diesem Thema: „Würden Sie Ihre Frau, Ihre Kinder oder Eltern in ein Krankenhaus bringen, in dessen Leitbild steht, dass man Fehler machen darf?" (Malik 2000b). Weiter betont er:

> » Fehler darf man nicht machen – das muss, wie gesagt, die Ausgangsbasis sein. Und von hier aus kann man dann den Grundsatz mit Augenmaß zu lockern beginnen und ihn differenzieren und variieren. Wann, wo und von wem dürfen welche Fehler gemacht werden? Welche dürfen überhaupt nicht vorkommen? Wie organisieren wir Experimente, Tests und die Ausbildung des Personals, damit die Fehler und ihre Folgen unter Kontrolle bleiben? Und was tun wir, wenn trotz aller Umsicht doch Fehler vorkommen? Wie sehen die Notfallmaßnahmen aus? Diese Art von Umgang und Anwendung eines Grundsatzes ist etwas ganz anderes, als die Ausstellung eines Freipasses „Bei uns darf man Fehler machen". Es ist der Ersatz von Zeitgeist, Mode und Einfalt durch verantwortungsbewusstes Management (Malik 2000b). «

5.3.1 Lernen am Modell

Für Mitarbeiter stellen Führungspersonen Modelle dar, die das Verhalten der Mitarbeiter in Wort und Tat reflektieren. Sie verneinen oder befürworten es. Für Mitarbeiter im Sinne von Untergebenen wirkt die Führungsperson oft glaubwürdig, da sie mindestens eine Ebene höher angesiedelt ist. Für Mitarbeiter stellt das Modell der Führungsperson und deren Verhaltensweisen ein Synonym für Erfolg und Macht dar. Zu ihren Verhaltensweisen gehören auch Führungsstrategien. Diese können bewusst oder unbewusst eingesetzt werden. Das Streben nach Macht, Erfolg und Selbstverwirklichung nimmt zu. Für viele Mitarbeiter ist nicht mehr das Absichern ihrer physischen Grundbedürfnisse und das Befriedigen ihrer Sicherheitsbedürfnisse an erster Stelle. Sie wollen ihre sozialen Bedürfnisse erfüllen und sich selbst verwirklichen. Werden diese Bedürfnisse nicht befriedigt, wird es schwierig. Eine Führungsperson kann durch eine mitarbeiterorientierte Personalführung vorbeugen. Diese Schwierigkeiten können sein:

- fehlende Motivation,
- hohe Fluktuation,
- konkurrierende Ziele (privat und beruflich),
- Bedürfnisse werden verstärkt im privaten Bereich erfüllt,
- mangelnde Arbeitsleistung,
- sinkendes Selbstwertgefühl,
- hoher Krankenstand,
- innere Kündigung (oft bei ursprünglich motivierten Idealisten sichtbar).

Durch das Lernen am Modell kann neben der Macht des Führers auch die Ohnmacht des Mitarbeiters verinnerlicht werden. Das führt zu ängstlichen Mitarbeitern. Wenn jemand Angst hat, äußert sich dies:

» • emotional: als unangenehmes Gefühl;
  • kognitiv: in Angstvorstellungen,
                      Erwartung einer Bedrohung;
  • körperlich: durch Zittern, Schwitzen, Übelkeit,
                      Unruhe, Schwindel usw.;
  • verhaltensmäßig: z. B. durch Vermeidung angstauslösender
                      Situationen
                      (Keller 1994, zit. in Heidenreich 1996). «

Es besteht eine lineare Beziehung zwischen Kompetenzerwartung und Angst: Menschen, die mehr Angst haben, besitzen im Durchschnitt weniger Kompetenzerwartung. Leute hingegen, die weniger ängstlich sind, weisen eine hohe Kompetenzerwartung aus (vgl. Schwarzer 1992, zit. in Heidenreich 1996). Defensive Verhaltensweisen sind schwierig zu verlernen, da sich die ängstliche Person von der Umgebung fernhält. Dieses Phänomen bezeichnet Bandura als das Problem der subjektiven Bekräftigung (Bandura 1979, zit. in Heidenreich 1996). Vermeidungsverhalten hindert den ängstlichen Menschen daran, geänderte Umstände selbst wahrzunehmen. Wenn sich die befürchteten Bedrohungen nicht einstellen, wird die Erwartung verstärkt, dass nur die defensiven Manöver diese fernhalten (Heidenreich 1996, S. 77).

Weiter muss sich eine Führungsperson überlegen, welche Typen von Mitarbeitern sie bevorzugt. Sie kann den ängstlichen, folgsamen und inaktiven Mitarbeitertyp bevorzugen oder den innovativen, aktiven. Der aktive Mitarbeitertyp wird auch in der Lage sein, konstruktive Kritik ohne Angst anzubringen und Veränderungen voranzutreiben. Wie eine Führungsperson entscheidet, wird davon beeinflusst, wie sie Führen erlebt und in der Vergangenheit erfahren hat. Eine Führungsperson sollte das reflektieren können. Sie kann mit ihren Vorstellungen von Personal und Führung und denen der Mitarbeiter ein kongruentes Verständnis erlangen. Entscheiden muss die Führungsperson selbst! Wenn der Autor an seine beruflichen Stationen zurückdenkt, wäre es ihm aus der Sicht des Mitarbeiters ein Leichtes, sich zu entscheiden. Er schließt sich dabei den Vorstellungen von Saaman an:

» Die größte aller Führungssünden besteht darin, Mitarbeiter klein zu halten, weil sich nun einmal mit kleinen Leuten keine großen Dinge anstellen lassen. Ich fordere auf zu Freiheit, Freiheit und nochmals Freiheit für Mitarbeiter, was das laute Denken angeht, und gönne allen Führern zu erfahren, wie sicher sie sich fühlen und wie effektiv sie ihren Bereich führen können, wenn Gerüchteküchen langweilig, Kanalarbeiten überflüssig und statt dessen Vertrauen und Offenheit selbstverständlich werden (Saaman 1990, S. 38). «

5.3.2 Erwartete Leistung und Leistungsbereitschaft als Problem des subjektiven Wahrnehmens

Leistung ist ein zielgerichtetes Handeln bzw. Verhalten, das sich vom Durchschnitt quantitativ oder qualitativ in positiver Weise abhebt. Leistung ist das Ergebnis persönlichen Handelns in einer bestimmten Situation. Sie unterliegt dem subjektiven Wahrnehmen durch andere. Der subjektive Ansatz des Mitarbeiters wird erst dadurch relativiert, indem das damit verbundene Verhalten durch andere positiv oder weniger positiv gewertet wird. In der Arbeit kann es vorkommen, dass ein ursprünglich positiv gedachter Ansatz des Mitarbeiters durch das subjektive Wahrnehmen der Führungsperson als mangelndes Verhalten gewertet wird (vgl. Wagner u. Rex 1998).

Solche Fehler können vermieden und eine mögliche Frustration des Mitarbeiters verhindert werden. Eine Führungsperson benötigt dafür Instrumentarien zum möglichst objektiven Messen der geleisteten Arbeit. Wichtig ist ein vernünftiges Selbsteinschätzen des Mitarbeiters und der Führungsperson, wobei die Reflexion des Handelns hilft. Ebenso hilft ehrliche und klare Kommunikation. Besonderen Stellenwert erlangt dabei die Aussage:

> **Klarheit vor Freundlichkeit!**

Dies kann Spannungen in der Führungsperson und mögliche Konflikte mit den Mitarbeitern auslösen. Ohne Klarheit und Konfliktbereitschaft würden diese unausgesprochenen Wahrnehmungen größere Konflikte verursachen. Diese Konflikte sind gefährlich, da sie latent verlaufen und oft auf der emotionalen Ebene ausgetragen werden. Das führt zu Einbußen in der geleisteten Arbeit des Mitarbeiters, die ursprünglich wohlgemeint war. Da der Mitarbeiter und der Führer in Wechselwirkung zueinander stehen, wirkt sich dies gleichermaßen negativ auf die Führungsperson aus. Außerhalb des Bereichs der Führungsperson und des Mitarbeiters wirkt sich die mangelhaft geleistete Arbeit in der Unzufriedenheit der zu Betreuenden und deren Angehörigen aus. Es entwickeln sich mehrdimensionale Probleme für den Mitarbeiter, den Führer und für das gesamte Unternehmen. Ohne Lösungsansätze können solche Probleme Einbußen und den Konkurs für das Unternehmen bedeuten. Die Ansätze müssen von der Führungsperson gewollt sein.

Erwartungs-Valenz-Theorie

Abschließend wird der Autor noch die Erwartungs-Valenz-Theorie nach *Rahn* zitieren. Diese bietet ein Erklärungsmuster dafür, dass unterschiedliche Erwartungshaltungen zu unterschiedlichem Verhalten führen.

> Das Leistungsverhalten wird nach der *„Erwartungs-Valenz-Theorie"* logischerweise durch folgende Einflüsse mitbestimmt: je höher die vom Mitarbeiter geschätzte Wahrscheinlichkeit, eine Leistung nach der Interpretation der Regelinstanz (i. d. R. der Führungskraft) erfolgreich zu vollbringen, umso eher wird dadurch das Verhalten bestimmt. Andererseits erscheint es zufriedenstellender, eine als *„schwierig"* definierte Leistung erfolgreich erbracht zu haben als eine *„leichte"*. Eine solche Aufgabe ist mit maximaler Wahrscheinlichkeit zu schaffen; je schwieriger die Aufgabe wahrgenommen wird, umso geringer ist die Wahrscheinlichkeit, sie zu erfüllen. Mit anderen Worten: Je wahrscheinlicher (leichter) eine Aufgabe zu lösen ist, umso uninteressanter erscheint sie als Leistungsziel; je unwahrscheinlicher (schwieriger) sie zu lösen ist, als umso uninteressanter wird sie angesehen, weil (durch die subjektive Situationsdefinition der Beteiligten bedingt!) ein Erfolg ja kaum zu erwarten ist. Die Gegenläufigkeit erklärt, warum Mitarbeiter mit hoher Leistungsmotivation (in der Regel *„erfolgsmotivierte"* Menschen) Aufgaben von mittlerer Schwierigkeit wählen. Menschen, die sich vor Misserfolgen schützen wollen, ziehen eher leichtere oder schwerere Aufgaben vor. Wenn sie eine schwere Aufgabe nicht bewältigen können, so liegen die Gründe für die Misserfolge für den Betrachter erkennbar in der Aufgabe selbst und nicht bei demjenigen, der den „Mut" hatte, eine solche schwere Aufgabe anzugehen" (Rahn zit.in Wagner u. Rex 1998, S. 42). «

5.4 Zusammenfassung

Den größten Einfluss auf erfolgreiche Personalführung hat eine Führungsperson. In lernenden Organisationen versteht sie sich als Designer, Steward und Lehrer. Sie führt und begleitet ihre Mitarbeiter. Sie wird zum Mittelpunkt, indem sie andere in den Mittelpunkt stellt. Sie kennt ihre Grenzen und kann dadurch gelassen sein. Eine gelassene Führungsperson wirkt entspannt und hat kein ständiges Kontrollbedürfnis. Sie kann los-lassen und zu-lassen. Um gelassen zu sein, ist ein Arbeiten an sich selbst erforderlich. Ein wichtiges Ziel ist dabei das Akzeptieren der eigenen Stärken und Schwächen. Die daraus entstehende Zufriedenheit wirkt sich auf die Umwelt aus. Sie wird zum Spiegelbild des eigenen Ich; das Selbstwertgefühl wird positiv beeinflusst. Das vorhandene Selbstbild steht in Wechselwirkung zum Weltbild. Das Verändern anderer beginnt mit dem eigenen Verändern. Widersprüche werden zugelassen und Spannungen ausgehalten. Eine gelassene Führungsperson wird Anforderungen komplexer Systeme leichter bewältigen. Durch ihr Handeln kann sie einem Unternehmen Sinn geben. Durch den Aufbau von Kommunikation und Organisation kann sie eine neue Unternehmenskultur bilden. Sie entwickelt durch eine tragfähige Unternehmenskultur einen strategischen Erfolgsfaktor. Der Erfolg und die Kultur eines Unternehmens beeinflussen sich dabei wechselseitig. Einer gelassenen Führungsperson fällt es leichter, Unternehmenskrisen zu bewältigen. Sie kann visionäre Strategien entwickeln. Sie weiß von kreativen Spannungsverhältnissen zwischen Möglichem und Wirklichem. Sie wirkt in ihrem Handeln glaubwürdig und verpflichtet sich systemischen Denkansätzen.

Eine Führungsperson der Zukunft ist sich bewusst, dass sie nur ein Erfolgsfaktor des Unternehmens ist. Sie sieht in den Mitarbeitern einen gleichwertigen Erfolgsfaktor für das Unternehmen. Mitarbeiter eines Unternehmens können Multiplikatoren oder Engpässe für ein Unternehmen sein. Ihnen sollte ein höherer Stellenwert zukommen, als dies bisher oft der Fall war. Jeder Mitarbeiter sollte dabei nach seinen Fähigkeiten und Leistungen geführt werden. Erfolgreiche Personalführung kann nur entstehen, wenn Führungsperson und Mitarbeiter eine gleichwertige Einheit bilden. Dabei können Theorie und Praxis in der Personalführung verbunden werden. Führen und geführt werden ergänzen sich. Diskrepanzen zwischen Führungspersonen und Mitarbeitern können offen, klar und deutlich geklärt werden. Führen wird aktiv und ein Verantworten wird deutlich. Durch diesen Umgang miteinander werden mögliche Ängste abgebaut. Freie Mitarbeiter sind innovativ und aktiv. Dieses Verhalten kann positiv oder weniger positiv gewertet werden. Wichtig ist dabei ein vernünftiges Selbsteinschätzen des Mitarbeiters und der Führungsperson. Dabei sollte ehrlich und klar kommuniziert werden.

> Was immer in anderen Bereichen der Sinn des Wortes „Wahrheit" sein mag, im Bereich des Zwischenmenschlichen bedeutet es, dass Menschen sich einander mitteilen als das was sie sind (Martin Buber). «

? Wissens- und Transferfragen

1. Welche unterschiedlichen Führungseigenschaften kennen Sie?
2. Worin sehen Sie mögliche Ansätze erfolgreicher Personalführung?
3. Welchen Stellenwert hat Gelassenheit als Führungskompetenz?
4. Wie kann Gelassenheit erreicht werden?
5. Auf welchen Ebenen entwickelt sich Unternehmenskultur und welche Inhalte sind charakteristisch?
6. Wie beeinflussen sich Erfolg und Kultur eines Unternehmens?
7. Welches negative Verhalten können Kulturkrisen in Unternehmen bei Führungspersonen hervorrufen?
8. Wie beurteilen Sie die Denkansätze zwischen traditionellen und zukünftigen Unternehmen?
9. „Führung hat mit innerer Einstellung, mit den Werten innerhalb der eigenen Persönlichkeit zu tun." Wie stehen Sie zu dieser Aussage?
10. Was verstehen Sie unter dem Begriff „Lernen am Modell" im Bereich Mitarbeiter/Führungsperson?
11. Warum stellen erwartete Leistung und Leistungsbereitschaft Probleme des subjektiven Wahrnehmens dar?

Literatur

Bruhn M (1997) Qualitätsmanagement für Dienstleistungen. Springer, Berlin Heidelberg New York
Heidenreich K (Hrsg) (1996) Pädagogik Training. Stark, Freising
Höhler G (1992) Unternehmenskultur als Erfolgsfaktor. In: Königswieser R, Lutz C (Hrsg) Das Systemisch Evolutionäre Management. ORAC, Wien, S 341–350
Königswieser R, Lutz C (Hrsg) (1992) Das Systemisch Evolutionäre Management. ORAC, Wien
Malik F (2000a) Führen, Leisten, Leben. DVA, Stuttgart München
Malik F (2000b) Darf man Fehler machen? Handelsblatt 25/2000
Saaman W (1990) Effizient Führen. Gabler, Wiesbaden
Wagner K, Rex B (1998) Praktische Personalführung. Gabler, Wiesbaden

6 Konfliktmanagement als Chance

M. Glock, B. Seeberger

Inhalt

6.1 Ansätze für ein Konfliktmanagement *150*
    6.1.1 Konfliktmanagement und Konflikte *150*
    6.1.2 Der Zweck von Konflikten *150*
    6.1.3 Konflikte machen Differenzen deutlich *151*
    6.1.4 Konflikte erzeugen Homogenität in der Gruppe *152*
6.2 Konflikte wahrnehmen und analysieren *153*
    6.2.1 Wahrnehmen von Konfliktursachen *153*
    6.2.2 Analyse von Konflikten *154*
    6.2.3 Hinweise zum Wahrnehmen und Analysieren von Konflikten *156*
6.3 Konfliktformen und mögliche Lösungen *157*
    6.3.1 Typologien von Konflikten *157*
    6.3.2 Konflikte mit Personen *158*
    6.3.3 Konflikte mit Gruppen *159*
    6.3.4 Konfliktfähigkeit *163*
6.4 Lösen von Konflikten *164*
    6.4.1 Konfliktlösungsstrategien *164*
    6.4.2 Mediation *166*
    6.4.3 Konfliktlösungsgespräch *169*
6.5 Zusammenfassung *172*

? Wissens- und Transferfragen *174*

Literatur *175*

6.1 Ansätze für ein Konfliktmanagement

Jeder ungelöste Konflikt von heute ist das Schicksal von morgen.

6.1.1 Konfliktmanagement und Konflikte

Seit einigen Jahren steht im Gesundheitsbereich die Frage im Vordergrund: Wie können die Ausgaben dezimiert werden? Es wird nach Möglichkeiten gesucht, die Effizienz zu steigern, um Wettbewerbsvorteile zu schaffen. Eine Möglichkeit besteht im innerbetrieblichen Konfliktmanagement. Konflikte wurden lange Zeit als lästiges Übel angesehen, das es zu bekämpfen gilt. Nach logischen Gesichtspunkten ist es nicht nachvollziehbar. Diese Vorgehensweise beinhaltet einen Ressourcenverbrauch des Einzelnen, der Organisation und des gesamten Systems. Konfliktsituationen sind immer mit einem Energieverlust verbunden. Konflikte werden oft nicht gelöst, sondern verdrängt. Sie sind trotzdem vorhanden und verlaufen latent weiter. Konflikte entwickeln sich unterschiedlich und weisen viele Formen auf. Sie können sich bemerkbar machen als:

- Mobbing,
- Reibungsverluste,
- erhöhte Fluktuation,
- hoher Krankenstand,
- Fehlentscheidungen,
- Eskalation des Konflikts.

Das Resultat ist, dass Mitarbeiter weniger leisten. Das führt im Wertschöpfungsprozess zu einem quantitativ und qualitativ minimierten Ergebnis. Um dem vorzubeugen, müssen Konflikte verstanden werden. Konfliktmanagement dient der Qualitätsverbesserung. Warum und weshalb Konflikte entstehen, ist steht nicht im Vordergrund. Wichtig ist, wie Konflikte zu erkennen sind und wie Mitarbeiter mit ihnen umgehen. Erst aus diesem Verständnis heraus können Mitarbeiter aus Konflikten lernen. Konflikte sind normal und kommen in Organisationen, in Gruppen, in zwischenmenschlichen Beziehungen und in der eigenen Person vor.

> ! Konflikte müssen zugelassen werden, um sie zu klären.

Sie erhalten dadurch einen positiven Charakter. Mitarbeiter werden sich an der Lösung orientieren und nicht am Problem. Vorhandenes Potenzial wird freigesetzt und kann in den Wertschöpfungsprozess mit einfließen. Die Qualität wird gesteigert. Bevor Konflikte geklärt werden können, müssen sie erkannt werden. Dazu ist ein hermeneutischer Ansatz über Konflikte hilfreich.

6.1.2 Der Zweck von Konflikten

Es ist kein System der Ursachen von Konflikten bekannt. Der klassische Kausalitätsbegriff von Ursache – Wirkung ist nicht erfolgreich anzuwenden. Es stellt sich vielmehr die Frage nach dem Sinn von Konflikten. Machen Konflikte einen

Sinn, so stellen sie nicht nur vermeidbare Fehler dar. Sie sind auch für das Zusammenleben und die Weiterentwicklung von Individuen, Gruppen und Organisationen bedeutend. Aus dieser Unterscheidung heraus ist die mögliche Maxime abzuleiten:

> Pannen müssen vermieden und notwendige Konflikte entwickelt und gepflegt werden.

Oft führt es zu großen Problemen, in denen Pannen gepflegt und Konflikte vermieden werden. Dieser positive Denkansatz über Konflikte ermöglicht erst, zwischen Pannen und Konflikten zu unterscheiden. Allerdings widerspricht die europäische Logik der Denkweise des positiven Sinns von Konflikten. Sie besagt, dass von zwei einander widersprechenden Aussagen mindestens eine falsch ist. Um Konflikte zu verstehen, muss diese vertraute Logik verlassen werden. Statt dessen müssen Widersprüche anerkannt und widersprechende Dimensionen als sinnvoll erachtet werden (vgl. Schwarz 1999, S. 13 ff.).

6.1.3 Konflikte machen Differenzen deutlich

Konflikte machen Differenzen deutlich und erzeugen eine Effektivität. Diese Differenzen werfen Fragen auf. In der Natur sind den Kreaturen instinktive Rollen zugeteilt, woraus sich kein reflektierter Umgang mit Unterschieden ergibt. Menschen wiederum sind in der Lage, Unterschiede zu reflektieren, was bereits mit der ersten Form der Arbeitsteilung zwischen Mann und Frau begann (vgl. Schwarz 1999, S. 15 ff.). Hinsichtlich Organisationen vertritt Schwarz:

> » In vielen hierarchisch aufgebauten Organisationen kommt es dem Vorgesetzten mehr darauf an, Einheit in der Gruppe herzustellen als Unterschiede zuzulassen. Unterschiedliche Leistungen der Mitarbeiter werden nicht offengelegt, sie könnten Anlass zu Unruhe geben. Transparenz in Bezug auf unterschiedliche Fähigkeiten der Mitarbeiter zu erlangen geht auf Kosten der Einheitlichkeit der Gruppe. Der Lohn dafür ist jedoch die Entwicklung der einzelnen Mitarbeiter zu Persönlichkeiten, die ihre Grenzen kennen und zu erweitern trachten. Genauso schwierig ist das Anerkennen unterschiedlicher Meinungen. So werden z. B. Andersdenkende von ihren Vorgesetzten nicht ermutigt, sondern bekämpft, was oft zur Folge hat, dass verschiedene Meinungen und Aspekte gar nicht zum Durchbruch kommen und gar nicht in die Entscheidungen des Managements eingehen können, weil sie schon ausgeschieden werden, bevor man sich „höheren Orts" damit beschäftigen kann. Heute erkennt man allerdings immer mehr, dass die Vielfalt der Meinungen fruchtbar ist, dass Toleranz des Widerspruchs eine wichtige „Managertugend" ist (Schwarz 1999, S. 17). «

Das Wichtige bei Widersprüchen ist, dass sie rechtzeitig angesprochen werden und ihnen ein Freiraum gewährt wird. Die differenten Meinungen und Sichtweisen in Diskussionen setzen Potenzial frei und wichtige Ressourcen werden geschont. Das Potenzial kann gewinnbringend im Leistungserstellungsprozess eingesetzt werden. Durch Konflikte werden Unterschiede bearbeitet und Veränderungen eintreten. Komplexe Vorgehensweisen können sich entwickeln (siehe Übersicht 6-1).

6.1.4 Konflikte erzeugen Homogenität in der Gruppe

Konflikte erzeugen Homogenität in der Gruppe, wenn Differenzen überwunden werden. Das wird bei Gruppenmitgliedern sichtbar, die ihren anderen Denkansatz in der Gruppe vertreten. Sie werden von der Gruppe ausgegliedert und geraten unter Druck. Diese außenstehenden Gruppenmitglieder lösen den Konflikt aus. Sie können in die Gruppe integriert werden, wenn der Konflikt bearbeitet wird.

> » Sogar die so negativ besetzten Haltungen wie Neid und Eifersucht kann man unter diesem Aspekt positiv interpretieren. Die damit verbundenen Konflikte sorgen nämlich dafür, dass die auftretenden Unterschiede im Verhalten der Gruppe besprochen beziehungsweise bearbeitet werden. Auch wer überdurchschnittlich gut ist, gefährdet den Erfolg einer Gruppe, weil er die Einheit der Gruppe in Frage stellt. Neid, Eifersucht oder Mitleid gegenüber Über- oder Unterdurchschnittlichkeit bremsen den Guten und spornen den Schwachen zu steigender Leistung an: „Jetzt muss ich auch einmal zeigen, dass ich das kann." In diesem Sinn wird die Einheit der Gruppe durch Konflikte wieder hergestellt (Schwarz 1999, S. 20). «

Wenn von der Gruppennorm abgewichen wird, macht es die Gruppe unsicher. Das kann dazu führen, dass die Gruppe handlungsunfähig wird. Der Sinn besteht darin, die Einheit der Gruppe wieder herzustellen. Dadurch werden innerhalb der Gruppe Gemeinsamkeiten garantiert und das Bestehende bleibt erhalten (siehe Übersicht 6-1). Konflikte fördern die Einheit einer Gruppe und machen Unterschiede deutlich. Um den Sinn von Konflikten zu verstehen, müssen beide Aspekte berücksichtigt werden, obwohl sie im Widerspruch zueinander stehen. Welche der beiden Sinn stiftenden Wirkungen die Richtige ist, kann nicht festgelegt werden. Konflikte können nur verstanden werden, wenn beide gemeinsam gelten. Das Verstehen beider Aspekte ist mit einem persönlichen Stärken-Schwächen-Profil zu vergleichen. Was der Vorteil einer persönlichen Stärke in einer Situation ist, stellt sich in einer anderen Situation als eine persönliche Schwäche dar. Es müssen auch hier beide Aspekte gemeinsam gelten.

Übersicht 6-1. Die wechselseitigen Aspekte von Konflikten (vgl. Schwarz 1999, S. 15 ff.)

Der Sinn von Konflikten

Einheit erhalten	Unterschiede bearbeiten
Gemeinsamkeit garantieren	Komplexität entwickeln
Bestehendes erhalten	Veränderungen garantieren

6.2 Konflikte wahrnehmen und analysieren

6.2.1 Wahrnehmen von Konfliktursachen

Wie Konflikte wahrgenommen werden, ist je nach Streitinhalt sehr unterschiedlich. Haben Konflikte zweier Parteien sachliche Aspekte zum Inhalt, so können diese sehr schnell erkannt werden. Oft werden diese im Gespräch durch die Mitglieder beider Parteien selbst benannt. Die Konfliktwahrnehmung ist offenkundig, da sie auf der Sachebene abläuft. Anders verhält es sich bei Konflikten, die auf der emotionalen Ebene passieren. Die Symptome dieser Konflikte können innerhalb eines Teams mit Hilfe visueller Kompetenzen des Betrachters erkannt werden. Die Aspekte dieser emotional bedingten Konflikte können unterschiedliche Ursachen haben, welche oft Jahre zurückliegen. Sie existieren wie ein Schwelbrand im Verborgenen weiter.

Konflikte können einen unterschiedlichen Verlauf nehmen: Sie können lange oder nur kurz andauern, sie können sachlich oder aggressiv ausgetragen werden, sie können offen angesprochen oder indirekt angegangen werden.

Trotz dieser Vielfalt lassen sich Vorgänge finden, die für das Verständnis aller Konflikte wichtig sind. Tritt ein Konflikt auf, so folgt er einem allgemeinen Ablaufschema (Abb. 6-1).

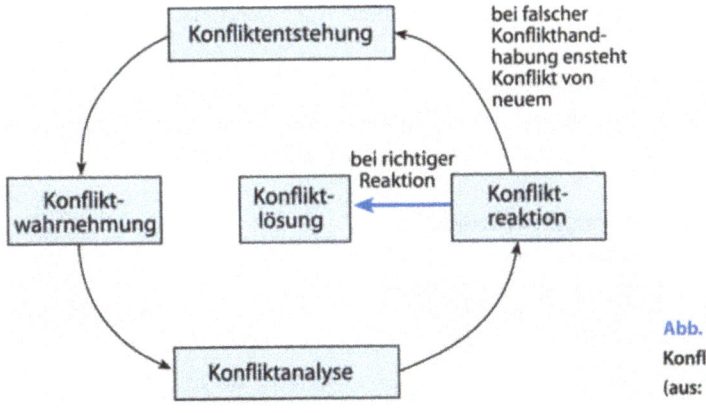

Abb. 6-1.
Konfliktentstehung.
(aus: Boy, 1994, S. 57)

Konflikte sind umso wahrscheinlicher, je
- verschiedenartiger die fachlichen Kenntnisse und Erfahrungen der Mitarbeiter sind,
- unklarer die Rollen, Funktionen und Kompetenzen für die Beteiligten sind,
- weniger die Arbeitsziele präzisiert, bekannt und verstanden werden.

Ursachen können sein:
- persönliche Kränkungen in der Vergangenheit,
- Missverständnisse,
- unterschiedliche Erwartungshaltungen,
- subjektives unterschiedliches Wahrnehmen,
- Fehlen einer von beiden Parteien zugänglichen Kommunikationsform,
- konkurrierende Machtgebärden,
- nicht klar definierte Kompetenzbereiche.

Es ist in diesen Fällen hilfreich, wenn sich der Beobachter einen genauen Überblick über die Teammitglieder und ihre jeweilige Position in der Organisationsstruktur verschafft. Hilfreich sind dabei Organigramme und Stellenbeschreibungen. Sie geben Aufschluss über Kompetenzbereiche und Weisungsgebundenheit. Wenn es möglich ist, sollten die Positionen mit informellen Verbindungen verglichen werden. Schwierig ist es, wenn vordergründig Sachkonflikte bearbeitet werden und hintergründig emotionale Ursachen ausschlaggebend sind. Die sichtbare Sachebene wird durch die schwieriger sichtbare emotionale Ebene beeinflusst.

> » Worin wir wenig sensibel sind, ist die Wahrnehmung von normativen Konflikten, bei denen es offen um Sachinteressen geht, unterschwellig aber darum, welche Ge- und Verbote im Team Gültigkeit haben sollen. Bei einem solchen Konflikt werden die meisten Teammitglieder leicht in eine offene oder verdeckte Lagerbildung hineingezogen (Redlich 1997, S. 85). «

Aus diesen Schilderungen lässt sich ableiten, dass Konflikte mit dem Kriterium der sachlichen Aspekte nur unvollständig wahrgenommen werden können. Das Wahrnehmen beschränkt sich auf die Symptome eines Konflikts.

6.2.2 Analyse von Konflikten

Konflikte besitzen individuelle Erscheinungsformen und haben unterschiedliche Auswirkungen. Damit die Komplexität analysiert werden kann, muss beachtet werden:
- gezielte strategische Vorgehensweisen,
- geschärfte Wahrnehmung,
- behutsamer Umgang mit den Konfliktparteien.

6.2 Konflikte wahrnehmen und analysieren

Die anzuwendenden Kriterien sind zu erweitern. Zu diesem Zeitpunkt wird der Konflikt noch nicht in eine Typologie eingeordnet. Zunächst gilt es:
- die Ursachen des Konflikts,
- das Umfeld des Konflikts,
- die komplette Situation, in der sich der Konflikt abspielt,

zu erforschen. Weitere Kriterien über die Ursache und Erscheinung eines Konflikts ergeben:
- zeitliche Einordnung (wann?)
- Einordnung nach der Form (wie?)

Anschließend können die *Sachlage* (worum?) und die *sachlichen Inhalte* des Konflikts bearbeitet werden, soweit die sachlichen Inhalte dann überhaupt noch relevant sind.

Der größte Fehler beim Erforschen eines Konflikts ist der, dass zuerst nach Schuldigen gesucht wird, denen die Entstehung des Konflikts zuzuordnen wäre. Wichtiger ist die Frage nach der Ursache des Konflikts und nach dem Ursprung. Ein Konflikt kann sehr wohl gelöst werden, ohne dass eine eindeutige Schuld zugewiesen werden kann. In vielen Fällen ist eine eindeutige Schuldzuweisung, selbst bei gelösten Konflikten nicht möglich, da auf jede der Parteien ein Anteil zutrifft. Selbst bei einer eindeutigen Schuldzuweisung muss so vorgegangen werden, um die Basis für eine anschließende Schuldfrage zu schaffen. Ein zeitliches Einordnen des Konflikts ist deshalb bedeutend, weil jeder Konflikt am Anfang seines Entstehens leichter zu analysieren und zu beheben ist. Ist er bereits ausgebrochen, verschärfen zusätzliche Faktoren die Situation und eine Analyse wird schwieriger. Um eine Konfliktintervention einzuleiten, ist ein frühestmögliches und präzises Wahrnehmen des Konflikts ein wirkungsvolles Instrument. Hilfreiche Fähigkeiten sind:
- gute Beobachtung,
- Sensibilität für plötzliche Veränderungen am Verhalten der Mitarbeiter,
- effiziente Personalführung,
- Freude an Führung und Personal.

Damit ein Konflikt eingeordnet werden kann, ist zu fragen: *„Wie wurde der Konflikt wahrgenommen?"* Für die Konfliktparteien ist es schwierig, einen Konflikt als solchen wahrzunehmen, da beide zu sehr in das Geschehen involviert sind. Ein wertneutrales und emotionsloses Beurteilen ist nicht durchzuführen. Eine außenstehende Person hat darauf zu achten, dass sie sich aus dem entstehenden Konflikt heraushält und nicht Bestandteil des Konflikts wird. Sie sollte sich ihrer Rolle eines neutralen Mediators bewusst sein. Sie hat die Möglichkeit, das Geschehen von der Metaebene aus wahrzunehmen. Dadurch kann sie erfolgreicher eingreifen und dem nachgehen, worum es bei diesem Konflikt geht. Je früher sie den Konflikt wahrnimmt, umso besser kann sie ihn direkt im Ursprung lösen. Ist es für eine sofortige Lösung zu spät, weil der Konflikt bereits ausgebrochen ist, müssen andere Überlegungen durchgeführt werden. Im ersten Schritt gilt es, beide Konfliktparteien örtlich zu trennen. Im weiteren Vorgehen ist der zeitliche Faktor bedeutender. Entsteht ein Konflikt, muss gehandelt werden. Das Gegenteil ist der Fall, wenn der Konflikt bereits ausgebrochen ist. Der Konflikt ist dann emotional bereits überlagert und ein direktes Eingreifen wäre sinnlos. Der zeitliche

Abstand muss adäquat gewählt werden, bis sich die emotionale Energie beider Konfliktparteien entladen hat. Dieser zeitliche Freiraum ermöglicht dem Konfliktschlichter die Möglichkeit, das Geschehen zu reflektieren und zu analysieren. Er kann sich darauf vorbereiten, wie er die Einzelgespräche mit den Konfliktparteien sachlicher durchführt. Wenn diese Einzelgespräche positiv verlaufen sind, besteht für den Konfliktschlichter die Möglichkeit, beide Konfliktparteien zusammenzuführen (vgl. Zoche, 1998, S. 28 ff.).

6.2.3 Hinweise zum Wahrnehmen und Analysieren von Konflikten

! • „Wer eine Konfliktsituation beurteilen will, sucht nicht nach Schuldigen, sondern nach Ursachen! ...
• Je früher ein Konflikt wahrgenommen wird, desto eher ist er vermeidbar!
• Ein Konflikt wird nur dann fruchtbar, wenn alle Beteiligten bezüglich des Konfliktes auf derselben Stufe stehen! ...
• Je deutlicher die Konfliktgründe erkannt werden, desto sachlicher kann der Konflikt gelöst werden! ...
• Je eher eine Konfliktlösung erkannt wird, umso einfacher ist die Konfliktstruktur!" (Zoche 1998, S. 31–37)

Menschen nehmen Konflikte aus unterschiedlichen Perspektiven wahr. Ein sachlich richtiges Beurteilen der Konfliktsituation ist schwierig. Woran erkennen wir Konflikte?

Signale für einen Konflikt:
- schlechte Teamstimmung:
  - aggressiver Kommunikationsstil,
  - verhärtete Diskussionen,
  - Killerphrasen, Schlagworte unter der Gürtellinie,
  - Themen zerreden,
  - keine Kompromissbildung;
- Sich zurückziehen:
  - Weigerung, Aufgaben zu übernehmen – Verweis auf andere,
  - Abwesenheit,
  - Unaufmerksamkeit, Passivität, Vermeidung von Augenkontakt,
  - Flucht in andere Arbeiten außerhalb des Projektes,
  - heimliche Blockaden: Aussagen und Handeln klaffen auseinander;
- nicht eingehaltene Vereinbarungen;
- Unpünktlichkeit;
- Unzuverlässigkeit usw.

Hüten wir uns davor, einen Konflikt nur von einem Standpunkt aus zu betrachten. Versuchen wir durch einen *Perspektivenwechsel* Verständnis sowohl für die eine Situation als auch für die andere Situation des Konfliktpartners zu erreichen (vgl. Boy et al. 1994, S. 59 ff.).

6.3 Konfliktformen und mögliche Lösungen

6.3.1 Typologien von Konflikten

Eine einheitliche Theorie gibt es noch nicht. Als Grundlage dafür müsste eine einheitliche Klassifizierung von Konflikten nach Typologie und Art entwickelt werden. Statt dessen existieren in der Literatur unterschiedliche Ansätze, nach denen Konflikte klassifiziert werden. Dies verdeutlicht die Komplexität von Konflikten und ihren unterschiedlichen Erscheinungsformen.

> Dabei entsteht folgendes Problem: gibt man nur wenige Typen an, dann fällt es in der konkreten Situation zwar leichter, den Konflikt einem Konflikttypen zuzuweisen, jedoch ist es wegen des groben Einteilungsrasters schwerer, einen Lösungsweg vorzuschlagen. Gibt man eine Vielzahl von Konflikttypen an, so fällt zwar die Zuordnung schwerer, jedoch ist die Lösung konkreter und zielgerechter möglich (Zoche 1998, S. 44). «

Ähnliche Probleme entstehen beim Einteilen nach Konfliktarten:

> Die Konflikte nach ihren vielfältigen Arten einzuteilen ist ein sehr schwieriges Unterfangen. Ein Einteilungsprinzip hat wenig Sinn, wenn es nicht durchgehalten werden kann und verschiedene Einteilungsprinzipien unterlegt werden müssen. In der Literatur ist mir kein durchgängiges Einteilungsprinzip bekannt (Schwarz 1999, S. 81). «

Eine Möglichkeit besteht im Einteilen nach 10 Konflikttypen, denen jeweils ein erster Handlungsgrundsatz zugeordnet ist (Tabelle 6-1). Ein absoluter Ansatz für das Lösen von Konflikten ist nicht gegeben!

Für die Qualität von Konfliktmanagement erscheint es den Autoren wichtig, die unterschiedlichen Konfliktarten bei *Personen, Gruppen* und *Organisationen* zu beleuchten. Konflikte verlaufen zwischen Personen anders als zwischen Gruppen. Weiter wird klassifiziert, ob bei Konflikten eine Einzelperson gegenüber einer Gruppe zur Gruppe gehört oder nicht.

> Die Kenntnis der Konfliktform ist die Brücke zwischen konkreter Konfliktanalyse und konkreten Lösungsmöglichkeiten. Wer sich Gedanken über die Konfliktform macht, verlängert möglicherweise die Zeit der Analyse, aber nur so kann er schrittweise immer mehr Lösungsmöglichkeiten ausschließen (Zoche 1998, S. 77). «

„Die Zeit ist sinnvoller für eine gute Konfliktanalyse als für eine langwierige Konfliktlösung eingesetzt!" (Zoche 1998, S. 7)

Tabelle 6-1.
Konflikttypen und ihre ersten Handlungsansätze. (Aus Zoche 1998, S. 45)

Konflikttyp	Erster Handlungsgrundsatz
1. Situationskonflikt	Muss in der konkreten Situation analysiert, reduziert oder gelöst werden
2. Konstruktiver Konflikt	Muss durchgehalten und beobachtet werden
3. Destruktiver Konflikt	Muss so schnell wie möglich gelöst werden
4. Unbewusster Konflikt	Muss zur Lösung allen Beteiligten als Konflikt bewusst gemacht werden
5. Verdeckter Konflikt	Muss zur Lösung offengelegt und offen geklärt werden
6. Offener Konflikt	Muss offen und ohne Geheimnistuerei gelöst werden, ohne dass der Konflikt erneut ausbricht
7. Scheinbarer Konflikt	Muss enttarnt und entlarvt werden
8. Bewusster Konflikt	Muss direkt und offen gelöst werden
9. Unterschätzter Konflikt	Muss in seiner tatsächlichen Dimension und Auswirkung bewusst gemacht werden
10. Überschätzter Konflikt	Muss auf die tatsächliche Dimension reduziert werden

6.3.2 Konflikte mit Personen

» Der Ursprung allen Konflikts zwischen mir und meinen Mitmenschen ist, dass ich nicht sage, was ich meine, und dass ich nicht tue, was ich sage (Martin Buber). «

Innerpersonalkonflikt

Bei dieser Konfliktform ist keine weitere Person beteiligt, obwohl umstehende Personen ohne weiteres der Auslöser dafür sein können. Der Konflikt besteht innerhalb der eigenen Person des Konfliktinhabers. Das ist oft zu bemerken, wenn eine Person zwei Dinge zur gleichen Zeit erledigen muss. Entscheidet diese Person nicht, so kann sich dieser interne Spannungszustand aufstauen und als Situationskonflikt auftreten. Wenn sie entscheidet, ist zu berücksichtigen:
- Wie *dringend* sind die zu erledigenden Aufgaben?
- Wie *wichtig* sind die zu erledigenden Aufgaben?

Sie muss eine zeitliche Reihenfolge herstellen. Der Situationskonflikt ist schnell gelöst. Das ist darin begründet, dass sich jeder Beteiligte davon distanzieren kann. Das Problem des Innerpersonalkonflikts bleibt aber immer noch erhalten. Diesen Konflikt kann die Person nur lösen, wenn sie entscheidet. Sie muss ihr persönliches Handeln und die daraus resultierenden Folgen verantworten. Ein Wertschätzen der eigenen Person und eine Reflexion des eigenen Handelns sind dabei unerlässlich. Will aber die Person keine Verantwortung übernehmen, so wird sie sich ständig bei anderen erkundigen und will bestätigt werden. Zeigen Mitarbeitern ein solches Verhalten, sollte der Vorgesetzte handeln. Er sollte sie in ihrer Entwicklung – hin zu verantwortungsvoller Arbeit – begleiten. Er sollte das Personal effizient führen. Innerpersonalkonflikte treten häufig auch bei Führungspersonen auf. Wenn trotz Hilfe keine Verbesserung erzielt werden kann, sind solche Führungspersonen für ein Unternehmen schwierig. Auf lange Sicht werden bei solchen Personen Selbstwertgefühle abnehmen und Minderwertigkeitsgefühle zunehmen. Die Minderwertigkeitsgefühle werden kompensiert. Die Führungsperson wird bei den Mitarbeitern nachfragen und möchte ihre Entscheidungen bestätigt sehen. Die Mitarbeiter zweifeln an der Kompetenz der Führungsperson. Das Entstehen weiterer Konflikte ist vorherbestimmt.

Interpersonalkonflikt

Bei dem bereits geschilderten Innerpersonalkonflikt ist nur *eine Person* am Konflikt beteiligt. Der Interpersonalkonflikt ist ein Konflikt zwischen *zwei Personen*. Im Arbeitsprozess entstehen solche Konflikte z. B. durch:

- persönliche Aversionen,
- Neid,
- Eifersucht,
- fehlende Toleranz,
- Machtspiele,
- Profilierungsneurosen.

Für das Lösen solcher Konflikte sind Gespräche mit den Beteiligten hilfreich. Es sollte immer nur mit einer Person gesprochen werden. In Ausnahmefällen kann ein Konfliktlösungsgespräch auch bewirken, dass der Mitarbeiter in eine andere Abteilung versetzt wird. Der Vermittler muss sich seiner Rolle als Gesprächsführer bewusst sein und darf sich im Gespräch nicht auf Diskussionen um Sachfragen einlassen (vgl. Zoche 1998, S. 83 ff.).

6.3.3 Konflikte mit Gruppen

Wahrnehmen durch die Gruppe

Einzelperson als gruppenexterner Konfliktteilnehmer. Bei dieser Form des Konflikts steht eine Person außerhalb der Gruppe, und die Gruppe hat Schwierigkeiten mit dem Einzelnen. Wahrgenommen werden kann diese Konfliktform oft durch die verbale Kommunikation in Form von „Wir-Du-Äußerungen". Eine gruppeninterne Person wird zu der Situation als Einzelperson befragt und antwortet in der „Wir-Form". Zum Lösen eines Konflikts ist bei strategischem Vorgehen zu beachten: Die Einzelperson nimmt eine sozial schwächere Position gegenüber der Gruppe ein. Es ist deshalb sinnvoll, zuvor ein Gespräch mit dieser Person zu führen, um Unterstützung zu vermitteln. Ein Gespräch kann dazu führen, dass sich diese Person ihrer Schwächen und der damit verbundenen Hilflosigkeit bewusst wird. Deswegen ist ein eher zufällig zustandekommendes Gespräch am Arbeitsplatz anzustreben. Solche Konflikte können entstehen, wenn eine außenstehende Person aus einer anderen Abteilung des Unternehmens der Gruppe zuarbeitet. Sie kann durch ihr Verhalten und die Art ihrer Zusammenarbeit die Arbeitsabläufe innerhalb der Gruppe stören. Schließlich wird die Gruppe in Mitleidenschaft gezogen. Ihr Verhalten beherrscht die ganze Gruppe und ist der auslösende Faktor dieses Konflikts. Die Einzelperson im Gespräch zur Einsicht zu bringen ist schwierig, da sie als Zuarbeiter nichts mit der Gruppe zu tun hat und von der Gruppe unabhängig ist.

Einzelperson als gruppeninterner Konfliktteilnehmer. Bei dieser Form des Konflikts sind nur Gruppenmitglieder beteiligt. Eine homogen erscheinende Gruppe spaltet sich durch Differenzen mehrerer Gruppenmitglieder. Eine Partei ist als Gruppe in der Gesamtgruppe vorhanden und eine Partei als Einzelperson. Diese Konfliktform wird wie bei der Einzelperson als gruppenexterner Konfliktteilnehmer (siehe oben) durch die Gruppe wahrgenommen. Beim Vorgesetzten kommt es zu negativen Äußerungen der Gruppe oder eines Gruppensprechers über das abweichende Verhalten einer Person. Diese Person sollte wieder in die Gruppe integriert werden, damit sich die Gruppe nicht aufspaltet. Ein Konflikt zwischen einer Gruppe und einer Einzelperson ist leichter lösbar. Wenn sich eine weitere Person auf die Seite der Konfliktperson schlägt, wird ein Konflikt zwischen zwei Gruppen entstehen. Im Gegensatz zu den beschriebenen Konfliktformen zwischen Konfliktperson und Gruppe werden die beiden nachfolgend aufgezeigten Konfliktformen durch die Konfliktperson wahrgenommen. Diese beiden Konfliktformen beinhalten meist das Problem des „Outsiders". Das liegt vor, wenn sich die Einzelperson aktiv aus der Gruppe aussondert oder durch die Gruppe ausgesondert wird.

Wahrnehmen durch den Einzelnen

Einzelperson als gruppenexterner Konfliktteilnehmer. Dieser Konflikt zwischen einer Person außerhalb der Gruppe und der Gesamtgruppe wird von dieser (außenstehenden) Person wahrgenommen. Diese Person kann aktiv werden und den für sie untragbaren Zustand z. B. bei ihrem Vorgesetzten äußern. Es ist auch möglich, dass der Konflikt direkt durch den Vorgesetzten wahrgenommen wird. Dies kann durch auffällige Verhaltensweisen der Konfliktperson geschehen. Oft macht diese Person die Gruppe für ihre Außenseiterrolle verantwortlich. Bezogen auf das Beispiel „Einzelperson als gruppeninterner Konfliktteilnehmer" gilt hier die Umkehrung. Nämlich, dass die Gruppe die Konfliktperson stört.

Einzelperson als gruppeninterner Konfliktteilnehmer. Diese Konfliktsituation betrifft Konflikte zwischen der Gruppe und der Einzelperson innerhalb einer zuvor homogen bestehenden Gruppe. Der Konflikt wird durch die Einzelperson wahrgenommen. Die Einzelperson macht sich durch ihr individuelles Verhalten bemerkbar. Ihr Verhalten weicht von der Norm der Gruppe ab. Sie stellt ihr persönliches Verhalten in den Vordergrund und will es zur Gruppennorm erheben. Die Einzelperson hat falsche bzw. einseitige Erwartungshaltungen gegenüber der Gruppe. Das alles führt zu einer Störung der Arbeitsabläufe, was innerhalb der Gruppe zu einem Konflikt führen wird.

Konflikte zwischen Gruppen und die Gesinnung von Gruppen

Konfliktsituationen, an denen nur Gruppen beteiligt sind, sind schwieriger zu analysieren. Sie sind diffiziler als Konfliktsituationen, in denen zumindest eine der Konfliktparteien aus einer Einzelperson besteht. Die Gründe, die zu solchen Konfliktsituationen führen, sind unterschiedlich. Oft sind sie durch die jeweilige Gruppenkohäsion bedingt und dadurch, wie individuell die Gruppe zusammengesetzt ist. Einzelne Gruppenmitglieder können Konflikte auslösen oder zumindest verstärken. Die Entstehung von Gruppenkonflikten wird deutlich, wenn Gruppeneigenschaften und deren Verhalten bekannt sind.

Die Gruppe als Zufluchtsort und Verwirklichungsbasis. Einzelne schwache Mitarbeiter flüchten sich genauso in eine sie anerkennende Gruppe wie Mitarbeiter, die eine ständige Bestätigung suchen. Dadurch vermittelt die Gruppe eine Stärke, die der Einzelne nicht aufzuweisen vermag. Schwache Mitarbeiter, die nicht gerne ihre Meinung nach außen hin kundtun, können sich in der Gruppe verstecken. Diese Mitläufer arbeiten nicht gegen die Gruppe; in Konfliktsituationen aber auch nicht dafür. Sie schaffen sich durch ihr Verhalten einen möglichst konfliktfreien Zustand. Das sind Mitarbeiter, die in der Gruppe nichts verantworten wollen. Sie sehen sich darin berechtigt, dass die ganze Gruppe die Verantwortung trägt. Sie bedienen sich der Gruppe als Zufluchtsort und fühlen sich in ihrer Situation wohl. Als Gegenpol dazu gibt es diejenigen Mitarbeiter in der Gruppe, die sich in ihrer Stellung behaupten wollen. Sie sehen ihre Aufgabe darin, sich selbst zu verwirklichen. Diese Mitarbeiter sehen in der Gruppe eine berechtigte Basis, um ihre persönlichen Interessen zu verwirklichen; sie brauchen Anhänger. Sie fühlen sich durch das Auseinandersetzen in ihrem persönlichen Dasein bestätigt. Wird dieses „brauchen" zu sehr ausgereizt, kann sich daraus auch ein Missbrauch entwickeln.

Die Gruppenideologie als Ersatz des Gewissens. An den Normen von Gruppen lässt sich erkennen, dass durch die Gruppenideologie die eigene Persönlichkeit geschwächt wird. Sie kann sogar im Gegensatz zu ihr stehen. Gruppennormen und Gruppenideologien können sich derart entwickeln, dass sie beim einzelnen Mitarbeiter eine Konfliktsituation hervorrufen. Sie können die Gruppenideologie nicht mehr mit sich vereinbaren. Es hat dann den Anschein, dass der Einzelne nicht mehr nach den Zielen der Gruppe handelt, sondern nach dem, was für ihn das Günstigste und Richtige ist. Der Mitarbeiter versucht in der Gruppe anerkannt zu werden oder will die bestehende Anerkennung beibehalten. Gruppennormen und Gruppenideologien können zu den persönlichen Ideologien einzelner Mitarbeiter gegensätzlich sein. Gegensätzlich können auch Zielvorstellungen zwischen dem Mitarbeiter und der Gruppe sein (vgl. Zoche 1998, S. 85 ff.). Differenzen zwischen Mitarbeiter und Gruppe wirken sich stärker auf ein Unternehmen aus, wenn sie in der vertikalen Hierarchieebene höher angesiedelt sind. Viel deutlicher wirken sich Diskrepanzen zwischen der Gruppe und der Organisation aus.

Konflikte zwischen Gruppen und Organisationen

Diese Konflikte treten oft auf und haben einen großen Aktionsradius. Der nachhaltig zerstörende Einfluss beeinträchtigt das Unternehmen. Die zu erstellende Leistung wird schlechter. Diese Konflikte werden sehr unterschiedlich wahrgenommen. Auch die Konfliktursachen und deren Auslöser sind sehr verschieden.

Herrschaftskonflikte. Zentrale Stellen der Organisation gehen überwiegend von dem Grundgedanken aus, dass für eine bessere Koordination Gruppen aufgelöst werden müssen. Gruppen meinen, dass die Zentrale aufgelöst und die Macht auf die einzelnen Subsysteme verteilt werden muss. Diese Konflikte sind *klassisch dialektische Konflikte*. Sie treten in allen Organisationen auf, in denen Funktionen zentralisiert wurden. Dieses Dilemma besteht in fast allen Organisationen (vgl. Schwarz 1999, S. 159 ff.). Diese Konflikte und ihre Ursachen lassen sich folgendermaßen beschreiben:

> » Zentralisierung, die sicher mit einem umfassenderen Informationsstand arbeitet, hat auf der einen Seite zwar den Überblick, verliert auf der anderen Seite aber die Details. Die an der Peripherie haben zwar nicht den Überblick, dafür aber die Aufgabe, die allgemeinen Richtlinien im Konkreten und detailliert anzuwenden. Dieser Konflikt ist ein klassischer dialektischer, da er mit dem logischen System nicht zu lösen ist. Man kann weder festlegen: die Peripherie hat sich grundsätzlich immer an die Anordnungen der Zentrale zu halten, noch kann man sagen: die Zentrale hat immer nachzugeben, wenn die Peripherie anderer Meinung ist. Es gibt ja an der Peripherie tatsächlich nicht die zentralen Informationen, und daher können dort gewisse Entscheidungen nicht getroffen werden (Schwarz 1999, S. 160). «

Die Begriffe der Zentrale und der Peripherie können im Gesundheitssystem mit den Begriffen Führungsebene und Basis gleichgesetzt werden. Die vorhandene Diskrepanz ist ebenso sichtbar. Damit es aber zu keiner übermäßigen Verschiebung in Richtung Führungsebene kommt, wurden durch gesetzliche Verankerungen Instrumente entwickelt (Betriebsrat, Mitarbeitervertretung, usw.). Das betrifft vor allem ungerechtfertigte Entscheidungen. Eine Interessenvertretung der Mitarbeiter ist damit gewährleistet. Um diese Dialektik weiter zu entwickeln, kann ein *Konsumentenrat* oder ein *Ombudsmann* eingesetzt werden (vgl. Schwarz 1999, S. 162). Viele Konflikte lassen sich bereits im Vorfeld eliminieren. Sie würden durch eine klare Unternehmenspolitik erst gar nicht entstehen. Ansätze für eine solche Unternehmenspolitik sind:

- Transparenz,
- Offenheit,
- klare und gezielt eingesetzte Informationen,
- ehrliche und kongruente Kommunikation.

Ausschlaggebend dabei ist die Unternehmensphilosophie und das gelebte Leitbild der Organisation. Nicht immer entspricht das praktizierte Leitbild dem Geschriebenen. Wichtig ist die Reflexion des persönlichen Handelns und wie es sich auf das Umfeld auswirkt. Das gilt für alle Mitarbeiter und alle Bereiche einer Organisation. Auch das Verständnis von Management muss deutlich sein.

Rollenkonflikte. Besonders Führungskräfte des unteren und des mittleren Managements sollten ihr persönliches Handeln reflektieren. Es wirkt sich auf ihr Umfeld aus, da sie sich in verschiedenen Ebenen bewegen. Mögliche Konflikte können zunehmen. Die Stelle, an der sie tätig sind, hat Schnittstellencharakter zwischen den ihnen unterstellten und den übergeordneten Mitarbeitern. Im ersten Fall bestehen Erwartungshaltungen zwischen den unterstellten Mitarbeitern und dem direkten Vorgesetzten. Dieser steht aber auch Erwartungshaltungen der ihm übergeordneten Führungsperson gegenüber und hat seinerseits Erwartungshaltungen. Für Führungspersonen der unteren und mittleren Führungsebene ist es schwierig, da sie in Krisensituationen zwischen den unterstellten Mitarbeitern und der übergeordneten Führungsperson stehen. Diese Gegensätze müssen sie ausgleichen bzw. sogar aushalten können. Ihre besondere Verantwortung in diesem Spannungszustand müssen sie erkennen. Die Qualität dieser Kompetenz wird besonders sichtbar, wenn sich die Organisation verändert.

6.3.4 Konfliktfähigkeit

Konfliktfähigkeit ist eine Führungskompetenz. Lay (Lay 1998, S. 99) spricht von der *sozialen Konfliktfähigkeit*. Es umfasst 5 Merkmale:
- die Fähigkeit, überflüssige von notwendigen Konflikten zu unterscheiden,
- die Fähigkeit, lösbare von unlösbaren Konflikten zu unterscheiden;
- die Fähigkeit, überflüssige Konflikte zu vermeiden;
- die Fähigkeit, notwendige Konflikte mit einem Mindestmaß an sozialem und psychischem Aufwand bei sich und dem Konfliktpartner zu lösen, das setzt vor allem die Fähigkeit voraus, den rechten Zeitpunkt zu erfassen und wahrzunehmen;
- die Fähigkeit und Bereitschaft, mit unlösbaren Konflikten leben zu lernen, ohne unverhältnismäßige Beschränkung der eigenen Entfaltung psychisch und sozialer Fähigkeiten und Begabungen.

Viele Menschen, auch Führungspersönlichkeiten (!) fürchten sich vor Konflikten, weil sie mit eigenen und fremden Aggressivitäten nicht umgehen können. Sinnvolles Umgehen mit fremder Aggressivität setzt die Erkenntnis voraus, dass sie nicht mir gilt, sondern dem Konstrukt, das ich durch Handeln oder Unterlassen, durch Gebaren oder Aussehen, durch Sprache oder Ausdruck erzeugt habe (Lay 1998, S. 100). Auch die Fähigkeit, notwendige von überflüssigen Konflikten zu unterscheiden, ist bei nicht wenigen Menschen unzureichend entwickelt.

Zur Konfliktfähigkeit gehört als wichtigstes Instrument und als Träger dieser Fähigkeit Kommunikation. Gerade die Kommunikationsfähigkeit fordert von Managern eine hohe Begabung und Bereitschaft. Hier einige wichtige kommunikative Fehleinstellungen:

- das Vermeiden verdeckter Kommunikation,
- das Vermeiden der Ausbildung kommunikativer Phantombilder,
- das Vermeiden verletzender, verängstigender, herabsetzender Kommunikation,
- das Vermeiden von „Spielen" (Lay 1998, S. 102).

6.4 Lösen von Konflikten

Zum Lösen von Konflikten gibt es keine Patentrezepte. Es gibt systematische Vorgehensweisen und unterschiedliche Strategien. Unerlässlich sind dabei diese Grundsätze:

- Der Sinn und Zweck von Konflikten sollte verstanden werden.
- Konflikte sollten sensibel wahrgenommen werden.
- Konflikte sollten analysiert und klassifiziert werden.
- Die Konfliktteilnehmer sollten das Lösen des Konflikts wollen.

Zur Übersicht über die verschiedenen Konfliktlösungsmethoden siehe Tabelle 6-2.

6.4.1 Konfliktlösungsstrategien

Zum Lösen von Konflikten stehen verschiedene Strategien zur Verfügung.

Tabelle 6-2.
Konfliktlösungsmethoden und ihre Ergebnisse. (vgl: Boy, 1994, S. 64)

Lösungsversuch	Vorteil	Nachteil
Flucht	Weg des geringsten Widerstandes	Scheinlösung
	Sicherheit	Konflikte werden aufgehoben
Kampf	Schnelle Konfliktbewältigung	Scheinlösung
	Abschreckung	„Rachegefühle"
Delegation	Schnelle und sachliche Konfliktlösung	Schiedsspruch wird nicht akzeptiert
		Schlichter oft nicht neutral
Kompromiss	Verhandlung	Hoher Zeitaufwand
	Interessen aller werden berücksichtigt	Gefahr der Manipulation
Konsens	Endgültige Lösung	Stellt hohe Anforderungen an die Beteiligten

Verlierer-Gewinner-Strategie (Abb. 6-2). Mit dieser Grundhaltung wird dem Konfliktpartner recht gegeben und ihm das Feld widerstandslos überlassen. Damit wird kurzfristig das seelische Gleichgewicht von Person B hergestellt, aber das Problem nicht gelöst. Im Gegenteil: Person B steckt immer wieder Kleinigkeiten weg, und es kommt es zu einem Verschärfen des Konfliktes. Das heißt nach einer Phase oberflächlicher Ruhe wird der Konflikt erneut stattfinden.

6.4 Lösen von Konflikten

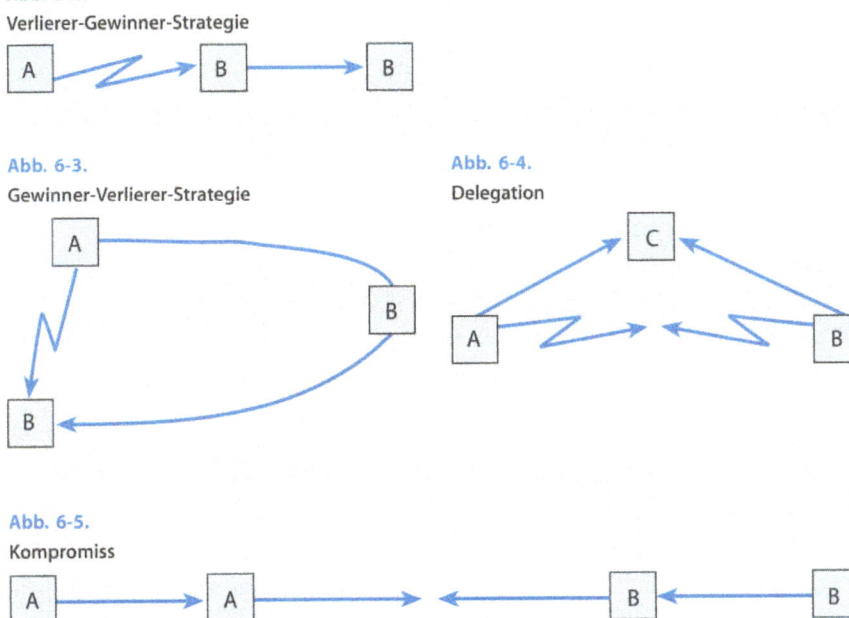

Abb. 6-2. Verlierer-Gewinner-Strategie

Abb. 6-3. Gewinner-Verlierer-Strategie

Abb. 6-4. Delegation

Abb. 6-5. Kompromiss

Gewinner-Verlierer-Strategie (Abb. 6-3). Wer sich im Vorteil fühlt, wird mit dieser Strategie eine schnelle Konfliktaustragung erreichen. Doch Vorsicht! Der Verlierer (Person B) ist oftmals bereit, den Konflikt wieder aufzunehmen. Er ist dann äußerst aggressiv und wird gegenüber Person A Erfolge aufweisen.

Verlierer-Verlierer-Strategie. Hier wird es keine Sieger geben. Sie stehen mit dem Konfliktpartner schlechter da, als zuvor. Soll es soweit nicht kommen, bieten sich zwei Möglichkeiten zur Lösung an:
- Delegation (Abb. 6-4): Delegieren des Konfliktes auf eine neutrale Partei und Akzeptieren eines Schiedsspruches. Der Konflikt geht ansonsten von vorne wieder los.
- Kompromiss (Abb. 6-5): Zusammenrücken und nach einem „Modus vivendi" suchen. Deutlich sollte sein, dass ohne den Kompromiss größere Nachteile entstehen können.

Gewinner-Gewinner-Strategie (Abb. 6-6). Die beste Lösung des Konfliktes ist der Konsens. Mit dieser Strategie wird der Konfliktkreislauf durchbrochen. Hier steht nicht die sachliche Einigung, sondern die *konstruktive Konfliktbewältigung* im Mittelpunkt. Sich widersprechende Meinungen werden diskutiert und *zu einem besseren Ganzen* zusammengeführt. Wer als Gewinner eines Konfliktes einen Verlierer zurücklässt, ist früher oder später selbst der Verlierer. Nur Gewinner sind produktive Leistungsträger (vgl. Boy 1994, S. 61 ff.).

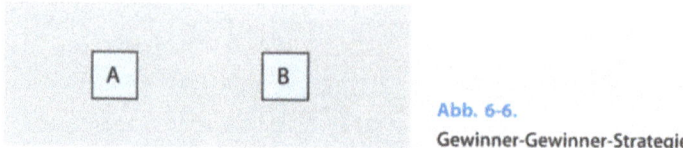

Abb. 6-6.
Gewinner-Gewinner-Strategie

Vier Verhaltensmaximen für Win-Spieler (Gewinner):

Der Gewinner oder Win-Spieler strebt nach Vergrößerung der Lebens- und Wahlmöglichkeiten aller Beteiligten und handelt deshalb nach folgenden Gedanken:
- Kooperation: Um anderen Menschen Nutzen bieten zu können, muss ich mit ihnen kooperieren, gemeinsame Ziele erläutern und neue Wege für ihre Umsetzung finden.
- Kreativität: Nur wenn ich meinen alten Rahmen verlasse und bereit bin, mich auch auf bisher Unbekanntes einzulassen, finde ich tatsächlich neue Wege und Lösungen.
- Erreiche mehr gemeinsam: Dieser Gedanke basiert auf den Grundlagen der Synergie. Durch das Zusammenwirken zweier kooperierender Partner entsteht etwas Drittes und Höheres, als es jeder für sich alleine hätte realisieren können.
- „Did for dad" – Wie du mir, so ich dir: Im Gegensatz zum Verlierer kann der Gewinner auch austeilen, wenn auf sein Kooperationsangebot nicht eingegangen wird und er „über den Tisch gezogen" wurde. Aber danach bietet er erneut die Kooperation an.

Das Win-Denken ist Grundlage und Voraussetzung der entscheidenden Erfolgsfaktoren der Zukunft, gerade auch für das Gesundheitssystem:
- Kundenbindung,
- Kooperation,
- Mitarbeiterentwicklung.

Eine Führungskraft mit dieser Einstellung stärkt sowohl die eigene als auch die Wettbewerbsfähigkeit der Organisation. Wenn sich Manager diese Philosophie zu eigen machen, ist ein entscheidender Durchbruch im Wettbewerbsverhalten möglich (vgl. Weissmann1997, S. 111 ff.).

6.4.2 Mediation

Der Begriff und die Verfahren der Mediation stammen aus den USA und können dort eine fast 30-jährige Tradition aufweisen. In Deutschland lässt sich auf eine derartige Tradition nicht zurückgreifen. Bekannt wurde der Begriff in Scheidungsverfahren, wobei er sich auf die Betroffenen und den Juristen beschränkt. Die langjährige Tradition in den USA ist im Wesentlichen auf die amerikanische Außenpolitik der letzten Jahrzehnte und der damit verbundenen Vermittlerrolle zurückzuführen. Das zog Forschungsvorhaben und wissenschaftliche Untersuchungen nach sich. Ein weiterer Aspekt ist die frühzeitige Entwicklung der Mediation im Anwenden und Durchführen von Gerichtsverfahren. Die Gerichtskosten in den USA sind hoch und müssen meist, selbst bei juristischen Erfolgen,

durch die Parteien getragen werden. In Deutschland sind die Prozesskosten noch überschaubar oder können durch Versicherungsgesellschaften abgedeckt werden. Konfliktlösungen werden deswegen oft in Zivilprozessverfahren gesucht. Die bekannten Begriffe für Mediation sind im Deutschen:
- Vermittlung,
- Ausgleich,
- Versöhnung.

Das Vermitteln definiert dabei die zentrale Leistung des Mediators. Der Mediator bewegt sich zwischen zwei oder mehreren Parteien. Der Ausgleich bedeutet Interessenausgleich. Es geht um das Bewusstwerden von Interessen und dem damit verbundenen Abwägen mit der Folge des Kompromisses. Er hat für beide Konfliktparteien den erfahrenden Kooperationsgewinn zur Folge. Die Positionen der Konfliktparteien und das vermeintliche Recht stehen nicht im Vordergrund, sondern die verschiedenen Interessen, Ziele, Motive und deren Ausgleich.

Die Versöhnung hat zukunftsorientierten Charakter im Kommunizieren und Kooperieren. Der Blick wird geändert. Er wendet sich ab vom Bewältigen des Vergangenen und dem damit verbundenen Aufrechnen und Zuweisen von Schuld. Der zukunftsorientierte Blick wird auf das Bewältigen des Zukünftigen, die gemeinsamen Aufgaben und Verpflichtungen fokussiert (vgl. Altmann 1999, S. 9 ff.). Der Begriff der Mediation definiert sich:

> Als Mediation bezeichnen wir alle Verfahren der Konfliktlösung, in denen ein neutraler Dritter ohne eigentliche Entscheidungsgewalt versucht, sich im Streit befindenden Parteien auf dem Weg zu einer Einigung zu helfen (Altmann 1999, S. 18). «

Das Ziel und zentrale Absichten der Mediation sind:

> - Die Mediation will zukünftiges Zusammenleben (Kommunizieren und Kooperieren) ermöglichen. Sie blickt nach vorne. Die Vergangenheit ist wichtig, nur darf man nicht in ihr verharren.
> - Die Mediation orientiert sich an der kooperativen Bewältigung von Konflikten. Sie zielt demnach auf einen Kooperationsgewinn. Sie spielt Gewinner-Gewinner-Spiele und scheut Nullsummenspiele, in denen der Gewinn der einen Partei dem Verlust der anderen Partei entgegensteht.
> - Die Mediation ist professionelles Handeln. Mediatoren müssen Experten sein in der Kunst der Übersetzung, der Verhandlung und der Vermittlung (zusätzlich zu dem, was sie fachlich wissen und können). Der Mediator fungiert als Katalysator. Er wird in verfahrenen Situationen eingesetzt: Niemand weiß mehr weiter, die Parteien wiederholen

sich in ihren Argumenten und Mitteln. Der Mediator animiert zu einem Gespräch und fördert die Auseinandersetzung mit dem jeweiligen Problem. Er beschreitet dabei durchaus neue Wege.
- Die Mediation pocht auf Autonomie und Selbstbestimmung der Parteien. Das Handeln des Mediators ist nur als Hilfe zur Selbsthilfe gedacht. Allerdings wird er mitunter seine Neutralität vorübergehend aufgeben müssen, um Macht- und Verhandlungs-Ungleichgewichte auszugleichen (Altmann 1999, S. 19). «

Grundregeln und Aufgaben eines Mediators als Schlichter

» - Für den Konflikt und seine Lösung bleiben die Gegner weiterhin selbst verantwortlich.
- Beide Parteien müssen den Schlichter anerkennen und seine Moderation oder Verhandlungsleitung akzeptieren. Beide Parteien müssen die Rolle des Schlichters verstanden haben und akzeptieren.
- Der Schlichter hat sich aus moralischen Wertungen nach Schuld und Unschuld herauszuhalten. Er hat auch nicht zu erforschen, wer „angefangen" hat.
- Der Schlichter hat nicht die Aufgabe, die „Guten" zu belohnen und die „Bösen" zu bestrafen. Er hat nicht für „Gerechtigkeit" zu sorgen, sondern für eine Lösung, die von beiden Seiten als annehmbar und dauerhaft akzeptiert wird.
- Der Schlichter hat bei einem Ungleichgewicht der Kräfte zwischen den Parteien ausgleichend zu wirken (Kellner 1999, S. 133). «

! Ein Schlichter darf niemals eingreifen, wenn er selbst vom Konflikt betroffen ist!

In der Mediation wird mit dem Bearbeiten von Konflikten begonnen, indem Spielregeln ausgehandelt werden. Es wird eine Gleichheit zwischen den Konfliktparteien geschaffen. Zuerst wird sich mit dem Verfahren befasst, bei dem der Mediator den Mediationsprozess erklärt. Danach wird geklärt:
- Sollen Einzelsitzungen stattfinden?
- Wie soll der Verlauf sein?
- Wie soll das daraus resultierende Ergebnis sein?

Der Mediator bestimmt seine eigene Rolle und bekundet seine Vertraulichkeit, wann immer sie erwünscht wird. Das Ziel der Mediation besteht darin, dass die einzuführenden Spielregeln von beiden Seiten akzeptiert werden. Sie wirken vorangegangenen subtilen Spielregeln entgegen.

Diese *neuen Spielregeln* sollen:
- Über die Mediationssituation hinaus dauerhaften Bestand aufweisen,
- Kultur- und stilbildenden Charakter beinhalten.

Sie gewährleisten die Basis für eine *Konfliktkultur*, bei der Poker- und Machtstrategien nicht mehr gelten, indem auf *Kooperation*, *Transparenz* und *Offenheit* gesetzt und erst recht danach gelebt wird.

Die Mediation zielt auf den gewollten Bruch der Konventionen und stillschweigenden Vereinbarungen. Die Konfliktparteien sollen sich als gleichberechtigte Partner nebeneinander und nicht gegeneinander sehen. Sie sind als Partner einer gemeinsamen Sache verpflichtet. Sie sollen ihre Konfliktdynamik als kontraproduktive Handlungsweise erkennen und verstehen. Sie suchen eine schnelle Lösung, wobei die Spielregeln der Mediation als anregendes Instrument angewendet werden. Sie erfahren eine neue Kultur des Miteinanders und können sie weitergeben (vgl. Altmann 1999, S. 50).

6.4.3 Konfliktlösungsgespräch

Das Konfliktlösungsgespräch ist eine andere Möglichkeit, einen Konflikt zu klären. Zuvor sollte aber eine genaue Konfliktanalyse durchgeführt werden. Es ist wichtig, dass sich der Gesprächsführer der Wirkung des Gesprächs bewusst ist. Bevor ein Konfliktlösungsgespräch erfolgt, müssen die Grundlagen kommunikativer Techniken bekannt sein. Ansonsten lässt sich der Konflikt nicht klären und weitere Unklarheiten würden entstehen. In vielen Fällen zwischenmenschlicher Kommunikation werden mehr Unklarheiten als Klarheiten erzeugt. Grundsätze und Gesetzmäßigkeiten sollten beachtet werden, damit ein Gespräch gut geführt werden kann. Die 7 *Grundsätze* für ein Konfliktlösungsgespräch sind:

Gesprächsvorbereitung

Die Gesprächsvorbereitung ist wichtig, je komplexer sich ein Konflikt gestaltet. Für ein kompetent geführtes Gespräch bereitet sich der Gesprächsführer sachlich vor. Er betrachtet alle Unterlagen und Informationen der am Konflikt beteiligten Personen oder Gruppen. Er erhält dadurch Kenntnisse über die Sachlage und kann alle Gesprächspartner adäquat behandeln. Zusätzlich können Informationen aus geführten Gesprächen mit den jeweiligen Vorgesetzten bereitgelegt werden. Informationen aus den bereits durchgeführten Analyseverfahren und evtl. bereits entwickelte Lösungsansätze helfen auch weiter. Das *Klären des Zieles* ist ein weiterer Bestandteil, um den Konflikt optimal zu lösen. Der Gesprächsführende denkt darüber nach, was bei dem anstehenden Konfliktlösungsgespräch herauskommen soll und welchen *Zweck* er bei dem Gespräch verfolgen will. Sind die *sachlichen Vorbereitungen* abgeschlossen und die Ziele geklärt, kann sich der Gesprächsführer auf seinen Gesprächspartner einstellen. Er sollte überlegen, was sich sein Gesprächspartner vorstellt, welche *Ziele* und *optimalen Lösungswege* für ihn möglich sein können. Weitere Bestandteile in der Vorbereitungsphase sind *Raum* und *Zeit*. Dem Gesprächsführenden stellt sich die Frage nach der Räumlichkeit, in der das Gespräch stattfinden soll. Er muss überlegen, ob das

Gespräch im eigenen Büro oder an einem anderen evtl. neutralen Ort stattfinden soll und welche Vor- und Nachteile der ausgewählte Ort mit sich bringt. Bei der Auswahl der Räumlichkeit sollte eine ruhige Atmosphäre das Auswahlkriterium sein. Mögliche Störungen sollten verhindert oder wenn es zweckmäßig ist, beim Vorbereiten bereits mit eingeplant werden. Die Zeit bezieht sich auf den Gesprächstermin. Bei der zu besprechenden Konfliktsituation werden sich der Gesprächsverlauf und die Gesprächsintensität unterschiedlich entwickeln. Ein intensiver Gesprächsverlauf wird die nachfolgende Arbeitsleistung des Mitarbeiters zunehmend (vorwiegend negativ) beeinflussen. *Intensive Gespräche sollten am Ende eines Arbeitstages angesiedelt werden.* Wenn Ort und Zeit ausgewählt sind, muss der Gesprächsführer die *Gesprächsteilnehmer informieren*. Er legt fest, ob er die Gesprächsteilnehmer schriftlich, telefonisch oder vor Ort informiert. Die schriftliche Form stellt die stärkste Form der Einladung dar. Sie sollte deshalb seltener ausgewählt werden. Jede Form des Einladens hat Nachteile. Es gibt keine optimale Vorgehensweise. Das liegt vermutlich am Thema und nicht an der Form. Deshalb ist es wichtig, dass dem betroffenen Mitarbeiter kurz der Inhalt des Gesprächs mitgeteilt wird. Es ist fatal, wenn die Führungsperson einen Mitarbeiter zum Gespräch einbestellt, ohne kurz den Grund mitzuteilen. Bereits das „Sprechen-Müssen" und die fehlende Information über den Gesprächsinhalt wirken belastend auf den Mitarbeiter. Dies wiederum kann zu einem emotional bedingten Leistungsabfall des Mitarbeiters führen.

Gesprächsatmosphäre

Das Gespräch soll in einer positiven Atmosphäre stattfinden. Der Vorgesetzte als Gesprächsführender muss sich bewusst sein, dass seine Person auf den Gesprächsteilnehmer einwirkt.

Positive Ansätze für die Atmosphäre sind:
- eine positive Grundeinstellung des Gesprächsführenden, indem er Übereinstimmendes freundlich betont;
- verbindliches Formulieren, ohne endgültige Form zu geben;
- Ruhe ausstrahlen und bewahren, um sachlich argumentieren zu können;
- absolute Klarheit in Aufbau, Vorgehensweise und Ausdruck;
- respektvoller Umgang durch angemessene Anreden.

Dadurch macht der Gesprächsführer deutlich, dass der andere kein Gegner, sondern ein Partner ist.

Problemorientiertheit

Der Gesprächsführer darf sich nicht nur von der Konfliktperson leiten lassen. Er hat sich am Problem und an Lösungsansätzen des Konflikts zu orientieren. Er muss dabei dem Gesprächsteilnehmer deutlich machen, dass eine gemeinsame Basis in erster Linie dem Gesprächsteilnehmer hilft. Er muss ihn bei dessen Wünschen und Problemen erreichen. Das ist nur durch aktives Zuhören und eine gezielte Fragestellung möglich.

Vorteilsgespräch

Mit gezielt gestellten Fragen kann der Gesprächsführer den Gesprächsteilnehmer dahin bewegen, dass dieser Vorteile für sich entdeckt. Er ist schneller dazu bereit, den Konflikt zu lösen. Dieser Ansatz wird verstärkt, wenn er in den täglichen Ablauf einfließt. Der Nutzen und was das zu erreichende Verhalten bedeutet, muss deutlich gemacht werden. Die Vorteile und Möglichkeiten stehen dabei im Vordergrund.

Harmoniegespräch

Trotz auftretender Widerstände sollte Harmonie innerhalb des Gesprächs geschaffen werden. Wie beim Entstehen von Konflikten ist das frühzeitige Wahrnehmen maßgebend. Der frühestmögliche Augenblick einer Spannung sollte erkannt und entsprechend reagiert werden. Es reicht aus, den Gesprächspartner als Person anzuerkennen und zu bejahen. Dies wird unterstrichen, indem der Gesprächsführer den Gesprächspartner ausreden lässt, selbst wenn dieser emotional reagiert. Um Harmonie zu erzeugen, sind folgende Ansätze hilfreich:
- Es dürfen keine neuen Konflikte hervorgerufen werden;
- Kritik darf nicht an der Person erfolgen, sondern an der Sache;
- aktives Zuhören;
- durch Zuhören wird die Gefahr eines Streitgespräches gemindert (vgl. Zoche 1998, S. 122 ff.).

> Bei einem Streit kann man nie gewinnen, also ist es ratsam, diplomatisch zu argumentieren. Dazu gehört auch, sich selbst und dem anderen gegenüber Fehler einzugestehen, indem man sich ggf. entschuldigt bzw. bereit erklärt, eine Angelegenheit in Ordnung zu bringen. Auf diesem Wege wächst Vertrauen (Zoche 1998, S. 134).

Gesprächsabschluss

Am Ende eines Konfliktlösungsgespräches steht ein positiver Abschluss. Bevor dieses Ziel erreicht wird, bestehen oft noch Zweifel und Unsicherheiten, ob das angestrebte Vorhaben so umgesetzt werden kann. Hinter diesen Zweifeln verbirgt sich die Angst, zu entscheiden. Es ist die Aufgabe des Gesprächsführenden, das zu erkennen und darauf zu reagieren. Er fragt gezielt nach den Bedenken des Gesprächspartners. Weitere Methoden erweisen sich für einen Gesprächsabschluss positiv:
- die wichtigsten Vorteile für den Partner zusammenfassen,
- Vorteile durch Abwägen von Pro und Contra darstellen,
- das in den zurückliegenden Jahren erworbene Vertrauen erwähnen,
- die Vorteile von konfliktfreien Arbeitsfeldern aufzeigen,
- den zögernden Partner durch Begeisterung für das Positive mitreißen,
- seine Entscheidung durch letztes Entgegenkommen binden,
- Verluste und Nachteile bei weiterem Bestehen des Konfliktes deutlich machen.

Zum Schluss muss der Gesprächsführende nochmals unmissverständlich und mit äußerster Klarheit deutlich machen, dass eine rasche Lösung des Konfliktes für alle Konfliktteilnehmer das Beste ist. Durch dieses Vorgehen im Konflikt wird ein neuer Wert geschaffen:

- Das Lösen eines Konflikts bezieht sich nicht nur auf das Vorherige und wie es zu dem Konflikt gekommen ist.
- Das Lösen eines Konflikts wirkt positiv auf Zukünftiges, indem Verhaltensweisen und Strukturen verändert werden.

Konfliktkartei

Viele Manager wissen, wie wichtig eine Dokumentation ist. Sie haben es sich angewöhnt, über Gespräche eine persönliche Datei anzulegen. Diese Kartei sollte von der Personalakte getrennt sein und nur der Information dienen. Neu auftretende Konflikte können durch bereits dokumentierte Analysedaten oftmals schneller gelöst werden. Zusammenhänge zwischen einzelnen Konflikten werden deutlich. Die Chance wird zunehmen, Konflikte dauerhaft und anhaltend zu lösen (vgl. Zoche 1998, S. 135 ff.).

6.5 Zusammenfassung

Konflikte sind stets mit Energieverlusten verbunden. Mit Konfliktmanagement können diese Verluste durch strategisches Handeln minimiert werden. Die Kosten im Unternehmen werden gesenkt und bringen dadurch Wettbewerbsvorteile. Konfliktmanagement dient der Qualitätsverbesserung im Unternehmen. Es ist dabei unwichtig, warum es Konflikte gibt und wie sie entstehen, sondern wie mit ihnen umgegangen wird. Um Konflikte zu verstehen, müssen sie in ihrer Komplexität gesehen werden. Konflikte sollten als etwas Normales betrachtet werden, damit die Mitarbeiter aus ihnen lernen können. Bevor Konflikte geklärt werden können, müssen sie erkannt werden. Ein System über Konfliktursachen gibt es noch nicht, weshalb der klassische Kausalitätsbegriff von „Ursache – Wirkung" nicht erfolgreich angewendet werden kann. Pannen müssen vermieden und notwendige Konflikte entwickelt und gepflegt werden. Bei zwei sich widersprechenden Aussagen muss nicht zwingend eine davon falsch sein. Konflikte heben Unterschiede hervor. Werden diese Unterschiede überwunden, erzeugen sie Homogenität zwischen den Konfliktparteien. Sie erhalten die Einheit und garantieren Gemeinsamkeit. Bestehendes bleibt dadurch erhalten. Ebenso werden Unterschiede bearbeitet und Veränderungen garantiert. Es wird eine Komplexität entwickelt. Wenn der Sinn und Zweck von Konflikten bekannt ist, können sie bearbeitet werden.

Hierzu müssen sie frühzeitig wahrgenommen und genau analysiert werden. Konflikte mit sachlichen Inhalten sind leichter und schneller zu lösen. Bei Konflikten, die auf der emotionalen Ebene ablaufen, ist das Lösen schwieriger und zeitaufwendiger. Emotionale Widerstände können durch vorgeschobene sachliche

Aspekte überlagert werden. Für eine genaue Konfliktanalyse sind gezieltes strategisches Vorgehen, geschärftes Wahrnehmen und ein behutsamer Umgang mit den Konfliktparteien wichtig. Zu erforschen sind dabei die Ursachen, das Umfeld und die gesamte Situation. Weitere Aufschlüsse ergeben die Kriterien nach Zeit und Form. Damit eine Konfliktintervention rechtzeitig eingeleitet werden kann, muss ein Konflikt frühestmöglich und präzise wahrgenommen werden. Dabei ist genau festzuhalten, wie der Konflikt wahrgenommen wurde. Bei der Analyse lassen sich Konflikte in unterschiedliche Typen einordnen, denen erste Handlungsgrundsätze zugeordnet werden können. Eine einheitliche Theorie und ein durchgängiges Einteilungsprinzip gibt es nicht. Konflikte mit Personen können als Innerpersonalkonflikte und Interpersonalkonflikte vorkommen. Konflikte in Gruppen können durch die Gruppe oder durch den Einzelnen wahrgenommen werden. In beiden Fällen kann die Einzelperson gruppenexterner oder gruppeninterner Konfliktteilnehmer sein. Konflikte treten auch zwischen Gruppen und zwischen Gruppen und Organisationen auf. In diesen Fällen ist die Analyse schwieriger.

Für das Lösen von Konflikten gibt es keine Patentrezepte. „Das sinnvollste Ergebnis für die Gruppe ist immer auch das sinnvollste Ergebnis für jeden Einzelnen" (D. Lynch). Die aufgezeigten Konfliktlösungsstrategien machen deutlich, dass die Zukunft in Unternehmen, Organisationen und in der gesamten gesellschaftspolitischen Landschaft dem Gewinner-Gewinner-Modell gelten sollte.

> » Die Kooperation und der egoistische Altruismus sind die lebensrichtige Ethik der Natur und nicht der Wettkampf und das einseitige Abziehen von Energie mit rein egoistischen Motiven. Wer als zukunfts- und gesellschaftsverantwortlich wirtschaften will, muss zum Wohle aller Beteiligten wirtschaften und nicht nur seinen Gewinninteressen folgen (Weissmann 1997, S. 113). «

Eine weitere Möglichkeit zum Lösen von Konflikten ist die *Mediation*. Ein Mediator versucht zwischen den Konfliktparteien zu vermitteln, auszugleichen und zu versöhnen. Bei der Mediation werden Spielregeln ausgehandelt. Sie ist auf Künftiges ausgerichtet, ohne das Vergangene zu vergessen. Die Mediation verändert nachhaltig. Eine weitere Möglichkeit ist ein Konfliktlösungsgespräch. Wichtig ist dabei die Vorbereitung. Sie ist umso wichtiger, je komplexer ein Konflikt ist. Der Ort und die Zeit für das Gespräch sind bewusst auszuwählen. Der Gesprächsführer muss sich am Problem und am Lösen des Konflikts orientieren. Er lässt den Gesprächsteilnehmer eigene Vorteile entdecken und schafft Harmonie im Gespräch. Nachdem alle Zweifel geklärt sind, schließt der Gesprächsführer das Gespräch positiv ab.

? Wissens- und Transferfragen

1. Welche Chance bietet Konfliktmanagement für Unternehmen?
2. Worin liegt der Sinn von Konflikten?
3. Wie sind die wechselseitigen Aspekte von Komplexen zu sehen?
4. Was ist beim Wahrnehmen von Konflikten besonders wichtig?
5. Wie würden Sie bei der Analyse von Konflikten vorgehen?
6. Was bedeuten Raum und Zeit bei der Analyse von Konflikten?
7. Wie können Konflikte eingeteilt werden und welche Vorteile hat es?
8. Was sind die Ansätze für eine klare Unternehmenspolitik?
9. Was bedeuten Rollenkonflikte in Unternehmen?
10. Welche Grundsätze sind beim Lösen von Konflikten unerlässlich?
11. Kennen Sie Konfliktlösungsstrategien und deren Verlauf?
12. Warum liegt in der Gewinner-Gewinner-Strategie eine Chance?
13. Welche Möglichkeit bietet die Mediation beim Lösen von Konflikten?
14. Wie ist bei Konfliktlösungsgesprächen vorzugehen?
15. Worin liegt der Vorteil, Konfliktlösungsgespräche zu dokumentieren?

Literatur

Altmann G, Fiebinger H, Müller R (1999) Mediation. Konfliktmanagement für moderne Unternehmen. Beltz, Weinheim Basel
Boy J, Dudek C, Kuschel S (1994) Projektmanagement. Gabal, Offenbach
Kellner H (1999) Konflikte verstehen, verhindern, lösen. Hanser, München
Lay R (1998) Weisheit für Unweise. Econ, Düsseldorf
Redlich A (1997) Konfliktmoderation. Windmühle, Hamburg
Schwarz G (1999) Konfliktmanagement. Gabler, Wiesbaden
Weissmann A (1997) Sinnergie. Orell-Füssli, Zürich
Zoche H-J (1998) Konfliktsouveränität. Schmidt, Bayreuth

7 Die Gestaltung von Lernprozessen – eine Führungsaufgabe?!

A. Kerres

Inhalt

7.1	Problemaufriss	178
7.2	Die Gestaltung von Lernprozessen	180
	7.2.1 Theoretische Grundlagen des Lernens	182
	7.2.2 Grundlage des Lernens – das Gedächtnis	183
	7.2.3 Lernen in der Erwachsenenbildung	186
7.3	Pädagogische Aspekte im Führungsverhalten	188
7.4	Die Gestaltung von Lernprozessen – eine Führungsaufgabe der Zukunft	192

? Wissens- und Transferfragen 194

Auswertung der Gedächtnisübungen 195

Literatur 196

7.1 Problemaufriss

Stellen Sie sich folgende Situation vor: Der Chefarzt sagt zu seinem – nach dem dritten Herzinfarkt – genesenen Patient, er müsse seine Lebensweise ändern, wenn er noch länger leben wollte. Die Medikamente allein würden ihm zwar kurzfristig helfen, aber ihn nicht von der Verantwortung befreien, sich gesünder zu ernähren oder beruflich kürzer zu treten. Es läge nun in seiner Hand, wie sein Leben weiter verlaufen würde. Der Arzt ist seiner Führungsaufgabe, dem Patienten zu einer Verhaltensänderung anzuleiten, nachgekommen. Die Mühen des Veränderungsmanagements liegen beim Patienten selber.[1]

Vor einer vergleichbaren Aufgabe stehen viele Unternehmen im Gesundheitsbereich. Sie müssen sich den ständig ändernden Herausforderungen stellen und das Unternehmen entsprechend anpassen. Die Globalisierung und die Technologisierung lösen einen sehr schnellen Wandel aus. Heifetz und Laurie schreiben dazu: „Die schwierigste Aufgabe, die Unternehmensführer beim organisatorischen Wandel lösen müssen, besteht darin, die Mitarbeiter unternehmensweit für die Anpassungsarbeit zu mobilisieren"(Heifetz U. Laurie 1997, S. 45). Das Unternehmen wird scheitern, wenn es nicht gelingt, seine Arbeitsweise einem veränderten geschäftlichen Umfeld anzupassen. Aber die Menschen im Unternehmen dazu zu bringen, diese Arbeit zu leisten, ist nicht eben leicht. Heifetz und Laurie nennen zwei Gründe:

> 1. Führungskräfte müssen ihre eigenen Verhaltensmuster aufgeben. In Organisationen die vor Anpassungsaufgaben stehen, wird das Lösen einer Aufgabe zu einer Verpflichtung für alle Mitarbeiter. Vielfach sind Führungskräfte aber in eine entsprechende Position gekommen, weil sie Antworten auf Fragen haben und bereit sind Verantwortung zu übernehmen.
> 2. Anpassungsvorgänge lösen Beunruhigung aus, denn es müssen neue Aufgaben, Pflichten und Rollen erlernt werden. Viele Mitarbeiter sind dem Prozess gegenüber daher ambivalent eingestellt. Sie fragen sich, ob sich die Mühen lohnen werden (Heifetz u. Laurie 1997, S. 46).

Viele Versuche, Unternehmen zu verändern – sei es u. a. durch Fusionen, Übernahmen oder Umstrukturierungen – scheitern, weil die Führungskräfte nicht ausreichend berücksichtigen, dass dazu zahlreiche Anpassungsschritte erforderlich sind. Dabei handelt es sich nicht um fachliche Probleme, die von willensstarken

---

[1] Vielleicht kennen Sie vergleichbare Situationen, in denen Sie umlernen wollten oder mussten, wie z. B. mit dem Rauchen aufzuhören, abnehmen zu wollen, eine Sportart zu lernen usw. Wie erfolgreich waren Sie dabei? Welche Lernstrategie hat Sie zum Ziel geführt? Was war hinderlich?

Abb. 7-1.
Grundlagen zur Gestaltung von Lernprozessen

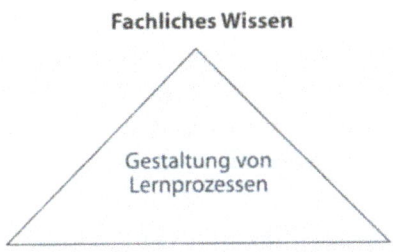

Führungskräften gelöst werden können, sondern es handelt sich um Lernschritte, die gemeinsam mit den Mitarbeitern gegangen werden müssen.[2]

Ein Unternehmen lebt und existiert durch seine Mitarbeiter. Entwickeln sich die Mitarbeiter weiter, tut dies auch das Unternehmen. Das eine bedingt das andere. In der Verantwortung der Führungskraft wird es liegen, ein Arbeitsumfeld zu gestalten, das ein lebenslanges Lernen ermöglicht. Dazu gehört es Fort- und Weiterbildungen zu initiieren, zu planen sowie Lehr- und Lernprozesse zu gestalten. Grundvoraussetzung ist es allerdings, dem eigenen Selbstverständnis eine Rollenerweiterung als Prozessbegleiter zuzufügen. Darüber hinaus muss sich sein Führungskonzept an diesen Ansprüchen messen lassen. Sein Menschenbild (Kerres 1999) bietet dazu die Grundlage.

In einer Zeit, die charakterisiert wird durch die Selbstständigkeit, die persönliche Weiterentwicklung und die Selbstverwirklichung von Mitarbeitern, in einer Zeit, in der Mitarbeiter Kommunikation als Wert akzeptieren und auch in ihrem Privatbereich praktizieren, ist eine Führung notwendig, die keinen anderen Stil praktiziert. Je größer die Autonomieansprüche der Mitarbeiter – und die haben sich im Rahmen der Professionalisierung des Pflegeberufes in den letzten Jahren sehr stark verändert – desto notwendiger ist ein Führungskonzept, das partizipativ und kreativitätsfördernd ist, sowie Organisationsstrukturen, die dies unterstützen und somit eine lebenslange berufliche Entwicklung zulassen.

Basis zur Anleitung solcher Lernprozesse ist die Autorität im Fachlichen, grundlegendes pädagogisches und psychologisches Wissen zur Gestaltung von Lernprozessen und die Reflexion der eigenen Person (Abb. 7-1).

---

[2] Neben diesen „großen" Aufgaben ist die Anleitung von Lernprozessen auch in „kleinen" Bereichen von Bedeutung. Wenn unter Führung „Verstehen und Fördern von Mitarbeitern" verstanden wird, dann findet Lernen tagtäglich statt, sei es in Besprechungen, in Zielvereinbarungsgesprächen oder im Konfliktfall.

Im folgenden soll die Gestaltung von Lernprozessen schwerpunktmäßig betrachtet werden. Begonnen wird dazu mit methodisch-didaktischen Prinzipien für das Lernverhalten auf der Grundlage der Mechanismen unseres Gedächtnisses.

Die Reflexion der persönlichen Lerngeschichte wird unter verschiedenen Gliederungspunkten immer wieder angesprochen. Auf die Aneignung des fachlichen Wissens wird im Rahmen dieses Artikels nicht eingegangen, allerdings wird die Bedeutung des fachlichen Wissen im Rahmen eines innovativen Unternehmens unter 7.4 hervorgehoben.

7.2 Die Gestaltung von Lernprozessen

„Was Hänschen nicht lernt, lernt Hans nimmermehr" – diese Volksweisheit hat schon lange an Gültigkeit verloren. Schulisches Lernen und die entsprechenden Leistungen galten früher als Garant für eine gesicherte berufliche Zukunft. Doch mit zunehmender Technologisierung hat eine Wissensexplosion stattgefunden, die zu einer schnelllebigen Gegenwartskultur geführt hat und somit zu einer Entwertung des schulischen Wissens. Die berufliche Erstausbildung (Sacher 1999) dient als Einstieg in das Berufsleben – das Bestehen in der Profession kann damit allerdings nicht mehr gesichert werden. Das was heute in den Hochschulen gelehrt wird, kann nach Abschluss des Studiums bzw. nach einigen Jahren in manchen Bereichen schon wieder veraltet sein. Somit muss die Volksweisheit neu formuliert werden: *Was Hänschen jetzt lernt, kann Hans zukünftig nur schlecht gebrauchen. Was Hans zukünftig braucht, kann Hänschen jetzt noch nicht lernen.*

Gerade im Gesundheitsbereich war dies in den letzten 10 Jahren so. Immer wieder führten z. B. Gesetzesänderungen und -erneuerungen zu Handlungsunsicherheiten. Aufgabe der Hochschulen konnte und kann es demnach nur sein, die Studenten auf den schnellen Wandel der Zeit vorzubereiten (Kerres u. Seeberger 1998), den sie dann in ihrer beruflichen Managementposition entsprechend weiter ausgestalten.

Zur Gestaltung dieser Prozesse sowohl für den eigenen als auch für den Lernprozess der Mitarbeiter ist methodisch-didaktisches Wissen hilfreich und notwendig. Was wird nun unter dem Begriff „Methodik-Didaktik" verstanden?

Vom ursprünglichen Wortsinn her ist der Begriff mehrdeutig zu verstehen: das griechische „didaskein" bedeutet „lehren, passiv lernen", substantivisch „Lehre, Unterricht, Schule" usw. In der Pädagogik wird bis heute der Begriff in unterschiedlichen Sinnzusammenhängen gebraucht. Ganz allgemein umfasst der Begriff „Didaktik" die Fragen nach der Sinngebung, den Zielen und Inhalten, während unter „Methodik" die Wege, Verfahren und Mittel des Lehrens und Lernens verstanden werden (Klafki 1964). Traditionelle Didaktiken haben den Anspruch, für Lehrende als eine Art umfassendes Steuerungsmittel zu fungieren. Dadurch suggerieren sie die illusionäre Hoffnung, dass sie einheitliche bzw. einheitsstiftende Antworten geben könnten auf unterschiedliche fachliche, didaktische und ausbildungsrelevante Fragen (Kerres u. Falk 1996).

In der derzeitigen erziehungswissenschaftlichen und berufspädagogischen Diskussion werden vielfältige didaktische Konzeptionen erörtert. Vor allem in der Berufspädagogik wird auf das Konzept der Handlungsorientierung und der Schlüsselqualifikationen zurückgegriffen (Meifort 1991; Reetz u. Reitmann 1990). Schlüsselqualifikationen sollen befähigen, mit zukünftigen wechselnden situativen beruflichen Anforderungen umzugehen. Das Ziel von Schlüsselqualifikationen ist es, dass der Lernende nicht nur in der Lage ist das Gelernte situationsspezifisch und flexibel anzuwenden, sondern dass er vielmehr in der Lage ist, sein Handlungsrepertoire aus einer in sich begründeten Synergie zu erweitern, also aus der Verknüpfung seiner bisherigen Fähigkeiten mit neu gelernten Fähigkeiten zu weiteren Verhaltensalternativen zu gelangen (Kerres u. Seeberger 1998). Neben fachspezifischen werden berufsübergreifende und persönlichkeitsorientierte Kenntnisse, Fähigkeiten und Fertigkeiten vermittelt. Dazu zählen u. a. die Verantwortungs- und Kooperationsfähigkeit, Flexibilität, Selbstständigkeit, kommunikative Kompetenz (s. unten), Planungs- und Problemlösungsfähigkeit, Kreativität und Lernbereitschaft. Die Vermittlung von Schlüsselqualifikationen verlangt veränderte didaktisch-methodische Konzepte. Es müssen auf Seiten der Theorie und auf Seiten der Praxis Rahmenbedingungen geschaffen werden, die ein selbstständiges, selbstverantwortetes, planvolles und strukturiertes Lernen und Ausbilden ermöglichen (Falk u. Kerres 1996). Schlüsselqualifizierung ist ein entscheidender Lernschritt in der Persönlichkeitsentwicklung.

> „Kommunikative Kompetenz umfasst den professionellen Umgang mit Distanz und Nähe. Die Gestaltung einer professionellen Beziehung bedeutet, Begleiter von ratsuchenden, kranken und alten Menschen zu sein bzw. in der Arbeitswelt die Gestaltung von Beziehung zwischen Vorgesetztem und Mitarbeiter. Das erfordert einerseits Anteilnahme sowie die Bereitschaft sich einzulassen und sich mit der beruflichen – manchmal auch privaten – Lebens- bzw. Problemlage des anderen auseinanderzusetzen. Andererseits ist Abgrenzung und Distanzierung notwendig, um nicht von der Problemsituation des Mitarbeiters erdrückt zu werden" (Kerres u. Falk 1996).

Für die kommunikativen Lernarrangements heißt das, eine Lehr-Lern-Kultur zu gestalten, in dem die Selbsttätigkeit der Lernenden nicht Ziel des Lehrens ist, sondern seine Bedingung. Für die Führungskultur bedeutet dies: Führungskräfte und Mitarbeiter kommen als gleichberechtigte Partner im Arbeits- bzw. Lernprozess zusammen. Methodische Kompetenz der Führungskräfte wie z. B. der Einsatz von Metaplan- und Moderationstechniken helfen, dass sich der Mitarbeiter als gleichberechtigter Partner in den Arbeits- bzw. Lernprozess einbinden kann (Kerres u. Falk 1997). Der Mitarbeiter bleibt dabei für sein eigenes Lernen verantwortlich. Grundannahme ist, dass Lernen eine höchst individuelle, von biographischen Erfahrungen und individuellen Erwartungshaltungen geprägte Tätigkeit ist. Wenn Mitarbeiter sich für einen bestimmten Berufsweg entscheiden, dann ist diese Entscheidung auch lebensgeschichtlich motiviert. Lernprozesse sind immer Bestandteil der Lebensbiographie eines Menschen und haben Einfluss auf die weitere Lebens- und Lerngeschichte. Erfahrungen, die Menschen in der biographischen Entwicklung erworben haben, sind Anknüpfungspunkte für neue Lernprozesse im positiven wie im negativen Sinn. Daraus ergibt sich die Konsequenz, dass autonomes Lernen sich nicht im Einzelnen festlegen und vorausbestimmen lässt. Die Führungskraft vermag dem Mitarbeiter Lernangebote zu unterbreiten und angemessene Kontexte zu schaffen, in denen individuelles Lernen, das die ganze Person einbezieht, stattfinden kann. Die Annahme des Angebotes wiederum liegt in der Biographie des Mitarbeiters.

Was ist nun Lernen? Dieser Frage soll im folgenden Abschnitt nachgegangen werden. Auf die klassischen Lerntheorien wird dabei nicht eingegangen, deren Wissen wird vorausgesetzt.

7.2.1 Theoretische Grundlagen des Lernens

„Ein erfolgreicher Dozent braucht ein richtiges Verständnis vom menschlichen Lernen, um seine Lehrtätigkeit daran orientieren zu können" so Döring (1990, S. 37) – ein Satz, der in der Form auch für Führungskräfte gilt. Nur wenn sie weiß, wie Menschen lernen, kann die Führungskraft eine entsprechende Strategie entwickeln.

Im Folgenden sollen dazu die wesentlichen Grundlagen – in Anlehnung an Döring (1990) und Anderson (1988) – kurz dargestellt werden:

Lernen findet auf verschiedenen Ebenen statt

Am Lernprozess ist der „ganze" Mensch beteiligt. Lernen heißt, es findet eine individuelle Veränderung statt, die für den Betroffenen nicht immer leicht ist. Veränderung macht Angst, Gewohnheiten aufzugeben, alte Zöpfe abzuschneiden ist nicht motivierend. Insbesondere Erwachsene, die bereits ein festgelegtes Weltbild haben, tun sich mit Veränderung schwer. Soll aber Lernen zu einer verbindlichen innerlichen Veränderung beitragen, so muss der ganze Mensch beteiligt sein, d. h. Lernen sollte auf den verschiedenen Ebenen – der kognitiven, der affektiven und Verhaltensebene – stattfinden, um wirkungsvoll und somit nachhaltig anzudauern. So schreibt Conger (1999, S. 39) in seinem Artikel „Die Kunst des Überzeugens", dass die üblichen Zahlen und Tabellen zur Überzeugung vielfach nicht ausreichen. Zahlen sind in emotionaler Hinsicht wirkungslos. Gute Überzeuger benutzen dazu die Sprache in einer besonderen Weise. Sie ergänzen Zahlenangaben um Beispiele, Geschichten, Metaphern, Analogien und machen ihre Ausführungen dadurch lebendig. Es entsteht ein Bild der Realität. Dem eigenen Standpunkt wird dadurch eine zwingende und greifbare Qualität verliehen. Dadurch dass die verschiedenen Lernebenen angesprochen werden, kann ein Lernprozess gestartet werden.

Lernen heißt: auf verschiedene Weise tätig und aktiv sein

Wenn Lernen einen Prozess im Denken, Fühlen und Handeln darstellt, so gelingt der Prozess umso besser, wenn der Lernende als Person aktiv und auf verschiedenste Weise beteiligt ist. Zuhören allein reicht nicht. Eine aktive Auseinandersetzung kann durch eine Reflexion der eigenen Tätigkeit ausgelöst werden (vgl. Abschn. 7.2.3), die wiederum zu einer emotionalen Betroffenheit führen kann. Eine andere Möglichkeit liegt in dem Ansatz „learning by doing", der z. B. bei der Einführung neuer Technologien hilfreich sein kann. Durch ein aktives Probieren am oder mit dem neuen Medium können sofort die ersten Ängste abgebaut werden und möglicherweise der Nutzen praktisch erlebt werden.

Zum Lernen sind mehrere Anläufe nötig

Lernen verläuft in der Regel in einem Prozess, in dem der Lernende sich schrittweise ein neues Wissen aneignet. Dazu bedarf es mehrerer Anläufe. Zum Beispiel bei der Einführung neuer Technologien oder beim Aufbau eines Qualitätsmanagementsystems. Eine einmalige Information über den Start eines vergleichbaren Projektes wird nicht dazu führen, dass Mitarbeiter sich über ein solches Projekt ausreichend informiert fühlen. Dazu werden mehrere Veranstaltungen notwendig sein, wobei die Darbietung der Information zusätzlich noch auf verschiedenen Lernebenen stattfinden sollte.

Lernen heißt: Zielgerichteter Einsatz von verschiedensten Hilfsmitteln

Die Veranschaulichung, die Konkretisierung und die Herstellung eines Praxisbezugs unterstützt den Lernprozess. Zuhörer nehmen Information umso besser auf, je anschaulicher sie vorgetragen werden und je mehr Sinneskanäle angesprochen werden.

Zusammenfassend kann festgehalten werden, dass Lernen ein aktiver, verbindlicher Prozess der Verinnerlichung ist und somit mehr als ein passives Zuhören. Lehren bzw. die Gestaltung dieses Prozesses ist demnach die optimale Realisierung dieses Aneignungs- und Internalisierungsprozesses.

Grundlage für die Gestaltung von Lernprozessen ist das Gedächtnis, dass im folgenden mit seinen wesentlichen Funktionen und Eigenschaften vorgestellt werden soll.

7.2.2 Grundlage des Lernens – das Gedächtnis

Für die neuronale Informationsverarbeitung im Gehirn sind die Neuronen die wichtigsten Gehirnzellen. Sie empfangen elektrochemische Signale über ihre Dendriten und leiten sie über ihr Axon an andere Neuronen weiter. Die Verbindung zwischen Axon und einem Dentriten wird Synapse genannt. Die Information wird in Form von ständig wechselnden elektrochemischen Aktivitäten der Neuronen repräsentiert. Über die Synapsen können Neuronen die Aktivität anderer Neuronen erhöhen oder vermindern. Diese Muster der neuronalen Aktivität innerhalb großer Neuronenverbände bilden die Grundlagen unserer Gedanken bzw. Kognitionen (Erkenntnisse/Wahrnehmung, auf denen unser Wissen beruht).

Permanente Gedächtnisinhalte werden darüber hinaus über synaptische Verbindungen zwischen Neuronen kodiert (Edelmann 1996).

Information, die vom menschlichen Verarbeitungssystem aufgenommen wird, gelangt zunächst in den sensorischen Speicher. Der sensorische Speicher kann viel Information für kurze Zeit speichern (Anderson 1988). Zur Veranschaulichung möchte ich Sie auffordern, ein Experiment durchzuführen, das in Übersicht 7-1 beschrieben wird.

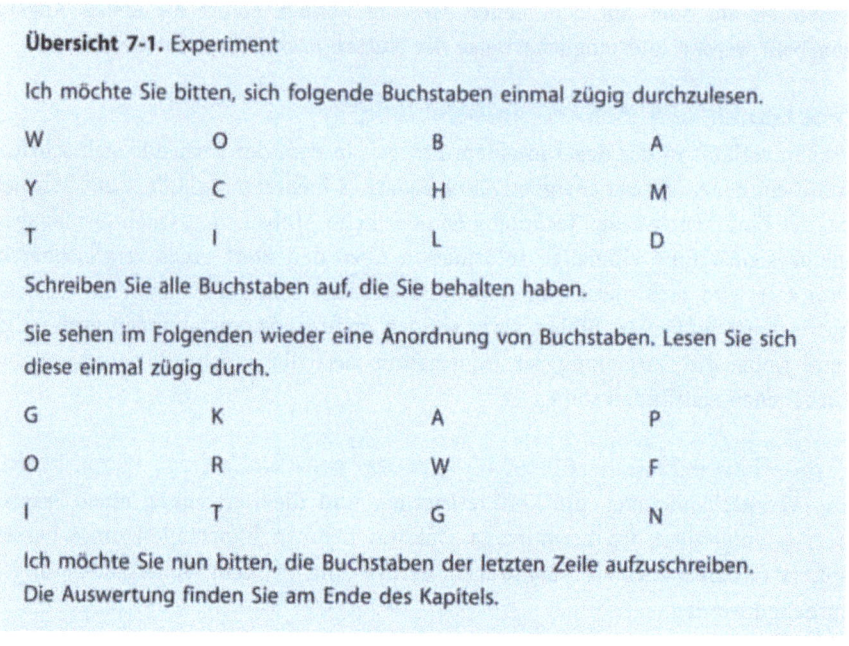

Bezogen auf die Praxis bedeutet dieses, dass Mitarbeiter viel Informationen wahrnehmen, dass aber auch viel Information verloren geht, und zwar dann, wenn die Aufmerksamkeit nicht auf die wichtige Information gerichtet wird, wie es z. B. bei der Darbietung von Folien der Fall sein kann, bei einem Vortrag, einer Besprechung oder einem Zielvereinbarungsgespräch. Dabei kommt dem hypothetischen Konstrukt Aufmerksamkeit (s. unten) ein wesentlicher Faktor bei der Auswahl und Verarbeitung von Information zu.

> ! Was versteht man unter Aufmerksamkeit? Im Folgenden soll darunter eine Energiemethapher verstanden werden, die 100 % zur Verfügung stehende Energie aufweist. Innerhalb der Aufmerksamkeit unterscheidet man zwei Prozesse. Zum einen automatische Prozesse, die wenig Energie verbrauchen (z. B. Auto fahren, das immer wiederkehrende Logo eines Unternehmens, der gleiche Aufbau von Folien) und kontrollierte Prozesse (Inhalte, die neu gelernt werden müssen), die viel Energie verbrauchen.

Ist der Information genügend Aufmerksamkeit zugekommen, dann gelangt diese in das Kurzzeitgedächtnis („short time memory", STM). Als STM wird die Fähigkeit bezeichnet, einen begrenzten Umfang von Information in einem speziellen aktivierten Zustand zu halten. Informationen können nur genutzt werden, wenn sie sich in diesem aktivierten Zustand befinden (Anderson 1988).

Der Mensch kann nur sehr begrenzt Information im STM (Arbeitsspeicher) halten. Experimente haben gezeigt, dass es sich dabei um 5–7 Informationseinheiten handelt, die wir uns merken können. Was dabei als Einheit definiert wird, ist individuell sehr unterschiedlich. Daher hat sich der Mensch Mnemotechniken (Bilden von Eselsbrücken) angeeignet, um Einheiten zu bilden (Zimbardo 1992). Dazu erneut ein praktisches Beispiel in Übersicht 7-2.

Übersicht 7-2. Beispiel

1. Lesen Sie sich folgende Begriffe durch:
   - DAX, JIR, GOP, BIF
   - Bitte geben Sie die Silben in umgekehrter Reihenfolge wieder.

2. Lesen Sie sich folgende Begriffe durch:
   - PID, LOM, FIK, GAN, WOT, TIB
   - Bitte geben sie die Silben in umgekehrter Reihenfolge wieder.

3. Lesen Sie sich folgende Begriffe durch:
   - HAUS, TOR, WEG, SPRUNG, BALL, WORT, LIEB
   - Wiederholen sie die folgenden Wörter in umgekehrter Reihenfolge.

4. Lesen Sie sich folgende Begriffe einmal durch:
   - HUT, STOCK, ZAUN, LAUF, PREIS, RAD, LOCH, REIS, SEE
   - Wiederholen Sie die folgenden Wörter in umgekehrter Reihenfolge.

5. Lesen Sie sich folgende Begriffe einmal durch:
   - AMERIKA, REISEWETTER, GEOLOGIE
   - Wiederholen Sie die folgenden Wörter in umgekehrter Reihenfolge.

6. Lesen Sie sich folgende Begriffe durch:
   - DEMOKRATIE, BUNDESTAGSWAHL, OPTIMISTISCH, GEGENSATZ, DOMESTIZIERT, FUSSBALLTORWART, GESUNDHEITSSTRUKTUR, LEITERWAGEN
   - Wiederholen Sie die folgenden Wörter in umgekehrter Reihenfolge.

Die gebildeten Einheiten sind im LTM („long term memory" Langzeitgedächtnis) gespeichert. Erinnern heißt, eine Einheit des LTM in einen aktivierten Zustand zu versetzen, in dem sie dann erinnert und geäußert werden können (s. unten). Dieser Prozess braucht Zeit. Im Volksmund nennt man diesen Vorgang Denken. In Experimenten konnte gezeigt werden, dass der Lernaufwand (Häufigkeit, mit der ein Inhalt gelernt wurde) Einfluss auf die Schnelligkeit des Abrufes aus dem Gedächtnis hat. Ebenfalls konnte belegt werden, dass der Abruf von Inhalten aus dem LTM zunimmt, je länger der gelernte Stoff hinter uns liegt. Die Aktivierung muss sich nämlich bis zu diesem Punkt im Gedächtnis ausbreiten. Dieser Ausbreitungsprozess braucht Zeit.

Ein weiterer Punkt beim Abruf von Information, ist die Anzahl an alternativen Netzwerkpfaden, die beim Abruf von Information möglicherweise aktiviert werden. Die Zeit für eine Antwort steigt mit der Anzahl, der mit diesem Konzept assoziierten Tatsachen (Fächerungseffekt oder Interferenz). Davon spricht man, wenn zusätzliche Informationen zu einem Konzept die Erinnerung an eine bestimmte Information beeinträchtigen. Das heißt, je klarer der Weg zur Erinnerung, umso weniger Zeit benötigt man zur Erinnerung. Dieser Effekt ist wesentlich, da er bei der Gestaltung von Inhalten zu berücksichtigen ist. Je klarer und strukturierter die Vermittlung von Information, umso weniger Interferenzen stellen sich ein.

> **!** Kann man vergessen? Nein, es ist uns lediglich nicht mehr möglich, die Information ausreichend zu aktivieren, um sie ins STM zu bekommen. Vergessen bedeutet nicht den Verlust der Information, sondern den Verlust der Fähigkeit, diese Information zu aktivieren.
> Ein weiterer Grund für angebliche Vergessensprozesse liegt darin, dass wir nicht mehr wissen, wo wir die Information im Gedächtnis abgelegt haben. Vielleicht kennen Sie folgende Situation: Sie suchen verzweifelt den Autoschlüssel, oder Ihnen fällt der Name einer Patientin nicht ein. Was machen Sie dann? Viele benutzen eine spezifische Gedächtnisstrategie. Sie gehen das ABC durch oder sie gehen in Gedanken ihren Tag durch und überlegen, wo sie den Autoschlüssel noch hatten.

7.2.3 Lernen in der Erwachsenenbildung

Mitarbeiter sind Erwachsene, daher müssen erwachsenengemäße Lehr-Lern-Formen gewählt werden. Will man sich die Besonderheiten zum Thema „Lernen in der Erwachsenenbildung" vergegenwärtigen, ist es sinnvoll, die Besonderheiten der Lernfähigkeit Erwachsener zu kennen (vgl. Übersicht 7-3). Erwachsene verarbeiten den zu lernenden Inhalt dann besser, wenn sie Verknüpfungen zu bekanntem Wissen herstellen können. Dadurch nimmt die Verarbeitungstiefe zu. Ebenso ist die Anregbarkeit von Lernprozessen stärker vorhanden als bei Kindern, da ein Interesse an einem Thema besser geweckt werden kann. Im Alter nimmt allerdings die Menge des Lernstoffes im Vergleich zu Kindern ab, ebenso die Lerngeschwindigkeit. Die Lernintensität ist bei Kindern und Erwachsenen gleich stark ausgebildet, wenn das Interesse an dem zu lernenden Inhalt geweckt wurde. Weitere Unterschiede zwischen Erwachsenen und Kindern zeigen sich im Zusammenhang zwischen einem Lernprozess und der geteilten Aufmerksamkeit. Kinder können – im Gegensatz zu Erwachsenen – auch dann gut lernen, wenn im Hintergrund Musik läuft. Zudem können Kinder auch auswendig lernen ohne den Sinn zu verstehen.

Mit dem Lernen im Erwachsenenalter ist sehr oft eine Veränderung von Einstellungen verbunden, die mit Angst einhergehen und somit auch zu Widerstand führen kann. Die Aneignung von neuer Information ist oft leichter als die Veränderung von bestehendem Wissen. Insbesondere stößt eine Veränderung von Wissen dann auf Widerstand, wenn sie eng mit dem Selbstbild zusammenhängt oder in eine Gruppenmeinung hineinpasst. Wichtig ist daher beim Lernen die „Lockerung eines Gedankengebäudes" herbeizuführen und nicht den Umsturz (Heckhausen 1980).

Übersicht 7-3. Lernfähigkeit

Kriterien der Lernfähigkeit	Kinder	Erwachsene
1. Kapazität (Menge und Geschwindigkeit)	größer	
2. Leichtigkeit	größer	
3. Nachhaltigkeit des Lernens		größer
4. Anregbarkeit von Lernprozessen		größer
5. Lernintensität	gleich	gleich
Weitere Unterschiede zeigen sich, wenn	Kinder	Erwachsene
die Aufmerksamkeit auf zwei Dinge gerichtet wird	besser	
die Bedeutung des Inhaltes unklar ist	besser	
logische Inhalte im Zusammenhang mit Erfahrung stehen		besser
Informationen im Widerspruch zur Erfahrung stehen	besser	

7.3 Pädagogische Aspekte im Führungsverhalten

Pädagogik und Führung – wie hängt das zusammen? Pädagogik definiert der Duden (1982): „Theorie und Praxis der Erziehung und Bildung". Pädagogik wird vielfach im Zusammenhang mit Unterricht assoziiert. Betrachtet man diesen Teilaspekt, dann lehrt der Lehrer einer Gruppe von Schülern Inhalte, die im Curriculum festgelegt sind. Er führt die Gruppe zu Zielen – sei es der entsprechende Schulabschluss oder als Teilziel von Schuljahr zu Schuljahr oder von Unterrichtsstunde zu Unterrichtsstunde. Der gesellschaftspolitische Auftrag für die Schulen liegt auch im Bereich der Erziehung – dies gilt sicherlich für die Erwachsenenbildung in einem geringeren Ausmaß. Das heißt, Unterricht verläuft zielorientiert. Dabei wird zwischen kognitiven, affektiven und handlungsorientierten Zielen unterschieden.

Dies gilt auch für Führungskräfte – auch deren Aufgabe ist es, Mitarbeiter zu Unternehmenszielen zu führen. Dabei wird zwischen inhaltlichen und persönlichen Zielen unterschieden. Hier wird als ein Mittel der Wahl (Methodik) das Zielvereinbarungsgespräch geführt (vgl. Übersicht 7-4), das eben auch persönliche Ziele festlegt. Die Führungskraft muss sich dazu z. B. vergegenwärtigen, welches Abteilungsziel erreicht werden soll. Um nicht an den Mitarbeiterbedürfnissen vorbei zu planen und zu handeln, ist es notwendig, diese in die Zielerreichung mit einzubeziehen. Wenn die Mitarbeiter nicht verstehen, warum ein Ziel und somit z. B. ein Thema, ein Projekt für das Unternehmen wichtig ist, kann keine themenspezifische Motivation und somit kein zielorientiertes Verhalten beim Mitarbeiter entstehen.

Das heißt, berufliche Bildung bzw. Lernen hat nicht nur etwas mit Fachwissen zu tun, sondern weist immer auch Komponenten von Persönlichkeitsentwicklung auf. Somit bringt fachliche Qualifizierung auch eine Erweiterung der persönlichen und sozialen Kompetenzen mit sich. Wenn durch die Zielvereinbarungsgespräche eine Reflexion der eigenen Kompetenzen stattfindet und damit einhergehend entsprechende Lernprozesse initiiert werden, wird Lernen zu einem selbstverantwortlichen beruflichen Handeln, dass nicht von der Person unabhängig betrachtet werden kann.

Berufspädagogische Professionalisierung wird demnach verstanden als eine lebenslange Auseinandersetzung mit
- sozialen,
- kognitiven,
- personalen,
- intuitiven und kreativen Dimensionen der persönlichen berufsbiographischen Entwicklung (Sacher 1999, S. 104).

Aus diesem Grund sollte eine Rolle im Führungsverhalten die pädagogischen Aspekte im Rahmen der Mitarbeiterführung beinhalten (vgl. Übersicht 7-4). In vielen Unternehmen gibt es dazu Konzepte wie z. B. „training on the job", „training near the job". Hier wird der Lernerfolg in Beziehung zur konkreten Arbeitsrealität des Mitarbeiters gesetzt.

> **Übersicht 7-4.** Zielvereinbarungsgespräch
>
> Das Zielvereinbarungs- und Personalfördergespräch wird zunehmend in sozialen Einrichtungen als Führungsinstrument eingeführt. Ziel eines solchen Führungsinstrumentes ist es, eine Verständigung zwischen Führungskraft und Mitarbeitern bezogen auf die Unternehmensziele und die persönlichen Ziele des Mitarbeiters herzustellen.
>
> Das Zielvereinbarungsgespräch schafft für den Mitarbeiter einen Freiraum bezogen auf das persönliche Handeln, da die Maßnahmen zur Zielerreichung nicht Bestandteil der Zielformulierungen sind. Somit kommt es zu einer optimalen Nutzung der Mitarbeiterpotenziale.
>
> Das Personalfördergespräch, anhand von spezifischen Merkmalen, die dem Mitarbeiter bekannt sind, fördert die Reflexionsfähigkeit auf verschiedenen Ebenen. Die durchgeführte Selbst- und Fremdbildanalyse orientiert sich an Kategorien wie z. B.
>
> - Führungskompetenz,
> - Kommunikationsfähigkeit,
> - Initiative und unternehmerischem Handeln,
> - sozialer Kompetenz.
>
> Eine kurze Beschreibung der Kompetenzen und Fähigkeiten erhöht die gemeinsame Basis.
>
> Das pädagogische Geschick liegt u. a. in der Zielformulierung, die in der Zielhöhe für den einzelnen Mitarbeiter angemessen und ausreichend konkret sein muss. Im Rahmen des Personalfördergesprächs heißt pädagogisches Geschick u. a. eine Lernsituation zu schaffen, in der offen über persönliche und berufliche Lernprozesse konstruktiv gesprochen werden kann.

Die zukünftigen Diplom-Pflegewirte werden im Gesundheitssystem in sehr unterschiedliche Arbeitsfelder treten: angefangen bei Versicherungen, Unternehmensberatungen, Fort- und Weiterbildungszentren in der Industrie bis hin zum klassischen Arbeitsplatz in einem Krankenhaus. Sie müssen vielfach im Team arbeiten oder Projekte leiten. Sie vermitteln Wissen, sollen Inhalte überzeugend darstellen, Mitarbeiter motivieren, neue Technologien einführen, Mitarbeitergespräche führen usw. Immer wird kommuniziert mit dem Blick auf ein spezifisches Ziel. Vergleichbares gilt für die Didaktik (vgl. Abschn. 7-2). Im Mittelpunkt der Didaktik stehen die Fragen: Wer soll lernen? Was soll gelernt werden? Wie soll gelernt und gelehrt werden? Wie soll der Lernende gefördert, geprüft und bewertet werden? Didaktische Leitfragen helfen, Lernprozesse entsprechend der Zielvorgaben zu initiieren.

Im Bereich der angesprochenen Führungsprozesse können Leitfragen auch bei der Vorbereitung eines Lern- oder Anpassungsprozesses hilfreich sind (vgl. Übersicht 7-5).

Leitfragen zur Gestaltung von Lernprozessen bei Mitarbeitern

- Personenbezogene Fragen:
  - Welchen Erfahrungshintergrund bringt der Mitarbeiter für das Thema mit?
  - Was sind seine Stärken bei dem Thema?
  - Wie kann er unterstützt werden, diese Stärken weiter auszubauen?
  - Wie können seine Schwächen ausgeglichen werden?
  - Gibt es Widerstände bei dem Thema und wenn ja, warum?

- Fachliche Fragen:
  - Warum und für welchen beruflichen Zusammenhang soll der Mitarbeiter etwas über das Thema – z. B. Umsetzung von QM-Strategien – lernen?
  - Was ist wichtig und was unwichtig für den beruflichen Zusammenhang?
  - Was ist fachlich unbedingt erforderlich, um das Thema, den Gegenstand, das Problem richtig, angemessen und fachlich vertretbar anzubieten?
  - Lassen sich anschauliche Beispiele finden?
  - Wieso ist das Thema für die Mitarbeiter an ihrem Arbeitsplatz wichtig?
  - Was lernen die Mitarbeiter vermutlich leichter, was schwerer, schneller, wo werden sie eher gefordert?
  - Was ist mir vom Kenntnisstand der Mitarbeiter zum Thema bekannt?
  - Gibt es bei den Mitarbeitern ein besonderes Interesse am Thema? Welches ist das? Und warum? Was kann ich daher kürzer/länger behandeln?
  - Welches Material habe ich zur Verfügung?
  - Welches Interesse hat die Institution an dem Thema?
  - Welche Rahmenbedingungen sind durch die Organisation vorgegeben?

- Zielorientierte und strukturelle Fragen:
  - Was soll erreicht werden?
  - Auf welcher Ebene soll sich der Lernprozess bewegen (emotionale, kognitive oder auf der Handlungsebene?)
  - Mit welchem Gewicht und welcher Intensität soll das Thema behandelt werden?
  - Welche anderen Abteilungen sind bei dem Thema involviert?
  - Welche Inhalte können von welcher Abteilung umgesetzt werden?

Die aufgelisteten Fragen erheben keinen Anspruch auf Vollständigkeit.

Aus den aufgeführten Grundlagen der Lern- und Gedächtnispsychologie ergeben sich u. a. nachfolgend erläuterte Konsequenzen für das Verhalten der Führungskraft:

- Selbstverantwortliches Arbeiten
Der Lernende ist für seinen Lernprozess selbst verantwortlich. Die Führungskraft kann die Eigenständigkeit des Lernens durch den Einsatz von spezifischen erwachsenengerechten Methoden fördern, ebenso wie durch transparente Zielsetzungen und Sinngebungen (Didaktik).

- mit der Erfahrung arbeiten
Erwachsene sind motiviert, wenn sie neues Wissen mit bekanntem verknüpfen können. Lernen ergänzt und differenziert vorhandene kognitive Strukturen. Wird Neues gelernt, müssen die Verwendungssituationen für die Lerninhalte einsichtig sein.

- Mit den Mitarbeitern planen
Die Führungskraft muss sich vergegenwärtigen, welches Ziel erreicht werden soll. Um nicht an den Mitarbeiterbedürfnissen vorbeizuplanen und zu handeln, ist es notwendig, diese mit einzubeziehen. Wenn die Mitarbeiter nicht verstehen, warum ein Thema, ein Projekt für das Unternehmen wichtig ist, kann keine themenspezifische Motivation entstehen.

- Die Mitarbeiter da abholen, wo sie stehen
Förderung von Lernprozessen muss an dem Erfahrungshorizont der Mitarbeiter anknüpfen und darauf aufbauen. Unterforderung bereitet Langeweile, Überforderung weckt Ängste und entmutigt.

- Förderung der sozialen Einbindung
Der Mensch ist ein soziales Wesen und Lernen ist ein sozialer Vorgang. Team- oder Projektarbeit fördert die Selbstständigkeit und die Motivation der Lernenden und trägt zur Verbesserung der sozialen Kompetenz, der Kommunikation und Kooperation bei.

- Für den „roten Faden" in der Kommunikation sorgen
Können Mitarbeiter im Rahmen von Lernprozessen die Fragen Was? Warum? Wozu? Wohin? Womit? beantworten, fördert dies die Lernbereitschaft. Dadurch wird die Transparenz von Gesprächen erhöht. Dies ist insbesondere bei Beurteilungsgesprächen von besonderer Wichtigkeit.

- Gebrauch einer verständlichen Sprache
Die verwendete Sprache kann Distanz und Nähe zwischen Mitarbeitern und Führungskraft erzeugen. Kurze, knappe Sätze verbunden mit der entsprechenden Fachsprache stellen eher eine Nähe her als eine Sprache, die man weder gesprochen noch geschrieben versteht.

- Für ein positives soziales Klima sorgen
Ein entspanntes und angstfreies Klima begünstigt die Lernbereitschaft. Angst und Aggressivität blockieren Lernprozesse. Dazu gehört es auch, sich z. B. mit Fragen der Raumgestaltung, des Settings zu beschäftigen. Lernwiderstände, Gruppenkonflikte, Probleme u. ä. sind mit Hilfe der TZI-Regeln (vgl. Band 1) zu klären.

7.4 Die Gestaltung von Lernprozessen – eine Führungsaufgabe der Zukunft

Die Vorstellung einmal in einem Krankenhaus für 200 Mitarbeitern verantwortlich zu sein, versetzt viele Studenten am Anfang des Studiums in Angst und Schrecken. Wie kann das gehen? Besitze ich genügend Autorität, Wissen und Macht, um der Aufgabe gerecht zu werden? Das Thema Motivation ist für viele ein „Zauberthema", umso ernüchternder dann, wenn die Aussage Sprengers (1997) zur Diskussion gestellt wird, dass Motivation die Sache des Einzelnen ist. Ihr Freiraum zu geben ist Sache der Führung – genauso wie die Gestaltung dieses Freiraumes, in dem eine persönlichkeitsspezifische Entwicklung möglich ist.

Grundlage dafür sind Lernprozesse, über die der Vorgesetzte theoretisch im Bilde sein sollte (pädagogisches und psychologisches Wissen, vgl. Abb. 7-1), um als Modell fungieren zu können. Sowohl Vorgesetzter als auch Mitarbeiter verfügen über spezifische Lernerfahrungen, die sich auch auf die Gestaltung von Lernprozessen auswirken, und somit die Lernkultur prägen. In Zeiten der Veränderung ist eine Bewusstmachung dieser Kultur von Bedeutung, um ein positiv verlaufendes Veränderungsmanagement gestalten zu können. Durch das Lernen am Modell des Vorgesetzten werden sowohl Erfolgsfaktoren weitergegeben als auch möglicherweise die persönliche Ohnmacht des Vorgesetzten beim Mitarbeiter verinnerlicht. Dies spiegelt sich in emotionalen Verhaltensweisen wie z. B. Angst oder Resignation wieder. Herrscht einmal in einem Unternehmen die Lernkultur, persönliche und fachliche Weiterentwicklung ist nicht erwünscht, sondern es sind eher inaktive und „folgsame" Mitarbeiter, dann ist es schwer diese Einstellung durch neue positive Erfahrungen zu verändern. Die „alte Erfahrung" ist emotional stark besetzt und somit gut im LTM gespeichert.

Eine Reflexion der eigenen Lernerfahrung bzw. der Lernkultur im Unternehmen ist daher zwingend notwendig (Wissen um die eigene Person, vgl. Abb. 7-1), wenn Veränderungen und/oder Innovationen notwendig werden. Innovationen entstehen durch Wissensvorsprung (fachliches Wissen, vgl. Abb. 7-1). Führungskräfte bzw. das Unternehmen müssen lernen, den Wissensvorsprung, der durch Lernprozesse entsteht, zu Wettbewerbsvorteilen zu nutzen (ManagerSeminar 1997). Dazu ist es notwendig, einen veränderten Umgang mit der Ressource Wissen zu schaffen. Nach Probst und Raub (1995 zit. nach ManagerSeminar 1997) sind dazu 8 Aspekte besonders wichtig, die die Grundlage eines ganzheitlichen Wissensmanagements darstellen:

1. Wissensidentifikation: Lokalisierung der Wissensquellen im Unternehmen, um es anderen Mitarbeitern transparent und zugänglich zu machen.
2. Wissenserwerb: Suche nach den geeigneten Möglichkeiten, die Wissensbasis eines Unternehmens durch externe Quellen zu erweitern.
3. Wissensentwicklung: Maßnahmen zur gezielten Förderung und systematischen Weiterentwicklung des internen Wissens.
4. Wissensverteilung: Koordination wissensrelevanter Aktivitäten und Sicherstellung des Transfers von Wissen über Abteilungsgrenzen hinweg.

5. Wissensbewahrung: Instrumente und Maßnahmen, um den Verlust von Wissen zu vermeiden.
6. Wissensnutzung: Förderung der Teilung und Anwendung des Wissens.
7. Wissenscontrolling: Maßnahmen zur Steuerung und Messung der operativen Aspekte und der damit verbundenen Lernprozesse.
8. Wissensziele: Kompetenzen und Maßnahmen, die notwendig sind, um die Unternehmensziele zu erreichen.

Sollen im Rahmen der Führung diese Prozesse initiiert werden, dann heißt Führung ein Management der Menschlichkeit, im Rahmen dessen es gilt, sich diese Prozesse bewusst machen, die einen selber, die Mitarbeiter und das Unternehmen diesbezüglich geprägt haben. Führung heißt dann Wachstum zulassen und fördern. Dann ist Innovation im Sinne einer lernenden Organisation auch möglich.

? Wissens- und Transferfragen

1. Beschreiben Sie die Lernkultur in einem Unternehmen, in dem Sie tätig waren.

2. Welche Bedeutung spielt Lernen in Ihrem bisherigem Lebenslauf?

3. Reflektieren Sie Ihre Einstellung zum Lehrenden. Wer war für Sie in ihrer Schulzeit ein „guter" Lehrer? Was hat diesen ausgezeichnet?

4. Übertragen Sie die Ergebnisse der Gedächtnisforschung (Abschn. 7.2.2) auf die Konzeption von Zielvereinbarungsgesprächen.

5. Welchen Vor- und Nachteil haben mehrstufige Seminare (2-mal 2 Tage) gegenüber einem einphasigem Angebot (1-mal 5 Tage).

6. Erarbeiten Sie eine Konzeption für die Einführung neuer Technologien im Bereich der Pflegeplanung. Wie können Sie einen emotionalen Bezug zum Thema herstellen?

7. Erklären Sie aus der Warte eines Gedächtnispsychologen, warum es oft schwer ist, sich zu verändern, neue Erkenntnisse z. B. in seine Arbeit mit einzubeziehen?

8. Erläutern Sie die Vor- und Nachteile des Auswendiglernens sowie des Lernens nach Sinnzusammenhängen.

Auswertung der Gedächtnisübungen

Übersicht 7-1
Durch die gezielte Anleitung – die Buchstaben der letzten Zeile aufzuschreiben – ist der Leser in der Lage, diese entsprechend wiederzugeben.

Übersicht 7-2
- 1. Reihe: Die Wiederholung der Silben in umgekehrter Reihenfolge klappt für gewöhnlich, da es sich lediglich um 4 Stück handelt.
- 2. Reihe: Diese Wiederholung klappt nicht ganz so gut, da der STM mit 6 sinnlosen Silben an der Grenze ist.
- 3. Reihe: Sehr wohl können Sie aber 6 Wörter in umgekehrter Reihenfolge wiedergeben, da Sie mit den Begriffen etwas verbinden.
- 4. Reihe: Dies gelingt nicht mehr bei 9 Wörtern. Der Speicher kann die Wörter nicht alle aufnehmen.
- 5. Reihe: Bei 3 – wenn auch sehr langen – Wörtern klappt es wiederum.
- 6. Reihe: Bei 8 wiederum nicht.

Literatur

Anderson JR (1988) Kognitive Psychologie. Spektrum der Wissenschaft, Heidelberg
Conger J (1999) Die hohe Kunst des Überzeugens. Harvard Business Manager 1: 31–41
Döring KW (1990) Lehren in der Weiterbildung. Ein Dozentenleitfaden. Beltz, Weinheim
Edelmann W (1996) Lernpsychologie. Beltz, Weinheim
Heckhausen H (1980) Motivation und Handeln. Springer, Berlin Heidelberg New York
Heifetz R, Laurie D (1997) Den Wandel steuern – nicht vorschreiben. Harvard Business manager: Leadership, S 45–54
Kerres A (1999) Menschenbilder und ihr Einfluss auf das tägliche Führungsverhalten. Pflege Impuls 3: 57–63
Kerres A, Falk J (1996) Kommunikative Unterrichtsdidaktik an Schulen des Gesundheitswesen. Brigitte Kunz, Hagen
Kerres A, Falk J (1997) Der Einsatz von Moderationstechniken zur Förderung der Kreativität. PflegeManagement 5: 26–30
Kerres A, Seeberger B (1998) Strukturwandel im Pflegemanagement: Welche Aufgaben kommen dabei auf die Fachhochschulen zu? PflegeManagement 6: 40–43
Klafki W (1964) Didaktik und Methodik: In: Groothoff H-H (Hrsg) Fischer Lexikon Pädagogik. Fischer, Frankfurt a. M.
Meifort B (1991) Schlüsselqualifikationen für gesundheits- und sozialpflegerische Berufe. Leutturm, Alsbach/Bergstraße
ManagerSeminar (1997) Vom Mitarbeiter zum Mitdenker. S 82–86
Reetz L, Reitmann T (1990) Schlüsselqualifikationen. Feldhaus, Hamburg
Sacher P (1999) Lernprozesse gestalten In: Steiger Th, Lippmann E (Hrsg) Handbuch angewandte Psychologie, Band II. Springer, Berlin Heidelber New York, S 101–131
Sprenger R (1997) Mythos Motivation. Campus, Frankfurt
Zimbardo P (1996) Psychologie. Springer, Berlin Heidelberg New York

8 Pflegewissenschaftliche Erkenntnisse versus Pflegemanagement?

Ch. Uzarewicz, O. Dibelius

Inhalt

8.1	Was ist pflegerisches Handeln?	198
8.2	Wissenschaftstheoretische Grundlagen: Erklären versus Verstehen	200
	8.2.1 Empirisch-analytische Ansätze	201
	8.2.2 Hermeneutisch-phänomenologische Ansätze	201
8.3	Handlungstypologien	203
	8.3.1 Grundsätzliches zum Handlungsbegriff	203
	8.3.2 Max Webers Handlungstypen	206
	8.3.3 Jürgen Habermas' Theorie kommunikativen Handelns	207
	8.3.4 Das RREEMM-Modell nach Hartmut Esser	209
	8.3.5 Situatives Handeln nach Böhle et al.	212
	8.3.6 Fazit	213
8.4	Handlungstheoretische Analyse der Pflegetheorien von Orem und Parse	214
	8.4.1 Die Allgemeine Theorie der Pflege von Orem	214
	8.4.2 Die Pflegetheorie von Parse	216
	8.4.3 Fazit	217
8.5	Strategien pflegerischen Handelns	218
	8.5.1 Pflegediagnosen	218
	8.5.2 Handlungstypologie im Pflegeprozess	222
	8.5.3 Das Konzept der Schlüsselqualifikationen	224
8.6	Schlussgedanken	226
? Wissens- und Transferfragen		229
Literatur		231

8.1 Was ist pflegerisches Handeln?

Die Umsetzung pflegewissenschaftlicher Erkenntnisse und Strategien des Managements treffen sich auf der Handlungsebene. Es ist daher nahe liegend, die Verbindungslinie zwischen Pflegewissenschaft und Management im Bereich pflegerischen Handelns zu suchen. Was aber ist das?

Pflegerisches Handeln ist vor allem leibbezogene und kommunikative Beziehungsarbeit sowie technisch-instrumentelle und organisatorische Arbeit. Kurz gesagt, es besteht ein komplexes Geflecht von einerseits formalen, organisatorischen und instrumentellen Rahmenbedingungen und andererseits spezifischen und sehr heterogenen Inhalten. Letztere werden zunehmend von der Pflegewissenschaft bestimmt (vormals von der Medizin). Auf dieser inhaltlichen Ebene ist die Pflege endlich soweit, sich von der historischen Dominanz der Medizin zu emanzipieren und eigene Arbeitsinhalte, einen eigenen Gesellschaftsauftrag zu erkennen, zu definieren und mit entsprechend geänderten Ausbildungsstrukturen auch umzusetzen. Dies wird beschrieben unter dem Stichwort „Pflege auf dem Weg zur Professionalisierung". Dabei bildet sich natürlich die Pflegewissenschaft erst allmählich heraus, in dem sie die unterschiedlichsten wissenschaftlichen Bezugsdisziplinen aus einem ihr eigenen Blickwinkel durchforstet und die Inhalte z. B. der Soziologie und Philosophie unter pflegerelevanten Gesichtspunkten aufarbeitet und für die eigene Praxisdisziplin nutzbar macht.

Die Rahmenbedingungen aber werden von einem zunehmend auf ausschließlich ökonomische Effizienz und Effektivität ausgerichteten Management vorgegeben. So erscheint als Kontrapunkt zur Emanzipation von der Medizin eine neue Abhängigkeit vom Diktat der Ökonomie, vertreten durch die Leitdisziplin Management/BWL. Diese versucht nun, die eigenständig entwickelten Inhalte in einen Rahmen zu pressen, den sie als unausweichliche Bedingung vorgibt, mit einer inhaltlichen Begründung, die unter dem Schlagwort eines falsch verstandenen Qualitätsmanagements zusammengefasst werden kann. Da Management/BWL eine schon lang etablierte Wissenschaft ist und zudem in ihren praktischen Bereichen mehr oder weniger erfolgreich zur Anwendung kommt (ähnlich wie die Medizin), besteht der Pflege gegenüber quasi automatisch ein Diskursvorteil, der immer auch ein Machtvorteil ist. Es ist deswegen immer ein Machtvorteil, weil die wissenschaftlichen Diskurse in dem hierarchischen Gefüge ihrer Institutionen ablaufen, die von Herrschaftsansprüchen nie frei waren. Deutlich wird der Zusammenhang von Macht und Wissenschaftsdisziplinen schon an solch allgemein gängigen Stereotypen wie „harte, exakte (Natur-)Wissenschaft versus weiche (Geistes-)Wissenschaft", die letztlich Ausdruck sind für das Dominanzgehabe der Vertreter jener Wissenschaften, die sich selbst als „hart" bezeichnen.

Pflege hinkt also wie gewohnt hinterher; weil sie sich erst selbst behaupten muss, fehlen ihr noch eigene Argumente. Der Entwicklungs- und Experimentierraum wird von vornherein zu beschränken versucht.

Lässt man aber das historische Vorrecht der schon länger etablierten Disziplin unberücksichtigt, kann man sich von beiden Seiten auf inhaltlicher Ebene nähern.

So geschieht es derzeit in fortschrittlicheren Kreisen zwischen Medizin und Pflegewissenschaft. Die Frage lautet dann: wie können sich die Disziplinen von Pflegewissenschaft und Management/BWL gegenseitig so beeinflussen, dass sie der *Sache* – der Pflege – dienlich sind, und nicht nur ihren jeweiligen disziplinären Interessen? Inwiefern kann Pflegewissenschaft ein Korrektiv für das Management sein und umgekehrt, wie kann Management die Entwicklung der Pflegewissenschaft befördern? Im Folgenden soll die eher unfruchtbare Polarisierung des Titels aufgelöst werden. Unsere Intention ist es, Wege einer konstruktiven Synthese in diesem neuen Wissenschafts- und Praxisbereich aufzuzeigen. In diesem Sinne stellen wir die These auf, dass pflegewissenschaftliches Wissen eine notwendige und sinnvolle Voraussetzung für erfolgreiches Management ist.

Pflegerisches Handeln wird häufig insbesondere von Medizinern, Ökonomen und Politikern reduziert wahrgenommen oder ignoriert. Dies liegt nicht zuletzt an der schwierigen Bestimmung des Gegenstandes „Pflege": Pflege gilt als phänomenreich aber theoriearm. Darüber hinaus erfordert die Vielzahl von pflegerischen Handlungsfeldern, Pflege als multidimensionalen Prozess zu bestimmen (Görres u. Friesacher 1998, S. 161). Dennoch gibt es einen Konsens in der Wissenschaft darüber, Pflege primär als soziales Phänomen zu definieren. Insofern sind Interaktion und Kommunikation ihre zentralen Begriffe, denn Pflege ist vor allem ein Beziehungs- und Berührungsberuf. Über eine weitere Klassifikation als Praxis- und Handlungswissenschaft gibt es z. Z. eine breite Diskussion (Dornheim et al. 1999; Friesacher 1999), die die Schwierigkeit einer eindeutigen Zuordnung der Pflegewissenschaft als „angewandte Sozialwissenschaft" (Axmacher 1991, S. 135) aufzeigt. Der pflegerische Handlungsbegriff ist dabei sowohl von hoher theoretischer als auch anwendungsorientierter Relevanz. Die besonders in der Pflegewissenschaft und im Pflegemanagement oft vorgenommene Reduktion des pflegerischen Handelns auf den instrumentellen, zweckrationalen Handlungsbegriff gilt es zu hinterfragen. Die einseitige Ausrichtung der Pflegewissenschaft an einem positivistischen Wissenschaftsverständnis ist in die Kritik geraten (Wittneben 1991; Remmers 1997; Friesacher 1999). Das Pflegemanagement hingegen scheint jedoch weitestgehend ohne öffentliche Kritik dem zweckrationalen, instrumentellen Handeln Vorschub zu leisten, was auch auf die zunehmende Ökonomisierung des Gesundheitswesens zurückzuführen ist und fällt damit weit hinter die neueren Ansätze aus den Managementwissenschaften zurück, die ebenfalls die Evidenz von kommunikativen und interaktiven Faktoren für ökonomische Interessen erkannt haben. Die Vertreter der Richtungen, die die zweckrationalen Prinzipien favorisieren, wie z. B. das bestmögliche Ergebnis bei minimalen Ressourcen zu produzieren, zeigen eine gewisse Scheu gegenüber solchen Parametern (z. B. kommunikatives, situatives Handeln), die kein klar kalkulierbares und unmittelbar in Zahlen ausdrückbares Ergebnis versprechen. Deswegen werden deren Befürworter leicht in die Defensive gedrängt. Die Initiativen zur Qualitätssicherung zeichnen sich alle durch einen hohen Handlungsdruck aus, der durch die zahlreichen Strukturreformen in der Pflege verursacht wurde. Darüber hinaus tragen die aktuellen Rahmenbedingungen maßgeblich zu einer Zementierung eines reduzierten

Handlungsbegriffs bei (z. B. die Pflegeversicherung; vgl. Meyer 1997). Dass diese Entwicklung neben den Chancen einer Modernisierung jedoch auch Gefahren birgt, gilt es in diesem Beitrag aufzuzeigen. Zielsetzung dieses Kapitels ist es somit, die Bedeutung von wissenschaftstheoretischen Positionen für das Pflegemanagement zu diskutieren. Dem verengten zweckrationalen Handlungsbegriff, der einer empirisch-analytischen Wissenschaftstradition entspringt, sollen komplementäre und erweiterte Handlungsbegriffe gegenübergestellt werden, die aus der Tradition der europäischen Philosophien (Phänomenologie, Hermeneutik) und der allgemeinen Systemtheorie kommen.

Um sich diesem komplexen Thema zu nähern, werden in einem ersten Übersichtskapitel die wissenschaftstheoretischen Grundlagen beschrieben (Unterkap. 8.2). Auf dieser Basis werden verschiedene Handlungstypologien dargestellt und deren jeweilige Reichweite aufgezeigt (Unterkap. 8.3). Die Pflegetheorien von Orem und Parse werden exemplarisch daraufhin analysiert und diskutiert (Unterkap. 8.4). Gängige Instrumentarien und Klassifikationssysteme der Pflege wie die Pflegediagnosen und der Pflegeprozess werden auf deren Handlungsbegriffe und Wissenschaftspositionen untersucht. Das Konzept der Schlüsselqualifikation soll als Handlungsgrundlage für das Pflegemanagement zur Diskussion gestellt werden (Unterkap. 8.5). Den Abschluss des Beitrags bilden Fragen zur Lernzielkontrolle. Diese sollen die Leser aktivieren, selbst ein kritisches Resumee des Inhalts zu ziehen (Unterkap. 8.6).

8.2 Wissenschaftstheoretische Grundlagen: Erklären versus Verstehen

Die alte Konfrontation zwischen Geisteswissenschaften und Naturwissenschaften spielt in den heutigen Diskursen der Wissenschafts*theorie* kaum noch bzw. nur noch unterschwellig eine Rolle, während sie im Alltag des Wissenschafts*betriebs* immer noch für ideologische Grabenkämpfe gut ist. Die Auseinandersetzung hat sich mit dem Auftreten der Sozialwissenschaften als Methodendiskussion in die Geisteswissenschaften selbst verlagert. Während die Kulturwissenschaften sich eher in der Tradition der Geisteswissenschaften mit ihren hermeneutisch-phänomenologischen Verfahren sehen, orientieren sich die Sozialwissenschaften mit ihren empirisch-analytischen Methoden wesentlich stärker an den Naturwissenschaften. Es gibt natürlich keine strikte Trennung, weder zwischen noch innerhalb der Disziplinen. In den Sozialwissenschaften gibt es allerdings einen größeren Methodenpluralismus. Quantitative Sozialforschung arbeitet, in Anlehnung an die Naturwissenschaften, vor allem mit mathematischen Verfahren und statistischen Erhebungen, ohne sich jedoch in ihnen zu erschöpfen; auch sie kann selbstverständlich nicht ohne die Auslegung ihrer Daten auskommen. Umgekehrt operieren qualitative Sozialforschung und eher theoretisch orientierte Wissenschaftszweige, wie z. B. die Kultursoziologie oder die Literaturwissenschaft, in der Nachfolge der historisch-philologischen Disziplinen, hermeneutisch-phänomenologisch, ohne jedoch gänzlich auf (z. B. statistische) Datenerhebungen zu verzichten. Mittlerweile haben sich die Wogen etwas geglättet und es wird nun meist ein „Methodenmix" angewendet.

8.2.1 Empirisch-analytische Ansätze

Die empirisch-analytischen Methoden haben ihren Ursprung in den Philosophien des Rationalismus (Descartes), Empirismus, (Neo-)Positivismus und in der Naturwissenschaft (Newton) (vgl. hierzu sehr erhellend: Kondylis 1986). Im 20. Jahrhundert profilierten sich hier vor allem der „Wiener Kreis" und Wissenschaftler und Philosophen wie Wittgenstein, Mach, Carnap, Russell und Frege. Ihren gemeinsamen Ansatz haben sie in der Ablehnung aller Metaphysik (vgl. Friesacher 1999). Ausgangspunkt für Erkenntnis ist die Erfahrung. Die Inhalte der Erfahrung in der Wirklichkeit sind zwar wesentlich, aber durch die Methode der logischen Reduktion werden verallgemeinerbare Aussagen über die Struktur der Erfahrung möglich. Wissenschaft wird hier verstanden als Aussagesystem über die Wirklichkeit, deren Hauptaufgabe in der wissenschaftstheoretischen Begründung der Erfahrungswissenschaft und der Verknüpfung mit der Sprachproblematik liegt. Das Ziel, eine Einheitswissenschaft mit einer einzigen gemeinsamen Sprache zu etablieren, versuchten sie durch die logische Analyse zu erreichen, die zur *Erklärung* von Kausalitäten führen soll. Zentral in diesem Ansatz ist also die Verbindung von Erfahrung und logischer Erkenntnis durch ein streng wissenschaftliches Vorgehen (vgl. Tschamler 1983).

> In der empirisch-analytischen Wissenschaftsrichtung gilt die Erfahrung als Grundlage der Erkenntnis. Durch ein streng wissenschaftlich-methodisches Vorgehen sollen beide Dimensionen (Erfahrung und Erkenntnis) miteinander verbunden werden. Alle Wissenschaften sollen durch eine gemeinsame logische Sprache zu einer Einheitswissenschaft verbunden werden.

8.2.2 Hermeneutisch-phänomenologische Ansätze

Die hermeneutisch-phänomenologischen Verfahren haben ihre Wurzeln zum einen in der Hermeneutik mit einer Tradition, die von Schleiermacher über Dilthey bis zu Gadamer reicht; zum anderen in der Phänomenologie, deren prominenteste Vertreter Husserl und Heidegger sind. Für eine größere Öffentlichkeit ist die Hermeneutik mit dem Namen Dilthey, die Phänomenologie mit dem Namen Husserl verbunden.

Hermeneutik

Die Hermeneutik ist von Dilthey als eine Auslegungs- und Erfahrungswissenschaft in expliziter Abgrenzung von naturwissenschaftlichen Methoden verstanden worden. Ihr Ziel ist das *Verstehen* des Lebens und der Geschichte. Das Handeln und Verhalten kann nicht kausalanalytisch erklärt, sondern „nur" deutend verstanden werden. Umgekehrt kann die Natur der Naturwissenschaften nicht verstanden werden, weil sie keinen inhärenten Sinn hat. Nur Sinn und Bedeutung kann man verstehen; die Abfolge von Ursache und Wirkung hingegen „nur" erklären, ohne zu verstehen, warum etwas so ist, wie es ist.

> **!** Hermeneutik ist somit eine Methode des Sinnverstehens und meint das nachvollziehende Erfassen fremder Sinnformen.

Dies geht nur über die Sprache, die auch hier eine zentrale Rolle spielt. Den Sinn einer Aussage oder eines Zeichens kann man nur im sprachlichen Ausdruck als richtig (oder wahr) bedeuten.

Dilthey grenzt die Hermeneutik vom Positivismus und jeder idealistischen Metaphysik ab und stellt den konkreten handelnden Menschen in seiner Geschichtlichkeit in das Zentrum der wissenschaftlichen Betrachtung. Er begründet damit die Geisteswissenschaften (der Begriff entsteht in der Mitte des 19. Jahrhunderts als Gegensatz zu den Naturwissenschaften) als Wissenschaften der geschichtlich-gesellschaftlichen Wirklichkeit. Der konkret handelnde Mensch ist das „wollend, fühlend, vorstellende Wesen", welches im Erleben, Ausdruck und Verstehen die letztlich nicht hintergehbare Basis des Lebens und damit seiner Lebensphilosophie ist. Die zentrale Methode der Hermeneutik ist das Verstehen, ein Vorgang, „in welchem wir aus Zeichen, die von außen sinnlich gegeben sind, ein Inneres erkennen" (Dilthey, zit. in Tschamler 1983, S. 34). Verstehen kann nur aus dem Lebenszusammenhang heraus reflektiert werden und zwar auf zwei verschiedenen Ebenen: zum einen gibt es die elementare Form, d. h. das Verstehen von einzelnen Lebensäußerungen; zum anderen die höhere Form, die auf das Verstehen von Ganzheiten und deren Beziehungen zueinander abzielt. Dabei ist der hermeneutische Zirkel zu beachten. Die Ganzheit führt zum Verständnis der Teile und das Verständnis der Teile wiederum zum Ganzen. Das heißt, das Verstehen ist grundsätzlich an Voraussetzungen gebunden, von denen das Verstehen seinen Ausgang nimmt und dorthin wieder zurückkehrt. In diesem Kontext wird der Stellenwert der Sprache besonders betont, denn Verstehen vermittelt sich durch Sprache. Sprache ist das Bindeglied bzw. die Mittlerin zwischen den Objektbereichen und den verstehenden (Forscher-)Subjekten. In dem, wie oder mit welchen Worten ein Forschersubjekt seinen Gegenstand (Objektbereich) bezeichnet oder beschreibt, liegt bereits der Akt der Deutung, des Be-Deutens. Sprache vermittelt also auf struktureller und symbolhafter Ebene das Verstehen und ist nicht auf logische Formeln reduzierbar (vgl. Tschamler 1983, S. 35).

Phänomenologie

Die Phänomenologie, so wie sie im wesentlichen auf Husserl zurückgeht, ist eine Philosophie, die als strenge Wissenschaft „zu den Sachen selbst" (Heidegger 1993, S. 27) will. Ihr Ausgangspunkt ist ebenfalls die *Erfahrung*. Sie ist jedoch keine Erfahrungswissenschaft, wie z. B. die Soziologie, sondern die Wissenschaft von den Erfahrungen; d. h. wie Erfahrungen gemacht und erlebt werden. Als Phänomen gilt ihr dabei „das, was sich zeigt" (Heidegger 1993, S. 28). Im Unterschied zur Hermeneutik bezieht sich die Phänomenologie nicht auf die Beschreibung von Objekten, sondern diese werden zurückgeführt auf die intentionalen Erlebnisse, die in den Objekten verborgen sind.

> **!** Ausgangspunkt der Phänomenologie ist die wissenschaftliche Betrachtung der Erscheinungen (Phänomene), „die im intentionalen Erlebnis gegeben sind" (Tschamler 1983, S. 37).

Intentional bedeutet, dass es keine Phänomene für sich geben kann, sondern dass sie immer gerichtet sind auf ein Ziel oder in Bezug auf einen Zweck. Beispiel: Ein Messer ist nicht verstehbar als „Messer an sich", sondern nur in Bezug auf das, was damit gemacht werden kann: stechen, schneiden, essen, jemanden umbringen etc. Alle Objekte existieren auschließlich intentional; man kann sie nur im Hinblick auf ihre Gerichtetheit verstehen. Um diese Intentionalität zu ergründen, bedient man sich der Methode der phänomenologischen Reduktion: Von einem zu verstehenden Erlebnis werden alle Dinge abgezogen bzw. ausgeschaltet, die als Zufälligkeiten darin enthalten sind, um das Wesen zu erkennen bzw. „seine typischen bzw. eidetischen Komponenten" (Lembeck 1994, S. 35). Dieses hat seine „letzte Begründung in der Lebenswelt als dem letzten nicht mehr zu übersteigenden Auslegungshorizont ... " (Tschamler 1983, S. 37).

8.3 Handlungstypologien

8.3.1 Grundsätzliches zum Handlungsbegriff

Die oben dargestellten wissenschaftstheoretischen Grundlagen haben trotz ihrer methodischen Verschiedenheit einen gemeinsamen Ausgangspunkt: die Erfahrung. Erfahrungen werden von Menschen gemacht im und durch Handeln und Verhalten. Um im (eigenen) Handeln entscheidungs- und verantwortungsfähig werden zu können, ist es notwendig zu wissen, welche Arten des Handelns es überhaupt gibt und wie diese (theoretisch) erklärt oder verstanden werden können.

Handeln

Handeln ist eine Sonderform des *Verhaltens*. Es ist zum einen aktives, tätiges Verhalten, das sich auf Objekte richtet. Somit ist Handeln zum anderen auch *intentionales Verhalten*. Anders als Gedanken, Ideen, Theorien oder Wünsche greift Handeln *unmittelbar* in die Wirklichkeit ein: es wirkt. Dabei muss das Objekt des Handelns nicht unbedingt in der Außenwelt des Subjekts angesiedelt sein; Objekt kann das Subjekt selbst sein, indem es sich mit sich selbst beschäftigt, indem sein Handeln auf sich selbst gerichtet ist. Eine Sonderform des Handelns ist das *soziale Handeln*, welches als zentrales Charakteristikum die wechselseitige Erwartungsperspektive in der Interaktion hat (s. weiter unten). Ob eine Handlung bloßes Handeln oder soziales Handeln ist, sieht man dem Akt selbst nicht an. Die

Intentionalität bezogen auf einen anderen sozialen Akteur ist das entscheidende Differenzierungskriterium.

Beispiel: Holz hacken ist dann eine Handlung, wenn ich es zum Zeitvertreib mache oder wenn ich meine Wohnung heizen möchte. Es wird dann zum sozialen Handeln, wenn ich es tue, weil mein Nachbar mich darum gebeten hat, ihm zu helfen oder wenn ich meiner Familie ein warmes Wohnzimmer bieten möchte.

Sozialwissenschaftlich verstanden sind darüber hinaus „Handlungen", die auf Affekten (sog. Affekt"handlungen"), auf einem Reiz-Reaktions-Schema (sog. Reflex"handlungen" oder Reflexbewegungen) oder auf Verhalten von Kollektiven (sog. Massen"handlungen" oder -verhalten), wie z. B. die Meute auf der Jagd oder die panische Flucht, basieren, keine Handlungen (sondern eher Verhalten), obwohl sie natürlich Wirkungen entfalten, die in die Wirklichkeit eingreifen.

> Jedes Handeln ist eine Form von Verhalten, aber nicht jedes Verhalten ist Handeln. Soziales Handeln ist eine spezifische Form von Handeln.

Sinnhaftes Handeln

Handlungen im hier gemeinten Sinn sind dadurch gekennzeichnet, dass sie (subjektiv) sinnvoll sein müssen. Das bedeutet, dass der Zweck einer (oder mehrerer) Handlung(en) mit der Handlung selbst erreicht werden kann. Ein bewusst falsch gewähltes Mittel wäre unsinnig bzw. der Zweck wäre ein anderer als der deklarierte (vgl. Bahrdt 1992, S. 31 f.). Niemand würde z. B. versuchen, einen Nagel mit einer Vogelfeder in die Wand zu schlagen.

Die subjektiv sinnvolle Handlung muss als solche noch keineswegs allgemeinen Standards der Rationalität genügen; eine solche Handlung, die derartigen Standards genügt, nennt man zweckrationales Handeln, eine spezifische Form sinnvollen Handelns überhaupt. Ob eine Handlung sinnvoll ist, darüber entscheiden nicht derartige Standards, sondern die Subjekte der Handlung – und sonst niemand. Die Rekonstruktion einer Handlungs*logik* muss deshalb bei der Logik des einzelnen Individuums ansetzen – und nicht bei der abstrakten Logik (z. B. des Satzes vom ausgeschlossenen Dritten oder der Widerspruchsfreiheit). Das Handeln ist immer individuelles Handeln, auch wenn die Einzelnen im Kollektiv handeln. Jede Struktur, jedes System lässt sich letztlich auf die Handlungen Einzelner zurückführen, auch wenn sie aufgrund ihrer Quantität als unscheinbar und irrelevant erscheinen.

Nur das Handeln des Einzelnen und der jeweilige Sinn, den er damit verbindet, ist verstehbar. Das Resultat des Handelns mehrerer ist mehr als bloß deren Summierung. Als ein derartiges Ergebnis ist es zwar rekonstruierbar, aber nicht wirklich zu verstehen, weil es überindividuell und nur bis zu einer bestimmten Schicht auf die Handlungen Einzelner reduzierbar ist. Das Handeln mehrerer produziert eine überindividuelle *Struktur*, die sich von Einzelhandlungen emanzipiert hat. Wie sich das Verhältnis von Einzelhandlungen (Mikroebene) und Struktur (Makroebene) gestaltet und methodisch fassen lässt, ist eines der schwierigsten

Grundprobleme der Sozialwissenschaften überhaupt und für Pflegewissenschaften und Pflegemanagement besonders relevant.

Soziales Handeln

Eine spezielle Form des Handelns ist – wie schon erwähnt – das *soziale Handeln*. Nicht jedes Handeln ist soziales Handeln. Max Weber definiert soziales Handeln als „ein solches Handeln ... , welches seinem von dem oder den Handelnden gemeinten Sinn nach auf das Verhalten *anderer* bezogen wird und daran in seinem Ablauf orientiert ist" (Weber 1980, S. 1). Das Ergebnis nichtsozialer Handlungen kann gleichwohl soziale Konsequenzen haben: Der Unfall z. B. ist das Resultat einer (oder mehrerer) nicht intendierten, von niemandem erwarteten Handlung. Die folgende Schadensregulierung, der evtl. entstehende Streit oder die Unfallflucht hingegen sind soziale Handlungen, weil sie intentional und auf andere soziale Akteure bezogen sind. Soziales Handeln heißt also ein Handeln, das sich am Handeln anderer orientiert (vgl. Schütz 1991, S. 17).

Ein *wechselseitig* aneinander orientiertes und aufeinander abgestimmtes Handeln von zwei oder mehr Personen ist eine *Interaktion*. Die Interagierenden müssen davon ausgehen können, dass der (oder die) jeweils andere(n) im von ihnen erwarteten Sinn handelt/n, sonst kann es zu – mitunter krassen – Missverständnissen kommen. Der Interaktion muss zumindest ein stillschweigendes Einverständnis vorausgehen. Der Straßenverkehr dürfte ein jedem verständliches Beispiel sein. In der Interaktion müssen die Interagierenden keineswegs miteinander kommunizieren. *Kommunikation* ist eine Sonderform von Interaktion, wenngleich sie häufig Begleiter ist. Jede Kommunikation ist somit Interaktion, aber nicht jede Interaktion ist auch Kommunikation.

> **!** Das Gemeinsame von Handeln und sozialem Handeln ist, dass sie auf bewussten Entscheidungen beruhen und einen Sinn machen. Verschieden ist ihnen der Bezugspunkt: Handeln bezieht sich allgemein auf Objekte und auf das handelnde Subjekt selbst, während soziales Handeln immer auf andere Subjekte bezogen ist.

Pflegewissenschaft in Deutschland versteht sich als Sozialwissenschaft. Zwei ihrer wichtigsten Bezugswissenschaften sind u. a. die Soziologie und die Wirtschaftswissenschaften. Innerhalb der Sozialwissenschaften gelten – der bereits oben zitierte – Max Weber und Jürgen Habermas als herausragende Handlungstheoretiker, deren jeweilige Ansätze (methodischer Individualismus und Verständigungsorientierung) Schule machten. Im Folgenden sollen daher beide Handlungstheorien schematisch dargestellt werden.

8.3.2 Max Webers Handlungstypen

Die sog. „verstehende Soziologie" Max Webers will „soziales Handeln deutend verstehen und dadurch in seinem Ablauf und seinen Wirkungen ursächlich erklären" (Weber 1980, S. 1). Verstehend ist diese Soziologie, weil dem Erklärungsversuch eine Deutung vorausgehen muss. Erst dann können wir einen sozialen Prozess als Folgen von Ursachen erklären. Diese Reihenfolge ergibt sich zwingend aus dem „methodologischen Individualismus", der an der Sinnhaftigkeit der Handlungen der einzelnen Akteure ansetzt.

> » Nur das Handeln des Einzelnen und dessen gemeinter Sinngehalt ist verstehbar, und nur in der Deutung des individuellen Handelns gewinnt die Sozialwissenschaft Zugang zur Deutung jener sozialen Beziehungen und Gebilde, die sich in dem Handeln der einzelnen Akteure der sozialen Welt konstituieren (Schütz 1991, S. 13 f.). «

Mit der Unhintergehbarkeit des individuellen Handelns ist aber über das Handeln selbst noch nichts gesagt. Auf ganz unterschiedliche Weise kann das Handeln motiviert sein. Weber hat 4 Handlungstypen herausgearbeitet:

1. *zweckrationales* Handeln: hat in der Zweck-Mittel-Relation sein Fundamentum. Zweck, Mittel und Nebenfolgen werden sorgsam gegeneinander abgewogen. Der Maßstab ist der Erfolg, den dieses Handeln, ausgerichtet an Erwartungen, zeitigt;
2. *wertrationales* Handeln: bezieht sich unter völligem Absehen vom Erfolg, auf den „unbedingten *Eigen*wert eines bestimmten Sichverhaltens rein als solchen" (Weber 1980, S. 12); dieser kann ethisch, ästhetisch, religiös, politisch etc. motiviert sein. Das Kriterium des Handelns ist das Verhalten (Ehre, Pflicht, Würde) selbst;
3. *affektuelles* Handeln: ist vor allem durch Stimmungen, Gefühle und Emotionen bestimmt.
4. *traditionales* Handeln aufgrund von Routinen und „eingeübten Gewohnheiten" (Weber 1980, S. 12).

Diese „reinen" Handlungstypen sind als *Idealtypen* zu verstehen, die in der Realität so nur selten oder nie vorzufinden, als Typisierungen aber auf alle Gegenstandsbereiche der sozialen Welt anwendbar sind. Überall, ob in der Ökonomie, in der Religion, beim Militär oder in der Universität kann man so oder so handeln. In keinem Bereich gibt es ausschließlich einen einzigen Handlungstypus.[1]

---

[1] Auch in der Wirtschaft wird keineswegs nur zweckrational gehandelt. Nur ein Beispiel: In die Werbung werden seit vielen Jahren, mit teilweise jährlich zweistelligen Steigerungsraten – die Werbebranche freut's – weltweit Dutzende von Milliarden Dollar investiert. Offensichtlich agieren diejenigen, die über die Werbeetats verfügen und entscheiden, aufgrund von nicht mehr als gutem Glauben, denn eine stringenter, wissenschaftlicher Beweis über den Nutzen und die Wirksamkeit von Werbung steht immer noch aus. Bisher ist sie nichts anderes als ein „Rationalitätsmythos" (Hannecke 1995, S. 60).

Nach Webers eigener Aussage (1980, S. 12), stehen das traditionale und das affektuelle Handeln an der Grenze von sinnhaft orientiertem Handeln. Bei beiden steht es nicht von vornherein fest, wer das bewusste Subjekt dieser Handlungen ist. Sie können – darum an der Grenze sinnhaften Handelns –, aber sie müssen nicht *bewusste* Handlungen sein. Im Falle traditionalen Handelns kann es sich um eine bewusste Aufrechterhaltung der Traditionen oder um bewusstloses Reproduzieren von im Sozialisationsprozess eingeschliffenen Verhaltensweisen handeln. Das affektuelle Handeln kann ebenfalls bewusstes Handeln sein, wenn es, wie Weber (1980, S. 12) schreibt, „als *bewusste* Entladung der Gefühlslage auftritt" oder um bewusstloses Reagieren aufgrund eines kruden Reiz-Reaktions-Schemas. In diesem Fall verlassen wir bereits das Gegenstandsgebiet der Sozial- und Kulturwissenschaften und begeben uns in den Bereich der Biologie (vgl. weiter vorn: bloßes Handeln als Verhalten).

Unzweifelhaft sinnhaftes Handeln ist immer wertrationales und zweckrationales (auch: instrumentelles oder strategisches) Handeln. Das Agieren beruht auf (richtigen oder falschen) Urteilen und Entscheidungen von Akteuren: Werte und Zwecke werden jeweils gegeneinander abgewogen und für richtig oder falsch bzw. für statthaft oder nicht statthaft befunden.

8.3.3 Jürgen Habermas' Theorie kommunikativen Handelns

Jürgen Habermas hat sein opus magnum, die *Theorie des kommunikativen Handelns*, 1981 und damit genau 60 Jahre nach Webers *Wirtschaft und Gesellschaft* veröffentlicht. Die Kommunikationstheorie versteht er als eine Theorie der umgangssprachlichen und damit alltäglichen Kommunikation. Der Begriff des Handelns verweist auf seinen individualistischen Ansatz. Es handelt sich hier wie auch bei Max Weber um den methodologischen Individualismus im Gegensatz z. B. zu Systemtheorien oder strukturfunktionalistischen Ansätzen. Große Teile seines Werkes sind dementsprechend einer Auseinandersetzung mit Weber vorbehalten. Habermas gilt allgemein als derjenige, der, in Anlehnung vor allem an die amerikanischen Pragmatisten (Austin, Searle, Mead u. a.), in der kritischen Gesellschaftstheorie (Adorno, Horkheimer, Marcuse u. a.) die „linguistische Wende" vollzogen hat. Sprachliche Kommunikation, die er, entgegen dem Commonsense, als Handlung versteht, steht daher im Zentrum seines Werks.

Kommunikatives Handeln ist dementsprechend immer soziales Handeln. Ausgehend von der Prämisse vernunftgeleiteter Verständigungsorientierung, die sich folgerichtig nur noch mit den Rationalitätsaspekten des Handelns befasst und andere Handlungstypen ignoriert, entwickelt Habermas seinen neuen Begriff in Auseinandersetzung und Abgrenzung gegenüber den anderen gängigen Handlungsbegriffen (vgl. Habermas 1988, Bd. 1, S. 114 ff.). Er differenziert diese in 3 Handlungstypen: den teleologischen, den normativen und den dramaturgischen (vgl. Habermas 1988, Bd. 1, S. 115).

Teleologisches Handeln. Teleologisches Handeln ist ziel- bzw. zweckgerichtetes Handeln, das sich zum Modell *strategischen* Handelns erweitert, wenn zumindest eine weitere Person in das Kalkül des Handlungskontextes mit einbezogen wird. Nicht jedes teleologische, aber jedes strategische Handeln ist soziales Handeln. Einen Nagel in die Wand zu schlagen, um ein Bild aufzuhängen, ist zweck- und zielgerichtetes Handeln; es wird aber erst dann zu einem strategischen bzw. sozialen Handeln, wenn das Bild z. B. *für* (oder gegen die Interessen von) jemand anderem aufgehängt wird oder wenn jemand auf andere Weise (und in Erwartung einer Reaktion) bewusst tangiert wird und werden soll. Das Modell strategischen Handelns ist deshalb von herausragender Bedeutung, weil es „den entscheidungs- und spieltheoretischen Ansätzen in Ökonomie, Soziologie und Sozialpsychologie zugrunde (liegt)" (vgl. Habermas 1988, Bd. 1 S. 127). Auf diesem Modell basiert letztlich die Idee des *homo oeconomicus*, der sich dadurch auszeichnet, dass er, auf der Grundlage optimaler und vollständiger Information, seinen individuellen Nutzen maximiert (vgl. Esser 1993, S. 236 f.).

Normatives Handeln. Angelehnt an die Theorie von Parsons ist der Begriff des normativen oder *normenregulierten* Handelns. Es ist immer soziales Handeln, das sich jedoch nicht, und hier wird der Geltungsbereich sozialen Handelns von Habermas weiter präzisiert, auf das einsame Handeln voneinander unabhängiger Akteure bezieht. Normatives Handeln ist an den Werten sozialer Gruppen orientiert und basiert auf der Rollentheorie (vgl. hierzu kritisch auch Abschn. 8.4.1). Das Modell des *homo sociologicus* beruht auf der Idee des Menschen als Rollenspieler, der sich an den allgemeinen Normen orientiert und so handelt, wie sie es vorgeben (vgl. Dahrendorf 1974).

Dramaturgisches Handeln. Der dritte Typ, das dramaturgische Handeln bezieht sich, mit Hinweis auf Goffman („Wir spielen alle Theater!"), „auf Interaktionsteilnehmer, die füreinander ein Publikum bilden, vor dessen Augen sie sich darstellen" (Habermas 1988, Bd. 1, S. 128). Der Handelnde inszeniert sich, indem er ein bestimmtes Bild von sich präsentiert. Er bleibt der Kontrolleur des Zugangs zum Bereich seiner Intentionen.

Alle 3 Handlungstypen beziehen sich jeweils nur auf Teilbereiche zweckrationalen Handelns. Habermas setzt sein Konzept des kommunikativen als verständigungsorientierten Handelns dagegen. Es umfasst alle Bereiche der sozialen Welt und bezieht sich auf Interaktionen jeglicher sozialer Beziehungen. Das „Aushandeln konsensfähiger Situationsdefinitionen" (Habermas 1988, Bd. 1, S. 128) begründet die herausgehobene Bedeutung der Sprache. Sie zielt auf das Einverständnis der am Interaktionsprozess Beteiligten; gleichwohl ist es weder erfolgsorientiert noch strategisch, weil das Ziel die Verständigung ist. „Verständigung" meint die Einigung der Akteure über die Geltung von Äußerungen; „Einverständnis" baut auf die Anerkennung von Geltungsansprüchen (vgl. Habermas 1988, Bd. 2, S. 184). Kommunikatives Handeln setzt daher auf Kooperation; es ist nach Habermas das grundlegende Modell sozialen Handelns überhaupt. Es zehrt

Abb. 8-1.
Übersicht über die Handlungstypen je nach Absichten, Intentionen und Motiven

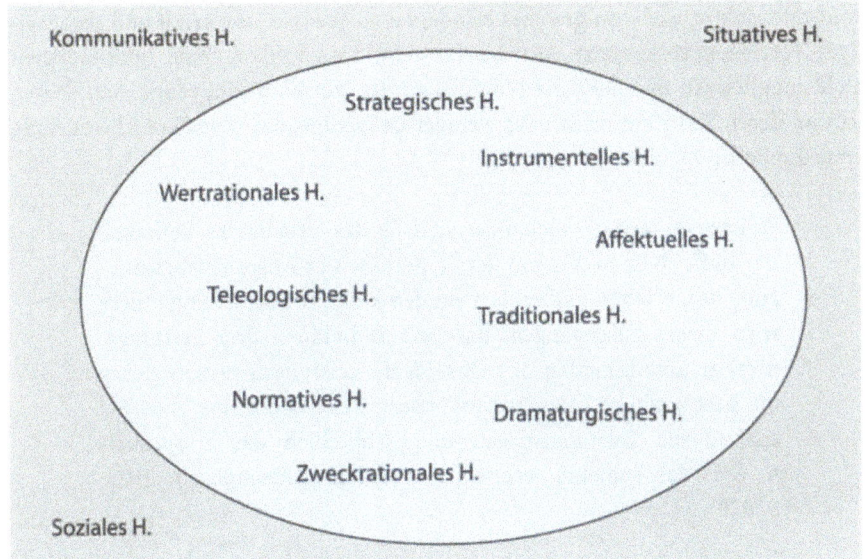

von dem Ideal der grundsätzlichen Möglichkeit herrschaftsfreier Kommunikation und rationaler Verständigung[2]. Eine Übersicht über die Handlungstypen gibt Abb. 8-1.

8.3.4 Das RREEMM-Modell nach Hartmut Esser

Neben dem Habermas'schen Modell, zum Teil über ihn hinausgehend, gibt es mittlerweile andere elaborierte Programme sozialen Handelns. In der Geschichte der Wirtschaftswissenschaften gibt es zwei fortdauernde Annahmen, die eine zentrale Rolle spielen: zum einen die Annahme des rein utilitaristisch bzw. zweckrational, eigennützig und unabhängig, auf der Basis totaler Informiertheit, entscheidenden Akteurs („rational choice") und zum anderen die Selbstregulierung des Marktes, der auf ein Gleichgewicht zusteuert.

Das Modell des strategisch bzw. zweckrational handelnden homo oeconomicus, dessen ausschließliche Präferenz in der individuellen Kosten-Nutzen-Maximierung besteht, ist auch in den Wirtschaftswissenschaften nicht unwidersprochen geblieben. Insbesondere der Anspruch der vollkommenen Informiertheit der Akteure und die Annahme unbeschränkter Konkurrenz der Marktteilnehmer hat die Grenzen derartiger Rationalitätskonzepte aufgezeigt (dabei ist unter heutigen

---

[2] Im Bereich der Unternehmensethik basiert die sog. Dialogethik auf der Diskursethik nach Habermas. Merkmale dieser Dialogethik sind eine prozessuale Anleitung zur Entwicklung von Normen, das Bemühen um gute Gründe und die Forderung einer argumentativen Verständigung im Dialog (vgl. Steinmann u. Löhr 1994, S. 84–85).

Bedingungen keineswegs nur mehr an mangelnde Information zu denken, sondern auch an eine Überflutung durch Informationen). Unbeschränkte Konkurrenz ist kontraproduktiv, weil erfolgreiches Handeln eine gewisse Solidarität und gegenseitiges Vertrauen voraussetzt. Mit der Einsicht, dass vollkommene Informiertheit nicht möglich ist, fällt auch die Möglichkeit der Nutzenmaximierung. Stattdessen tritt an deren Stelle ein mehr oder weniger befriedigendes Niveau der Erreichung ursprünglicher Ziele.

> » Es zeigt sich nämlich, dass vielfach das tatsächliche Verhalten der Individuen besser mit der Hypothese der Anspruchsorientierung beschrieben und erklärt werden kann: Bei dieser Hypothese wird davon ausgegangen, dass die Individuen drei Leistungsniveaus unterscheiden ... : Das *ideale* Leistungsniveau, welches die bestmögliche Leistung verkörpert, das beste bisher *erreichte* individuelle Leistungsniveau und schließlich das *Anspruchsniveau*, das subjektiv erreichbar erscheint (Kromphardt 1986, S. 920). «

Aus den Dilemmata soziologischer (und ökonomischer) Handlungsmodelle ist das *RREEMM-Modell* entstanden. [Bei der Darstellung dieses Modells folgen wir weitestgehend den Ausführungen Hartmut Essers (1993)]. Das Modell rekurriert auf 5 Eigenschaften sozialer Akteure: *R*esourceful, *R*estricted, *E*xpecting, *E*valuating, *M*aximizing *M*an. Das RREEMM-Modell synthetisiert diverse Menschenmodelle und erweitert einen Ansatz von William H. Meckling um zwei weitere Eigenschaften: Restriktion des Handelns und Erwartungshaltungen.

> » Man is Resourceful, he „reasons" about the consequences of changes in his environment and his own behavior; he is an Evaluator, he has preferences, and finally, he is a Maximizer, he acts so as to achieve the highest level of „good" as he perceives it (Meckling zit. in Esser 1993, S. 238). «

Mit diesem Modell wird der Anspruch verbunden, „realistische Annahmen über den Träger aller sozialen Prozesse, den menschlichen Akteur" (Esser 1993, S. 245) zu machen und zu erklären, wie aus (vielen verschiedenen) individuellen Handlungen kollektive Zustände (Strukturen) entstehen (vgl. Esser 1993, S. 249; vgl. auch Unterkap. 8.2).

Ausgehend von der *sozialen Situation* wird diese mit dem *Akteur* über die *Logik der Situation* verbunden. Die einzelnen Situationen bestehen aus jeweils spezifischen Beschränkungen und Möglichkeiten. Sie sind, zusammen mit den Handlungsalternativen, die „Variablen der Situation" (Esser 1993, S. 247). Der Akteur bewertet und erwartet bestimmte Konsequenzen, die sich aus der Situation ergeben (können). Bewertungen und Erwartungen sind ihrerseits die Variablen der *Logik der Selektion*, die nach bestimmten Regeln und Handlungsanleitungen vorgenommen wird. Der Akteur ist über die Logik der Selektion mit dem *Handeln* verbunden. Die Variablen des Handelns sind die bewerteten und ausgewählten Alternativen. Der letzte Schritt besteht in der Verbindung des individuellen Handelns und den kollektiven Folgen über die *Logik der Aggregation*, über deren Einzelheiten das RREEMM-Modell nicht mehr informiert, weil deren Variablen „nichts anderes (sind) als die zu erklärenden kollektiven Zustände: Scheidungsraten, Produktqualitäten im Vergleich, Teilnehmerzahlen bei Demonstrationen, politische Organisationen u. a." (Esser 1993, S. 249). Die Schritte des RREEMM-Modells sind in Abb. 8-2 veranschaulicht.

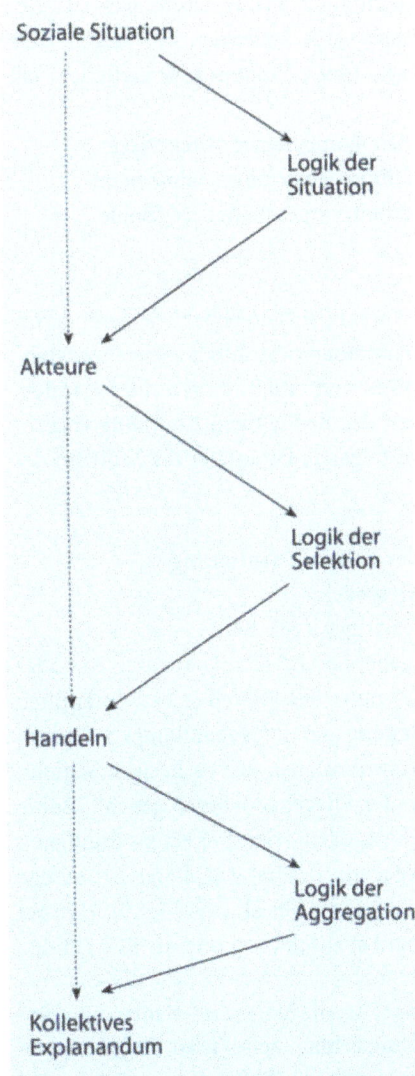

Abb. 8-2.
Bestandteile und Schritte der soziologischen Erklärung in Anlehnung an das RREEMM-Modell nach Esser. (Aus Esser 1993)

8.3.5 Situatives Handeln nach Böhle et al.

Die Pflegewissenschaft als eine junge Wissenschaft, hat bisher keine eigenständige Handlungstheorie entwickelt (erste Ansätze liegen erst seit kurzem vor; vgl. hierzu Remmers 2000), obwohl sie, trotz ihres notwendigen Abstands zur Pflegepraxis, auch eine Handlungswissenschaft ist (vgl. Dornheim et al. 1999, S. 73 ff.). Insgesamt gesehen ist ihr widersprüchlicher Status zwischen Theorie und Praxis, zwischen Erkenntnis und Handeln noch nicht geklärt. Erschwerend kommt hinzu, dass die Handlungstheorien anderer Wissenschaften zur Beschreibung und Anleitung der Pflegeprozesse nur begrenzt von Nutzen sind. Die traditionellen Modelle, die den Mustern der Zweckrationalität folgen, werden der Realität des Pflegealltags (bezogen auf die direkte Pflege, nicht auf Organisation und Management) nicht gerecht. Die Erfahrungen des Pflegepersonals, und als Sozialwissenschaft ist Pflegewissenschaft auch eine Erfahrungswissenschaft (vgl. Unterkap. 8.2), zeigen, dass eine rigide Planung der Pflege realitätsfern und (auch ökonomisch) ineffizient ist.

> Tatsächlich gibt es ... in der Arbeit kompetenter Altenpfleger *keine* konkrete Arbeitsplanung im Sinne einer abgeschlossenen Phase, die der Durchführung der Arbeit vorgeschaltet ist (Böhle et al. 1997, S. 19).

Das Verhalten der Pflegebedürftigen ist so wenig vorhersehbar wie deren aktuelles Befinden. Der gesamte Pflegealltag ist charakterisiert durch seine Unwägbarkeiten. Vom Pflegepersonal ist deshalb flexibles und situationsgerechtes Handeln gefordert, das den individuellen Bedürfnissen der Bedürftigen Rechnung trägt.

Das Konzept des situativen Handelns stellt folgende Parameter ins Zentrum des Interesses:
1. interaktiv-dialogisches Vorgehen,
2. sinnliche Wahrnehmung als Grundlage der Arbeitsorientierung,
3. Erfahrungswissen, assoziatives Denken, Gespräch,
4. empathische Beziehung zu den Pflegebedürftigen (vgl. Böhle et al. 1997).

Dieses Planungsmodell bezieht sich auf Pflegeheime und Krankenhäuser. In anderen Kontexten (z. B. in der häuslichen Pflege) muss das Modell selbstverständlich situationsgerecht angepasst werden. Die Planung der Pflegehandlungen beginnt 1. „mit dem Lesen der Dokumentation und Informationen der vorherigen Schicht, die ein *erstes* Bild über das heutige Befinden der Pflegebedürftigen geben" (Böhle et al. 1997, S. 19). Der nächste Schritt besteht 2. darin, sich bei einem Rundgang selbst von der aktuellen Situation zu überzeugen. 3. „Erst *auf dieser Grundlage wird der Arbeitsablauf für den Tag strukturiert*" (Böhle et al. 1997, S. 19). Hierbei ist es notwendig, den jeweiligen Arbeitsaufwand abzuschätzen und die Reihenfolge nach Dringlichkeit festzulegen.

Diese Planung ist jedoch nur eine Rahmengröße, die lediglich Orientierung bieten soll. Ausschlaggebend, für das, was dann tatsächlich getan wird, ist „die *Interaktion und Kommunikation mit den Pflegebedürftigen*" (Böhle et al. 1997, S. 19). Voraussetzung ist hier vor allem eine hohe Sensibilität und eine „empathische

Beziehung" (Böhle et al. 1997, S. 21) gegenüber den Bedürftigen und ihren jeweiligen Bedürfnissen. Damit ist keine emotionale Verstrickung, sondern ein Einfühlen und Nachempfinden, „im Sinne einer Vertrautheit" (Böhle et al. 1997, S. 20) gemeint, die ihren Ausgangspunkt bei dem eigenen Selbst des Pflegenden nimmt.

Die erforderliche Sensibilität bezieht sich auf die sinnliche Wahrnehmung, die ihrerseits auf dem „subjektiven Empfinden" beruht: „In der Pflegearbeit ... ist *das durch den Gebrauch der Sinne ausgelöste subjektive Empfinden handlungsleitend* und manchmal wichtiger als gemessene Fakten" (Böhle et al. 1997, S. 19). Hierbei kommt der Einsatz aller Sinne in Frage. Sie sind vor allem dort relevant und unersetzlich, wo objektive Messverfahren nichts ausrichten: Gerüche, Atmosphären, (Gesichts-)Ausdrücke. Es liegt auf der Hand, dass die Erfahrung des Pflegepersonals auf einem fundierten Fachwissen basieren muss.

Neben dem „professionellen *Erfahrungswissen*" (Böhle et al. 1997, S. 20) wird für die „Einschätzung und Beurteilung von Situationen sowie bei der Überlegung, welche eigenen Handlungen möglich und nötig sind" ein „Denken in *Bildern*" favorisiert, bei dem es „sich dementsprechend weniger um ein logisch-analytisches Folgern, sondern eher um ein '*assoziatives* Denken'" (Böhle et al. 1997, S. 20) handelt. Die Professionalität der Pflegenden besteht in der Aneignung und Umsetzung dieser Kompetenzen.

8.3.6 Fazit

Eine strikte Gegenüberstellung von zweckrationalem und „subjektivierendem Handeln" (Böhle et al. 1997, S. 18) ist, wie Böhle et al. selbst anführen, kontraproduktiv. In bestimmten Situationen, insbesondere was Management und Organisation betrifft, ist zweckrationales Handeln angemessen. Zweckrationales Handeln muss deshalb als ein *Bestandteil* situativen Handelns verstanden werden, aber nicht als *das* bestimmende Muster.

Es ist vielmehr immer genau zu differenzieren, wo und wann welches Handeln erforderlich ist. Insofern umfasst situatives – und d. h. situationsgerechtes – Handeln nicht nur alle möglichen *Situationen*, sondern auch alle *Handlungstypen*. Die Kunst besteht darin, ganz ähnlich dem RREEMM-Modell, welches neben der „Logik der Situation" (Was?) und der „Logik der Selektion" (Wie?) auch eine „Logik der Aggregation" kennt, die notwendigen Handlungstypen in den spezifischen Situationen zu „einem Werk" zu integrieren.

In der Tat dürfte es in den Sozial- und Wirtschaftswissenschaften kaum noch jemanden geben, der ein schlichtes Modell zweckrationalen Handelns propagiert (in der *Praxis* mag das jedoch anders aussehen). Insofern hat die Polemik gegen dieses Modell auch immer etwas von einem Kampf gegen Windmühlen.[3]

---

[3] Siehe hierzu Dornheim et al. (1999, S. 73 f.), die sich bei ihren ansonsten verdienstvollen Auseinandersetzungen auf ein solch reduktionistisches Handlungskonzept beziehen, um es dann als erweiterungsbedürftig zu charakterisieren. Wie oben ausgeführt, ging es schon Max Weber um „sinnhaftes Verstehen", das auslegungsbedürftig – und damit Gegenstand hermeneutisch-phänomenologischer Verfahren – und Erkenntnis keineswegs „im Prozess kausaladäquaten Erklärens allein zu gewinnen" (Dornheim et al. 1999, S. 73) ist.

Andererseits hat jedes Handeln ein immanentes Moment von Zweckrationalität; das gilt für affektives ebenso wie für traditionales Handeln. Dieser Einsicht kann sich letztlich auch die Konstruktion eines Modells „situativen Handelns" nicht entziehen. Folgt man Böhle et al. (1997, S. 19), so zeigt sich, das der Prozess der Pflege nach diesem Modell, das jedoch kein Modell sein will, einem Plan folgt, der jedoch nicht „Plan", sondern „Orientierungsplanung" heißen soll: Es lassen sich die einzelnen Schritte, die durchaus einem zweckrationalem Muster folgen, herauspräparieren (s. oben).

Darüber hinaus ist festzuhalten, das es sich bei den Modellen von Handlungen eben um Modelle handelt, die den jeweiligen Prozess beschreiben, deuten und erklären wollen, und nicht um Handlungsanweisungen. In diesem Sinne handelt es sich um *Idealtypen*, die schon sein Erfinder nicht mit der Realität verwechselt wissen wollte. Wer dementsprechend Handlungstypen – die Typisierungen sind – als *Realtypen* missversteht, macht sich dieser Verwechslung schuldig.

8.4 Handlungstheoretische Analyse der Pflegetheorien von Orem und Parse

8.4.1 Die Allgemeine Theorie der Pflege von Orem

Die von Orem stammende „Allgemeine Theorie der Pflege" erfreut sich einer großen Popularität in den USA wie in der Bundesrepublik, was an deren Bekanntheitsgrad im Berufsfeld der Pflege und an der Flut von Veröffentlichungen deutlich wird. In der Bundesrepublik kann dies darauf zurückgeführt werden, dass ihr ein vermeintlich modernes, emanzipatorisches Pflege- und Wissenschaftsverständnis zugrunde liegt. Dieses Wissenschaftsverständnis entpuppt sich jedoch bei näherer Analyse als wenig innovativ.

Orem bezeichnet ihre Theorie als „Allgemeine Theorie" (Orem 1997, S. 10). Der Gesamttheorie – auch Selbstpflegedefizit-Theorie genannt – werden folgende 3 Teiltheorien zugeordnet, die inhaltlich zueinander in Bezug stehen:
- die Theorie der Selbstpflege,
- die Theorie des Selbstpflegedefizits und
- die Theorie des Pflegehandlungssystems (Orem 1997, S. 181–194).

Selbstpflege („self-care") wird als Selbstpflege-Handlungsvermögen bzw. Selbstpflege-Handlungskompetenz („self-care agency") definiert (Orem 1997, S. 507); die in 3 Klassen unterschiedenen Selbstpflege-Erfordernisse liegen vor, wenn eine Diskrepanz zwischen Selbstpflege-Handlungsvermögen eines Menschen und Selbstpflege-Handlungsbedarf auftaucht. Selbstpflegedefizite können vollständig oder teilweise vorhanden sein (Orem 1997, S. 262). Das Pflegehandlungssystem wird in 5 allgemein praktizierte Arten des professionellen Pflegehandelns und 3 Handlungssysteme aufgeteilt:
- für einen anderen handeln oder für einen anderen etwas tun;
- einen anderen führen;
- einen anderen unterstützen;

- eine entwicklungsfördernde Umgebung einrichten;
- einen anderen unterrichten;
- das gänzlich kompensatorische Pflegehandlungssystem;
- das partiell kompensatorische Pflegehandlungssystem;
- das unterstützend-edukative Pflegehandlungssystem (Wittneben 1998, S. 90–96).

Die Orem'sche Theorie basiert auf der als strukturfunktionalistisch geltenden Systemtheorie von Parsons. Die in der Soziologie bekannte Theorie von Parsons hat unter Bezugnahme auf die Weber'schen Kategorien „Zweck" und „Zeit" einen rein teleologischen Handlungsbegriff zur Grundlage. Jede soziale Handlung ist dieser Theorie entsprechend zwangsläufig mit einem Zweck verbunden, was zur dahingehenden Kritik führte, dass es den Theorien des zweckrationalen Handelns an einem sinnverstehenden Zugang des Subjektes fehlt (Habermas 1982; vgl. Unterkap. 8.2).

Orem geht von der expliziten Grundannahme der Selbstpflegefähigkeit („self-care-agency") jedes Menschen aus. Damit stellt sie die persönliche Verantwortung des Einzelnen für seine Gesundheit in den Mittelpunkt und hebt sich dadurch deutlich von einem Verständnis eines passiven Pflegeempfängers ab. Die Vorstellung von „self-care" sollte aber nicht mit unseren heutigen Vorstellungen einer Gesundheitspflege verwechselt werden, die sich an Begriffen wie Selbstbestimmung des Patienten, Ressourcenorientierung und partnerschaftliche Beziehung festmachen. Dieses in der Pflege oft vorzufindende Missverständnis gilt es hier aufzuklären.

Wittneben (1998, S. 99) zeigt die Gemeinsamkeiten zwischen dem Handlungsansatz von Parse und Orem auf. So sind z. B. selbst- und fremdpflegerische Handlungen bei Orem streng auf die Behebung eines Selbstpflegedefizits ausgerichtet, d.h. auf die Erhaltung bzw. Wiederherstellung des Selbstpflege-Handlungsvermögens und auf die Befriedigung des Selbstpflegebedarfs (Wittneben 1998, S. 99). Verhalten gilt als normativ geregelt und sozial reguliert. Insofern lässt sich die Theorie von Orem als eine Theorie zweckrationalen, pflegerischen Handelns klassifizieren, deren normative Systemperspektive im Vordergrund steht. In diesem Zusammenhang muss das Rollenkonzept (Pflegehandlungssystem) von Orem als höchst fragwürdig angesehen werden. Pflegende werden zu Erzieherinnen der Patienten, wenn sie sich nach ihrer Meinung nicht adäquat verhalten. Das Rollenkonzept scheint einer asymmetrischen Beziehung Vorschub zu leisten. Es widerspricht der Idee selbstverantwortlichen Handelns und bezieht sich dabei auf einen veralteten, aus der Medizin stammenden Präventionsbegriff. Die Pflegeperson hat die alleinige Definitionsmacht über Gesundheit und Krankheit. Deshalb sind Autonomiebestrebungen des Patienten in der „Dependenzpflege" nicht vorgesehen.

Die hier aufgezeigten Kritikpunkte am Orem'schen Handlungsbegriff verdeutlichen, dass der betreffenden Pflegeperson kein interaktiver Spielraum im Umgang mit dem zu Pflegenden eingeräumt wird. Neben der soziologischen Handlungstheorie von Parsons lehnt sich Orem an das biomedizinische Wissenschaftsverständnis an. Pflege soll sich stärker an diagnostischen Normwerten als an subjektiven Parametern orientieren. Laut Orem muss die Pflege die Aufrechterhaltung von „normalen und annähernd normalen Lebensfunktionen" (Orem 1997, S. 292–308) leisten. Insofern gilt Orem auch als entschiedene Befürworterin der Pflegediagnosen.

Für ein innovatives Management macht die Analyse einer verbreiteten Pflegetheorie Sinn, weil dadurch im Vorfeld von angestrebten Veränderungsprozessen (Change Management) die Frage beantwortet werden kann, ob auf der Grundlage derartiger Handlungsdimensionen überhaupt sinnvolle Neuerungen in der Pflegepraxis initiiert werden können; gilt es doch die Fragen nach Aufwand (auch ökonomischem) und Auswirkungen unter den Aspekten von Effizienz und Effektivität abzuklären.

8.4.2 Die Pflegetheorie von Parse

Auch die Pflegetheorie von Parse findet international große Beachtung. Hierzulande schreibt man ihr eine außerordentliche Bedeutung in der Überwindung des einseitig empirisch-analytisch ausgerichteten Wissenschaftsverständnisses zu. Parse (1987) identifiziert trotz der Fülle der unterschiedlichen Theorieentwicklungen und Systematiken von Theorien zwei grundlegende Paradigmen in der Pflegewissenschaft: das „Totalitätsparadigma" und das „Simultaneitätsparadigma". Das Totalitätsparadigma bezeichnet Theorien in der Pflege, die eine naturwissenschaftlich ausgerichtete Operationalisierung und Optimierung von fest definierten Zustandsgrößen verfolgen. Im Gegensatz dazu sieht das Simultaneitätsparadigma, das auf Martha Rogers zurückgeht und von Parse (1981) weiterentwickelt wurde, das Verhalten einer Person im Kontext einer intersubjektiv geteilten Lebenswelt. Somit werden Interaktion und Kommunikation im Sinne von „Sinnerhellen", „Rhythmen synchronisieren" und „Transzendenz mobilisieren" zu zentralen Größen der pflegerischen Arbeit. Parse (1996, S. 182) greift dabei auf eine musikalische Metapher zurück: Der Patient ist der Komponist und Musiker, die Pflegeperson ist die Zuhörerin dieser Musik. Danach wird Gesundheit definiert

> » als eine persönliche Verpflichtung zum Prozess des Werdens und das Ziel der Pflege ist Lebensqualität, so wie das Individuum sie versteht" (Parse 1995, S. 116). «

Bei diesem pflegewissenschaftlichen Theorieansatz, dem auch eine eigene Praxismethodologie zugrunde liegt, kann in der Tat von einem „Paradigmenwechsel" (Remmers 1997) gesprochen werden, da das Subjekt und sein Umfeld in den Mittelpunkt der Auseinandersetzung rückt. Gleichsam werden traditionelle Modelle vormundschaftlicher Beziehungen damit in Frage gestellt, wie z. B. die bei Orem expertokratisch definierten Rollen der Pflegeperson wie Führen, Erziehen und Unterstützen. Grundlagen ihrer Theorie sind einerseits die Allgemeine Systemtheorie und andererseits europäische Philosophien, insbesondere Heidegger (1993) und der französische Existenzialismus. [Systemische Pflegetheorien in der Tradition des einheitlichen Paradigmas (z. B. Parse) basieren auf der Allgemeinen Systemtheorie von Bertalanffy (1968). Im Gegensatz dazu beziehen die Pflegetheorien in der Tradition des ganzheitlichen Paradigmas (z. B. Orem) ihren Systembegriff aus den Stresstheorien.]

Parse geht von einer phänomenologisch-hermeneutisch-systemischen Wissenschaftsposition aus, die einem umfassenden kommunikativen Handlungstyp folgt (vgl. Unterkap. 8.2 und Abschn. 8.3.3). Pflege wird dabei als zwischenmenschliche Zuwendung („caring") gesehen. Der Mensch wird als ein offenes System verstanden. Er befindet sich in einem dauernden Interaktionsprozess mit seiner Umwelt und kann nur in seiner Einheit und nicht durch seine Einzelteile verstanden werden. Die „feindliche" Gegenüberstellung von Mensch und Umwelt, wie es bei dem ganzheitlichen bzw. Totalitätsparadigma noch anzutreffen ist, wird nun zugunsten einer harmonischen Dynamik von Mensch und Umwelt aufgehoben. Gesundheit ist kein Zustand, sondern wird als Prozess gedeutet. Parse gilt als entschiedene Gegnerin des Pflegeprozesses, der von ihr als ein analytisches Modell eines verhaltenswissenschaftlich gestützten Wissens aufgefasst wird und der das sinnkonstruierende Element der Pflege ausschließt (Parse 1987, S. 166). Sie schließt die Nutzung des formalen Rahmens zugunsten der Ausgestaltung der inhaltlichen Ebene im Sinne einer interaktiven Pflege aus (das dies nicht zwangsläufig der Fall sein muss wird in Abschn. 8.5.2.ausgeführt, vgl. auch Abschn. 8.3.5).

Neben Parse möchten neuere pflegewissenschaftliche Theoretikerinnen wie Benner, Watson und Newman den zweckrationalen Handlungsbegriff der älteren Pflegewissenschaften überwinden. Gemeinsam ist ihnen, dass sie sich auf die gleichen Schlüsselkonzepte, die als metaphysische und erkenntnistheoretische Basis dienen, stützen: „process, evolution of consciousness, self-transcendence, open systems, harmony, relativity of space-time, pattern, and holism" (Sarter 1998, p. 52). Ungeklärt bleibt jedoch die Frage, ob ein Transfer dieser Theorien in der Bundesrepublik im Kontext der hiesigen Strukturreformen überhaupt möglich und sinnvoll wäre. Es bleiben jedenfalls die Fragen nach strukturellen Rahmenbedingungen und den Rollenbezügen offen. Der teleologische Handlungsbegriff ist von Parse explizit nicht vorgesehen, ist aber neben dem und im kommunikativen Handlungsbegriff implizit vorhanden, da der Theorie ein normativ positiver Entwicklungs- und Sinnbegriff zugrunde liegt. Der von Parse eingeleitete Paradigmawechsel begünstigt eine Polarisisierung von zweckrationalem zugunsten von kommunikativem Handeln, die in der Wirtschaftswissenschaft eigentlich als überwunden gilt (vgl. RREEMM-Modell).

8.4.3 Fazit

Von besonderer Bedeutung ist die obige Erkenntnis für das Pflegemanagement, da es die Aufgabe hat, die Rahmenbedingungen für die Pflege so zu gestalten, dass Abläufe zu Gunsten einer besseren Kunden- und Mitarbeiterzufriedenheit optimiert werden. Aus dieser Perspektive können beide hier angeführten Pflegetheorien als erweiterungsbedürftig gesehen werden. Der formal-normative Handlungsbegriff in der Pflegetheorie von Orem schließt die subjektiv-kommunikative Ebene aus und kann damit langfristig zu einer Verarmung der Pflege als einer interaktiven, ganzheitlichen Tätigkeit führen. Umgekehrt erschwert die Pflegetheorie nach Parse, hinsichtlich ihrer Schwerpunktsetzung auf Sinnfindung in der pflegerischen Interaktion, die Konzeption eines formal-verlässlichen Rahmens für die Kunden, die Mitarbeiter und das Management. Dies hat zur Folge, dass in der Bundesrepublik die Theorie von Parse wenig bis gar nicht umgesetzt wird.

> ! Die durch die Pflegetheorien vorgegebenen Rollenmuster und Handlungstypologien sind auf einen möglichen Transfer in der pflegerischen Praxis hin zu prüfen. Einseitige Handlungstypologien in der Pflege können entweder ein rein normativ-formalisiertes Handeln oder eine ausschließliche Subjektbezogenheit zur Folge haben. Im Sinne eines situativen Handlungsansatzes wird jedoch die Vielschichtigkeit von Handlungstypologien befürwortet, die je nach den situativen Erfordernissen zur Anwendung kommen können. Deshalb sollte das Pflegemanagement sich als Gegensteuerungselement zu einseitigen Rollenkonzeptionen und Handlungstypologien verstehen und zu einer konzeptionellen Weiterentwicklung beitragen.

8.5 Strategien pflegerischen Handelns

8.5.1 Pflegediagnosen

Der zunehmende ökonomische Druck auf die Pflege und der Zwang zur Wirtschaftlichkeit hat den Ruf nach Pflegediagnosen auch in der BRD laut werden lassen. Die Befürworter der Pflegediagnosen erhoffen sich mittels eines solchen Instrumentariums einen Professionalisierungsschub. Durch die gemeinsame Fachsprache und Standardisierung soll die Eigenständigkeit und das Ansehen der beruflich Pflegenden gesteigert werden. Mittlerweile gibt es auch kritische Stimmen, die ihre Bedenken gegen eine schnelle Umsetzung der Pflegediagnosen anmelden (Friesacher 1998; Kean 1999; Kesselring 1999; Kollak u. Georg 1999).

Im Folgenden sollen insbesondere die US-amerikanischen Pflegediagnosen als die ältesten und bekanntesten Systeme, auf die ihnen zugrunde liegenden Handlungsbegriffe hin analysiert werden. Auf alternative Klassifikationssysteme soll abschließend eingegangen werden.

Pflegediagnosesysteme in den USA

Zu den bekanntesten amerikanischen Pflegediagnosesystemen gehören die beiden Systematiken, die von der NANDA (North American Nursing Diagnosis Association) und von Gordon (1994) vorgelegt wurden. Die NANDA-Pflegediagnosen wurden erstmals in den frühen 50er Jahren in der Fachliteratur diskutiert. Die North American Nursing Association trifft sich seit 1973 im 2-jährigen Abstand und ist maßgeblich an der Weiterentwicklung der Pflegediagnosen beteiligt, die folgendermaßen definiert werden:

> Eine Pflegediagnose ist die klinische Beurteilung der Reaktionen von Einzelpersonen, Familien oder sozialen Gemeinschaften auf aktuelle oder potentielle Probleme der Gesundheit oder im Lebensprozess (Doenges u. Moorhouse 1995, S. 11). «

Hier wird die Nähe zum medizinischen Diagnoseverständnis deutlich, gilt es doch, objektive Reaktionen festzustellen und keine subjektiven Parameter zu berücksichtigen. Der Aufbau der beiden Pflegediagnosesysteme ist dem Prinzip nach wie ein Baukasten. Bei Gordon finden sich 11 „functional health patterns" und bei der NANDA 9 „human response patterns". Den Oberkategorien werden in beiden Systemen jeweils über 100 Pflegediagnosen zugeordnet. Die NANDA gibt darüber hinaus noch Hinweise für die konkreten Schritte des Pflegeprozesses, nämlich die „Zielfestlegung", „Maßnahmenplanung" und „Evaluation". Das System von Gordon legt die aus der Diagnose gefolgerten Schritte für den Pflegeprozess nicht fest, sondern überlässt sie der Kompetenz der jeweiligen Pflegeperson.

Pflegediagnosesysteme in Europa

In Europa haben sich unter der ACENDIO (Association for Common European Nursing Diagnoses, Interventions and Outcomes) Vertreter aus den europäischen Staaten zusammengeschlossen, mit der Zielsetzung, ein eigenes europäisches Klassifikationssystem mit dazu gehörigen Taxonomien zu entwickeln. Orientierte man sich in dieser Vereinigung zunächst an der NANDA, wurde bald eine unreflektierte Übernahme der amerikanischen Nomenklaturen abgelehnt. Die ACENDIO hat sich deshalb die Entwicklung einer eigenen europäischen Terminologie und Taxonomie zum Ziel gesetzt.

Die ICNP (International Classification for Nursing Practice), die unter der Leitung des ICN (International Council for Nursing) entwickelt wurde, ist die jüngste Klassifikation (1989). Bisher wurde die „alpha version" in mehreren europäischen Ländern getestet. Inzwischen sind 70 Projekte in den EU-Staaten beteiligt, die mit der EDV-gestützten Erfassung und Bearbeitung von Pflegepraxis befasst sind. Die Entwicklung der Klassifikation lässt sich in 3 Schritte unterteilen:

> 1. Das Sammeln von Themen oder Beispielen aus dem Gebiet, 2. das Zusammenfassen in Gruppen bzw. die Einteilung in Klassen und 3. schließlich das Hierarchisieren in ein geordnetes System" (Friesacher 1998, S. 35). «

Die ICNP geht von einer 3-teiligen Systematik aus:
1. Beschreibung von Pflegephänomenen,
2. Pflegeinterventionen,
3. Pflegeergebnisse.
Der Teil der Pflegeergebnisse steht noch nicht zur Bearbeitung aus.

Als problematisch wird bei der ICNP die Bildung von riesigen Begriffspyramiden (100 einzelne Pflegephänomene) und die fehlende Eindeutigkeit von Terminologien gesehen. Die zentralen Begriffe sind „actions", „self care" und „activity of daily living". Diese können jedoch nicht ohne theoretischen Hintergrund verstanden werden. So zeugen die ersten Erfahrungsberichte von einer „umständliche(n) Handhabung der ICNP" (Friesacher 1998, S. 35).

Kritische Betrachtung

Der Begriff Diagnose kommt aus dem Griechischen und bedeutet „Entscheiden, richtiges Urteilen". Damit wird ein Normalzustand oder Normwert vorausgesetzt, um zu einem richtigen Urteil zu kommen. Die Problematisierung von Normwerten z. B. im Umgang mit psychisch kranken Menschen, die der Gefahr einer „Etikettierung" unterliegen, wurde in den Reformansätzen der Psychiatrie kritisiert. Auch in der WHO-Definition zur Gesundheit (WHO 1981 zit. in Brieskorn-Zinke 1996, S. 22–30) wurde bewusst auf eine normative Gesundheitsdefinition verzichtet. Gesundheit wird hier als subjektives Wohlbefinden definiert. Insofern muss die den amerikanischen Pflegediagnosen zugrunde liegende Gesundheitsdefinition als Rückschritt gewertet werden.

Die Kritik an den US-amerikanischen Pflegediagnosen macht sich besonders an deren Defizitausrichtung fest, die im krassen Gegensatz zu der aktuellen Gesundheits- und Ressourcenorientierung in der Pflege steht. Weiterhin fanden die aus wissenschaftlicher Sicht inkonsistenten Begrifflichkeiten und die damit einhergehenden überholten theoretischen Konzepte ein kritisches Echo. Daraus würden sich für die Pflege verkürzte Handlungsanleitungen ergeben, die verheerende Folgen haben können. Dies wird insbesondere anhand der sog. Pflegediagnosen auf sozialer Ebene deutlich.

Zur Veranschaulichung soll aus diesem Bereich ein Beispiel analysiert werden: die Pflegediagnose „Trauern, nicht angemessen". Sie wird definiert als „verzögerte oder übertriebene Reaktion auf subjektiv/objektiv wahrnehmbaren oder potentiellen Verlust" (Doenges u. Moorshouse 1995, S. 158). Auffallend sind hier die normativen Begriffe wie „angemessen", „übertrieben", „verzögert", deren Ursprünge im Behaviorismus zu finden sind. Handeln wird im Behaviorismus als reine Bewegungsabfolge gesehen, deren Zielsetzung die Anpassung an die aktuelle Lebenssituation beinhaltet. Dieses auf „Mensch-Maschine" verkürzte Handlungsmodell wird der Komplexität einer Trauersituation, die durch Verlusterfahrungen gekennzeichnet ist, nicht gerecht. In den Pflegediagnosen (NANDA) finden wir die in der Wissenschaftsliteratur (Dibelius 1998) als bereits überwunden geltenden normativen Trauerphasen wieder; Trauerphasen konnten empirisch nie bestätigt werden. Sie verstellen den Blick für einen idiographisch-biographischen Zugang zu trauernden Menschen. Wird Trauerverhalten lediglich auf das strukturfunktionalistische Rollenmodell (Parsons) oder das der Medizin entlehnte Verhaltensmodell von „normal" oder „pathologisch" reduziert, wird dadurch eine Stereotypenbildung von Trauerverhalten gefördert oder aufrechterhalten, die sich sehr nachteilig für die Betroffenen und deren Angehörige auswirken kann. Kesselring (1999,

S. 225) spricht in diesem Kontext zu Recht von „Beherrschungswissen" der Pflegediagnosen, die einen rein instrumentellen Charakter verfolgen und bestehende Asymmetrien zementieren. Die amerikanische Pflegewissenschaftlerin Powers (1999) gilt auch aus diesem Grund als entschiedene Gegnerin der US-amerikanischen Pflegediagnosen (NANDA). Mittels ihres diskursanalytischen Ansatzes kommt sie zu dem Ergebnis, dass Pflegediagnosen Zustände sozialer Asymmetrie reproduzieren und unterstützen, und zwar zwischen dem therapeutischen Team und den Patienten. Darüber hinaus sieht sie die Einführung von Pflegediagnosen lediglich als Profilierungsmaßnahme der akademisch ausgebildeten Pflegewissenschaftler. Von Seiten der in der Praxis Tätigen werden nach ihrer Auffassung den Pflegediagnosen keine besondere Beachtung geschenkt oder es wird ihnen sogar mit Ablehnung begegnet.

Auch bei der ICNP lässt sich ein normativ-funktionaler Handlungsbegriff identifizieren, der sich auf die „allgemein umfassende Theorie der Pflege" von Orem (1997) zurückführen lässt (der dieser Theorie zugrunde liegende Handlungsbegriff wurde bereits in Abschn. 8.4.1 als einseitig zweckrational kritisiert).

Richtungsweisend scheinen in diesem Kontext alternative Ansätze, die im Verhältnis zu den amerikanischen Pflegediagnosen für eine Überwindung des zweckrationalen Handlungstypus hilfreich sind. Dazu ist der Ansatz der „verstehenden, phänomenologisch-biographischen Diagnostik" von Friesacher (1999, S. 86–90) zu zählen. Er verweist auf die lange Tradition einer „verstehenden Diagnostik" in der Behindertenpädagogik [in Anlehnung an Jantzen (1996) und die Tätigkeitstheorie der Moskauer Kulturhistorischen Schule]. Dabei geht Friesacher insbesondere auf die Methodik der Fallanalyse ein. Obwohl der Autor darauf verweist, dass dieses Konzept einer Weiterführung bedarf und auch die Umsetzung noch viele ungelöste Fragen aufwirft, stellt jedoch dieser Ansatz eine wichtige Erweiterung des Handlungsbegriffs hinsichtlich seiner kommunikativen Dimension dar. Auch gilt die Frage als noch offen, inwiefern eine phänomenologische Klassifikation nicht auch als Ergänzung zu einer deduktiv-nomothetischen Klassifikation gesehen werden könnte (vgl. Friesacher 1999, S. 86–90).

> ! Die Einführung der US-amerikanischen Pflegediagnosen als geeignete Professionalisierungsmaßnahme in der Bundesrepublik zu deklarieren scheint äußerst fragwürdig. Sie basieren auf einem einseitigen funktional-normativen Handlungstypus und würden in der Praxis einer Defizitorientierung und Etikettierung Vorschub leisten. Somit kommt diese Forderung einem Rückschritt gleich. Dem Bedarf an pflegediagnostischen Instrumentarien im Pflegemanagement hinsichtlich der zunehmenden Ökonomisierung muss jedoch Rechnung getragen werden. Wichtig ist die Entwicklung von alternativen pflegediagnostischen Methoden in Anlehnung an die Tradition der „verstehenden Diagnostik". Auch hier ist das Pflegemanagement gefordert, die Folgen von den unterschiedlichen Klassifikationssystemen zu bedenken und an einer tatsächlichen Professionalisierung und Weiterentwicklung der Pflege festzuhalten.

8.5.2 Handlungstypologie im Pflegeprozess

Der Pflegeprozess ist zunächst nicht mehr als ein inhaltsleeres Strukturierungshilfsmittel der pflegerischen Arbeit. 1967 veröffentlichten Yura und Walsh das erste Buch über den Pflegeprozess und stellten diesen in einem Vier-Phasen-Modell dar: Erhebung – Planung – Durchführung – Auswertung. 1973 erklärte der amerikanische Pflegeverband (ANA) die Pflegediagnosen zu einer eigenständigen Phase im Pflegeprozess: Erhebung – Diagnose – Planung – Umsetzung – Auswertung (Reimer u. Fueller 1998).

In Deutschland wird seit einiger Zeit ein modifiziertes Fünf-Phasen-Modell im systemtheoretischen Kontext präferiert: Informationssammlung – Erfassen und Einschätzen der Probleme – Formulierung von Pflegezielen – Planung der Pflegehandlung – Beurteilung der Pflege. Auffällig ist hier, dass Zielformulierung und Planung gesonderte Phasen sind, während die Umsetzung des Plans nicht als eigenständige Phase in Erscheinung tritt (Reimer u. Fueller 1998). Wesentlich in diesem Handlungsmodell ist der systemische Ansatz, die Nähe zur theoretischen Grundlage der Kybernetik und verschiedener Handlungstheorien (Pröbstl u. Glaser 1997, S. 251). Der Pflegeprozess wird als dynamisches Geschehen verstanden, in dessen Zentrum die permanente Rückkopplung steht: Antizipation, Beobachtung, Evaluation finden vor, während und nach der pflegerischen Intervention statt.

Nach Fiechter u. Meier (1993) ist der als Regelkreis gedachte Krankenpflegeprozess als ein Problemlösungsprozess zu verstehen, bei dem die Patientenorientierung im Mittelpunkt steht (Fiechter u. Meier 1993, S. 27 ff.). Ihr Regelkreismodell umfasst 6 Phasen: Informationssammlung – Erkennen von Problemen und Ressourcen der Patienten – Festlegung der Pflegeziele – Planung der Pflegemaßnahmen – Durchführung der Pflege – Beurteilung der Wirkung der Pflege auf die Patienten.

Zusammenfassend lässt sich der Pflegeprozess wie folgt definieren: Er ist eine

> » geordnete, systematische Art und Weise der Bestimmung des Gesundheitszustandes des Klienten, der Bestimmung von Problemen, die hier als Veränderung der Erfüllung menschlicher Bedürfnisse definiert werden, zur Erstellung von Planung, die die Probleme lösen sollen, zur Initiierung und Umsetzung dieser Planungen und zur Bewertung des Ausmaßes, bis zu welchem sich die Planungen für die Förderung eines optimalen Wohlbefindens und für die Lösung der erkannten Probleme als wirksam erwiesen haben (Yura u. Walsh 1967, zit. in Weidner 1995, S. 86). «

Betrachtet man nun den Pflegeprozess unter den Aspekten der Handlungstypologie, so wird schnell deutlich, dass hier mehrere verschiedene Idealtypen in der Realität zusammenwirken und zwar auf unterschiedlichen Ebenen. Für das Pflegemanagement ist es wichtig, diese Differenzierungen zu (er-)kennen, um auftretende Probleme bei der Einführung oder Umsetzung verstehen und beseitigen zu können. Der Pflegeprozess hat eine formale und eine inhaltliche Ebene.

Formale Ebene. Die Bestimmung des Pflegeprozesses als Handlungsrahmen im Regelkreissystem beinhaltet eine Ziel- bzw. Ergebnisorientiertheit und stellt damit ein *teleologisches Instrument* dar, das bestimmte *Zwecke* verfolgt. Auf der formalen Ebene angelegt sind also die Handlungstypen des teleologischen, instrumentellen und zweckrationalen Handelns. Die Arbeitsabläufe der einzelnen Phasen können logisch und kausal miteinander verbunden werden, um die Handlungen zu *erklären* (vgl. auch die Logik der Situation: das Was? Im RREEMM-Modell Abschn. 8.3.4).

Inhaltliche Ebene. Die inhaltliche Ausgestaltung des Pflegeprozesses ist zum einen wesentlich davon abhängig, welches theoretische Modell zugrunde gelegt wird. Ein Pflegeprozess, der bedürfnisorientiert z. B. auf der Basis der ATL von Roper et al.(1993) stattfindet, wird andere Prioritäten, Kategorien und inhaltliche Begriffsbestimmungen vornehmen (z. B. Vorstellungen und Bedeutung von Gesundheit/Krankheit) als ein Pflegeprozess, der im Kontext der humanistischen Pflegetheorie (z. B. Peplau oder Parse) steht. (vgl. auch die Logik der Selektion: das Wie? Im RREEMM-Modell Abschn. 8.3.4). Neben der allgemeinen theoretischen Grundlage wird am Beispiel der Pflegediagnosen deutlich (s. Abschn. 8.5.1), wie Form und Inhalt aneinander gebunden sind: Formal ist die Pflegediagnose eine eigenständige Phase im Pflegeprozess. Inhaltlich kommt es aber sehr darauf an, *wie* Diagnostik verstanden wird. Die Art und Weise der Pflegediagnostik ist wesentliches Bestimmungskriterium für die grundsätzliche Handhabung des Pflegeprozesses und die Sichtweise des Personals auf die Patienten.

Zum anderen sind die Organisationsstrukturen z. B. eines Krankenhauses ebenso an der inhaltlichen Gestaltung der Arbeitsabläufe beteiligt. In diesem Zusammenwirken haben Traditionen, Emotionen, Werte und Normen, manchmal auch Dramaturgie im situativen Kontext handlungsleitenden Charakter. Die Elemente verweisen auf andere Handlungstypen als auf die der formalen Ebene. Sollen die Probleme, die bei der Einführung oder Umsetzung des Pflegeprozesses evtl. entstehen, *verstanden* werden, so kann das nur auf dieser inhaltlichen Ebene geschehen.

Erklären und Verstehen im Pflegeprozess

Die wissenschaftstheoretische Unterscheidung zwischen Erklären und Verstehen im Zusammenhang der unterschiedlichsten Handlungstypen ist für das Pflegemanagement von Bedeutung, da auf dieser Ebene Entscheidungs- und Verantwortungsbereiche liegen und hier die Analyse bezüglich gelungener (Einführung des Pflegeprozesses) oder fehlgeleiteter (Reduzierung des Pflegeprozesses auf Pflegedokumentation) Innovationen stattfinden muss.

Auf formaler Ebene sind die Vorgaben – wie oben beschrieben – relativ starr. Aufgrund des teleologischen Charakters besteht die Gefahr, sich tatsächlich im Kreis zu drehen (und d. h. gerade nicht den Pflegeprozess als Regelkreis mit Rückkopplungsschleifen zu betrachten). Soll der Pflegeprozess zur Innovation der Pflegepraxis, des pflegerischen Handelns führen oder beitragen, muss das auf der inhaltlichen Ebene analysiert werden, z. B.:

- An welchen Stellen ist traditionales Handeln dominant und warum? (Mögliche Gründe: mangelnde (Weiter-)Bildung des Personals; rigide Organisationsstrukturen, die jede Experimentierfreude im Keim ersticken; Motivationsthema etc.)
- Welche Werte und Normen sind im Krankenhaus allgemein gültig? Gibt es diesbezüglich einen „doppelten Boden", der den Neuerungen entgegensteht?
- Wie werden Pflegediagnosen verstanden und gehandhabt? Im Sinne der Klassifikation der NANDA oder als verstehende phänomenologisch-biographische Diagnostik?
- Inwiefern spielt affektuelles Handeln in der Beziehung zwischen Pflegenden und zu Pflegenden eine Rolle oder/und auch in den Beziehungen des Personals untereinander? Was sind die Ursachen?

Dieses kleine Beispiel soll verdeutlichen, dass wissenschaftstheoretische Erkenntnisse und pflegewissenschaftliche Ansätze in der und für die Pflegepraxis von Bedeutung sind. Durch eine solche Analyse wäre es möglich, einen Sachverhalt zuerst zu verstehen, dann zu erklären (vgl. Abschn. 8.3.2) und in einem dritten Schritt trotz eines teleologischen Rahmens innovative Handlungsfreiräume zu schaffen. Das bloße Entgegensetzen eines anderen Handlungstyps, z. B. die Forderung nach situativem statt zweckrationalem Handeln im Pflegeprozess, erscheint auf praktischer Ebene leicht als Überforderung an das Personal, da es nicht aufzeigt, wie und warum einige Inhalte geändert werden müssen, sondern intentional auf ein nur noch höheres Qualifikationsniveau der Pflegenden rekurriert.

8.5.3 Das Konzept der Schlüsselqualifikationen

Dem Konzept der Schlüsselqualifikation, das mit der Aufteilung in Sozial-, Human- und Selbstkompetenzen Eingang in die bildungspolitische Diskussion gefunden hat, wird in Folge seiner breiten Akzeptanz mehr die Rolle einer „pädagogischen Denkhaltung" (Dörig 1995, S. 117 ff.) oder „Verständigungsformel" (Reier 1994, S. 272 ff.) zugeschrieben. Dabei wird ihm die Funktion einer Bildungstheorie wegen der vorhandenen Unschärfe nicht eingeräumt. Dieses Konzept wendet sich ausdrücklich gegen ein technisch-mechanistisches Qualitätsverständnis und basiert auf einem an Ganzheitlichkeit – hier im systemischen Sinne (vgl. Kap. 3) – orientierten Handlungsansatz. Der ganzheitliche Handlungsansatz dieses Konzeptes wird auch in Folge des curricularen Reformbedarfs seit einigen Jahren in der beruflichen Bildung diskutiert.

In den 70er Jahren ist der Begriff „Schlüsselqualifikationen" durch das Nürnberger Institut für Arbeitsmarkt- und Berufsforschung entwickelt worden. Schlüsselqualifikationen lassen sich folgendermaßen definieren:

> Schlüsselqualifikationen beschreiben wiederkehrende Kompetenzen einer Pflegeperson. Es handelt sich um Fähigkeiten, die funktionsübergreifend sind und zudem allgemeinbildenden Charakter haben. Sie umschreiben Handlungen, Wissen und Fertigkeiten für die teameigene und interdisziplinäre Zusammenarbeit, für das Lösen berufspezifischer Problemstellungen sowie für Haltungen, Wissen und Fertigkeiten, die der Persönlichkeitsentwicklung dienen (Stolz 1995, S. 30). «

Grundlegend war der Gedanke, dass der Arbeitsmarkt gerade wegen seiner hohen Spezialisierung personenbedingte Fähigkeiten und Fertigkeiten erfordere wie etwa „Flexibilität" und „soziale Kompetenz", um die fortlaufende Modernisierung und Erneuerung bewältigen zu können. Darin zeigen sich gewisse Parallelen mit der Umbruchsituation im Pflegebereich, da neue Handlungsstrategien erforderlich wurden. Die Bedeutung von Schlüsselqualifikationen für den beruflichen Wandel wird von Schwarz-Govaers (1997, S. 158) darin gesehen, den unternehmerischen Wandel in besonderem Maße unter Beteiligung und Mitentscheidung aller Betroffenen zu gestalten, anstatt einseitig Anpassung und Funktionalität zu fördern. Weiterhin zwingt der technologische Wandel zu einem mehr generalisierbaren Wissen, anstatt zu hohem, schnell veralteten Spezialistentum:

> Durch den pflegerischen Wandel werden ganzheitliche, auf den Menschen ausgerichtete Pflegekonzepte erforderlich anstatt isolierte, organ- und sachbezogene Techniken (Schwarz-Govaers 1997, S. 159). «

Diese Erkenntnisse sind bereits in der deutschen Bildungslandschaft gewürdigt und in einzelnen Ausbildungsmodellen umgesetzt worden (Becker et al. 1996). In der Schweiz ist es gelungen, anhand von 15 Schlüsselqualifikationen die überregionalen Ausbildungsrichtlinien (NAB) für die anerkannten Schulen (SRK) zu novellieren. Ebenso sind 15 Schlüsselqualifikationen für das Pflegemanagement formuliert worden, die für die Bundesrepublik modellhaft sein könnten. Für die Pflege sind die Schlüsselqualifikationen folgendermaßen konzipiert:

> Pflegesituationen im gesamten und in ihren Elementen wahrzunehmen und zu beurteilen ... die Wirkung des eigenen Handelns zu beurteilen und daraus zu lernen[4] ... aus einer Grundhaltung der Wertschätzung heraus mit anderen zusammenzuarbeiten (Schlüsselqualifikationen 1,10,12: Schwarz-Govaers 1997, S. 164). «

---

[4] Daher ist es im Sinne einer theoriegeleiteten Pflegepraxis unserer Meinung nach für das Pflegemanagement unerlässlich, sich in kritisch-reflexiver Weise mit pflegewissenschaftlichen Themen auseinanderzusetzen, wie in diesem Beitrag beschrieben.

Dabei können mehrere Handlungstypologien identifiziert werden: Das kommunikative, verständigungsorientierte Handeln kommt zum Ausdruck durch die Betonung auf Kooperation und Respekt im Umgang mit Kollegen, Patienten und Angehörigen. Das teleologische als ziel- und zweckgerichtetes Handeln spiegelt sich in der Beurteilung der Pflegesituation und des eigenen Handelns wider. Beurteilungen werden mit dem Ziel vorgenommen, persönliche oder pflegerische Konsequenzen daraus zu ziehen. Die dem normativen Handeln zugrunde liegende Gruppennorm setzt hier die Bereitschaft aller Gruppenmitglieder voraus, das eigene Handeln zu reflektieren und gegenseitige Offenheit und Transparenz im Umgang mit Konflikten zu praktizieren. Auch die Schlüsselqualifikationen für das Pflegemanagement beinhalten die hier aufgezeigten Handlungstypen mit der Betonung auf Ganzheitlichkeit, Kommunikation, Kooperation und Reflexion. Diese Schlüsselqualifikationen werden als Grundlage für das partizipative Führungsprinzip gesehen, das sich durch die Forderung nach Selbst- und Fremdreflexion auszeichnet, was Borsi (1997, S. 205–245) auch als „reflexive Modernisierung des Pflegemanagements" bezeichnet.

> Das Konzept der Schlüsselqualifikationen kann für das Pflegemanagement in Verbindung mit der systemtheoretischen Ausrichtung als wegweisend betrachtet werden, da ihm ein an „Ganzheitlichkeit" orientierter Handlungsbegriff zugrunde liegt. Dieser Ansatz ermöglicht unternehmerischen Wandel unter Beteiligung und Mitentscheidung aller Betroffenen. Das Konzept der Schlüsselqualifikation ermöglicht die Parallelität von verschiedenen Handlungstypologien, z. B. das kommunikative, das teleologische und das normative Handeln. Dies wird als Grundvoraussetzung angesehen, um der Logik der Situation und der der Selektion (im Sinne des RREEMM-Modells) nachzugehen und damit eine für alle betroffenen Akteure zufriedenstellende Qualitätsverbesserung herbeizuführen.

8.6 Schlussgedanken

Im vorliegenden Text sind unterschiedliche Handlungstypologien in ihren Intentionalitäten und Reichweiten dargelegt und im Kontext von pflegerelevanten Themen diskutiert worden. Ausgangspunkt war die Fragestellung nach der gegenseitigen Einflussnahme von Pflegewissenschaft und Pflegemanagement im Hinblick auf die Gestaltung pflegerischen Handelns. Sowohl vor allem in den neueren pflegetheoretischen Ansätzen als auch in der Managementliteratur werden Konzepte favorisiert, die situationsbezogene Handlungsstrategien unter Einbeziehung des subjektiven Faktors der Akteure präferieren.

In der Managementliteratur ist eine Abkehr von den klassischen Führungsstilen hin zum Modell der situativen Führung zu verzeichnen. Hersey u. Blanchard (1988) gehen dabei von einem zweidimensionalen Koordinatensystem aus, nämlich den Achsen „beziehungsorientiertes Verhalten – Unterstützung" und „aufgabenorientiertes Verhalten – Lenkung". Die Ausgestaltung der ersten Dimension wird von dem Grad der Motivation der Mitarbeiter abhängig gemacht. Daraus folgen verschiedene Kommunikationsstile im Umgang mit dem Mitarbeiter.

Pflegewissenschaft ist für ein erfolgreiches Pflegemanagement notwendig, indem sie wissenschaftliche Erkenntnisse und Argumentationen liefert bezogen auf die inhaltlichen Aspekte der Pflegearbeit, indem sie Wege aufzeigt, wie der therapeutische Charakter von Pflege sichtbar gemacht werden kann. Sie kann Fehlentwicklungen ebenso aufzeigen wie noch zu entwickelndes Potenzial. Aus einer Managementperspektive können hieraus ökonomische Argumente der langfristigen Kosteneinsparung bei gleichzeitig hohem Pflegeniveau abgeleitet werden (mehr Pflegepersonal und weniger intensive Technik und Pharmaeinsatz). Wissenschaftliche Erkenntnisse können so z. B. in eine adäquate Organisationsentwicklung oder Personalentwicklung einfließen, die an den Inhalten der Pflegearbeit orientiert ist.

Das Management kann die Pflegewissenschaft befördern, indem sie durch ihre genauen Analysen der Handlungsabläufe Entwicklungs- und Forschungsbedarf erkennt und diesen an die Pflegewissenschaft weiterleitet, Schwachstellen im Veränderungsprozess antizipiert und auch Freiräume organisiert für die noch zu entwickelnden Potenziale.

Im Hinblick auf den Theorie-Praxis-Transfer ist es für ein gutes Management wichtig, genau zwischen „Erklären" und „Verstehen" unterscheiden zu können, sowohl auf pflegeinhaltlicher als auch auf organisatorischer Ebene. Will man auf diesen unterschiedlichen Handlungsebenen nicht aneinander vorbeireden, ist die Verständigung bezogen auf die gemeinsamen Ziele dringend notwendig. Das hat Auswirkungen auf die nachfolgenden Handlungskonsequenzen. Soll das Pflegemanagement z. B. den Pflegeprozess einführen, kann es dem Personal den Ablauf erklären, die Inhalte der einzelnen Phasen aufeinander abgestimmt als kausale Folgen betrachten und entsprechende Umorganisationen im Stationsalltag veranlassen. Eine solche Umsetzung des Pflegeprozessmodells wird scheitern und als „noch mehr Schreibarbeit" abgelehnt werden, wenn der Sinn nicht verstanden wird. Macht der Pflegeprozess immer und überall Sinn? Und wenn ja für wen? Werden diese Fragen ausgeklammert oder tabuisiert, erkennt man einen einseitigen Zugang, der als Ursache für das Scheitern gewertet werden kann. Ebenso verhält es sich mit dem Erklären und Verstehen von Pflegetheorien, wenn sie operationalisiert werden sollen. Solange die Konzepte zwar erklärt aber nicht verstanden werden – gerade auch im Hinblick auf die Konsequenzen für die Pflegenden – bleibt die instrumentell-strategische bzw. zweckrational ausgerichtete Dimension des Handelns dominant gegenüber einem Sich-einlassen-Können auf die jeweiligen Situationen, wie es eine aktivierende fördernde Pflege einfordert.

Theoretisches Grundlagenwissen provoziert das Verlassen der eingeschliffenen Denkbahnen und schult somit die kognitive Kompetenz. Theoretisches Fachwissen kann mittels solcher Grundlagen kritisch reflektiert werden und Prozesse der Entscheidungsfindung für die Gestaltung der Pflegepraxis erleichtern. Manager, die

Entscheidungen treffen, übernehmen Verantwortung; zu einer derartigen Professionalität gehört also auch Selbstkompetenz. Im praktischen Arbeitsvollzug werden dann komplexe Sachverhalte nicht nur auf der Erklärensebene dargelegt, sondern auf der Verstehensebene kommunizierbar; daran geknüpft ist das Konzept der sozialen Kompetenz als dritte Säule der Professionalität. In diesem Sinne gehören die Disziplinen Pflegewissenschaft und Pflegemanagement für die Pflegepraxis untrennbar zusammen!

? Wissens- und Transferfragen

Die nachfolgenden Fragen und Aufgabenstellungen dienen der Lernzielkontrolle. Es ist durchaus sinnvoll, bei der Bearbeitung der Fragen auch andere Literatur hinzuzuziehen und zu den theoretischen Sachverhalten eigene Praxisbeispiele zu finden.

1. Erläutern Sie das Verhältnis von Erfahrung und Erkenntnis im Kontext empirisch-analytischer und phänomenologisch-hermeneutischer Wissenschaftstradition.

2. Beschreiben Sie das Wissenschaftsverständnis dieser beiden Richtungen.

3. Erklären Sie den Unterschied zwischen „Erklären" und „Verstehen".

4. Charakterisieren Sie den hermeneutischen im Vergleich zum phänomenologischen Ansatz.

5. Unterscheiden Sie Handeln von sozialem Handeln und nennen Sie Beispiele.

6. Stellen Sie die Handlungstypen von Max Weber vor.

7. Differenzieren Sie teleologisches von strategischem Handeln nach Habermas.

8. Welche Prämissen liegen dem Konzept des kommunikativen Handelns von Habermas zugrunde?

9. Was besagt das RREEMM-Modell?

10. Inwiefern stellt das Konzept des situativen Handelns neue handlungsleitende Dimensionen auf?

11. Inwiefern haben die den Pflegetheorien zugrunde liegenden Handlungstypologien Konsequenzen für das Pflegemanagement? Beschreiben Sie diesen Wirkungszusammenhang exemplarisch anhand der Pflegetheorien von Orem und Parse.

12. Auf welchen Handlungstypen basieren die US-amerikanischen Pflegediagnosen? Inwiefern würde die Einführung dieser Diagnoseinstrumente für die Pflege in der Bundesrepublik einen Rückschritt bedeuten?

? Wissens- und Transferfragen

13. Wie könnte die Entwicklung von alternativen pflegediagnostischen Instrumentarien aussehen?

14. Welche Handlungstypen sind auf welcher Ebene des Pflegeprozesses zu erwarten? Überlegen Sie sich Konsequenzen aus der Perspektive der Organisationsentwicklung, wenn Sie den Pflegeprozess in die Praxis einführen wollen!

15. Welche Chancen beinhaltet das Konzept der Schlüsselqualifikationen hinsichtlich eines situativen Handlungsansatzes für ein innovatives Pflegemanagement?

Literatur

Axmacher D (1991) Pflegewissenschaft – Heimatverlust der Krankenpflege? In: Rabe-Kleberg U, Krueger H, Karsten ME, Bals Th (Hrsg) Dienstleistungsberufe in Krankenpflege, Altenpflege und Kindererziehung. Pro Person, Bielefeld, S 120–138

Bahrdt H (1992) Schlüsselbegriffe der Soziologie. CH Beck, München

Becker W, Barth G, Brüggemann F, Dibelius O, Straßer G (1996) Integrierte Ausbildung von Altenpflegerinnen und Erzieherinnen. Qualifikationskonzept und Ausbildungsplan eines Modells (Berichte zur beruflichen Bildung, H 189) Bertelsmann, Berlin Bonn

Bertalanffy L (1969) General System Theory: Foundations, Development, Applications. Braziller, New York

Böhle F, Brater F, Maurus A (1997) Pflegearbeit als situatives Handeln. Pflege 10: 18–22

Borsi GM (1995) Ganzheitlich systemischer Ansatz. In: Borsi GM, Schröck R (Hrsg) Pflegemanagement im Wandel. Perspektiven und Kontroversen. Springer, Berlin Heidelberg New York S 151–164

Borsi GM (1997) Zur reflexiven Modernisierung des Pflegemanagements. In: Klein R, Borsi GM (Hrsg) Pflegemanagement als Gestaltungsaufgabe. Peter Lang, Frankfurt/Main, S 205–245

Brieskorn-Zinke M (1996) Gesundheitsförderung in der Pflege. Ein Lehr- und Lernbuch zur Gesundheit. Kohlhammer, Stuttgart

Dahrendorf R (1974) Homo Sociologicus. Versuch zur Geschichte, Bedeutung und Kritik der Kategorie der sozialen Rolle. In: Dahrendorf R: Pfade aus Utopia. Zur Theorie und Methode der Soziologie. R Piper, München, S 128–193

Dibelius O (1998) Verwitwung bei Frauen im höheren Alter. Eine Längsschnittuntersuchung. Dissertation, Univ. Heidelberg

Doenges ME, Moorhouse MF (1995) Pflegediagnosen und Maßnahmen, 2. erg. Aufl.) Hans Huber, Bern Göttingen

Dörig R (1995) Schlüsselqualifikationen – Transferwissen und pädagogische Denkhaltung. Z Beruf Wirtschaftspädagogik 91/2: 217–233

Dornheim J, Maanen H van, Meyer JA, Remmers H, Schöninger U, Schwerdt R, Wittneben K (1999) Pflegewissenschaft als Praxiswissenschaft und Handlungswissenschaft. Pflege Gesellschaft 4: 73–79

Esser H (1993) Soziologie. Campus, Frankfurt/Main New York

Fiechter V, Meier M (1993) Pflegeplanung. Eine Anleitung für die Praxis. Recom, Basel

Friesacher H (1998) Pflegediagnosen und International Classification for Nursing Practice (ICNP). Eine Analyse von Klassifikationssystemen in der Pflege. Mabuse 112: 33–37

Friesacher H (1999) Von der Metatheorie zur Praxis. Wissenschaftstheoretische Grundpositionen in ihrer Bedeutung für Theorien der Pflegewissenschaft und ihre Relevanz für die Pflegebildung und Pflegepraxis. Diplomarbeit, Univers. Bremen

Görres S, Friesacher H (1998) Pflegewissenschaft in Deutschland. Gegenwärtiger Stand und Entwicklungsperspektiven. Z Gerontologie Geriatrie 31: 157–169

Gordon M (1994) Handbuch Pflegediagnosen. Ullstein Mosby, Berlin

Habermas J (1988, [1]1981) Theorie des kommunikativen Handelns (2 Bde). Suhrkamp, Frankfurt/Main

Hannecke N (1996) Ökonomische Rationalität von Werbung. Diplomarbeit, Univers. Göttingen

Heidegger M (1993, [1]1927) Sein und Zeit. Max Niemeyer, Tübingen

Hersey P, Blanchard KM (1988) Management of organizational behavior. Utilizing Human Resources. Prentice Hall, New Jersey

Husserl E (1992, [1]1930) Ideen zu einer reinen Phänomenologie. Gesammelte Schriften, Bd 5. Felix Meiner, Hamburg

Jantzen W (1996) Diagnostik, Dialog und Rehistorisierung: Methodologische Bemerkungen zum Zusammenhang von Erklären und Verstehen im diagnostischen Prozess. In: Jantzen W, Lanwer-Koppelin W (Hrsg) Diagnostik als Rehistorisierung. Methodologie und Praxis einer verstehenden Diagnostik am Beispiel schwer behinderter Menschen. Spiess, Berlin, S. 9-31

Kean S (1999) Pflegediagnosen: Fragen und Kontroversen. Pflege 12: 209-215

Kesselring A (1999) Psychosoziale Pflegediagnostik: Eine interpretativ-phänomenologische Perspektive. Pflege 12: 223-228

Kollak I, Georg M (1999) Pflegediagnosen: Was leisten sie - was leisten sie nicht? Mabuse, Frankfurt/Main

Kondylis P (1986) Die Aufklärung im Rahmen des neuzeitlichen Rationalismus. Deutscher Taschenbuch Verlag, München

Kromphardt J (Hrsg) (1981) Wirtschaftswissenschaft II: Methoden und Theoriebildung in der Volkswirtschaftslehre. HdWW (Handbuch der Wirtschaftswissenschaften) 12: 904-936

Lembeck K-H (1994) Einführung in die phänomenologische Philosophie. Wissenschaftliche Buchgesellschaft, Darmstadt

Meyer JA (1997) Probleme der Pflegeleistungsbemessung in der ambulanten Pflege. Alternativen zum Leistungskomplexsystem. Pflege Gesellschaft 2: 13-18

Orem DE (1997) Strukturkonzepte der Pflegepraxis. Ullstein Mosby, Berlin Wiesbaden

Parse RR (1981) Man-living-health: A theory of nursing. Wiley, New York

Parse RR (1987) Nursing Science, Major Paradigms, Theories and Critiques. Saunders, Philadelphia

Parse RR (1992) Human becoming: Parse's theory of nursing. Nurs Sci Quart 5: 35-42

Parse RR (1995) Mensch(werden)-Leben-Gesundheit: Die Pflegetheorie von Parse. In: Micho-Kelling M, Witteneben K (Hrsg) Pflegebildung und Pflegetheorien. Urban & Schwarzenberg, München,Wien, S 114-132

Parse RR (1996) Reality: A Seamless Symphony of Becoming, Nurs Sci Quart 4: 181-185

Paterson J, Zderad L (1999) Humanistische Pflege. Hans Huber, Bern

Powers P (1999) Der Diskurs der Pflegediagnosen. Hans Huber, Bern

Pröbstl A, Glaser J (1997) Pflegeplanung und Pflegedokumentation - Grundelemente ganzheitlicher Pflege. In: Büssing A (Hrsg) Von der funktionalen zur ganzheitlichen Pflege. Verlag für angewandte Psychologie, Göttingen, S 245-267

Reier G (1994) Schlüsselqualifikationen - Funktionen und Grenzen einer Vertändigungsformel. Z Beruf Wirtschaftspädagogik 90/3: 261-275

Reimer W, Fueller F (1998) Der Pflegeprozess: theoretischer Hintergrund und Klassifikation mit Vorschlägen für die praktische Arbeit. Universitätsverlag, Ulm

Remmers H (1997) Kulturelle Determinanten amerikanischer Pflegetheorien und ihre wissenschaftlichen Kontexte. In: Uzarewicz Ch, Piechotta P (Hrsg) Transkulturelle Pflege. Verlag für Wissenschaft und Bildung, Berlin, S 63-99

Remmers H (2000) Pflegerisches Handeln. Wissenschafts- und Ethikdiskurse zur Konturierung der Pflegewissenschaft. Hans Huber, Bern

Roper N, Logan WW, Tierny AJ (1993) Die Elemente der Krankenpflege. Recom, Basel

Sarter B (1998) Philosophical Sources of Nursing Theory. Nurs Sci Quart 1/2: 52-599

Schütz A (1991, ¹1932) Der sinnhafte Aufbau der sozialen Welt. Suhrkamp, Frankfurt/Main

Schwarz-Govaers R (1997) Zur Entwicklung von pflegerischen Schlüsselqualifikationen - eine Herausforderung für das Krankenhaus-Management. In: Hoefert HW (Hrsg) Führung und Management im Krankenhaus. Verlag für Angewandte Psychologie, Göttingen, S 147-169

Steinmann H, Löhr A (1994) Grundlagen der Unternehmensethik. Schäffer Pöschel, Stuttgart

Stolz KH (1995) Bildungsplan „Pflege mit System" – Innovation und Strategie für die Zukunft. In: Bundesarbeitsgemeinschaft Leitender Krankenpflegepersonen (Hrsg) Bildungsoffensive Pflege. Tagungsbericht, S 35–47

Tschamler H (1983) Wissenschaftstheorie: Eine Einführung für Pädagogen. Klinkhardt, Bad Heilbrunn

Weber M (1980, ^{1}1921) Wirtschaft und Gesellschaft. JCB Mohr (Paul Siebeck), Tübingen

Weidner F (1995) Professionelle Pflegepraxis und Gesundheitsförderung. Eine empirische Untersuchung über Voraussetzungen und Perspektiven des beruflichen Handelns in der Krankenpflege. Mabuse, Frankfurt/Main

Wittneben K (1998) Pflegekonzepte in der Weiterbildung zur Pflegelehrkraft. Über Voraussetzungen und Perspektiven einer kritisch-konstruktiven Didaktik der Krankenpflege. Peter Lang, Frankfurt/Main

Yura H, Walsh MB (1967) The nursing process. Assessing, planning, implementing, evaluation. Appleton & Lange, Connecticut

9 Pflegeinformatik – Daten, Methoden, Anwendungen

U. Hübner

Inhalt

9.1	Einleitung		236
	9.1.1	Standortbestimmung	236
	9.1.2	Historische Entwicklung der Pflegeinformatik	237
	9.1.3	Aufgabenfelder und Anwendungen	237
9.2	Daten und Wissen in der Pflegeinformatik		239
	9.2.1	Daten, Information und Wissen	239
	9.2.2	Strukturierte versus unstrukturierte Daten	240
	9.2.3	Klassifikation und Codes von pflegerischen Daten	241
	9.2.4	Von der Klassifikation zur Basisdokumentation	244
	9.2.5	Andere Daten	244
9.3	Methoden in der Pflegeinformatik		245
	9.3.1	Methoden des Software-Engineerings	245
	9.3.2	Methoden der Geschäftsprozessanalyse	248
	9.3.3	Methoden zur quantitativen Auswertung der Pflegedokumentation	248
	9.3.4	Andere Methoden	250
9.4	Anwendungen in der Pflegeinformatik		251
	9.4.1	Anwendungen in der Patientenversorgung	251
	9.4.2	Anwendungen in der Administration	253
	9.4.3	Anwendungen in der Aus- und Weiterbildung	254
? Wissens- und Transferfragen			256
Literatur			257

9.1 Einleitung

Pflegeinformatik (engl. „nursing informatics") bringt pflegerisches Wissen und pflegerische Erfahrung zusammen mit etablierten Methoden der Informatik. Das praktische Einsatzgebiet reicht von der systematischen Erhebung von Benutzerbedürfnissen für Pflegesysteme über die Klassifizierung und Abbildung von pflegerischem Wissen, die Gestaltung des Software-Entwicklungsprozesses, die Parametrierung von Standardsoftware bis hin zur strategischen Entwicklung neuer Anwendungsfelder für Informations- und Kommunikationstechnologie in der Pflege. Anwendungssysteme unterstützen die pflegerische Tätigkeit in der Patientenversorgung, im Krankenhausmanagement und im Bildungsbereich.

9.1.1 Standortbestimmung

Pflegeinformatik als Gegenstand der Wissenschaft und Praxis fußt – wie der Name nahelegt – auf den beiden Disziplinen Pflege und Informatik. Als Standortbestimmung reicht diese Betrachtung nicht aus, sie führt lediglich zur Erkenntnis, dass es sich um ein interdisziplinäres Gebiet handelt ähnlich der Wirtschaftsinformatik und der medizinischen Informatik. Beide Bereiche fallen in die angewandte Informatik, in der die Informatik überlagert wird durch das Anwendungswissen eines anderen Faches. An Stelle von Anwendungswissen spricht man auch von dem sog. Domänenwissen, das die Voraussetzung dafür darstellt, dass ein entsprechendes Anwendungssystem die sachgerechten Funktionen für die relevanten Daten zur Verfügung stellt. Um Anwendungssysteme zu erstellen, benötigt man jedoch Theorien und Methoden der Informatik als Grundlagenwissenschaft und als Ingenieursdisziplin insbesondere in der Softwareproduktion.

Praktische Konsequenz dieser Überlegung ist, dass einerseits der fundierte Erfahrungsschatz aus der Pflegepraxis und die sich etablierenden Kenntnisse der Pflegewissenschaft unerlässlicher konstituierender Bestandteil der Pflegeinformatik sind. Andererseits bedient sie sich derselben Methoden wie andere Zweige der angewandten Informatik.

Zwar ist die Pflegeinformatik verwandt mit der klassischen medizinischen Informatik, sie ist allerdings keine Unterdisziplin von ihr. Dass trotzdem Plegeinformatik in den Lehrbüchern der medizinischen Informatik (z. B. van Bemmel u. Musen 1997) zu finden ist, hat (auch) damit zu tun, dass sich ein sinnvoller übergeordneter Begriff, wie „health and medical informatics" (Informatik im Gesundheitswesen) noch nicht etabliert hat. Es sei darauf hingewiesen, dass die Pflegeinformatik durch gemeinsames Domänenwissen (z. B. Materialwirtschaft, Personalplanung) auch Bezug zur Wirtschaftsinformatik hat.

Die Standortbestimmung des Faches „Pflegeinformatik" ist bei weitem noch nicht abgeschlossen. Dies spiegelt sich auch in der synonymen Verwendung von „Informationsverarbeitung" oder „Informationswissenschaft" oder „Informations- und Kommunikationstechnologie in der Pflege" wider. Der Begriff „Pflegeinformatik" ist die direkte Übersetzung von „nursing informatics", einem im Englischen etablierten Begriff. Einen Ansatz einer Definition von „Pflegeinformatik" liefert z. B. Goossen (Goossen 1998).

9.1.2 Historische Entwicklung der Pflegeinformatik

Der Einsatz von Rechnern in der Pflege geht in den USA auf die frühen 60er Jahre zurück. Erstaunlicherweise wurden die ersten Arbeiten in dem Bereich Pflegeausbildung durch Einsatz von Computersimulation durchgeführt (Hannah et al. 1999). In den 70er und 80er Jahren wurden vorwiegend in Nordamerika, Großbritannien und den Niederlanden Computersysteme zur Bewältigung von administrativen Tätigkeiten in der Pflege eingesetzt. 1983 wurde eine Arbeitsgruppe unter dem Titel „Working Group on Nursing Informatics" der International Medical Informatics Association (IMIA, www. imia. org) etabliert, und damit wurden formell die bisher nicht international organisierten Entwicklungen zusammengeführt.

Zwar wurde schon in den 80er Jahren in Deutschland von dem EDV-Einsatz zur Administration in der Pflege berichtet (Bürkle et al. 1994), aber erst Anfang der 90er Jahre wurde das Länderprojekt PIK (Pflegeinformations- und Kommunikationssystem) unter der Leitung des Bayrischen Staatsministeriums für Arbeit und Sozialordnung, Familie, Frauen und Gesundheit ins Leben gerufen, das dann Mitte der 90er Jahre einen ersten Softwareprototypen vorstellte, der kontinuierlich in den kommenden Jahren weiterentwickelt und wissenschaftlich begleitet wurde (Wolfrum et al. 1997). Fast zeitgleich starteten ähnliche Entwicklungen getragen von der Fa. Hinz und der Medizinischen Hochschule Hannover. Das Projekt NANCY entwickelte sich im Laufe der Jahre von einer rein pflegerischen Anwendung zu einem klinischen Arbeitsplatzsystem (Kühnel et al. 2000). Aktuelle Entwicklungen, einschließlich PIK und NANCY werden im Unterkap. 9.4 vorgestellt.

Auch die Deutsche Gesellschaft für Medizinische Informatik, Biometrie und Epidemiologie (GMDS) nahm sich seit Anfang der 90er Jahre der Thematik Pflegeinformatik an, zunächst als Projektgruppe „Medizinische Informatik in der Pflege" dann als Arbeitsgruppe „Informationsverarbeitung in der Pflege".

Auch wenn die Pflegeinformatik noch recht jung ist, kann man auch in Deutschland mittlerweile auf einen mehr als 10-jährigen Erfahrungsschatz zurückgreifen.

9.1.3 Aufgabenfelder und Anwendungen

Aufgabenfelder

Pflegeinformatik, beleuchtet aus der Sicht der Tätigkeiten, die eine in diesem Bereich arbeitende Person bewältigen muss, führt zu einem breit gefächerten Spektrum. Es ergeben sich folgende Aufgaben:

- systematische Erhebung und Analyse der Benutzerbedürfnisse von computergestützten Systemen, die von Pflegekräften genutzt werden;
- Entwicklung von Klassifikationen und Modellen zur Abbildung pflegerischer Daten und pflegerischen Wissens;

- Parametrierung von Standardsoftware und Pflege der Daten;
- Entwurf und Implementation von Systemen für die Pflege;
- Durchführung von Funktionstests und Softwareabnahmen;
- Outcome-Analysen bezüglich des Nutzens computergestützter Systeme;
- Erschließung neuer Anwendungsfelder für den Einsatz von Informations- und Kommunikationstechnologie im Bereich Pflege.

Die hier umrissenen Aufgaben entsprechen durchaus einem neuen Berufsfeld, das im angloamerikanischen Raum mit „informatics nurse" bezeichnet wird.

Computergestützte Anwendungen

Welche Anwendungen sind nun die oben genannten „computergestützten Systeme, die von Pflegekräften genutzt werden"? Folgt man einer praxisorientierten Auffassung, so kann es idealer weise kein isoliertes Pflegeinformationssystem geben, vielmehr handelt es sich um Funktionen innerhalb eines klinischen Informationssystems und innerhalb eines administrativen Krankenhausmanagementsystems, also Funktionen innerhalb eines umfassenden Krankenhausinformationssystems (KIS). Gemäß der pflegerischen Aufgabenteilung in Patientenversorgung, Administration und Aus-und Weiterbildung gibt es entsprechende Computerunterstützung in allen diesen Bereichen.

Patientenversorgung

In der Patientenversorgung stehen Anwendungen zur digitalen Dokumentation des Pflegeprozesses, der Patientenkurve und damit letztlich zur elektronischen Patientenakte im Mittelpunkt. Es kommen Anwendungen zum Patientenmonitoring speziell in der Intensivversorgung hinzu. Eine Abgrenzung zur ärztlichen Arbeitsstation ist nicht immer leicht, da es sich – wie die Patientenkurve zeigt – um dieselben Daten handelt und es eher eine Frage ist, ob und was Arzt und/oder Pflegekraft dokumentieren.

Verwaltung

Auch wenn administrative Tätigkeiten in der Regel nicht die Hauptaufgabe einer Pflegekraft sind, so bilden sie doch einen festen Bestand der beruflichen Alltagsroutine. Terminierung von Untersuchungen, Anforderung von Befunden, Bestellung von Arzneimitteln, Medikalprodukten, Essen und Wäsche sind Beispiele. Auf der Führungsebene kommen Dienstplangestaltung und Personalangelegenheiten, Ressourcenplanung einschließlich Budgetplanung und weitere Managementaufgaben hinzu. Gerade die einfachen administrativen Tätigkeiten bieten sich für eine Automatisierung im Sinne einer Stationskommunikation an. Die Pflegedienstleitung wiederum kann betriebswirtschaftliche Anwendungen, einschließlich statistischer Analysen nutzen, die ohne Rechnereinsatz heute nicht mehr denkbar sind.

Aus- und Weiterbildung

In der Vermittlung von pflegerischem Wissen an Dritte und in der eigenen Fort- und Weiterbildung werden häufig konventionelle Methoden eingesetzt. Durch die Verfügbarkeit von Daten- und Wissensbanken über Computernetze und durch den Einsatz von Computer-based-training- (CBT-)Einheiten existieren hier jedoch auch Potenziale für die Nutzung von digitalen Ressourcen.

9.2 Daten und Wissen in der Pflegeinformatik

9.2.1 Daten, Information und Wissen

Der Begriff „Daten" bezeichnet allgemein eine Ansammlung von Beobachtungen. Sie dienen häufig zur Beschreibung eines Gegenstandes der Anschauung oder des Denkens. Spricht man von Daten, so interessieren deren Typ (Text, ganze Zahlen, Dezimalbrüche u. ä.) oder deren Menge in Byte angegeben, also technische Informationen. Daten sind das Rohmaterial weiterer Verarbeitungen und Interpretationen. Sie werden zu Information, wenn sie bewertet werden. Der mathematischen Definition (nach Claude Shannon) von Information zufolge, hängt der Grad an Information I eines Ereignisses von der Auftretenswahrscheinlichkeit p genau dieses Ereignisses ab und wird in bit ausgedrückt.

> Sehr wahrscheinliche Ereignisse beinhalten weniger Information als eher unwahrscheinliche. Somit ist Information die Reduktion von Unsicherheit. Werden nun Daten mit Entscheidungen assoziiert, spricht man von Wissen. Wissen kann sich in quantitativen wie in qualitativen Termini manifestieren.

Ein Beispiel für eine quantitative Formulierung von Wissen liegt vor, wenn man die Wahrscheinlichkeit kennt, dass ein bestimmter Symptomkomplex S bei einer Erkrankung K vorliegt $[p(S/K)]$ bzw. bei Gesundheit nicht vorliegt $[p(\overline{S}/\overline{K})]$. Kennt man noch die Auftretenswahrscheinlichkeit dieser Erkrankung in der Bevölkerung $[p(K)]$, kann man die Wahrscheinlichkeit bestimmen, dass eine Person, die unter diesem Symptomkomplex leidet, auch wirklich krank ist $[p(K/S)]$. Diese Art von Entscheidungen basieren auf dem Theorem von Bayes.

Ein Beispiel für eine qualitative Ausdrucksform von Wissen sind Regeln. Regeln werden formuliert unter Verwendung von logischen Ausdrücken. Die Bewertung einer Regel führt zu einem Zustand Z der wahr oder falsch sein kann.

$$Z = (\text{Risiko} = \text{„JA"}) \lor (\text{erwartete Liegezeit} > y \text{ Tage}) \Rightarrow \text{hohe Thrombosegefahr}$$

Der Zustand Z ist wahr, wenn eine allgemeine Neigung zu Thrombosen vorliegt und/oder die erwartete Liegezeit größer als y Tage ist. Ist Z wahr, liegt eine hohe Thrombosegefahr vor.

Im Folgenden wird nur auf Daten im Bereich der Pflege eingegangen, auch wenn Wissen und wissensbasierte Systeme in der Pflege dieselbe Berechtigung haben wie in der Medizin und in den Wirtschaftswissenschaften.

9.2.2 Strukturierte versus unstrukturierte Daten

Daten können in strukturierte und unstrukturierte Daten aufgeteilt werden.

> Unter strukturierten Daten versteht man Daten, die nach einem logischen Schema, z. B. nach Schlüsselworten, eingegeben wurden und über dieses Schema auswertbar sind. Eine sachgerechte Strukturierung der Daten ist die Voraussetzung für die Nutzung von Datenbanksystemen.

Die logische Struktur eines Patientendatensatzes ist beispielsweise die Gliederung in „Name", „Vorname", „Geschlecht", „Geburtsdatum", „Geburtsort". Nach diesen Begriffen kann in einer entsprechenden Datenbank gesucht werden.

> Unstrukturierte Daten dagegen sind zunächst nicht weiter logisch auflösbar und werden informationstechnisch als ein zusammenhängender Block betrachtet.

Beispiele für unstrukturierte Daten sind medizinische Bilder, elektrophysiologische Signale (z. B. EKG, EEG), aber auch freier bzw. natürlichsprachlicher Text, wie eine Pflegeanamnese.

Diese Daten müssen erst mittels eines Programmes in Untereinheiten zerhackt werden, um dann Schlüsselbegriffen zuführbar gemacht zu werden. So muss z. B. ein frei formulierter Satz grammatikalisch per Programm, einem sog. Parser, aufgebrochen werden und dann auf bestimmte Inhalte (Folgen von Buchstaben, Zahlen oder Zeichen) durchsucht werden. Die automatische Analyse von natürlichsprachlichem Text ist zwar grundsätzlich möglich, aber nicht unproblematisch (van Bemmel u. Musen 1997). Prinzipiell ähnlich wie bei Texten (jedoch unter der Verwendung anderer mathematischer Verfahren) verfährt man bei der Ermittlung von anatomischen Strukturen in medizinischen Bildern, oder bei der Ermittlung von charakteristischen Wellen im EKG.

Sowohl strukturierte wie unstrukturierte Daten fallen in der Pflege an. Aus der Unterscheidung der beiden Arten von Daten ergeben sich wichtige Konsequenzen für die Nutzung von Informationssystemen. Nur strukturierte Textdaten sind automatisch von einem System auswertbar, d. h. auffindbar, zusammenstellbar, auszählbar. Dies erfolgt in der Regel mit Hilfe eines Datenbankmanagementsystems (DBMS). Freier Text kann zwar problemlos in ein Informationssystem eingegeben werden, das System degeneriert jedoch zu einer besseren Textverarbeitung.

9.2.3 Klassifikationen und Codes von pflegerischen Daten

Codes

Eng verwandt mit strukturierten Daten sind codierte Daten. Erlaubt man nämlich Suchbegriffe bei der Dateneingabe frei zu formulieren, kann es zu Ambiguitäten kommen: Zwei Begriffe meinen denselben Sachverhalt oder zwei Begriffe werden einfach unterschiedlich geschrieben. Um diese Problematik zu vermeiden, führt man einheitliche Begrifflichkeiten ein, die in einem System entweder als Worte, Abkürzungen oder als Zeichenfolgen abgelegt werden. Verwendet man Worte, spricht man von Verschlagwortung, bei Abkürzungen oder willkürlichen, aber eindeutigen Zeichenfolgen von Codierung. Eine Zuordnung der Worte zu den Codes kann ebenfalls in Form von Katalogen hinterlegt werden.

Klassifikation

Eine Codierung von komplexen Sachverhalten setzt allerdings eine Klassifikation der zu benennenden Sachverhalte voraus. Dabei soll unter Klassifikation das Ordnen von Konzepten zu einem in sich konsistenten, abgeschlossenen und brauchbarem System verstanden werden. In der Medizin sind eine Fülle von Klassifikationen bekannt, durchgesetzt hat sich weltweit und auch in Deutschland die von der WHO stammende International Classification of Diseases (ICD) in den Versionen ICD-9 und ICD-10. ICD klassifiziert medizinische Diagnosen, ICPM (International Classification of Procedures in Medicine), ebenfalls von der WHO, medizinische Therapien, jedoch im praktischen Einsatz beschränkt auf operative Eingriffe.

ICNP

In der Pflege wurde 1989 durch den International Council of Nurses (ICN) eine Folge von Aktivitäten zu einer International Classification of Nursing Practice (ICNP) ins Leben gerufen. Die ICNP hat insbesondere in Europa große Aufmerksamkeit erhalten, da im Gegensatz zu Nordamerika (siehe Tabelle 9-1) bislang entsprechende Ansätze fehlten.

Tabelle 9-1.
Ansätze zur Formalisierung von pflegerischen Konzepten in den USA. (Aus Hannah et al. 1999)

Name	Entwickler	Inhalt	Anwendung
Nursing Diagnoses	NANDA (North American Nursing Diagnosis Association	Pflegediagnosen	Gesamtbereich Pflege
Omaha Classification System	Visiting Nurses Association (VNA) und U.S. Dept. of Health	Klassifikation von Problemen (Problem classification scheme)	Gemeindeversorgung
Home Health Care Classification (HHCC)	Georgetown University	Pflegediagnosen und Pflegeinterventionen	Ambulante Pflege
Nursing Intervention Classification (NIC)	University of Iowa	Pflegeinterventionen	Gesamtbereich Pflege

Die ICNP bildet eine Klassifikation sowohl für Pflegephänomene als auch für Pflegehandlungen entlang multipler Achsen. 1996 wurde die ICNP in der Alphaversion zunächst einachsig ausgeliefert, 1999 wurde dann die mehrachsige Betaversion veröffentlicht (www.icn.ch). Mehrachsig bedeutet, dass sowohl die Pflegephänomene wie auch die Pflegehandlungen anhand von verschiedenen Achsen beschrieben werden können. Dabei wird pro Achse ein Begriff oder eine Ausprägung gewählt. Die Begriffe werden nach impliziten oder expliziten Regeln miteinander kombiniert. Man spricht daher auch von einem kombinatorischem Klassifikationsschema (Nielsen 2000).

Pflegephänomene werden beschrieben durch die Ausprägungen der folgenden Achsen (Beispiele in Klammer):

A *Fokus* (Schmerz, Gewalt, Armut)
B *Beurteilung* (5-fache Abstufung von „eingeschränkt, ja in einem sehr hohen Grad" bis „nicht eingeschränkt")
C *Häufigkeit* (intermittierend, oft)
D *Dauer* (akut, chronisch)
E *Topologie* (links, rechts, oben, unten)
F *Körperregion* (Auge, Finger, Bein, Nase)
G *Wahrscheinlichkeit* (Risiko, Chance)
H *Träger* (Person, Familie, Gruppe)

Pflegehandlungen werden klassifiziert anhand von Ausprägungen der folgenden Achsen (Beispiele in Klammer):

A *Handlungstyp* (Lehren, Einfügen, Überwachen)
B *Ziel* (Person, Körper)
C *Mittel* (Instrument personelle Ressourcen)
D *Zeit* (bei Entlassung, während OP)
E *Topologie* (links, rechts)
F *Ort* (Auge, Finger)
G *Route* (oral, subkutan)
H *Pflegeempfänger* (Person, Familie, Gruppe)

Beispiele sowie Hintergrundinformation zu den Achsen findet sich auf der Homepage des ICN (www.icn.ch).

> Über die Pflegephänome und -interventionen thematisiert die ICNP folgende 3 Bereiche:
> - Pflegediagnosen,
> - Pflegeresultate,
> - Pflegeinterventionen.

Pflegediagnose

Dabei wird unter einer Pflegediagnose ein Komplex von Konzepten verstanden, wie sie in der Klassifikation der Pflegephänomene vorhanden sind. Mit anderen Worten bilden die Konzepte, also die Achsen der Pflegephänomene, den Beschreibungsrahmen einer Diagnose. Den ICNP-Empfehlungen zufolge enthält eine Diagnose je einen Ausdruck aus den Achsen „Fokus der Pflegepraxis", „Beurteilung" und „Wahrscheinlichkeit".

Pflegeresultat

Pflegeresultate sind Beschreibungen der Pflegephänomene bzw. Pflegediagnosen nach einer Pflegeintervention. Innerhalb der Pflegephänomene erlaubt die Achse „Beurteilung" eine 5-fache Abstufung (von „eingeschränkt, ja in einem sehr hohen Grad" bis „nicht eingeschränkt"). So definiert sind Pflegeresultate ein Maß für Veränderung bzw. fehlende Veränderung bezogen auf die Achsen der Pflegephänomene und bieten eine gute Grundlage für eine quantitative Beschreibung von Pflegeresultaten.

Pflegeintervention

Die Klassifikation der Pflegehandlungen innerhalb der ICNP bildet die Grundlage für die zusammengesetzte Beschreibung von Pflegeinterventionen, die zwingendermaßen einen Ausdruck aus der Achse „Handlungstyp" enthalten und durch Ausdrücke der anderen Achsen ergänzt werden können.

Die ICNP wurde und wird maßgeblich vorangetrieben durch die EU-Projekte Telenursing, Telenurse und TelenurseID-ENTITY geleitet von dem Dänischen Institut für Gesundheits- und Pflegeforschung (DIHNR).

ICIDH-2

Neben den oben erwähnten Klassifikationen hat die von der WHO herausgegebene International Classification of Functioning, Disability and Health (ICIDH), verfügbar als ICIDH-2 prefinal draft (www.who.int/icidh), zu deutsch „Internationale Klassifikation der Funktionsfähigkeit und Behinderung", Beachtung gefunden. ICIDH-2 ist eine Klassifikation aller funktionalen Aspekte der Gesundheit und der Behinderung einer Person, die mit der körperlichen und geistig/seelischen Verfassung der Person im Zusammenhang stehen. Sie besitzt die drei Dimensionen: Körperstruktur und/oder Körperfunktion, persönliche Aktivität und Partizipation an Lebensbereichen. Zusätzlich können Umweltfaktoren klassifiziert werden. ICD und ICIDH-2 sind komplementär einzusetzen: ICD für die Klassifikation der Gesundheitsprobleme, insbesondere Krankheiten, ICIDH-2 für deren Folgen. ICIDH-2 ist insofern für die Pflege interessant, als sie im Umfeld von chronischen Erkrankungen und Behinderungen einzusetzen ist, also in Bereichen, die besonders pflegeintensiv sind. ICIDH-2 in der deutschen Fassung (www.ifrr.vdr.de) wird koordiniert von dem Verband Deutscher Rentenversicherungsträger (VDR). An dem Beta-Test beteiligten sich aktiv die Deutsche Vereinigung für die Rehabilitation Behinderter (DVfR) und die Bundesarbeitsgemeinschaft für Rehabilitation (BAR).

9.2.4 Von der Klassifikation zur Basisdokumentation

Ausgehend von der Pflegepraxis mit der Vielfalt und Heterogenität ihrer Begrifflichkeiten findet über die systematische Sammlung von immer wiederkehrenden Begriffen und die logische Einordnung zu einer Klassifikation eine immer stärkere Aggregation statt. Dieser Prozess einer Reduktion auf das Wesentliche gipfelt in der Definition eines minimalen Datensatzes, im Englischen bezeichnet mit „minimum data set" (MDS) oder auf deutsch Basisdokumentation. „Nursing minimum data sets" (NMDS) in den USA beruhen auf Überlegungen von Werley (Werley u. Leske 1998). Ihr Ziel ist es, über Institutionen und geographische Grenzen hinweg eine Vergleichbarkeit von Pflegedaten zu schaffen. Die so gewonnenen Daten fließen in nationale und internationale Gesundheitsstatistiken ein und ermöglichen der Gesundheitspolitik eine quantitativ fundierte Ressourcenplanung. In Belgien werden vierteljährlich seit 1987 Daten eines „minimum data sets" bestehend aus 27 Punkten erhoben, wovon 23 pflegerische Informationen abdecken (Sermeus u. Delesie 1998).

NMDS

In der Schweiz hat man 1998 das landesweite Projekt NURSING data (www.hospvd.ch) aus der Taufe gehoben mit dem Ziel, die Verwendung einer gemeinsamen Sprache für Probleme (Diagnosen) und Leistungen (Interventionen) auf schweizerischer Ebene zu empfehlen. Über das Projekt vermittelt soll eine Diskussion zu dem Thema ausgelöst, ein Meinungsbild eingeholt und ein Konsens gefunden werden. Letztlich zielt man dabei auf ein „nursing minimum data set" ab, das aus einem ausgewählten Klassifikationsschema stammt.

In Deutschland fehlen bislang Überlegungen zu einer pflegerischen Basisdokumentation.

9.2.5 Andere Daten

Obwohl Textdaten eine wesentliche Rolle in der Pflege spielen, sind sie nicht die alleinige Datenart, die in der Pflege vorkommt.

Bilder

Durch die zunehmende Verbreitung von digitalen Kameras können komplexe Informationen auch in guter Qualität bildlich aufgenommen, gespeichert und verarbeitet werden. Dabei ist z. B. an Dekubitusaufnahmen zu denken. Werden solche Bilder in einem standardisierten Setting aufgenommen, können sie zur Verfolgung der Läsion über die Zeit hinweg herangezogen werden. Dabei können quantitative Parameter der Läsion, wie die Fläche und der Umfang, erhoben und analysiert werden. Für solche Bildanalysen benötigt man Bildverarbeitungs- und Bildanalysesoftware, wie sie aus der medizinischen Informatik bekannt ist. Neben Standbildern können auch bewegte Bilder (Videosequenzen) in der Pflegedokumentation, aber auch gerade in der Dokumentation von Pflegestandards und in der Weiterbildung zum Einsatz kommen.

Kurven

Zeitorientierte Daten (Temperaturkurve, Atemkurve u. a.) sind neben Text und Bildern die 3. Gruppe von pflegerelevanten Daten. Sie entstehen durch analoge Messung, die zu diskreten Zeitpunkten (Temperatur, Pulsfrequenz) oder kontinuierlich (Atmung, Herztätigkeit und andere bioelektrische Signale) durchgeführt wird. Zu digitalen Daten werden sie durch manuelles Eingeben des Wertepaares „Messwert, Zeit" in ein Informationssystem oder durch automatische Analog-Digital-Wandlung (A/D-Wandlung) durch das Aufnahmegerät. Ersteres erfolgt bei geringer Datenmenge pro Zeit, z. B. 3 Messwerte pro Tag, letzteres entsprechend bei großen Datenmengen, z. B. 100 Messwerte pro Sekunde. Gemäß der Datenmenge werden sie als strukturierte Daten oder als unstrukturierte Daten gehandhabt. Wenige Messwerte pro Tag können als strukturierte Daten betrachtet, leicht in einer Datenbanktabelle untergebracht und als einzelne Werte dem Benutzer visualisiert werden. Dagegen werden Zeitverläufe einer Messgröße bestehend aus sehr vielen Daten meistens außerhalb einer Datenbank gespeichert und benötigen ein separates Programm, z. B. einen EKG-Viewer, zur Darstellung.

9.3 Methoden in der Pflegeinformatik

Aus der Vielfalt der Methoden, die der Pflegeinformatik von der Informatik zur Verfügung gestellt werden, sind im Folgenden die dargestellt, die mit den in der Einleitung erwähnten Tätigkeiten eng korrespondieren.

9.3.1 Methoden des Software-Engineerings

Software-Entwicklung

Unter Software-Engineering versteht man den systematischen, ingenieursmäßigen Prozess der Software-Entwicklung. In einer einfachen Form stellt sich dieser Prozess als Kaskade dar: Am Anfang steht die Analyse der Benutzerbedürfnisse, am Ende die Pflege/Betreuung des Systems (Abb. 9-1).

Seit einigen Jahren befasst man sich nunmehr verstärkt mit einer modellgeleiteten Analyse der Benutzerbedürfnisse (engl. „user requirements engineering"). Praktischer Anlass ist die jedem Entwickler und Anwender bekannte Problematik des gegenseitigen Unverständnisses. Auch in der Pflege ist dies kein unbekanntes Phänomen (Hübner et al. 2000).

Anwendungsfälle

Mit seinem Buch zur Software-Entwicklung, das den Untertitel „a use case driven approach" besitzt, hat Ivar Jacobsen (Jacobson et al. 1992) bahnbrechende Arbeiten zur Modellierung und Darstellung der Benutzerbedürfnisse in Form von „use cases", zu deutsch Anwendungsfällen, geleistet. Anwendungsfalldiagramme sind Bestandteil der Unified Modeling Language (UML), einer standardisierten Form der Notation von Diagrammen in der Softwareentwicklung (Booch et al. 1999).

Abb. 9-1.
Stufen des Software-Entwicklungsprozesses dargestellt als Kaskade

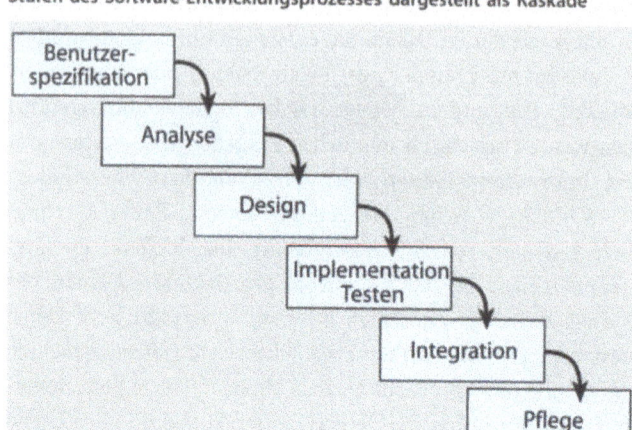

In Analogie zur Architektur nutzt man „Baupläne", hier UML-Diagramme genannt, zur Entwicklung eines Systems. Die Einbindung des Benutzers, des „Bauherrn", ist durchaus gewünscht.

Das Anwendungsfallmodell beschreibt die Aufgaben eines Systems in Interaktion mit einem Anwender, Akteur genannt. Ein Akteur bedient sich der Funktionalität des Systems in typischer Weise, nämlich den Anwendungsfällen (dargestellt in Ellipsen). Anwendungsfälle können verfeinert werden durch die „uses" – (allgemeine Anwendungsfälle, auf die von anderen zurückgegriffen wird) und die „Extends-Beziehung" (Alternativen oder Sonderfälle eines Anwendungsfalles).

Zur Erläuterung von Anwendungsfällen mag ein Arzneimittelbestellsystem dienen. Hier sind die Akteure z. B. das Pflegepersonal, die Ärzte, der Controller, Anwendungsfälle „Bedarf ermitteln" oder „Artikel auswählen". Eine beispielhafte „Uses-Beziehung" ist die zwischen „Bestelldaten importieren" und „Unterzeichnen/Abschicken". Ein Beispiel für eine „Extends-Beziehung" stellt die von dem Arzt oder der Ärztin erstellte digitale Signatur (DS) mittels „health professional card" (HPC) dar. Sie ist ein Sonderfall für den Anwendungsfall „Unterzeichnen/Abschicken" (siehe Abb. 9-2 und 9-3).

In der Softwareentwicklung spielen eine Fülle weiterer Methoden und Modelle eine wichtige Rolle (Bullinger u. Fähnrich 1997). Hervorzuheben sind Entity-relationship-Modelle (ERM) zur Strukturierung von Daten in Datenbanken und damit in Informationssystemen. Ebenso hervorzuheben sind objektorientierte Methoden insbesondere für die Entwicklung von graphischen Benutzeroberflächen.

Abb. 9-2.
Anwendungsfalldiagramm „Bestellen"

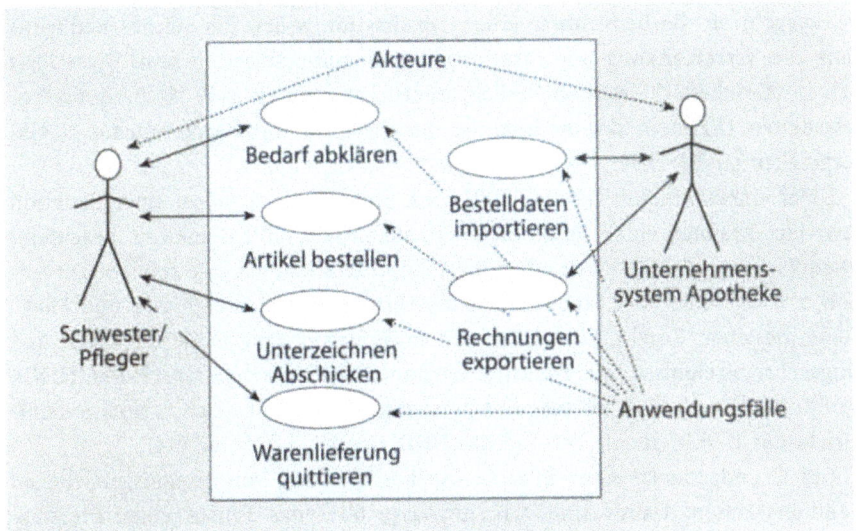

Abb. 9-3.
Erweitertes Anwendungsfalldiagramm „Bestellen"

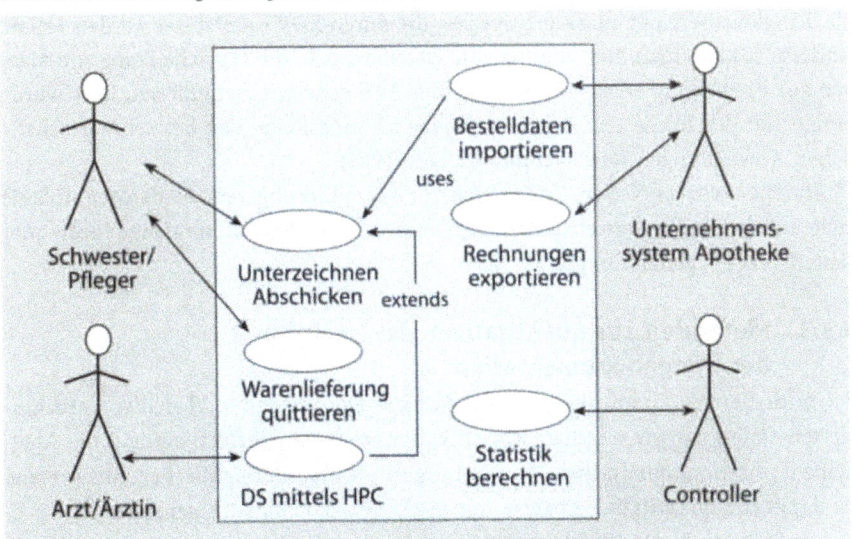

9.3.2 Methoden der Geschäftsprozessanalyse

Benutzerbedürfnisse sind nicht nur die Forderungen einzelner Personen, sondern sie spiegeln oft die Bedürfnisse einer Organisation wider. Ein solches Bedürfnis kann die Verschlankung und Straffung der Ablauforganisation sein. Diese lässt sich in (Geschäfts-) Prozessmodellen ausdrücken, wie sie z. B. als Ereignis-Prozess-Ketten (EPK) in der Architektur integrierter Informationssysteme (ARIS) vorgesehen sind (Scheer 1998).

Unter einem Ereignis in einer EPK wird ein zeitloser Auslöser einer Funktion bzw. ein Resultat einer Funktion verstanden. Eine EPK-Funktion beschreibt einen Vorgang, eine Tätigkeit oder einen Teilprozess und hat eine zeitliche Dimension, z. B. Minuten oder Stunden. Für die Verkettung von Ereignissen und Funktionen bestehen Regeln. Einem Ereignis muss immer eine Funktion folgen und umgekehrt. Ereignisse und Funktionen können mit logischen Operatoren (UND, ODER; XOR) verknüpft werden. Entsprechend der mathematischen Notation entspricht das ODER einem „$\vee$" und das UND einem „$\wedge$" (Abb. 9-4).

Der Grundgedanke einer EPK ist die Beschreibung von ereignisgetriebenen Handlungsketten. Damit sind z. B. Engpässe über das Fehlen eines Ereignisses identifizierbar (Hübner et al. 1999). Eine Arzneimittelbestellung kann erst dann weggeschickt werden (Funktion), wenn der Arzt unterschrieben hat (Ereignis).

EPK sind über eine Nutzung im engeren Sinne einer Ablaufoptimierung hinaus auch zur Planung von EDV-Einsatz hilfreich. Einerseits können anhand einer EPK die Tätigkeitsbereiche markiert werden, die durch EDV unterstützt werden sollen. Anderseits kann man die Nutzung von Systemen, d. h. die typische Folge von Masken zur Erreichung eines Zieles, mit einer EPK sehr gut formulieren. Dies wurde bereits auf der Ebene der Referenzmodelle für eine Reihe von betriebswirtschaftlichen Anwendungen durchgeführt (Scheer 1998).

Ereignis-Prozess-Ketten eignen sich zur Formulierung verschiedenster Abläufe auch außerhalb der Betriebswirtschaftslehre, z. B. für Behandlungssequenzen oder Ketten von Pflegehandlungen.

9.3.3 Methoden zur quantitativen Auswertung der Pflegedokumentation

Es wurde bereits darauf hingewiesen, dass der entscheidende Vorteil von strukturierten Daten, so wie sie über Klassifikationssysteme geliefert werden, die Möglichkeit ihrer automatischen Auswertung ist. Unter automatischer Auswertung ist damit die quantitative Analyse mit Methoden der Statistik gemeint.

Die Statistik bietet Verfahren zur Analyse eines breiten Spektrums von Daten: angefangen bei den sog. nominalen Daten (Ausprägungen eines Merkmals werden in Worten dargestellt) über ordinale Daten (Ausprägungen können in eine Rangreihenfolge gebracht werden) bis hin zu kardinalen Daten (Ausprägungen werden in Form von Zahlen gleichen Abstandes dargestellt und können arithmetisch verrechnet werden). Die folgenden Beispiele erläutern die unterschiedlichen Datenniveaus anhand von möglichen Daten aus dem Bereich Pflege.

Abb. 9-4.
EPK zur Darstellung des Bestellvorgangs von Arzneimitteln, Infusionen und Medikalprodukten

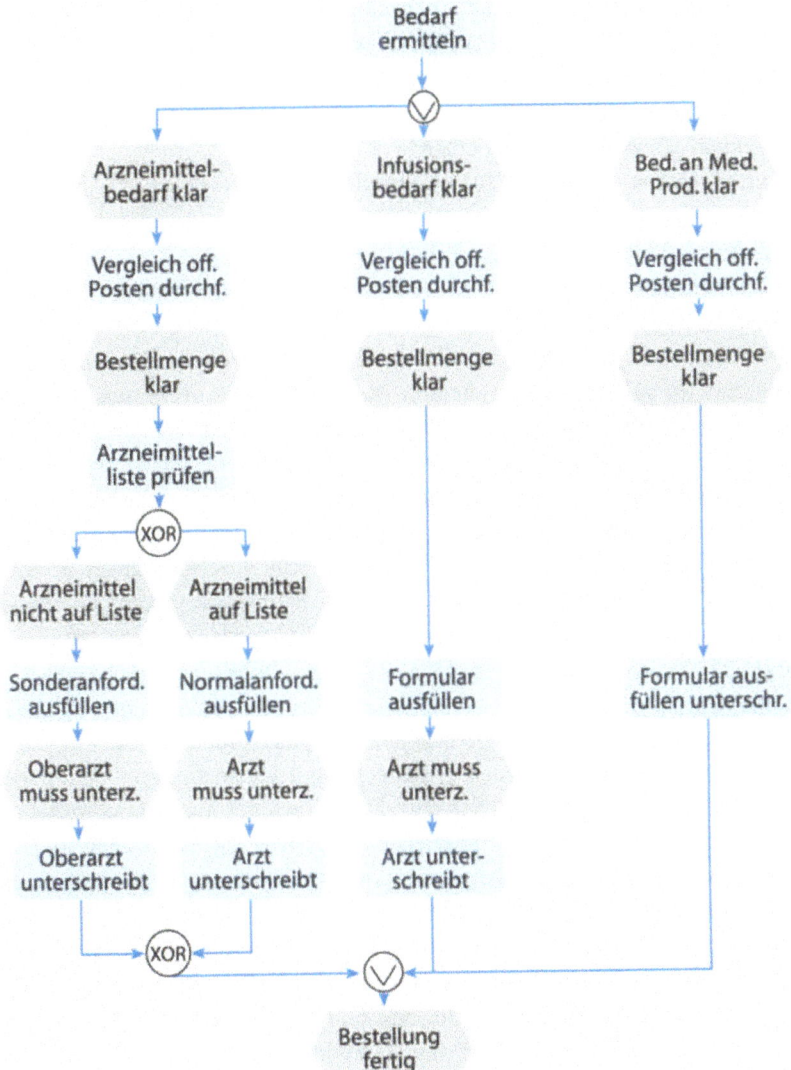

- Nominale Daten:
  - *Merkmal* „Konsistenz einer Expektoration",
  - *Ausprägungen* „flüssig", „zäh",
  - *Merkmal* „Handlungstyp" einer Pflegeintervention,
  - *Ausprägungen* „Beobachten", „Managen", „Ausführen", „Fürsorgen", „Informieren";

- Ordinale Daten:
  - *Merkmal* „Praktische Leistung im Pflegeexamen",
  - *Ausprägungen* „sehr gut", „gut", „befriedigend", „ausreichend", „mangelhaft",
  - *Merkmal* „Beurteilung" von Suizidgefahr
  - *Ausprägungen* „gar keine", „geringe", „mittlere", „hohe";
- Kardinale Daten:
  - *Merkmal* „Gewicht eines Patienten",
  - *Ausprägungen:* alle reellen Zahlen innerhalb eines Bereiches,
  - *Einheit:* kg,
  - *Merkmal* „Kosten pro Fall",
  - *Ausprägungen:* alle reellen Zahlen innerhalb eines Bereiches,
  - *Einheit:* DM oder Euro.

An dieser Stelle soll nicht tiefer auf die Verfahren der Statistik eingegangen werden. Hierzu wird auf die gängige Literatur (z. B. Bortz 1999) verwiesen. Statt dessen soll an graphisch dargestellten Beispielen einzelne einfache Methoden aufgezeigt werden, wie sie auch in Informationssystemen verankerbar sind. In der beschreibenden Statistik verschafft man sich über Häufigkeitsverteilungen, d. h. Anzahl der Nennungen pro Ausprägung eines Merkmals, schnell einen Überblick. In dem Beispiel erkennt man, dass bei gleicher Anzahl von Handlungen pro Station und Tag (nämlich 63) beide Stationen gleich häufig „Fürsorgen". Sie unterscheiden sich am deutlichsten im „Beobachten" und „Informieren": Station A1 „beobachtet" häufiger, während Station A2 häufiger „informiert" (Abb. 9-5).

Möchte man zwei Merkmale in Verbindung zueinander setzen, eignet sich dazu bei nomialen Daten die Vierfeldertafel. In dem Beispiel wurden 99 hoch ängstliche Patienten untersucht. Davon wurden 47 Patienten mit Entspannungsübungen trainiert, 52 wurden intensiv über die OP aufgeklärt. Nach der Maßnahme wurde die Angst der Patienten mittels eines speziellen Angstfragebogens erhoben und die Patienten wurden anhand der Angstwerte eingeteilt in Angst JA bzw. Angst NEIN. Die Daten sind in einer Vierfeldertafel dargestellt Tabelle 9-2).

Auswertungen dieser Art können schnell über ein Informationssystem durchgeführt werden, vorausgesetzt, dass die entsprechenden Daten strukturiert vorliegen. Damit liefern die Pflegeinformatik und Statistik zusammen Werkzeuge zur Darstellung eines Ist-Zustandes (z. B. für Marketingzwecke), zur Vorhersage und Planung (z. B. für Controllingzwecke) und zum wissenschaftlichen Effektivitätsnachweis von Verfahren (z. B. zur Qualitätssicherung).

9.3.4 Andere Methoden

Methoden des Projektmanagement spielen bei Informations- und Kommunikationstechnologie-Projekten eine wesentliche Rolle (DeMarco 1998). Projektmanagementtechniken dienen zur Planung, Überwachung und Steuerung der Ziele und Ressourcen (Zeit, Budget, Personen, Sachmittel) eines Projektes. Eine Beschreibung des Projektmanagements bei der Einführung von Informationstechnologie in der Pflege anhand von praktischen Beispielen findet sich bei Hacker (Hacker et al. 1999).

Abb. 9-5.
Häufigkeitsverteilung des Merkmals Handlungstyp

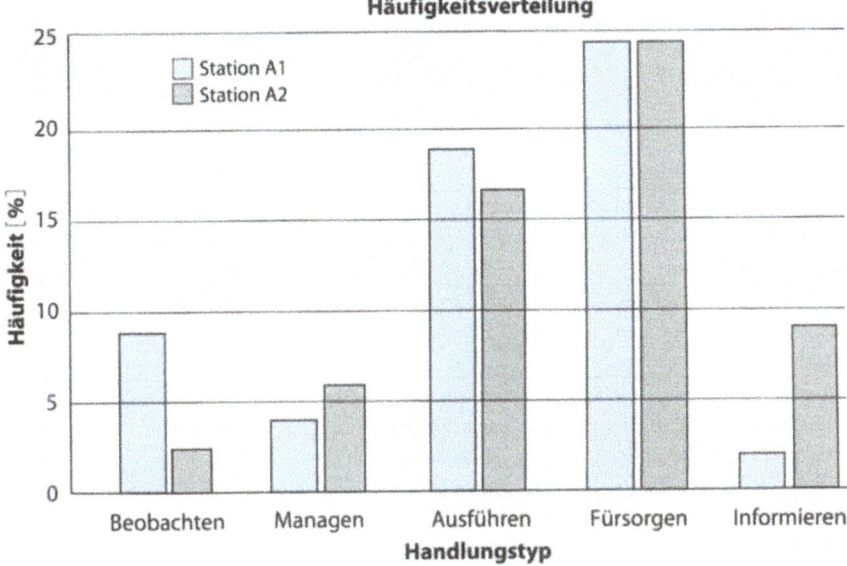

Tabelle 9-2.
Vierfeldertafel zur Auswertung von zwei nominalen Merkmalen gleichzeitig

		Angst vor OP		
		ja	nein	Summen
Methode zur Angstreduktion	Entspannungsübung	12	35	47
	Aufklärung über OP	48	4	52
	Summen	60	39	99

9.4 Anwendungen in der Pflegeinformatik

9.4.1 Anwendungen in der Patientenversorgung

Den formalen Rahmen der pflegerischen Patientenversorgung stellt der Pflegeprozess dar. Zwar lässt sich der Pflegeprozess auch mit konventionellen Mitteln abbilden, jedoch verschließen sich dadurch die vielfältigen Auswertemöglichkeiten, die eine elektronische Form bietet.

Um Anwendungssoftware für den Pflegeprozess beschreibbar zu machen, mag man sich an die allgemeine Dreiteilung von Software in „Datenmanagement", „Funktion" und „Präsentation" halten. Tabelle 9-3 erläutert, was im Einzelnen unter den 3 Bereichen bezogen auf den Pflegeprozess zu verstehen ist.

Die Zusammenstellung in Tabelle 9-3 kann als Leitfaden zur individuellen Bewertung herangezogen werden, ist aber nicht als eine erschöpfende Liste zu betrachten. Im Individualfall muss auf die spezifischen Bedürfnisse und Priorita-

Tabelle 9-3.
Datenmanagement, Funktion und Präsentation für Pflegeprozesssysteme

Datenmanagement	Funktion	Präsentation
Zentrale vs. lokale Datenhaltung	Erfassung und Auswertung einer freitextlichen oder strukturierten Anamnese	Eingabe und Darstellung auf graphischer Benutzeroberfläche eines PC-Arbeitsplatzes, Windows-basiert, Internetbrowser-basiert
Strukturierung von Daten unter Verwendung eines Datenbankmanagementsystems	Erfassung von Pflegediagnosen, Pflegephänomenen oder Pflegeproblemen	Eingabe auf Display eines mobilen Gerätes
Einbindung von Klassifikationen, Leistungskatalogen, Standardpflegeplänen	Erfassung eines Pflegeziels	Eingabe über Barcoder-Lesegerät
Übernahme von oder Zugriff auf aktuelle Patientenstammdaten, Stationslisten	Planung von Maßnahmen, ggf. unter Nutzung von Standardpflegeplänen, ggf. abgeleitet aus den Pflegediagnosen	
Export von Berichten und Statistiken in Standardsoftware der Bürokommunikation	Dokumentation von Maßnahmen bezüglich durchgeführt (JA/NEIN), Zeit, Durchführendem	
	Dokumentation des Evaluationsergebnisses d.h. Abgleich mit Ziel oder Abgleich mit initialer Pflegediagnose Berechnung von Statistiken (Leistungen, Patientenprofil etc.) Zusammenstellen von Pflegeberichten	

ten eingegangen werden, wie z. B. für das Zentralklinikum Augsburg (Hacker et al. 1999).

Im Folgenden werden nun beispielhaft einige Lösungen vorgestellt.

PIK. PIK in der Version 4.6, die Software des Projektes PIK, beinhaltet im wesentlichen die Abbildung des Pflegeprozesses, umfasst jedoch auch administrative Tätigkeiten auf Stationsebene, wie z. B. Aufnahme, Verlegung, Entlassung und administrative technische Funktionen, Parametrierung der Krankenhausstruktur und Pflege von Katalogen und Begriffen. Bezogen auf den Pflegeprozess sind alle möglichen Eingaben als Attribute und deren Werte in einer Datenbank vordefiniert, freier Text tritt lediglich in Form von Kommentaren auf. PIK 4.6 schlägt die Gliederung des Pflegeplans in „Ressourcen/Defizite", „Aktuelle Probleme",

„Mögliche Probleme", „Maßnahmen" und „Ziele" vor. Maßnahmen können dokumentiert und Ziele evaluiert werden.

NANCY. NANCY, die Pflegesoftware der Fa. Hinz, die in Zusammenarbeit mit der Medizinischen Hochschule Hannover entwickelt wird, kommt ursprünglich aus der Dokumentation des Pflegeprozesses, bezieht jedoch auch die klassische „Kurve" mit ein und berücksichtigt darüber eine Vielzahl physiologischer Parameter und die Medikamentendokumentation. NANCY ist damit eher ein klinischer Arbeitsplatz als eine reine Pflegesoftware. Die ICNP-Beta-Version wird in das System implementiert. Hierfür wurden entsprechende Anforderungen dokumentiert.

Wie PIK und NANCY verdeutlichen, kann es aufgrund der Überlappungen zur Medizin und der Krankenhausadministration (insbesondere Patientenmanagement) keine isolierten Pflegesysteme geben. Entweder ist die Funktionalität in ein monolithisches Krankenhausinformationssystem eines einzigen Herstellers integriert oder die Software kann sich in eine offene Architektur einfügen und bedient sich eines Kommunikationsstandards, typischerweise HL7, und/oder eines Kommunikationsservers zur Übersetzung unterschiedlicher Protokolle.

9.4.2 Anwendungen in der Administration

Sowohl auf der Führungs- wie auf der Stationsebene fallen administrative Aufgaben und Managementaufgaben an. Dazu gehören:
- Leistungs- und Befundanforderung (einschließlich Terminierung),
- Essens- und Wäschebestellung,
- Bestellung von Arzneimitteln und Medikalprodukten,
- Dienstplanerstellung und Personalführung,
- Stationscontrolling.

Die ersten 3 Aufgaben werden auch unter dem Begriff „Stationskommunikation" zusammengefasst. Mittlerweile bieten die meisten Hersteller von Krankhaussoftware Lösungen zur Stationskommunikation an. Im Gegensatz zum Pflegeprozess handelt es sich hier um ein weniger heterogenes Feld, auch wenn die Formulare zunächst sehr verschieden sein mögen. Leistungsanforderung (engl. „order entry") ist z. B. ein Bereich, der in dem Krankenhausstandard HL7 (www.hl7.org) schon lange verankert ist. Darüber hinaus hat eine elektronische Leistungsanforderung eine Dimension, die über eine einfache Bestellung hinausgeht. Leistungsanforderungen können nämlich so weit automatisiert werden, dass sie sich von Behandlungsstandards ableiten lassen, vorausgesetzt allerdings, dass das Krankenhaus die entsprechenden medizinischen Standards für sich definiert hat. So wird bei einer Verdachtsdiagnose auf Herzinfarkt eine spezifische Palette von Untersuchungen für den Patienten (halb-) automatisch bestellt.

Aus der Sicht von Workflow ist eine elektronische Bestellung von Untersuchungen einschießlich der Befundrückmeldung eine Prozesskette. Es wird deutlich, dass erst durch das elektronische Medium und die Möglichkeiten der Vernetzung ein Arbeitsauftrag und dessen Status für die bestellende Einheit transparent werden.

Bestellung per Internet

Elektronische Bestellungen gehen immer dann auch über die Krankenhausgrenze hinaus, wenn eine Dienstleistung im Outsourcing-Verfahren gehandhabt wird. Dies gilt nicht nur für den Wäschereidienst und die Küche, sondern auch zunehmend für die Belieferung von Arzneimitteln und Medikalprodukten. 87,5 % (Quelle: Statistisches Bundesamt) aller deutschen Krankenhäuser haben keine eigene Apotheke mehr und lassen sich entweder durch eine Dienstleistungs- oder eine Gemeinschaftsapotheke beliefern. Bestellungen dieser Art können entweder offline per EDI (Electronic Data Interchange) oder online per Internet durchgeführt werden (Hübner et al. 1999).

Dienstplan

Neben der Stationskommunikation ist die Dienstplangestaltung eine weitere von der Pflege genutzte Anwendung. Eine automatische Dienstplanerstellung hat sich dem Problem zu stellen, dass ausgehend von der Anzahl der Schichten, der Personen und zu planenden Tage eine sehr große kombinatorische Lösungsmenge existiert, von der jedoch einige Lösungen gar nicht in Betracht kommen. Zur Einschränkung des Lösungsraumes werden schon zu Beginn inhaltliche Einschränkungen (engl. „constraints") definiert, wie z.B. gesetzliche Bestimmungen, minimale und maximale Besetzung, Anforderungen an die Qualifikation, Arbeitsrhythmus, persönliche Wünsche. Nicht selten kann man auch Rahmenpläne als Musterlösungen dem System zur Verfügung stellen. Treten Konflikte zwischen den einzelnen Anforderungen und den „constraints" auf, so können Regeln zur Konfliktlösung (gesetzliche Bestimmungen haben z.B. höhere Priorität als persönliche Wünsche) definiert werden. Anhand dieser „constraints" und der Musterlösung erstellt das System Vorschläge für Dienstpläne, die nachbearbeitet werden können.

Wünschenswerterweise ist eine Zeiterfassung an das Dienstplanprogramm angeschlossen. Schnittstellen zur Lohn- und Personalbuchhaltung und einer Pflegebedarfsplanung (z.B. nach der Pflegepersonalregelung PPR) können sinnvoll sein.

Stationscontrolling

Stationscontrolling, eine an Bedeutung gewinnende Aufgabe für leitende Pflegekräfte, erfordert keine neue Software, sondern kann über die Funktionen einer betriebswirtschaftlichen Software für das Krankenhaus abgedeckt werden. Eine Anwendung für Stationscontrolling ist beispielsweise der Verbrauch von Medikalprodukten.

9.4.3 Anwendungen in der Aus- und Weiterbildung

Der Computer als Lernmedium wird nicht erst eingesetzt, seit Multimedia möglich ist, sondern ist eng verbunden mit computer assisted learning (CAL), das seine Wurzeln in den 60er und 70er Jahren hat. Auf der Basis ihrer Vorgehensweise unterscheidet man Übungsprogramme, Testprogramme und Tutorielle Systeme bzw. computer-based-training- (CBT-) Systeme (Steinmetz 1999). Sind Übungs-

und Testprogramme in ihrem Ansatz eher auf einen Aspekt des Lernens beschränkt, so haben tutorielle Systeme einen wesentlich weitgreifenderen Anspruch, nämlich, dass durch den Rechner sämtliche Lehrfunktionen übernommen werden können. Dies führte zur Entwicklung von adaptiven bzw. adaptierbaren Systemen, in denen das Programm versucht, einen wesentlichen Aspekt des Lehrenden zu imitieren, nämlich sich individuell auf den Lernenden einzustellen. Intelligente tutorielle Systeme wurden auf der Basis von Wissen über Lernende und auf der Basis von Verfahren der künstlichen Intelligenz entwickelt. Durch die weite Verbreitung von hypermedial präsentiertem Wissen (z. B. www), aber auch durch die Kritik an reinen hypermedialen Systemen, kamen adaptive Hypermediasysteme auf, in denen der sehr große Wissensraum auf einen individuellen Benutzer zugeschnitten wird.

Lehr- und Lernsysteme unterschiedlichen Typs werden typischerweise mit der jeweils vorherrschenden Lerntheorie untermauert (Kerres 1998). Die heutige Diskussion wird beherrscht von konstruktivistischen Annahmen aber auch deutlich geäußerten Einschränkungen dieses Ansatzes. Konstruktivistische Modelle gehen von authentischen Aktivitäten der Lernenden aus und sehen den Lehrenden als Begleiter oder Moderator des aktiven Lernprozesses seiner Studenten. Der Konstruktivismus manifestiert sich in hypermedialen Systemen, in denen der Lernende aktiv das für ihn relevante Wissen zusammenstellt. Abgemilderte Formen des Konstruktivismus favorisieren „guided tours" durch die Wissensknoten.

In der Pflegeausbildung in den USA wurden Rechner erstmals in den 60er und 70er Jahren eingesetzt (Hannah et al. 1999). Auch wenn man damals noch weit weg war von multimedialer Technik, so zeigen diese frühen Arbeiten, dass die Pflege – insbesondere in Nordamerika – dieser Thematik schon früh sehr aufgeschlossen war. Heute gibt es insbesondere für den angloamerikanischen Raum eine Reihe von Lernprogrammen in der pflegerischen Erstausbildung zu den Basisfächern (Thomson 1998), zur Unterrichtung von speziellen manuellen Praktiken (Dakin et al. 1997) und zum Erlernen von Methoden zur klinischen Entscheidungsfindung (Hjelm-Karlsson u. Stenbeck 1997). Auch in der Fort- und Weiterbildung wird Material angeboten, das naturgemäß sehr spezifische Fragestellungen vertieft (Leberge et al. 1997). Über das reine Angebot von multimedialem Material hinaus entwickelte sich ein Interesse an Fragen zum Konzept und Design (Hardin u. Reis 1997, Ribbons 1998) und schließlich zu dem Effekt multimedialen Materials auf Lernerfolg verglichen mit traditionellen Ansätzen. In Deutschland selbst gibt es aber auch Entwicklungen zur Nutzung von multimedialem bzw. digitalem Material (Lauterbach 2000) spezifisch für die Pflege (Pflegelexikon, Thrombose und Thromboseprophylaxe, geschlossene endotracheale Absaugung) oder aber allgemein für den klinischen Bereich, d.h. für Ärzte und Pflegepersonal (z. B. Sobotta, *Atlas der Anatomie des Menschen*, Pschyrembel, *Klinisches Wörterbuch*). Diese Beispiele zeigen eine zunehmende Aufmerksamkeit multimedialem Lernen in der Pflege gegenüber. Trotzdem bleibt das Resümee eines starken Aufholbedarfes in Deutschland zu diesem Thema.

? Wissens- und Transferfragen

1. Wodurch unterscheiden sich „Information" und „Wissen" jeweils von „Daten"?

2. Was sind strukturierte Daten und welche Vorteile bringen sie?

3. Die ICNP bietet eine Beschreibungssprache für Pflegephänomene und Pflegehandlungen. Was versteht man in diesem Zusammenhang unter Achsen?

4. Welche Vorteile bringt die ICNP der Pflegewissenschaft und Pflegepraxis?

5. Was ist ein „minimum nursing data set" und wozu setzt man es ein?

6. Nennen Sie Beispiele für unterschiedliche Datenniveaus aus dem Bereich Patientenversorgung.

7. Erstellen Sie ein Use-case-Diagramm für eine computergestützte Verwaltung von Krankenakten.

8. Erläutern Sie die wesentlichen Komponenten einer Ereignis-Prozess-Kette.

9. Worin unterscheiden sich Use-case-Diagramme von Ereignis-Prozess-Ketten?

10. Welche Möglichkeiten gibt es, Pflegesysteme in ein KIS zu integrieren?

11. Was sind „constraints" und wozu werden sie benötigt?

12. Was versteht man unter Konstruktivismus und mit welcher Technologie ist er assoziiert?

Literatur

Bemmel JH van, Musen MA (eds) (1997) Medical Informatics. Springer, Berlin Heidelberg New York

Booch G, Rumbaugh J, Jacobson I (1999) UML Benutzerhandbuch. Addison Wesley, Bonn

Bortz J (1999) Statistik für Sozialwissenschaftler. Springer, Berlin Heidelberg New York

Bürkle T, Prokosch HU, Dudeck J (1994) Pflegeinformationssysteme - Eine Literaturübersicht. Informatik, Biometrie Epidemiol Med Biol 25: 199-215

Bullinger HJ, Fähnrich KP (1997) Betriebliche Informationssysteme. Springer, Berlin Heidelberg New York

Dakin S, Garner M, Plura M (1997) Understanding surgery: multimedia comes to theatre. In: Gerdes U, Tallberg M, Wainwright P (eds) Nursing informatics. Proceedings of NI'97 Stockholm. IOS Press, pp 153-158

Degoulet P, Fieschi M (1998) Introduction to Clinical Informatics. Springer, New York

DeMarco T (1998) Der Termin. Ein Roman über Projektmanagement. Hanser, München Wien

Goossen WTF (1998) Pflegeinformatik. Ullstein Medical, Wiesbaden

Hacker W, Scheuch K, Kunath H, Haux R (Hrsg) (1999) Computer in der Krankenpflege. S. Roderer, Regensburg

Hannah KJ, Ball MJ, Edwards MJA (1999) Introduction to Nursing Informatics. Springer, New York

Hardin PC, Reis J (1997) Interactive multimedia software design: concepts, process, and evaluation. Health Educ Behavior 24/1: 35-53

Hjelm-Karlsson K, Stenbeck H (1997) A simulation that teaches clinical decision making in nursing. In: Gerdes U, Tallberg M, Wainwright P (eds) Nursing informatics Proceedings of NI'97 Stockholm. IOS Press, pp 492-495

Hübner U, Kammeyer G, Picker A, Wiese A, Sander W (1999) Business-Process Re-engineering: The Modeling and Assessment of Drug Ordering Processes in a Hospital. In: Bryant J (ed) Current Perspectives in Healthcare Computing 1999. BCS HIC, Guildford, pp 123-131

Hübner U, Kammeyer G, Seete H, Sander W, Mönter J (2000) Modellierung der Benutzeranforderungen am Beispiel eines elektronischen Bestellwesens zwischen Krankenhaus und Apotheke: ein interdisziplinärer Ansatz. PR-Internet Pflegeinformatik 1: 1-20

Jacobson I, Christerson M, Jonsson O, Övergaard G (1992) Object-Oriented Software Engineering - A Use Case Driven Approach. Addison Wesley, Wokingham

Kerres M (1998) Multimediale und telemediale Lernumgebungen. Oldenbourg, München

Kühnel C, Krause A, Laux H, Zimmermann H (2000) Einführung eines EDV gestützten Pflegesystems. PR-Internet Pflegeinformatik 2: 30-35

Lauterbach A (2000) Pflege digital. Software auf CD-ROM. PR-Internet Pflegeinformatik 6: 109-120

Leberge PY, Marton P, Racicot J (1997) Interactive multimedia computer program on ectopic pregnancy and first trimester bleeding. J Contin Educ Health Professionals 17/3: 187-191

Nielsen GH (2000) Die ICNP: Von der Alpha- zur Beta-Version. PR-Internet Pflege Pflegeinformatik 5: 85-99

Ribbons RM (1998) Guidelines for developing interactive multimedia applications in nurse education. Comp Nursing 16/2: 109-114

Scheer AW (1998) ARIS - Modellierungsmethoden, Metamodelle, Anwendungen. Springer, Berlin Heidelberg New York

Sermeus W, Delesie L (1998) The Registration of a Nursing Minimum Data Set in Belgium: Six Years of Experience. In: Saba VK, Pocklington DB, Miller KP (eds) Nursing and Computers: An Anthology, 1987-1996. Springer, New York, pp 335-344

Steinmetz R (1999) Multimedia-Technologie. Springer, Berlin Heidelberg New York

Thomson M (1998) Multimedia anatomy and physiology lectures for nursing students. Comp Nursing 16/2: 101-108

Werley HH, Leske JS (1998) Standardized, Comparable, Essential Data Available Through the Nursing Minimum Data Set. In: Saba VK, Pocklington DB, Miller KP (eds) Nursing and Computers: An Anthology, 1987–1996. Springer, New York, pp 345–356

Wolfrum R, Schneider B, Herbig B (1997) Informations- und Kommunikationssysteme im Krankenhaus und neue Formen der Arbeitsorganisation in der Pflege. In: Büssing A (Hrsg) Von der funktionalen zur ganzheitlichen Pflege. Verlag für Angewandte Psychologie, Göttingen, S 135–161

10 Pflege in Europa

M. Landenberger

Inhalt

10.1 Nutzen des Blicks über die Grenzen für die deutsche Pflege .. 260
10.2 Gesundheitssysteme im europäischen Vergleich 260
    10.2.1 Unterschiede 260
    10.2.2 Gemeinsamkeiten 261
10.3 Arbeitsmarkt und Beschäftigungsstruktur
    im Frauenberuf Pflege 262
    10.3.1 Arbeitsmarkt 262
    10.3.2 Berufsstruktur 263
    10.3.3 Karriereförderung 263
10.4 Berufliche Bildung in der Pflege 265
    10.4.1 Erstausbildung 266
    10.4.2 Weiterbildung 266
10.5 Professionalisierung und Berufspolitik 267
    10.5.1 Professionalisierung im Vergleich 269
10.6 Fazit: Stärkung der Kernkompetenz der Pflege
    durch Pflegewissenschaft und -forschung 270
    10.6.1 Kernkompetenzen 270
    10.6.2 Institutionalisierung
           von Pflegewissenschaft und -forschung 272

? Wissens- und Transferfragen 274

Literatur 275

10.1 Nutzen des Blicks über die Grenzen für die deutsche Pflege

Das Berufsfeld der Pflege in Deutschland weist deutliche Modernisierungslücken auf. Deshalb können Kranken-, Alten- und Behindertenpflegefachkräfte wichtige Anregungen erhalten, wenn sie sich über den Stand der Pflege in anderen Ländern informieren. Das Wissen über den Entwicklungsstand eines Berufs im internationalen Vergleich kann dazu beitragen, die deutsche Pflege fachlich und wissenschaftlich zu fundieren.

Im folgenden Beitrag wird das Berufsfeld der Pflege Frankreichs, Großbritanniens, der Niederlande und Deutschlands vergleichend gegenübergestellt. In einem ersten Schritt werden die Gesundheitssysteme der genannten 4 Länder verglichen, weil die grundlegenden nationalen Strukturen, Gesetze und gesundheitspolitischen Ausrichtungen einen beträchtlichen Einfluss auf die Berufssituation der Pflegenden ausüben. Im zweiten Schritt wird der Arbeitsmarkt und die Beschäftigungssituation für Pflegende in den ausgewählten Ländern betrachtet. Im dritten Schritt geht es um den Vergleich der Ausbildungssysteme. Inwieweit unterscheiden sich Erstausbildung, Weiterbildung und die Möglichkeiten, Pflege an der Universität zu studieren? Im vierten Schritt wird gefragt, wie weit die Professionalisierung in den europäischen Vergleichsländern entwickelt ist, in welchem Ausmaß die Pflegenden ihre Berufsangelegenheiten selbst mitgestalten und welchen Stand die Pflegewissenschaft und Pflegeforschung erreicht haben. Abschließend werden professions- und bildungspolitische Handlungsfelder benannt, auf die sich die Pflegenden in Deutschland künftig verstärkt konzentrieren sollten. Welche Ziele ergeben sich aus dem Blick über die nationalen Grenzen? Jedes Land verfügt über andere Strukturen und Regelungen der Pflegeberufe. Besonders Großbritannien bietet wertvolle Anregungen, wie der Pflegeberuf zu einem modernen und attraktiven Dienstleistungsberuf mit positiven Qualifikations- und Karrieremöglichkeiten werden kann.

10.2 Gesundheitssysteme im europäischen Vergleich

Die gesundheitspolitischen Rahmenbedingungen wie Gesetze, Finanzierungsregelungen sowie Normen und Werte üben einen beträchtlichen Einfluss auf die Berufssituation der Pflege aus. Der Vergleich der nationalen Gesundheitssysteme von Deutschland, Frankreich, Großbritannien und Niederlande macht Gemeinsamkeiten und Unterschiede sichtbar.

10.2.1 Unterschiede

Deutschland und Frankreich entsprechen dem Sozialversicherungsmodell. Sie verfügen über eine halbstaatliche Steuerung im Gesundheitswesen. Den stärksten Verbandseinfluss üben in beiden Ländern die Standesorganisationen der Ärzte aus. Von den 4 betrachteten Ländern zählen Deutschland und Frankreich zu den noch am wenigsten entwickelten, was die Berufssituation und die Professionalisierung der Kranken- und Altenpflege anbelangt. Hingegen ist Großbritannien unter den betrachteten Ländern eindeutig das am weitesten entwickelte und fortschrittlichste im Hinblick auf die Professionalisierung des Pflegeberufes.

Das britische Gesundheitssystem basiert auf dem Beveridge-Modell. Es hat auf die Entwicklung einer professionell hochstehenden Berufsgruppe der Pflege begünstigend eingewirkt. Neben spezifischen historischen Einflüssen wie der laizistischen Berufstradition und dem starken öffentlichen Gesundheitsdienst mit Prävention und Gesundheitsförderung spielt der gesellschaftliche Status der Ärzte eine große Rolle. Für Großbritannien ist das Primärarztsystem kennzeichnend. Der Allgemeinarzt (Hausarzt) ist die erste medizinische Anlaufstelle. Er allein ist befugt, die Patienten – falls notwendig – an den Facharzt zu überweisen, der als Belegarzt im Krankenhaus praktiziert. Der nationale Gesundheitsdienst in Großbritannien ist ein Single-payer-System. Dadurch entfällt die in Deutschland und Frankreich eher negativ wirkende Konkurrenz zwischen verschiedenen Gesundheitssektoren und Berufsgruppen mit je verschiedenen Finanzierungsformen und Wirtschaftsinteressen.

Die beiden Berufsgruppen Ärzte und Pflegende stehen in Großbritannien weniger in einem hierarchischen und stärker in einem kooperativen Verhältnis zueinander. Gründe sind die Einbindung beider Berufsgruppen als Angestellte des nationalen Gesundheitsdienstes sowie die Niederlassungsfreiheit und Verschreibungskompetenz, die abgestuft beiden Berufsgruppen erlaubt ist. Insgesamt auffallend ist die tendenziell fließende Grenze zwischen ärztlichem und pflegerischem Tätigkeitsbereich sowie das traditionell höhere Qualifikations- und Organisationsniveau der Pflege in Großbritannien im Vergleich zu Deutschland.

10.2.2 Gemeinsamkeiten

Trotz unterschiedlicher Ausgangsbedingungen weisen die 4 dem Vergleich zugrunde liegenden Länder auch Gemeinsamkeiten (siehe Übersicht 10-1) auf, die die Berufssituation der Pflege beeinflussen.

Übersicht 10-1. Gemeinsamkeiten der Gesundheitssysteme im europäischen Vergleich

- Tendenz vom Staats-/Sozialversicherungs- zum Marktmodell,
- vom (abhängigen) Patienten zum (selbstständigen) Kunden und Nutzer,
- Kostendämpfung über Budgetierung und Bildung von „Profit-Centers",
- Eröffnung zusätzlicher Finanzierungsquellen (Eigenfinanzierung der Patienten/ Klienten und Fördermittel),
- Verlagerung von Entscheidung und Verantwortung auf nichtstaatliche Verbände und Akteure,
- Förderung ambulanter Leistungsangebote.

In allen betrachteten Ländern werden Elemente von Markt und Wettbewerb gefördert, d. h. die Regierungen ziehen sich tendenziell aus der gesundheitspolitischen Verantwortung zurück und übertragen diese auf die Leistungserbringer und die dort tätigen Berufsgruppen. In allen Ländern gibt es eine Politik der Einschränkung des stationären Sektors zugunsten des ambulanten Sektors. Gemeinsam sind außerdem Maßnahmen der Kostendämpfung. Alle europäischen Länder praktizieren neue Formen der Budgetierung und der Bildung dezentraler Profit-Centren in Krankenhäusern und Alteneinrichtungen. Alle Staaten sind bemüht, zusätzliche Finanzierungsquellen für Gesundheits- und Pflegeleistungen zu erschließen. Vielfach wird versucht, den privat finanzierten Eigenanteil der „Konsumenten" und „Kunden" zu erweitern.

Die Zukunft des Pflegeberufs hängt also eng mit der Gesundheits- und Bildungspolitik der jeweiligen Bundes- und Länderregierungen zusammen. Dabei zeigen alle europäischen Vergleichsländer für eine Reihe von Grundproblemen eine ähnliche Politik. Kostendämpfung im Gesundheitswesen, Förderung des ambulanten und Zurückdrängung des stationären Sektors, Entwicklung neuer Versorgungsformen aufgrund der Zunahme alter und chronisch kranker Menschen sowie Verzahnung der verschiedenen Einrichtungen und Versorgungssektoren des Gesundheitswesens sind zentrale Stichworte.

Politischer Handlungsbedarf für Bund und Länder resultiert nicht zuletzt aus Empfehlungen der Europäischen Gemeinschaft (EG). Bereits seit den 70er Jahren erließ die EG-Kommission eine Reihe von Richtlinien zur Verbesserung und Angleichung der Berufs- und Ausbildungsbedingungen der Pflege an die Adresse der Mitgliedsstaaten. Deutschland zeigte sich bei der Umsetzung dieser Richtlinien in der Vergangenheit als sehr zögerlich.

10.3 Arbeitsmarkt und Beschäftigungsstruktur im Frauenberuf Pflege

10.3.1 Arbeitsmarkt

Sowohl in Deutschland als auch in allen europäischen Vergleichsländern ist die Pflege ein umfangreicher Teilarbeitsmarkt. Aktive Beschäftigungsförderung wird in Europa nur betrieben, wenn bei den Pflegeberufen Arbeitskräfteknappheit herrscht. Dies ist derzeit einzig in Großbritannien der Fall. Eine Ursache ist das Einkommensniveau der Pflege, das in den letzten Jahren gegenüber der allgemeinen Einkommensentwicklung zurückgefallen war. Aus diesem Grunde büßte der Pflegeberuf in Großbritannien trotz hohem Professionsniveau an Attraktivität ein. Um für die unbesetzten Stellen Pflegekräfte zu finden, wird von Seiten der britischen Regierung nun aktive Arbeitsmarktpolitik praktiziert. Instrumente sind Einkommenssteigerung, Ausbildungsförderung sowie Unterstützung neuer Berufsfelder. Hingegen besteht derzeit bei der Mehrzahl der europäischen Nachbarn ebenso wie in Deutschland ein ausgeglichener Pflegearbeitsmarkt. Für angebotene Stellen gibt es in der Regel genügend Bewerber. Deshalb werden in diesen

Ländern eher Maßnahmen zur Verbesserung der Berufsstruktur in der Pflege als Arbeitsmarktförderung umgesetzt.

10.3.2 Berufsstruktur

Die Ergebnisse des europäischen Vergleichs legen für Deutschland nahe, die Attraktivität des Pflegeberufs durch die Förderung neuer Berufsfelder zu steigern. Bundes- und Länderregierungen stehen dazu mehrere Instrumente zur Verfügung. Ein Instrument sind gesundheitspolitische Entscheidungen, obwohl diese meist ohne Berücksichtigung ihrer Auswirkungen auf die dort tätigen Berufsgruppen gefällt werden. Beispielsweise hat die Errichtung der Pflegeversicherung in Deutschland oder die Förderung der ambulanten häuslichen bzw. Gemeindepflege in Frankreich, Niederlanden und Großbritannien die Entstehung neuer Berufsfelder in der Kranken- und Altenpflege begünstigt. Ein weiteres Steuerungsinstrument sind Berufsgesetze. Über Gesetzesänderungen kann die Entstehung neuer, politisch erwünschter Berufsfelder zusätzlich unterstützt werden. Und schließlich stellt die Berufsbildungspolitik ein wichtiges Steuerungsinstrument zur Modernisierung der Berufsstruktur dar.

Lange Jahre wurde in Deutschland die Berufsstrukturentwicklung sich selbst überlassen mit der Konsequenz, dass vermehrt Beschäftigungen im Niedrigqualifiziertenbereich entstanden. In jüngster Zeit bestehen nun auch für das Deutschland bessere Chancen, neue, attraktive und zukunftsbezogene Berufsfelder in der Pflege zu fördern. Nachahmenswerte Beispiele aus Großbritannien sind die ambulante häusliche Fachpflege, die Gemeindepflege („community nursing"), die Gesundheitsberater („health visitor") und das pflegerische Fallmanagement („case management"). Besonders das Fallmanagement ist eine an Bedeutung zunehmende Tätigkeit, in der neben pflegerischen auch beratende, koordinierende und administrative Kompetenzen erforderlich sind. Eine Erweiterung des pflegerischen Berufsfeldes könnte auch das in Frankreich und Großbritannien praktizierte Modell der niedergelassenen, in freier Praxis tätigen Allgemein- oder Fachpflegenden („nurse practitioner") sein, die neben Pflege, Gesundheitsberatung und Rehabilitation auch über ein eingeschränktes Recht zur Verschreibung von Medikamenten und Überweisung des Patienten beispielsweise zur Physiotherapeutin verfügt.

10.3.3 Karriereförderung

Die Attraktivität des Pflegeberufs für Frauen kann – dies zeigt der europäische Vergleich – durch regelmäßig angebotene individuelle Karriereförderung gesteigert werden. Während in Deutschland im Frauenberuf Pflege nur geringe Aufstiegschancen bestehen, hat Großbritannien eine breit angelegte Reform des Positionsgefüges in der Pflege durchgeführt. Dort wurden für Pflegende mit Hochschulabschluss neue Führungs- und Expertenpositionen geschaffen. Die Position des Pflegeexperten stößt auch in Deutschland bereits auf erstes Interesse. Es handelt sich um Tätigkeiten auf Station, in der direkten patientenbezogenen Pflege. Diese Experten sollen Methoden der wissenschaftlich fundierten Pflege wie beispielsweise die Umsetzung des Pflegeprozesses, eine fachlich angemessene Pflegedokumentation, die Arbeit mit Pflegediagnosen sowie die Evaluierung der erzielten Pflegeergebnisse in die Praxis einführen, d. h. die Pflegenden im Sinne des „bedside teaching" entsprechend anleiten. Die Niederlande bieten ein positives Modell zur Steigerung der Berufsverweildauer und der Nachwuchsförderung. Dort sind die öffentlichen und privaten Arbeitgeber verpflichtet, mit Pflegenden regelmäßige Evaluierungsgespräche zur Förderung der individuellen beruflichen Entwicklung zu führen.

Der Pflegeberuf ist geprägt durch einen eigenartigen Doppelcharakter. Einerseits herrschen in der Pflege in Deutschland, aber beispielsweise auch in Frankreich und den Niederlanden nach wie vor relativ ungünstige Arbeitsbedingungen, geringe Löhne, hohe Arbeitsbelastung, enge Berufsbilder, schlechte Aufstiegschancen und geringes gesellschaftliches Ansehen. Diese Merkmale sind typisch für Frauenberufe. Andererseits kommt der Pflege- und Gesundheitsförderung eine wachsende gesellschaftliche Bedeutung zu.

> Professionelle Kranken- und Altenpflege steht für einen modernen zukunftsbezogenen sozialen Dienstleistungsberuf mit guten Beschäftigungschancen, hohen Qualifikationsanforderungen und der Möglichkeit, aus der Arbeit mit Menschen Freude und Zufriedenheit zu schöpfen. Der Pflegeberuf als Frauenberuf ist gleichzeitig von einem niedrigen Standard und einem hohen Ausbaupotenzial geprägt.

10.4 Berufliche Bildung in der Pflege

Im Bereich der beruflichen Erstausbildung und Weiterbildung ist der Modernisierungsdruck in der Pflege in Deutschland besonders groß. Dies zeigt der Vergleich mit europäischen Ländern in aller Schärfe. Wenn man das Aus- und Weiterbildungssystem insbesondere Großbritanniens, aber auch der Niederlande analysiert, werden eine Reihe von Rückständigkeiten des deutschen Berufsbildungssystems für die Gesundheits- und Pflegeberufe offenkundig. Der größte Innovationsbedarf liegt in folgenden Bereichen (vgl. Übersicht 10-2):

Übersicht 10-2. Berufsausbildung und Hochschulstudium in der Pflege

Erstausbildung	Weiterbildung	Hochschulstudium
Fachschule	Gesetzliche Verpflichtung zur Weiterbildung	Akademisierung der Lehrerausbildung
Integration: gemeinsame Grundausbildung mit nachfolgenden Spezialisierungen (Kranken-, Alten-, Behinderten-, Gemeindepflege u. a.)	Staatlich anerkannte Weiterbildung	Akademisierung der Pflegeleitenden und -experten
Status Studierende und nicht Arbeitskräfte	Staatlich anerkannte Spezialisierungen	Generalistisches Hochschulstudium (integriertes Grundstudium)
Ausbildungsinhalte gemäß Stand von Wissenschaft und Forschung		Promotions-, Habilitationsmöglichkeit
		Studienbegleitende Praxisausbildung
		Forschungsorientiertes Studium
Curriculumentwicklung unter Mitwirkung von Berufsverbänden, Wissenschaft und Staat		

10.4.1 Erstausbildung

Der europäische Vergleich legt nahe, dass sich Deutschland in der Erstausbildung von dem bisherigen Sonderweg verabschieden sollte. Bisher war die Pflegeausbildung weder dem dualen System der Berufsbildung noch dem tertiären Bildungssystem (Fachhochschule, Universität) eindeutig zugeordnet. Die Folge sind teilweise unverantwortlich lange Umwege, wenn beispielsweise eine Absolventin der Pflege-Erstausbildung ein Fachhochschulstudium anschließen möchte. Die meisten anderen europäischen Länder verfügen über Berufsbildungssysteme, die uns wertvolle Anregungen geben können. Schulische, betriebliche und Hochschulausbildung sind dort integrierte und aufeinander aufbauende Module.

Weiter zeigt der europäische Vergleich, dass die Trennung der Ausbildungsgänge für Kranken-, Kinderkranken-, Altenpflege und Geburtshilfe obsolet ist. Die untersuchten Länder berichten über positive Erfahrungen mit einer gemeinsamen Grundausbildung für alle Pflegeberufe, an die sich Spezialisierungsmöglichkeiten für allgemeine Pflege, Altenpflege, psychiatrische, Behinderten-, pädiatrische sowie ambulante bzw. Gemeindepflege anschließen.

Alle Vergleichsländer mit Ausnahme von Deutschland haben den Pflegeauszubildenden den Status von Studierenden gegeben, was bedeutet, dass sie während der Praxisausbildung nicht als Arbeitskräfte eingesetzt werden.

Der Blick auf die europäischen Nachbarn zeigt, dass dort die Inhalte der Pflegeausbildung an den Stand der fachlich-wissenschaftlichen Entwicklung angepasst sind. Auch hier besteht in Deutschland ein großer Nachholbedarf. In den Pflegecurricula sollten mehr als bisher wissenschaftlich fundierte Pflegeinterventionen gelehrt werden. Dies bedeutet Ausbau von Lehrinhalten wie methodische Pflege, d. h. Pflegeplanung und Pflegeprozess einschließlich Pflegediagnostik. Dies bedeutet auch Neubewertung der Pflegedokumentation in den Lehrinhalten. Weiter bedarf es der Vertiefung von theoretischem Pflegewissen über Pflegemodelle, spezialisierte Pflegekonzepte für Patientengruppen wie chronisch Kranke, geriatrische Patienten, Herz-Kreislauf- und Schlaganfallpatienten.

Ausbildung der Lehrenden

Eng damit verbunden ist ein weiterer Punkt, in dem Deutschland Anschluss an den europäischen Standard erhalten sollte. Es handelt sich um die Ausbildung der Lehrenden in der Pflegeausbildung. In Frankreich, Niederlande und Großbritannien verfügen alle Lehrer an Pflegefachschulen über einen Hochschulabschluss. Auch in Deutschland verfügen Berufsschullehrer in anderen Berufsfeldern außerhalb der Pflege- und Gesundheitsberufsausbildung über eine Hochschulqualifikation. Die Rahmengesetzgebung des Bundes und die Ländergesetze bedürfen hier der raschen Angleichung an den europäischen Standard.

10.4.2 Weiterbildung

Großen Reformbedarf weist der Bereich der beruflichen Weiterbildung der Pflege auf. Sowohl in Großbritannien als auch in den Niederlanden besteht eine gesetzliche Verpflichtung zur Weiterbildung für Pflegeberufe. Diese wird von staatlich anerkannten Institutionen durchgeführt und von der Selbstverwaltung der Pflege kontrolliert. Deutschland sollte diesen Entwicklungsrückstand angehen.

Die Hochschulausbildung in Gesundheits- und Pflegewissenschaft interessiert uns hier besonders. In allen 4 Vergleichsländern gibt es Hochschulstudiengänge für Pflegewissenschaft, für klinische Pflegeexperten sowie für Pflegemanager und Pflegeleitende. Auch hier sind Großbritannien und Niederlande weit entwickelt, während in Frankreich und Deutschland der Prozess der Akademisierung der Pflege erst in den Anfängen begriffen ist. Vorbildlich für Deutschland können vor allem folgende Charakteristika der britischen und niederländischen Akademisierung sein: Zum einen sind die Studiengänge an Fachhochschulen und Universitäten dort generalistisch ausgerichtet. Spezialisierungen werden erst im Hauptstudium angeboten. Dies erscheint deshalb von Bedeutung zu sein, weil für die Studierenden damit der Weg in noch wenig strukturierte experimentelle Berufsfelder, aber auch in die Wissenschaft und Forschung offengehalten wird. Zum anderen bietet das britische Universitätsstudium eine studienbegleitende Praxisausbildung an für Studierende, die über keine grundständige Pflegeausbildung verfügen. Und außerdem sind die Universitätsstudiengänge in Großbritannien und Niederlande sehr forschungsorientiert. Wichtige Bestandteile der Curricula ist das Erlernen von Forschungsmethoden und der praktischen Durchführung von Forschungsvorhaben. Die Gestaltung von Studienstrukturen und -inhalten ist nicht der Universität überlassen, sondern Berufsverbände und nationale Pflegeinstitute sind an der Konzeptionsentwicklung beteiligt.

10.5 Professionalisierung und Berufspolitik

Der europäische Vergleich zeigt, dass es unterschiedliche Professionspfade gibt. Die Professionalisierung in Großbritannien verläuft beispielsweise anders als diejenige in den Niederlanden oder in Deutschland. Unter dem Stichwort Professionalisierung der Pflege wird zweierlei verstanden. Zum einen geht es um die berufspolitische Partizipation der Pflege. Zum anderen geht es darum, das berufliche Handeln auf den Stand der internationalen Wissenschaft und Forschung zu bringen. Der europäische Vergleich bietet für beide Aspekte wertvolle Anregungen.

Professionen entwickeln sich aus Berufen. Mit dem Begriff des Berufs bezeichnet man die soziale Form spezialisierter Fähigkeiten und Tätigkeiten. Beruf ist eine als Erwerbstätigkeit in Organisationen ausgeübte arbeitsteilige Tätigkeit, die gesellschaftlich definierte Ausbildungen und Zertifikate (Qualifikationen) erfordert. Im Berufsbegriff ist eine Dualität von gesellschaftlicher Funktion (occupatio) und sozialer Verpflichtung oder Berufung (officio, ethos) enthalten.

Professionen im Bereich sozialer Dienstleistungen lassen sich durch ein Doppeltes Mandat kennzeichnen (vgl. Übersicht 10-3).

Übersicht 10-3. Professionalisierung und Doppeltes Mandat der Pflege

Mandat	Professionelles Handeln
Pflegende dem Patientenwohl und Klienteninteresse verpflichtet	Pflegende lösen individuelle soziale und gesellschaftliche Probleme, die mit Gefährdung von Gesundheit und Auswirkung von Krankheit und Alter verbunden sind
Pflegende erfüllen öffentliches Mandat	Pflegende handeln gemäß gesellschaftlich anerkannter Gesetzesnormen und Regeln von Krankenhäusern, Altenheimen, ambulanten Diensten und deren Trägern. Sie halten sich an gesundheitliche und sozialethische Ziele sowie Wirtschaftlichkeitsgebote

Die Angehörigen der Pflegeprofession sind auf der einen Seite dem Patientenwohl und dem Patienten-/Klienteninteresse verpflichtet. Sie lösen individuelle, soziale und gesellschaftliche Probleme, die mit Gefährdung von Gesundheit, Auswirkungen von Krankheiten und Alter verbunden sind. Auf der anderen Seite erfüllen die Professionellen ein öffentliches Mandat. Sie handeln gemäß den Normen und Regeln von Krankenhäusern, Altenheimen, ambulanten Diensten und deren Trägern. Dementsprechend ist das Berufshandeln an Gesetzen sowie an organisatorischer und finanzieller Ressourcenknappheit orientiert. Professionen stellen gesellschaftliche Problemlösungen in einem von Unbestimmtheit gekennzeichneten Handlungsfeld her. Sie pflegen und unterstützen Patienten/Klienten in ihrer individuellen Gesundheits- und Lebenssituation durch für den jeweiligen Fall angemessenes, wissenschaftlich gestütztes Fachwissen, kommunikative sowie klinische Kompetenz und das optimale Ausschöpfen der rechtlichen, organisatorischen und finanziellen Ressourcen. Eine wesentliche Voraussetzung dafür ist professionelle Autonomie.

> **Professionelle Autonomie** kann definiert werden als ein Handlungsfeld, das sowohl was die beruflichen Kerntätigkeiten selbst als auch die rechtlichen und institutionellen Rahmenbedingungen anbelangt, von den Berufsangehörigen und ihren Organisationen weitgehend selbstständig reguliert wird.

Kooperation und Konkurrenz bestehen zu benachbarten Berufsgruppen wie Krankengymnasten, Logopäden, Ergotherapeuten und Psychologen. Besondere Kooperationsprobleme bestehen zu einer Berufsgruppe, zu den wissenschaftlich ausgebildeten Ärzten.

10.5.1 Professionalisierung im Vergleich

Welches Stadium der Professionalisierung die Angehörigen des Pflegeberufes in den verschiedenen Ländern erreicht haben, ist Gegenstand dieses Abschnitts. Er soll einen Eindruck über den Stand der professionellen Autonomie verschaffen, über die Fähigkeit, den professionellen Wissenskörper zu erweitern und im beruflichen Handeln zur Anwendung zu bringen. Es wird gezeigt, wie die Pflegenden ihre Kompetenzen gegenüber anderen Berufsgruppen abgrenzen und welche Etappen auf dem Professionalisierungspfad beschritten wurden.

Die Professionalisierung ist in Deutschland schwach entwickelt. Nur Frankreich weist ein ähnlich niedriges Niveau auf. Hingegen nimmt Großbritannien (neben den USA und den skandinavischen Ländern, die hier nicht einbezogen waren) traditionell eine führende Stellung ein. So verfügen die britischen Pflegenden über ein kammerähnliches Selbstverwaltungsorgan, das im Auftrag des Staates eine Reihe von berufspolitischen Aufgaben selbstständig erfüllt, beispielsweise Schutz von Berufsbezeichnung und Berufsausübung, Erstellung von Pflegestandards und Sicherung des Berufskodexes. Das Selbstverwaltungsorgan der Pflegenden in Großbritannien heißt Central Council of Nursing, Midwifery and Health Visiting (UKCC). In den Niederlanden besteht ein ähnliches Gremium, wenn auch mit weniger Kompetenzen. Es handelt sich um den ständigen Ausschuss für Pflege im Nationalen Rat für die Volksgesundheit (NRV). Pflegende in Großbritannien müssen sich periodisch registrieren lassen, d. h. ihre Berufserlaubnis erneuern lassen. Die Registrierung ist gebunden an die Teilnahme an staatlich regulierten Fortbildungskursen. Über vergleichbare berufliche Selbstverwaltungsorgane verfügen in Deutschland nur Ärzte sowie eine Reihe anderer verkammerter Berufe (vgl. Tabelle 10-1).

Britische Pflegende sind zudem in allen zentralen und dezentralen Ministerien, Behörden und Gremien der Gesundheitspolitik mit eigenen Referaten vertreten. In den Niederlanden konnte die Pflege in den letzten Jahren ebenfalls wichtige Schritte in diese Richtung machen. In Deutschland dagegen ist die Pflege nur in wenigen Ländergesundheitsministerien vertreten, beispielsweise in Berlin, Bremen, Hessen und Rheinland-Pfalz.

Tabelle 10-1.
Berufliche Selbstverwaltung in der europäischen Pflege

D	F	UK	NL
Mehrere Berufsverbände	Mehrere Berufsverbände	Einheitlicher Berufsverband	Einheitlicher Berufsverband
Kein Selbstverwaltungsorgan	Kein Selbstverwaltungsorgan	Selbstverwaltungsorgan (UKCC)	Selbstverwaltungsorgan
Pflege in ersten Ansätzen in kommunalen Länder- und Bundesministerien und -organen vertreten	Staatlicher Sachverständigenrat für paramedizinische Berufe	Pflege in allen Kommunen, Länder-, Bundes-, Gesundheitsministerien und Organen vertreten	Pflege in kommunalen und staatlichen Organen vertreten

Voraussetzung für die berufspolitische Selbstverwaltung und die Vertretung der Berufsinteressen der Pflege in Regierung und Parlament sind einheitliche und starke nationale Berufsverbände. Hingegen verfügt Großbritannien über einen traditionsreichen, starken zentralen Berufsverband, den Royal College of Nursing (RCN).

Beispielhaft und besonders erwähnenswert ist die Tatsache, dass der britische Pflege-Berufsverband RCN sich nicht nur mit Pflegefragen befasst, sondern enge Kooperationsbeziehungen zum britischen Ärzteverband (British Medical Association) unterhält. Beide Verbände diskutieren gemeinsam über die Optimierung von Arbeitsabläufen im Patienteninteresse sowie über die jeweilige Berufskompetenzen im interdisziplinären Team.

Die deutsche Pflege kann aus dem europäischen Vergleich vor allem zweierlei Anregungen aufgreifen. Zum einen scheint der Weg zu einem pflegepolitischen Selbstverwaltungsorgan („Pflegekammer") nur über einen Prozess der Vereinheitlichung und Konsensfindung der bisher zersplitterten Berufsverbände der Kranken- und Altenpflege zum Erfolg führen. Zum anderen legt vor allem der Vergleich mit Großbritannien nahe, dass die deutschen Pflegeverbände ihre Isolation aufgeben und damit beginnen sollten, insbesondere mit den Berufsverbänden der Ärzte sowie anderer Gesundheitsberufe zu kooperieren.

10.6 Fazit: Stärkung der Kernkompetenz der Pflege durch Pflegewissenschaft und -forschung

In allen untersuchten europäischen Ländern wird über die Notwendigkeit der Stärkung der pflegerischen Kernkompetenzen diskutiert. Die Standpunkte sind in Großbritannien und den Niederlanden weit entwickelt und differenziert, während sie in Deutschland und Frankreich vergleichsweise wenig entschieden sind. Die Debatte konzentriert sich auf die im Folgenden dargestellten Fragen.

10.6.1 Kernkompetenzen

Definition der Kernbereiche

Die wichtigste Aufgabe ist die Definition und Abgrenzung der Kernbereiche des Pflegehandelns, den Bereichen, in denen Pflegende über berufliche Autonomie verfügen. In Großbritannien lautet der Zentralbegriff „autonomous role", in Frankreich „rôle propre". Ein Konsens scheint sich in der Richtung abzuzeichnen, dass im Mittelpunkt der autonomen Rolle professioneller Pflege die allgemeine Pflege steht. Hier handelt es sich um Unterstützung der physischen, psychischen und sozialen Lebensaktivitäten des gesunden und kranken Menschen. Konkret ist dies Körperpflege, Essen reichen, Unterstützung bei den physischen, psychischen und sozialen Bedürfnissen und Anliegen des Individuums sowie die spezielle Pflege, also technisch-instrumentelle und kommunikative Unterstützung bei krankheitsbezogenen Problemen.

Abgrenzung von ärztlichen Kompetenzen

In engem Zusammenhang mit der Bestimmung der Kernkompetenz der Pflege ist eine eindeutige Abgrenzung zwischen pflegerischer und ärztlicher Tätigkeit notwendig. Besonders in Großbritannien wird diese Frage offensiv und zugleich sachlich diskutiert. Da zwischen Pflege und Ärzten traditionell ein kollegiales, wenig von einseitigen Dominanzansprüchen geprägtes Verhältnis besteht, sind wichtige Teilfragen bereits geklärt (Recht auf Verschreibung bestimmter Medikamente und Recht auf Überweisung von Patienten für „health visitors" und selbstständig ambulant tätige Pflegefachkräfte („nurse practitioner"). In der britischen Pflegedebatte existieren einerseits Befürworter der Ausdehnung der „extended role", also der Erweiterung des professionellen Handlungsfeldes in Richtung der Übernahme medizinisch-technischer Tätigkeiten (vertikale Strategie). Auf der anderen Seite gibt es die Befürworter der „autonomous role" (horizontale Strategie). Vor allem der britische Berufsverband, der RCN, plädiert für die Stärkung des Pflegehandelns im engeren Sinne. Pflegende sollen nach dieser Position keine „Halbärzte", sondern „Super-Pflegende" sein. Die niederländischen Pflegenden haben einen praktikablen Weg eingeschlagen, indem sie zwischen eigenverantwortlichen, mitverantwortlichen und interdisziplinären Handlungsbereichen der Pflege unterscheiden.

Erschließung neuer Berufsfelder

Die dritte Frage zur Definition der Kernkompetenzen der Pflege richtet sich auf die Erschließung neuer Berufsfelder. In allen untersuchten Ländern zeichnen sich neue Spezialisierungen ab. Es handelt sich um die Pflege chronisch Kranker, Rehabilitanten und alter Menschen, um die Pflege akut Kranker, Intensiv- und Notfallpatienten, neue Formen der ambulanten Gemeindepflege und Gesundheitsberatung sowie pflegende, behandelnde und koordinierende Tätigkeiten im interdisziplinären Team („case management", „managed care").

Ausbildungsrefom

Gerade für die deutsche Pflege bieten sich hier wichtige Ansatzpunkte für die Reform der Pflegeausbildung und eine Neuorientierung der klinischen Pflege, die mit ihren bisher angebotenen Spezialisierungen (OP, Psychiatrie, Kinder, alte Menschen, Intensivpflege, Anästhesiepflege, onkologische Pflege) noch stark im medizinisch-organbezogenen Paradigma verhaftet ist. Die deutsche Pflege beginnt erst langsam, sich im Zusammenhang mit der Bestimmung der Kernkompetenzen des Berufs der wissenschaftlichen Diskussion um theoriegeleitete Pflegemodelle, Pflegediagnose, richtliniengeleiteter Pflegeintervention, Qualitätssicherung und empirischem Nachweis der Wirksamkeit und Kostengünstigkeit der Pflege („evidence based nursing") zu öffnen.

Für die professionelle Pflege kranker, alter und behinderter Menschen liegen durch Wissenschaft und Forschung gestützte Modelle und Methoden vor. Diese werden seit vielen Jahren vorrangig in Großbritannien, den USA, Skandinavien und den Niederlanden entwickelt und praktiziert. In Deutschland hingegen orientieren sich die professionell Pflegenden noch stark an handwerklich orientiertem Erfahrungswissen. Die technische Verrichtung steht stärker im Vordergrund als die Interaktions- und Kommunikationskomponente der Pflege.

Bund und Länder sind aufgefordert, die „EG-Leitlinie über die Verringerung der Kluft zwischen Theorie und Praxis in der Ausbildung für die Allgemeine Pflege" umzusetzen. Dazu ist es notwendig, neben der o.g. Ausbildungsreform die Umsetzung wissenschaftlicher Erkenntnisse in der Berufspraxis der Pflege und die Pflegeforschung zu fördern. Die europäischen Nachbarn bieten hierzu wertvolle Anregungen.

10.6.2 Institutionalisierung von Pflegewissenschaft und -forschung

Der letzte Punkte, der im Zusammenhang mit der Professionalisierung der Pflege angesprochen werden soll, ist die Institutionalisierung von Pflegewissenschaft und Pflegeforschung. Der europäische Vergleich zeigt ein starkes Gefälle zwischen den untersuchten Ländern, was die Institutionalisierung von Pflegeforschung und den Theorie-Praxis-Transfer anbelangt. Nicht überall ist die Institutionalisierung der Pflegeforschung so etabliert wie in Großbritannien, wo das Royal College of Nursing (RCN) schon seit langem wichtige Funktionen im Bereich der Forschung erfüllt. In den Niederlanden existiert seit einigen Jahren das Landelijk Centrum voor de Verpleging and Verzorging LCVV, ähnlich wie der RCN ein nationales Pflegeinstitut mit eigener Forschungsabteilung. In Deutschland und Frankreich ist die Forschungsinfrastruktur dagegen noch wenig ausgebaut.

Die Aufgaben dieser Institute beschränken sich nicht allein auf Pflegeforschung im engeren Sinne, sondern liegen ebenso in der Entwicklung einer wissenschaftlich begründeten Pflegepraxis, der Erarbeitung von Konzeptionen für die Aus- und Weiterbildung, für die Universitätsstudiengänge sowie für die Organisationsentwicklung.

Die nationalen Pflegeinstitute im europäischen Ausland nehmen damit zentrale Aufgaben des Theorie-Praxis-Transfers wahr. Beispiele sind offizielle Pflegehandbücher, in Großbritannien der „Scope of Professional Practice", in Frankreich die „Guides du Service Infirmière", in denen der internationale Stand der Pflegewissenschaft und -forschung in Handlungswissen für die Pflegepraxis umgesetzt und laufend fortgeschrieben wird. Der deutsche Nachholbedarf wird besonders deutlich, wenn zudem die britischen Fachzeitschriften betrachtet werden. Neben mehr als 10 wissenschaftlichen Periodika mit unterschiedlicher Spezialisierung verfügt Großbritannien über ein regelmäßig erscheinendes, vom Berufsverband RCN herausgegebenes Dokument, in dem in Form von Kurzberichten neue internationale Forschungsergebnisse aus Pflege- und Gesundheitswesen veröffentlicht werden („nursing research abstracts").

Welches Fazit lässt sich aus dem Vergleich vierer europäischer Länder für Deutschland ziehen? Künftig wird es verstärkt darum gehen, die Kernkompetenzen und zentrale Aufgabenfelder der Pflege in Abgrenzung zu benachbarten Berufen herauszuarbeiten. Die Organisation von Einrichtungen und Gesundheitssektoren wird stärker auf Patienteninteressen und -bedürfnisse hin ausgerichtet werden.

Außerdem wird die Pflege eine wichtige Rolle im interdisziplinären Team zur besseren Vernetzung der Gesundheitsversorgung spielen. Ein weiterer Vorschlag sind Hospitationen von Pflegenden und ihren Repräsentanten in ausländischen Krankenhäusern, ambulanten Pflegediensten und Beratungseinrichtungen, beispielsweise im Rahmen des EG-Programmes Leonardo da Vinci. Durch den Austausch von Pflege-Experten könnten Modelle nach dem Prinzip der „best practice" auf ihre Umsetzbarkeit in der deutschen Pflege überprüft werden.

? Wissens- und Transferfragen

1. Welchen Nutzen kann die deutsche Pflege aus dem internationalen Vergleich ziehen?

2. Warum beeinflusst das jeweilige nationale Gesundheitssystem die Berufssituation der Pflege?

3. Inwieweit unterscheidet sich das Verhältnis zwischen Pflegenden und Ärzten in Großbritannien von dem in Deutschland?

4. Nennen Sie für die Pflege bedeutsame Gemeinsamkeiten der europäischen Gesundheitssysteme.

5. Welche neuen Berufsfelder in der Pflege entstehen in europäischen Nachbarländern?

6. Beschreiben Sie das in angelsächsischen Ländern entstandene neue Berufsfeld des Pflegeexperten.

7. Wo weist die deutsche Primärausbildung für Pflegeberufe, gemessen am europäischen Standard, Modernisierungsbedarf auf?

8. Wie unterscheidet sich die berufliche Weiterbildung für Pflegeberufe im europäischen Ausland von der in Deutschland?

9. Welche Elemente der europäischen Akademisierung der Pflege können für Deutschland Vorbild sein?

10. Was verstehen Sie unter dem Doppelten Mandat der Sozial- und Gesundheitsberufe?

11. Woran lassen sich Unterschiede im Grad der Professionalisierung der Pflege zwischen Großbritannien und Deutschland erkennen?

12. Was versteht man im Zusammenhang mit Professionalisierung der Pflege unter der horizontalen und der vertikalen Strategie?

13. Welche Aufgaben nehmen die nationalen Pflegeforschungsinstitute in Großbritannien und den Niederlanden wahr?

Literatur

Acker F, Denis G (1995) Sant. Dscription et volution des mtiers. Collection ROME. La documentation francaise

Alber J, Bernardi-Schenkluhn B (1992) Westeuropäische Gesundheitssysteme im Vergleich. Campus, Frankfurt New York

Badura B, Feuerstein G, Schott T (Hrsg) (1993) System Krankenhaus. Arbeit, Technik und Patientenorientierung. Juventa, Weinheim München

Bakker JH, le Grand-van den Bogaard MJM (1992) Dutch social policy statement on the nursing profession: verpleegkundig beroepsprofiel. Nationale Raad voor de Volksgezondheid, Zoetmeer

Baldock J, Evers A (1992) Beiträge zu einer neuen Dienstleistungskultur. Beispiele aus dem Bereich der Altenpflege in den Niederlanden, Schweden und England. Soziale Welt 3: 50–66

Blanke B, Kania H (1996) Die Ökonomisierung der Gesundheitspolitik. Von der Globalsteuerung zum Wettbewerbskonzept im Gesundheitswesen. Leviathan 4: 512–538

Bouten R, Versieck K (1995) Manpower Problems in the nursing profession. Country reports, Vol 2. Leuven

Bultman J (1996) Die Absicherung des Pflegerisikos in den Niederlanden. Informationsdienst der Gesellschaft für Versicherungswissenschaft und Gestaltung. April 1996. Eigenverlag, Köln

Cotandriopoulos E (1996) L'hôpital stratège. Dynamiques locales et offre de soins. John Libbey, Paris

Department of Health (1998) Nursing Publicity Campaign – Local Resource Pack. (Rundschreiben vom 5. Januar 1998)

Ewers M (1996) Case Management: Anglo-amerikanische Konzepte und ihre Anwendbarkeit im Rahmen der bundesdeutschen Krankenversorgung. Veröffentlichung der Arbeitsgruppe Public Health. Wissenschaftszentrum Berlin für Sozialforschung, Berlin

Feroni I, Kober A (1995) L'autonomie des infirmières. Une comparaison France/Grande-Bretagne. Sci Social Sante 3/13: 37–67

Görres S, Koch-Zadi D, Maanen H van, Schöller-Stindt M (Hrsg) (1996) Pflegewissenschaft in der Bundesrepublik Deutschland. Altera, Bremen

Haug K (1995) Professionalisierungsstrategien, Durchsetzungspotentiale und Arbeitsteilung. Eine Untersuchung bei deutschen und englischen Pflegekräften. Veröffentlichungsreihe der Arbeitsgruppe Public Health am Wissenschaftszentrum Berlin, Berlin

Igl G (1998) Öffentlich-rechtliche Grundlagen für das Berufsfeld Pflege im Hinblick auf vorbehaltene Aufgabenbereiche. Arbeitsgemeinschaft Deutscher Schwesternverbände und Pflegeorganisationen (ADS), Eschborn Göttingen

Kollak I, Pillen A (Hrsg) (1998) Pflege-Ausbildung im Gespräch. Ein internationaler Vergleich. Mabuse, Frankfurt am Main

Krüger H, Piechotta G, Remmers H (Hrsg) (1996) Innovation der Pflege durch Wissenschaft. Altera, Bremen

Kyei MB (1993) Nurses' knowledge and opinions about the nursing research process in the Netherlands. J Advanced Nurs 18: 1640–1644

Lahmann N, Pieper E, Otto G (1998) Modell Niederlande. In: Kollak I, Pillen A (Hrsg) Pflege-Ausbildung im Gespräch. Mabuse, Frankfurt/M, S 249–266

Landenberger M (1993) Der Sozial- und Gesundheitsbereich als Arbeitsfeld von Frauen und Männern im Kontext der Entwicklung des Dienstleistungssektors. In: Senatsverwaltung Arbeit und Frauen Berlin (Hrsg) Soziale Frauenberufe in der Krise. Aufwertung und Berufsperspektiven. Berlin, S 29–39

Landenberger M (1996) Zur Arbeitsmarktentwicklung und Professionalisierungsdynamik im Berufsfeld Pflege. In: Görres S, Koch-Zadi D, Maanen H van, Schöller-Stindt M (Hrsg) Pflegewissenschaft in der Bundesrepublik Deutschland. Altera, Bremen, S 297–311

Landenberger M (1998) Innovatoren des Gesundheitssystems. Handlungspotentiale von Pflegeorganisationen und Pflegeberufen durch die Gesundheitsreformgesetzgebung. Huber, Bern Göttingen

Landenberger M, Lohr K (1994) Akademisch qualifizierte Pflegekräfte: Konkurrenz für die Examinierten? Die Schwester/Der Pfleger 9/33: 731–738

Landenberger M, Ortmann J (1999) Pflegeberufe im europäischen Vergleich (Schriftenreihe der Senatsverwaltung für Arbeit, Berufliche Bildung und Frauen, Bd 37) Berlin

Landenberger M, Lohr K, Watzlawczik G-U (1994) Wege der Verbesserung des Ansehens der Kranken- und Altenpflegeberufe, Studie erstellt im Auftrag des Instituts für Arbeitsmarkt- und Berufsforschung der Bundesanstalt für Arbeit. Beitr Arbeitsmarkt Berufsforschung 180: 105–182

Maanen H van (1996) Pflegewissenschaft im Rahmen der Berufsentwicklung und Professionalisierung in Europa. In: Görres S, Koch-Zadi D, Maanen H van, Schöller-Stindt M (Hrsg) Pflegewissenschaft in der Bundesrepublik Deutschland. Altera, Bremen, S 77–96

Ministère du Travail et des Affaires Sociales (1995) Etablissements de santé: la qualification des personnels s'est accrue en dix ans. Informations rapides no. 68, Dècembre 1995

Ministerium für Gesundheit, Wohlfahrt und Sport der Niederlande (1997) The individual health care professions act. In: Fact Sheet 03 E, London

Ministry of Health, Welfare and Sport (1997) The individual health care professions act. Fact Sheet 03 E, London

Mischo-Kelling M, Wittneben K (Hrsg) (1995) Pflegebildung und Pflegetheorien. Urban & Schwarzenberg, München Wien

Murphy S (1993) The United Kingdom. In: Quinn S, Russel S: Nursing – the European Dimension. Scutari Press, Harrow, pp 211–234

Nationale Raad voor de Volksgezondheid (NRV) (1992) Dutch social policy statement on the nursing profession: verpfleegkundig beroepsprofiel. Zoetmeer

OECD (1996) Health care reform. The will to change. OECD, Paris

Pillen A, Breton P (1998) Frankreich. In: Kollak I, Pillen A (Hrsg) Pflege-Ausbildung im Gespräch. Frankfurt/M, S 81–101

Quinn DS, Russell S (eds) (1994) Nursing. The European Dimension. Blackwell, Oxford

Robert Bosch Stiftung (Hrsg) (1992) Pflege braucht Eliten. Denkschrift. Bleicher, Gerlingen

Robert Bosch Stiftung (Hrsg) (1996) Pflegewissenschaft: Grundlegung für Lehre, Forschung und Praxis. Denkschrift. Bleicher, Gerlingen

Roode J, Quvarnstrom U (1995) Zur Situation der Pflegeausbildung in Europa. In: Mischo-Kelling/Wittneben (Hrsg) Pflegebildung und Pflegetheorien. Urban & Schwarzenberg, München Wien, S 293–330

Royal College of Nursing (1996) Nursing: The nature and scope of professional practice. In: Issues Nurs Health 5: 13–29

Royal College of Nursing (1997) About the Royal College of Nursing. RCN, London

Schneider, M, Biene-Dietrich P, Gabanyi M et al. (1998) Gesundheitssysteme im internationalen Vergleich: Übersichten 1997. Basys, Rieden

SVKAiG (1996) Sachverständigenrat für die Konzertierte Aktion im Gesundheitswesen. Gesundheitswesen in Deutschland. Kostenfaktor und Zukunftsbranche. Sondergutachten 1996, Bd 1. Nomos, Baden-Baden

Walby S (1994) Medicine and Nursing. Professions in a Changing Health Service. London

WHO (World Health Organisation) (1987) People's needs for nursing care. A European Study. WHO, Copenhagen

Windt W van der, Calsbeek H, Hingstman L (1997) Verpleging en verzorging in kaart gebracht. Landelijk Centrum Verplegung & Verzorging. Rijswijk

11 Controlling im Pflegemanagement

S. Fließ, M. Reckenfelderbäumer

Inhalt

- 11.1 Controlling – Begriffsbestimmung und inhaltliche Charakterisierung 278
  - 11.1.1 Der Begriff des Controllings 278
  - 11.1.2 Betriebswirtschaftliche Zielsetzungen und Controllinggrößen des Pflegemanagements 279
  - 11.1.3 Konzeptionelle Bestandteile von Controllingsystemen .. 282
- 11.2 Pflegemanagement als Dienstleistungsmanagement – Konsequenzen für das Controlling 287
  - 11.2.1 Patientenintegration als herausragendes Merkmal von Pflegedienstleistungen 287
  - 11.2.2 Dimensionen der Dienstleistung: Leistungspotenzial, Leistungserstellungsprozess und Leistungsergebnis 289
  - 11.2.3 Aufgabenbereiche des Pflegecontrollings 291
- 11.3 Effektivitäts- und effizienzbezogene Instrumente des Controllings – das Blueprinting als Grundlage 293
- 11.4 Effektivitätsbezogene Instrumente des Controllings im Pflegemanagement 298
  - 11.4.1 Einordnung der effektivitätsbezogenen Controllinginstrumente 298
  - 11.4.2 Prozessbezogene Instrumente des Qualitätscontrollings . 300
  - 11.4.3 Potenzialbezogene Instrumente des Qualitätscontrollings 309
- 11.5 Effizienzbezogene Instrumente des Controllings im Pflegemanagement 314
  - 11.5.1 Einordnung der Instrumente eines effizienzorientierten Controllings 314
  - 11.5.2 Prozesskostenrechnung und Prozesswertanalyse 316
  - 11.5.3 Target-Costing 321
  - 11.5.4 Cost-Benchmarking 325
- 11.6 Zusammenfassung 326

? Wissens- und Transferfragen 328

Literatur 329

11.1 Controlling – Begriffsbestimmung und inhaltliche Charakterisierung

Die Behandlung der Bedeutung des Controllings für das Pflegemanagement bedarf in einem ersten Schritt der Konkretisierung eines Controllingverständnisses, das für die Zwecke des vorliegenden Beitrags eine angemessene Grundlage für die weiteren Überlegungen zu liefern vermag. Daher sind in diesem Abschnitt Begriff und inhaltliche Elemente des Controllings zu skizzieren.

11.1.1 Der Begriff des Controllings

„Der Begriff des Controlling wird in der Literatur fast einhellig als unklar oder schillernd charakterisiert" (Schildbach 1992, S. 21). Verantwortlich für diese terminologischen Unklarheiten sind insbesondere die folgenden Gründe (vgl. Steinmann u. Scherer 1996, S. 139 ff.):

- Im Laufe der Zeit wurde dem Controlling ein immer breiteres *Aufgabenspektrum* zugewiesen, so dass sich in manchen Controllingdefinitionen die Gesamtheit der üblichen Managementfunktionen wiederfindet (Planung, Organisation, Personalführung, Leitung, Kontrolle). Die Folge ist im Extremfall eine Gleichsetzung von Unternehmensführung und Controlling, womit der Controllingbegriff ähnlichen Kritikpunkten ausgesetzt ist wie der Marketingbegriff (vgl. Schneider 1983).
- Bedingt durch die Anwendung des Controllingkonzeptes in der Praxis haben sich frühzeitig entsprechende *Institutionalisierungsformen* (Stellen, Abteilungen) in den Unternehmungen etabliert. In der Literatur wird dies aufgegriffen, dann aber oft nicht sorgfältig genug zwischen Controlling als Institution und Controlling als Funktion getrennt.
- Sehr kontrovers diskutiert wird auch die Frage, ob Controlling lediglich der *Unterstützung* der Unternehmensführung dienen soll oder ob es sich um eine Funktion mit echten *Leitungs- bzw. Steuerungsaufgaben* handelt.
- Schließlich findet sich keine Einigkeit darüber, ob das Controlling unmittelbar auf die Formulierung von *Plänen* Einfluss nehmen oder aber sich auf die Steuerung und Gestaltung von *Planungssystemen* und -prozessen konzentrieren und damit nur einen mittelbaren Einfluss auf die Planung nehmen sollte.

Je nachdem, wie der einzelne Betrachter diese strittigen Punkte für sich löst, ergeben sich höchst unterschiedliche Interpretationen des Controllings, seiner Aufgaben und Instrumente (vgl. Horváth 1998, S. 15 ff.). Für die vorliegenden Zwecke kann daher nur eine Definition verwendet werden, die dem Zweck der Überlegungen angemessen erscheint. Daher wird im Folgenden von nachstehender Begriffsfassung ausgegangen:

> » Controlling ist das Subsystem der Führung, das Planung, Steuerung und Kontrolle mit der Informationsversorgung zielorientiert koordiniert (Horváth 1993, Sp. 322). «

Ein derartiger Controllingbegriff weist somit einige wichtige *Kennzeichen* auf:
- Es wird ein *funktionales Verständnis* des Controllings zugrunde gelegt. Damit ist Controlling nicht an bestimmte Institutionen (z. B. organisatorische Einheiten) gebunden, die die alleinige Verantwortung tragen.
- Das Controlling dient der *Unterstützung der Führung* bei der Wahrnehmung ihrer Aufgaben, speziell bei der Entscheidungsfindung, durch die *Bereitstellung von Informationen*. Controlling ist somit keine Führungsfunktion im engeren Sinne, sondern eine Führungsunterstützungsfunktion. Horváth (1993, Sp. 323) bezeichnet insofern die Koordinationsleistung des Controllings als „Sekundärkoordination", die der Führung bei der „Primärkoordination" des Unternehmensgeschehens zur Seite steht.
- Controlling ist eine *Querschnittsfunktion* mit Relevanz für alle Teilbereiche der Unternehmung, in denen Entscheidungen zu treffen, umzusetzen und zu kontrollieren sind.
- Controlling erfolgt *zielorientiert*, d. h. es soll zur Realisierung der Unternehmensziele beitragen. Aus der Perspektive der marktorientierten Unternehmungsführung, die im Rahmen des vorliegenden Beitrags eingenommen wird, bedeutet dies die Orientierung an der Erlangung von Wettbewerbsfähigkeit bzw. Wettbewerbsvorteilen. Als betriebswirtschaftliche Zielgrößen der Unternehmungsführung können insofern vor allem die *Effektivität* und die *Effizienz* hervorgehoben werden (vgl. Plinke 1995, S. 82 ff.).

Controlling soll also durch die Bereitstellung von Informationen dazu beitragen, dass die Entscheidungen in der Unternehmung den Anforderungen an Effektivität und Effizienz gerecht werden können. Beide Zielsetzungen stellen an das Controlling neben einer Reihe von gemeinsamen auch jeweils einige besondere Herausforderungen, so dass im Verlauf der weiteren Ausführungen die zu behandelnden Controllinginstrumente danach unterschieden werden, ob sie schwerpunktmäßig auf Effektivität oder vor allem auf Effizienz abzielen. Dabei wird sich aber auch zeigen, dass aufgrund der vielfältigen Interdependenzen der Entscheidungen eine theoretisch exakte Grenze zwischen beiden Bereichen nicht immer gezogen werden kann. Effektivität und Effizienz seien aufgrund ihrer Wichtigkeit jedoch zunächst näher charakterisiert.

11.1.2 Betriebswirtschaftliche Zielsetzungen und Controllinggrößen des Pflegemanagements

Betrachtet man Pflege unter dem Managementaspekt, so sind in erster Linie betriebswirtschaftliche Zielsetzungen zu verfolgen. Dabei spielen im betriebswirtschaftlichen Verständnis die zwei oben genannten Zielsetzungen eine herausragende Rolle (vgl. auch Marra 1999, S. 292):
- das *Effektivitätsziel* und
- das *Effizienzziel*.

> ! Effektivität fragt nach dem Zielerreichungsgrad: In welchem *Ausmaß* wurde das gesteckte Ziel erreicht?

Welche Ziele im Rahmen der Pflege zu erreichen sind, kann aus den übergeordneten Zielsetzungen der pflegerischen Einrichtung abgeleitet werden. Stellt man den Patienten in den Mittelpunkt pflegerischer Aktivitäten, so ist dieser auch Ausgangspunkt pflegerischer Zielsetzungen. Die Unterstützung des Heilungsprozesses, die Steigerung des Wohlbefindens des Patienten, die Erreichung von Zufriedenheit bei den Patienten können solche Ziele sein.

Effektivitätsziele lassen sich erreichen, wenn der Qualität der Pflegedienstleistung besonderes Augenmerk geschenkt wird. Was die Qualität einer Pflegedienstleistung ausmacht, ist dabei aus Kunden- bzw. Patientensicht zu definieren, denn schließlich geht es darum, den Patienten zufriedenzustellen, sein Wohlbefinden zu erhöhen. Die Qualität der Pflegedienstleistung setzt sich dabei aus einer *Tech-Dimension* und einer *Touch-Dimension* zusammen (vgl. Grönroos 1990). Die Tech-Dimension bezieht sich auf die technische Qualität, d. h. auf das, was der zu Pflegende erhält. Hiermit sind die Leistungen gemeint, z. B. das Verabreichen von Medikamenten, das Waschen, Anziehen oder Füttern der Pflegeperson. Die Touch-Dimension fragt danach, auf welche Art und Weise die Person die entsprechenden Leistungen erhält. Hier geht es um „weiche" Merkmale der Pflegequalität, etwa die Freundlichkeit des Personals oder auch die Pünktlichkeit oder die Kompetenz. Die Qualität stellt somit eine auf die Erreichung des Effektivitätsziels ausgerichtete Controllinggröße dar.

> **!** Effizienz fragt nicht danach, in welchem Ausmaß ein Ziel erreicht wurde, sondern welche *Mittel* erforderlich sind, um das Ziel im gegebenen Ausmaß zu erreichen. Das Effizienzziel setzt das erreichte Ergebnis in Beziehung zum sog. Input.

Als Inputgrößen sind dabei die eingesetzten Ressourcen oder Mittel anzusehen. Hierzu zählen Personal, Verbrauchsmaterialien wie Verbände und Betriebsmittel wie Betten, Räume, Kücheneinrichtung etc.

Effizienz kann zwei Ausprägungen annehmen. Pflege ist dann effizient, wenn ein gegebenes Ziel mit möglichst geringen Mitteln erreicht wird – hier wird das Ziel als gegeben angenommen und die eingesetzten Mittel sollen minimiert werden. Pflege ist aber auch dann effizient, wenn mit vorhandenen Mitteln ein möglichst hoher Zielerreichungsgrad erreicht werden kann: Wie kann mit den gegebenen Mitteln ein möglichst hohes Maß beispielsweise an Patientenzufriedenheit erreicht werden?

Das Effizienzziel wird auch als *Wirtschaftlichkeitsziel* bezeichnet. Als Maßstab der Effizienz werden dabei Kostengrößen verwendet, um die verschiedenen Inputs besser miteinander vergleichen zu können. Kosten lassen sich damit als controllingrelevanter Aspekt des Effizienzziels herausstellen.

Kosten und Qualität sind häufig nicht unabhängig voneinander. Oftmals geht eine Erhöhung der Qualität mit einer Kostensteigerung einher, etwa wenn Hilfspersonal für Verwaltungstätigkeiten eingestellt wird, damit das Pflegepersonal sich stärker um die einzelnen Patienten kümmern kann. Qualitätssteigerungen können aber auch kostenneutral oder sogar kostensenkend durchgeführt werden, etwa wenn Pflegeabläufe so umgestellt werden, dass bei gleichzeitiger Erhöhung der für den Patienten zur Verfügung stehenden Zeit des Pflegepersonals Verwaltungstätigkeiten reduziert und somit Personal eingespart werden kann.

Wie diese Ausführungen zeigen, kommt der *Zeit* in diesem Zusammenhang eine besondere Bedeutung zu. Sie kann dabei sowohl einen Einfluss auf die Kosten als auch auf die Qualität der Pflegedienstleistung haben und gewinnt damit Einfluss sowohl auf die Erreichung des Effektivitäts- als auch des Effizienzziels.

Als Bestandteil der Qualitätsdimension ist insbesondere der *Zeitwahrnehmung* durch den Patienten eine besondere Beachtung zu schenken. Wie lange hat sich die Pflegerin um mich gekümmert? Wieviel Zeit hat sie mit mir im Gespräch verbracht? Anteilnahme, Freundlichkeit, Eingehen auf die Bedürfnisse des Patienten tragen dabei sehr zu seinem Wohlbefinden und damit auch dem Erfolg der pflegerischen Dienstleistung bei. Aus Sicht des Patienten ist die Qualität der Pflegedienstleistung tendenziell umso höher zu beurteilen, je mehr Zeit das Pflegepersonal mit dem Patienten verbringt (wobei es vermutlich auch hier einen Sättigungsgrad geben wird).

Dieser Wunsch des Patienten, möglichst viel Zeit mit dem Pfleger/der Pflegerin zu verbringen, steht in einem gewissen Widerspruch zur Erreichung des Kosten- bzw. Effizienzziels. Das Pflegepersonal steht für die verschiedenen im Rahmen der Pflege durchzuführenden Aufgaben nur für eine bestimmte Zeit – die Arbeitszeit – zur Verfügung. Je mehr Zeit das Pflegepersonal mit einem Patienten verbringt, desto weniger Zeit bleibt für die anderen Patienten und sonstigen Aufgaben bzw. desto mehr Pflegepersonal wird benötigt. Dies erhöht aber gleichzeitig die Kosten, da zusätzliches Pflegepersonal auch zusätzlich Kosten verursacht, denen nicht unbedingt zusätzliche Erlöse in gleicher Höhe gegenüberstehen. Die Pflege eines Patienten ist danach umso effizienter, je weniger Zeit – bei gleichem Pflegeergebnis – benötigt wird.

Damit bestehen zwischen den Controllinggrößen Qualität, Zeit und Kosten sowie den betriebswirtschaftlichen Zielsetzungen der Effektivität und Effizienz die in Abb. 11-1 dargestellten Zusammenhänge. Dem ist im Rahmen der Gestaltung des Controllingsystems Rechnung zu tragen.

Abb. 11-1.
Die Beziehung zwischen den Controllinggrößen und den betriebswirtschaftlichen Zielsetzungen

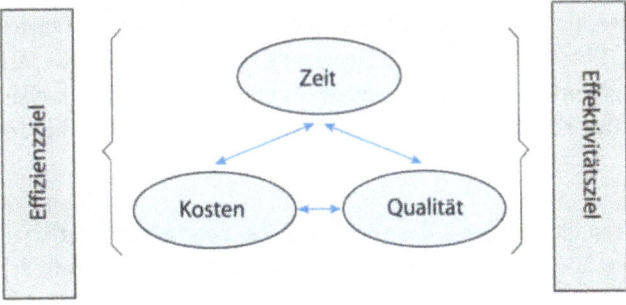

11.1.3 Konzeptionelle Bestandteile von Controllingsystemen

Controllingsysteme lassen sich über die Elemente charakterisieren, aus denen sie sich zusammensetzen. Dies gilt sowohl für in der Praxis vorzufindende Systeme als auch für aus Sicht der Wissenschaft entworfene Konzeptionen. Die wesentlichen *Bestandteile von Controllingsystemen* sind insbesondere (vgl. Dellmann 1996, S. 146 f.)

- die Controllingobjekte,
- die Controllingsubjekte,
- die Controllinginformationen,
- die Controllinginstrumente.

Alle 4 Elemente sind nunmehr etwas näher zu charakterisieren, bevor sie eine themenspezifische, auf das Pflegemanagement ausgerichtete Konkretisierung erfahren.

Controllingobjekte: Was ist Gegenstand des Controllings?

Als Controllingobjekte sind die *Betrachtungsgegenstände* anzusehen, über die im Rahmen von Planung, Steuerung und Kontrolle Entscheidungen zu treffen sind. In der Praxis findet sich eine Vielzahl von Controllingobjekten, von denen einige der wichtigsten nachfolgend genannt werden (vgl. Dellmann 1996, S. 146 f.; Engelhardt u. Günter 1988, S. 143 ff.; Reckenfelderbäumer 1995, S. 58 ff.):

Leistungen bzw. Leistungsbündel. Die durch die Unternehmung angebotenen Produkte bzw. Absatzobjekte (Sach- wie Dienstleistungen, im Pflegebereich also insbesondere die verschiedenen Pflegeleistungen) stellen das klassische und am weitesten verbreitete Objekt des Controllings dar. Allerdings ist es regelmäßig erforderlich, bestimmte Leistungen nicht nur isoliert zu betrachten, sondern auch die zwischen ihnen in verschiedenster Form bestehenden Verbundeffekte (vgl. Engelhardt 1976) zu berücksichtigen, was das Controlling allerdings oft vor nicht unerhebliche Probleme stellt.

Strategien. Unternehmungen können sehr unterschiedliche Strategien verfolgen, mit denen auf unterschiedliche Art und Weise Wettbewerbsvorteile angestrebt werden. Marktfeldstrategien, Marktstimulierungsstrategien, Marktparzellierungsstrategien und Marktarealstrategien (zum Überblick siehe Becker 1995) sind mit einer Vielzahl von Entscheidungen verbunden, die durch das Controlling unterstützt und überprüft werden müssen. Im Pflegebereich müssen sich z. B. Sanatorien auf strategischer Ebene mit der Frage auseinandersetzen, auf welche Art und Weise sie sich gegenüber konkurrierenden Anbietern profilieren wollen (z. B. über die Breite der angebotenen Leistungen, komfortable Ausstattung der Zimmer usw.).

Marktsegmente. Insbesondere ein an den Bedürfnissen der marktorientierten Unternehmungsführung ausgerichtetes Controlling muss die Marktsegmente der Unternehmung (als Zusammenfassung von Kundengruppen, die sich durch ein vergleichsweise homogenes Kaufverhalten auszeichnen; vgl. Freter 1995) als Betrachtungsobjekte einbeziehen. Im Pflegemanagement hat das Controlling insofern die Besonderheiten verschiedener Patientengruppen als Marktsegmente zu berücksichtigen (z. B. gebildet nach Alter, Art der Erkrankung). Vor allem geht es dabei um die Bewertung der erfolgswirtschaftlichen Attraktivität der verschiedenen Marktsegmente.

Organisatorische Verantwortungsbereiche. Häufig bedarf es eines Controllings der durch die Aufbauorganisation einer Unternehmung abgegrenzten Verantwortungsbereiche. So finden sich etwa in vielen Unternehmen ein nach funktionalen Gesichtspunkten gegliedertes (u. a.) Vertriebscontrolling, ein Produktionscontrolling und ein Beschaffungscontrolling (vgl. Solaro 1998, S. 171 ff.). In divisionalisierten Unternehmungen erfolgt zudem häufig ein Controlling für die einzelnen Geschäftsbereiche. Organisatorische Verantwortungsbereiche in Krankenhäusern werden z. B. durch die unterschiedlichen Stationen abgegrenzt.

Prozesse (intern und marktbezogen). Das Controlling von Prozessen (vgl. Witt 1991), speziell von Geschäftsprozessen der Unternehmung hat in der jüngeren Vergangenheit, insbesondere in den letzten ca. 10 Jahren, einen herausragenden Stellenwert erlangt, gefördert durch Entwicklungen prozessorientierter Managementkonzeptionen wie Business Process Reengineering etc. (vgl. Brede 1998; Fischer 1996; Klein u. Vikas 1999). Wichtig ist dabei, dass nicht nur unternehmungsinterne Prozesse (z. B. Verwaltungsprozesse, innerbetriebliche Logistikprozesse) Gegenstand der Analyse sein dürfen, sondern gleichfalls die nach außerhalb der Unternehmung gerichteten Prozesse (Absatz- und Beschaffungsprozesse) einbezogen werden müssen, in die Lieferanten und/oder Kunden eingebunden sind. Auch Prozesse mit Kooperationspartnern gehören schließlich zu dieser Art von Controllingobjekten. Alle Arten von Prozessen sind auch im Pflegemanagement relevant.

Ressourcen (interne und externe Faktoren). Auch das Controlling der Ressourcen hat zunächst einen unternehmungsinternen Fokus: Personalcontrolling, Anlagencontrolling und Finanzcontrolling spielen in Wissenschaft und Praxis schon seit längerer Zeit eine erhebliche Rolle. Daneben aber hat in jüngerer Zeit das Controlling seinen Objektbereich in ersten Ansätzen auch auf die nicht zuletzt im Dienstleistungsbereich bedeutsamen „externen Faktoren", die die Nachfrager in die Dienstleistungsprozesse einbringen (zu einer Konkretisierung für das Pflegemanagement siehe Fließ 2000), ausgeweitet (vgl. Reckenfelderbäumer 1995; Schweikart 1997).

Projekte. Schließlich können Objekte des Controllings auch einzelne Projekte sein, sofern diese so bedeutsam sind, dass sie eine gesonderte Betrachtung erforderlich erscheinen lassen (z. B. Investitionen in neue Gebäude oder medizintechnische Einrichtungen, die oft einen erheblichen Finanzierungsbedarf bedingen).

Es zeigt sich, dass sowohl *unternehmensinterne* als auch *marktbezogene* Betrachtungsgegenstände herangezogen werden können. Zudem gibt es zwischen den verschiedenen Arten von Controllingobjekten vielfältige Zusammenhänge und teilweise auch Überschneidungen, da die jeweiligen Kategorien nicht auf einer inhaltlichen Ebene stehen. Letztlich ist es dem Einzelfall vorbehalten, welche Controllingobjekte im Rahmen des Controllingsystems einer Unternehmung Berücksichtigung finden. Dabei spielen – um nur einige Aspekte unter vielen denkbaren herauszugreifen – branchenspezifische Einflussfaktoren ebenso eine Rolle wie etwa die Größe und Organisationsstruktur der Unternehmung, Zahl und Bedeutung ihrer Kunden oder auch die genutzten Vertriebswege. Insofern gibt es keine Patentrezepte für die Auswahl der Controllingobjekte, sondern es muss der Fähigkeit des Managements überlassen bleiben, hier die jeweils angemessene Kombination von Betrachtungsgegenständen zu finden.

Für die Zwecke des Pflegemanagements im Sinne eines Dienstleistungsmanagements stellen häufig die *Pflegeprozesse* wichtige Controllingobjekte dar, weshalb sie in den weiteren Abschnitten besondere Aufmerksamkeit erfahren werden. Bedeutsam sind aber auch die durch Pflegedienstleister angebotenen *Leistungen* (Produkte) als Controllingobjekte sowie das Controlling der im Pflegemanagement eingesetzten *Ressourcen*, die das Leistungspotenzial der Anbieter bilden (z. B. Gebäude und pflegetechnische Einrichtungen, eingesetztes Personal). In diesem Sinne kann auch in Pflegepotenziale, -prozesse und -ergebnisse als Controllingobjekte unterschieden werden (näher dazu siehe Abschn. 11.2.2).

Controllingsubjekte:
Wer führt das Controlling durch? Wer ist „Controller"?

Als Controllingsubjekte werden diejenigen *Personen* bezeichnet, „die die Controlling-Aufgaben im Unternehmen im Rahmen einer bestimmten Controlling-Aufbau- und -Ablauforganisation wahrnehmen" (Dellmann 1996, S. 147). Es geht somit um die Frage, welche Personen in der Unternehmung als Controller tätig und an welchen Stellen in der Unternehmungsorganisation sie angesiedelt sind (vgl. Preißler 1995, S. 42 f.). Für diesen Problembereich finden sich in Theorie und Praxis sehr unterschiedliche Lösungsvorschläge (vgl. Horváth 1998, S. 795 ff.): Die konkrete Ausgestaltung im Einzelfall muss und kann sich personalwirtschaftlicher und organisationswissenschaftlicher Erkenntnisse und Prinzipien bedienen, die im Rahmen des vorliegenden Beitrags allerdings von nachgeordnetem Interesse sind und daher nicht weiter vertieft werden.

Controllinginformationen: Welche Arten von Informationen sind durch das Controlling bereitzustellen?

Den Informationen kommt im Rahmen des Controllings – dies macht schon die eingangs festgelegte Terminologie deutlich – eine herausragende Bedeutung zu: Letztlich dreht sich das gesamte Controllinggeschehen um die *Gewinnung, Verarbeitung und Weitergabe von Informationen für Führungsentscheidungen* (vgl. Horváth 1993, Sp. 328). Dabei ist zu beachten, dass es dem Controlling niemals gelingen kann, die Entscheidungsträger mit derart umfassenden Informationen zu versorgen, dass die Entscheidungen auf sicheren Erwartungen basieren könnten: Das *unvollständige* und zudem zwischen den Menschen *ungleich verteilte Wissen* (vgl. Schneider 1995, S. 6ff.) bringt es mit sich, dass Entscheidungen in der Realität stets unter *Unsicherheit* getroffen werden. Das Controlling kann jedoch durch die Bereitstellung von Informationen dazu beitragen, diese Unsicherheit zumindest bis zu einem gewissen Grade zu reduzieren. Dabei spielen insbesondere 4 *Informationskategorien* eine Rolle (vgl. Dellmann 1996, S. 147; zu einer anderen Einteilung siehe auch Horváth 1998, S. 335):

Ist-Informationen: Tatsachen, Fakten, die auch als „Informationen im engeren Sinne" bezeichnet werden (z. B. Ist-Kosten, Bilanzzahlen);

Kann-Informationen: erfahrungswissenschaftliche Erkenntnisse/Theorien (z. B. Erfolgsfaktoren);

Wird-Informationen: Erwartungen über Fremdereignisse/Wünsche/Ziele anderer Menschen (Prognoseinformationen, z. B. Modetrends, Bedarfsabschätzungen für die Zukunft);

Soll-Informationen: Dispositionen von Personen/Institutionen (z. B. Budgetvorgaben).

Einzelne Informationen bzw. Informationsbündel lassen sich nicht unbedingt immer klar einer dieser Kategorien zuordnen, da sich vielfältige Mischformen finden. Wichtig ist in diesem Zusammenhang zudem, dass das Controlling keinesfalls nur *quantitative* Informationen bereitstellt, die insbesondere aus dem Rechnungswesen stammen, sondern daneben zunehmend auch *qualitative* Informationen eine wichtige Rolle spielen (vgl. Horváth 1993, Sp. 328), da sich viele Sachverhalte nicht oder nur sehr unzureichend in Zahlen abbilden lassen (z. B. gesellschaftliche Entwicklungen wie das steigende Gesundheitsbewusstsein, soziale Ziele der Unternehmung).

Controllinginstrumente: Welcher Verfahren und Methoden kann sich das Controlling bedienen?

Unter Controllinginstrumenten verstehen wir alle Modelle, Methoden und technischen Hilfsmittel ... , die im Rahmen der systembildenden und systemkoppelnden Koordination zur Strukturierung des Controllingsystems und zur Aufbereitung von Informationen eingesetzt werden (Horváth 1993, Sp. 327).

Controllinginstrumente werden insofern sowohl für den Aufbau als auch für den laufenden „Betrieb" von Controllingsystemen benötigt. Entsprechend breit gefächert ist das Spektrum der grundsätzlich in Frage kommenden Controllinginstrumente. Übersicht 11-1 zeigt eine mögliche Einteilung derselben.

Übersicht 11-1. Überblick über die Controllinginstrumente. (Nach Schweitzer u. Friedl 1992, S. 159)

Unmittelbar planungs- und steuerungsbezogene Controllinginstrumente	Mittelbar planungs- und steuerungsbezogene Controllinginstrumente
Instrumente zur Unterstützung einzelner Planungs- und Steuerungsaufgaben der Unternehmungsführung	Instrumente zur Sicherstellung der Informationsversorgung
• Instrumente zur Festlegung der Ausgangsziele (Relevanzbaumanalyse, Kompatibilitäts- und Konfliktanalyse, Zielbeziehungsmatrix)	• Instrumente zur Informationsbedarfsermittlung (Dokumentenanalyse, Organisationsanalyse, Befragung, Modellanalyse, deduktiv-logische Analyse)
• Instrumente zur Identifikation der Planungsprobleme und zur Erarbeitung der Planprämissen (Lückenanalyse, Relevanzbaumanalyse, Kepner-Tregoe-Technik, Portfolio-Analyse)	• Instrumente zur Informationsbewertung (Kosten-, Nutzen-, Kosten-Nutzen-Analyse)
• Instrumente zur Erarbeitung der Planalternativen (Brainstorming-Techniken, morphologische und synektische Techniken)	• Instrumente zur Informationsbeschaffung (Environmental scanning, Prognoseverfahren, Frühwarnsysteme, Rechnungswesen, Methoden zur Aufspaltung von Abweichungen)
• Instrumente zur Bewertung der Planalternativen (Break-even-Analyse, Investitionsrechnung, Nutzwertanalyse)	• Instrumente zur Informationsübermittlung (Standard-, Abweichungs- und Bedarfsberichte)
• Festlegung des Kontrollproblems (Schwachstellen- und Sensitivitätsanalyse)	
• Feststellung der Abweichungen und Abweichungsanalyse (Modelle zur Auswahl von Abweichungen)	
Umfassende Planungs- und Steuerungsinstrumente (Kennzahlen-, Lenkpreis-, Budgetierungssysteme)	Instrumente zur Führungskoordination (Planungs- und Steuerungsrichtlinien zur Standardisierung und Programmierung sowie zur Aufgaben- und Kompetenzverteilung, Terminpläne, Motivations- und Konfliktlösungstechniken)

Bei weitem nicht alle – noch keineswegs erschöpfend – genannten Instrumente können im Rahmen der weiteren Ausführungen behandelt werden. Vielmehr ist eine themenspezifische Auswahl zu treffen. Eine zentrale Rolle im Controllinginstrumentarium kommt grundsätzlich ohne Zweifel dem *Rechnungswesen* zu (vgl. Horváth 1993, Sp. 328). Teilweise wird aus wissenschaftlicher Sicht sogar gefordert, das Controlling auf eine auf das Rechnungswesen gestützte Koordinations- und Kontrollhilfe zu beschränken (vgl. Schneider 1997, S. 465). Diese Sicht der Dinge erscheint jedoch für die vorliegenden Zwecke als zu eng, so dass im Folgenden durchaus auch Instrumente eine Behandlung erfahren werden, die außerhalb des Rechnungswesens stehen. Dies gilt insbesondere für das Feld der primär effektivitätsorientierten Konzepte.

Damit sei der einführende Überblick zum Wesen des Controllings abgeschlossen. Darauf aufbauend ist nunmehr zu prüfen, welchen Besonderheiten ein Controlling im Bereich des Pflegemanagements ausgesetzt ist.

> Fazit: Controlling dient der Informationsversorgung für Zwecke der Planung, Steuerung und Kontrolle. Zu diesem Zweck müssen Controllingobjekte, -subjekte, -informationen und -instrumente als Bestandteile des Controllingsystems unter Berücksichtigung der unternehmungs- bzw. organisationsspezifischen Besonderheiten festgelegt werden.

11.2 Pflegemanagement als Dienstleistungsmanagement – Konsequenzen für das Controlling

11.2.1 Patientenintegration als herausragendes Merkmal von Pflegedienstleistungen

Dienstleistungen weisen neben anderen Merkmalen ein herausragendes Charakteristikum auf: die *Mitwirkung des Kunden.* Jede Dienstleistung ist dadurch charakterisiert, dass der Kunde in einer mehr oder weniger aktiven Form an ihrer Erstellung mitwirkt. Die Mitwirkung des Kunden besteht aus Sicht der Theorie darin, sog. *externe Faktoren* zur Verfügung zu stellen (siehe schon Abschn. 11.1.3, „Controllingobjekte"). Dies wird auch als *Kundenintegration* bezeichnet (vgl. Kleinaltenkamp et al. 1996). Externe Faktoren sind bei Dienstleistungen generell die eigene Person oder – bei Unternehmen – Mitarbeiter des Unternehmens, Objekte, Tiere, Rechte, Nominalgüter und Informationen (vgl. Engelhardt et al. 1993, S. 401). Externe Faktoren treten immer als Bündel auf (vgl. Kleinaltenkamp 1994, S. 150). Häufig sind es Informationen in Kombination mit anderen externen Faktoren.

Kundenintegration, genauer *Patientenintegration,* ist auch für die Pflegedienstleistung charakteristisch: Zunächst einmal muss der Patient physisch anwesend sein und gewissermaßen seinen Körper zur Verfügung stellen, damit er gepflegt werden kann. Ohne dass der Patient in das Sanatorium, die Pflegestation im Krankenhaus oder das Pflegeheim gelangt, kann keine Pflegedienstleistung erfolgen. Aber nicht nur die „Initialzündung" der Dienstleistung geht vom Patienten aus. Auch während des Dienstleistungsprozesses ist seine permanente Anwesenheit erforderlich. Am Patienten werden die Pflegedienstleistungen wie etwa Waschen, Füttern oder Medikation erbracht.

Dass die Pflegeleistung am Patienten erbracht wird, darf jedoch nicht dazu führen, dass der Patient lediglich als „Gegenstand" der Pflege betrachtet wird, wie es etwa der folgende Auszug aus der „Zeit" zeigt:

> » Die Vormittage verstreichen noch relativ schnell. Alle paar Minuten steht etwas anderes an: Bettenmachen, Frühstück, Blutdruckmessen, Pillenvergabe, Krankengymnastik, Arztvisite. Einmal schneit sogar der Chefarzt herein. Mich würdigt er keines Wortes. Nach dem Mittagessen hingegen zieht sich die Zeit wie Kaugummi. Einziger Höhepunkt: die tägliche Spritze in den Bauch. Vorbeugung gegen Thrombose. Haben wir Glück? Oder macht es heute wieder Schwester Barbara? (Blum 1997). «

Neben ihrem *Körper* bzw. ihrer physischen Anwesenheit integrieren sich Patienten mit verschiedenen *Informationen* in den Pflegeprozess. So kann ein Patient Auskunft darüber geben, wie er sich fühlt und was sein Wohlbefinden und seine Zufriedenheit während des Pflegeprozesses erhöht.

Patienten können aber nicht nur Informationen liefern, um den Pflegeprozess besser zu gestalten, sie können auch aktiv an der Pflege teilnehmen. Sie haben es in der Hand, durch ihre Abwehr oder ihre Motivation den Heilungsprozess zu behindern oder zu fördern, wie das folgende, aber sicherlich nicht typische Beispiel verdeutlicht:

> » In meinem Dreibettzimmer in der Nürnberger Erler-Klinik läuft der Fernseher, wie immer. Bettnachbar Thomas steht auf Dauerberieselung. Er schaut kaum hin. Früh beim Aufwachen schaltet er die Glotze ein, und wenn er abends eingeschlafen ist, mache ich sie wieder aus. Schwacher Trost: Markus, der auf meiner anderen Seite liegt, ist genauso genervt wie ich. Im Laufe des Nachmittags betrinkt sich Thomas mit Kumpels, die ihn besuchen. Abends lässt er seine aggressive Stimmung dann an uns aus (Blum 1997). «

An diesem Beispiel zeigt sich noch ein weiteres Merkmal der Patientenmitwirkung: die „externen Faktoren" integrieren sich nicht nur in den Pflegeprozess, sondern *interagieren auch untereinander* und behindern oder fördern somit den Pflegeprozess.

Die Mitwirkung des Patienten hat Konsequenzen für die Aufgaben des Controllings und die Ausgestaltung der Controllinginstrumente.

11.2.2 Dimensionen der Dienstleistung: Leistungspotenzial, Leistungserstellungsprozess und Leistungsergebnis

Betrachtet man Pflege als Dienstleistung (vgl. Falk 1999), so setzt das Controlling von Pflegeaktivitäten zweckmäßigerweise an den Dimensionen der Dienstleistung an. Im allgemeinen wird zwischen den folgenden *Dienstleistungsdimensionen* unterschieden (vgl. Engelhardt et al. 1993; vgl. auch Marra 1999), die auch schon in Abschn. 11.1.3, „Controllingobjekte" kurz Erwähnung gefunden haben:

- dem *Leistungspotenzial* im Pflegebereich,
- dem *Leistungserstellungsprozess* der Pflege und
- dem *Leistungsergebnis* der Pflege.

Unter dem Leistungspotenzial ist die Fähigkeit und Bereitschaft einer Pflegeeinrichtung zu verstehen, die Pflegeleistung zu erbringen. Das Leistungspotenzial wird auch als *Bereitstellungsleistung* bezeichnet (vgl. Engelhardt et al. 1993, S. 398). Es umfasst sämtliche Ressourcen des Pflegebereichs, wie beispielsweise das Personal, die Einrichtung der Zimmer, Medikamente oder Verbandsstoffe.

Die Ressourcen werden miteinander kombiniert, um die *Leistungsbereitschaft* des Pflegebereichs herzustellen. So sorgen etwa Personalpläne dafür, dass die Station besetzt ist. Verbandsmaterial und Medikamente werden beschafft und auf Lager genommen.

Der Leistungserstellungsprozess umfasst den eigentlichen *Pflegevorgang*. Im Leistungserstellungsprozess wird das Leistungspotenzial aktiviert, um die Pflegeleistung zu „produzieren". Die *Aktivierung* erfolgt dabei durch die Integration des Patienten und seiner externen Faktoren. So werden etwa Arzneien entsprechend den Anordnungen des Arztes aus dem Lager entnommen und dem Patienten verabreicht.

Im Leistungserstellungsprozess werden die bereits vorkombinierten Potenzial- und Verbrauchsfaktoren mit weiteren internen Faktoren sowie den vom Patienten zur Verfügung gestellten externen Faktoren *kombiniert* und so zum Leistungsergebnis zusammengeführt (vgl. Engelhardt et al. 1993, S. 398).

Das Leistungsergebnis setzt sich aus verschiedenen *Komponenten* zusammen, so dass es sich genau genommen nicht um eine Einzelleistung, sondern um ein *Leistungsbündel* handelt (vgl. Engelhardt et al. 1993, S. 402 ff.). Die dargestellten Zusammenhänge verdeutlicht Abb. 11-2.

Die Erbringung von Pflegedienstleistungen besteht – wie die obigen Ausführungen zeigen – aus *zwei* grundsätzlich unterschiedlichen *Stufen*. In einer ersten Stufe werden die internen Potenzial- und Verbrauchsfaktoren im Rahmen des Leistungspotenzials *vorkombiniert*, um die Leistungsbereitschaft der Pflegestation zu erzeugen. Erst auf der zweiten Stufe kommen die Patienten als externe Faktoren hinzu. Hier findet der *eigentliche Pflegeprozess* statt.

Leistungspotenzial und Leistungserstellungsprozess unterscheiden sich damit in grundlegender Weise durch den *Kontakt zu einem konkreten Patienten* (vgl. Kleinaltenkamp u. Haase 1999, S. 171). Immer dann, wenn die vom Patienten zur Verfügung gestellten externen Faktoren bzw. der Patient selbst integriert werden, beginnt der Leistungserstellungsprozess. Also erst dann, wenn ein konkreter Patient gepflegt werden soll bzw. gepflegt wird, beginnt der Pflegeprozess im engeren Sinne.

Abb. 11-2.
Pflege als Dienstleistung. (In Anlehnung an Kleinaltenkamp 1997)

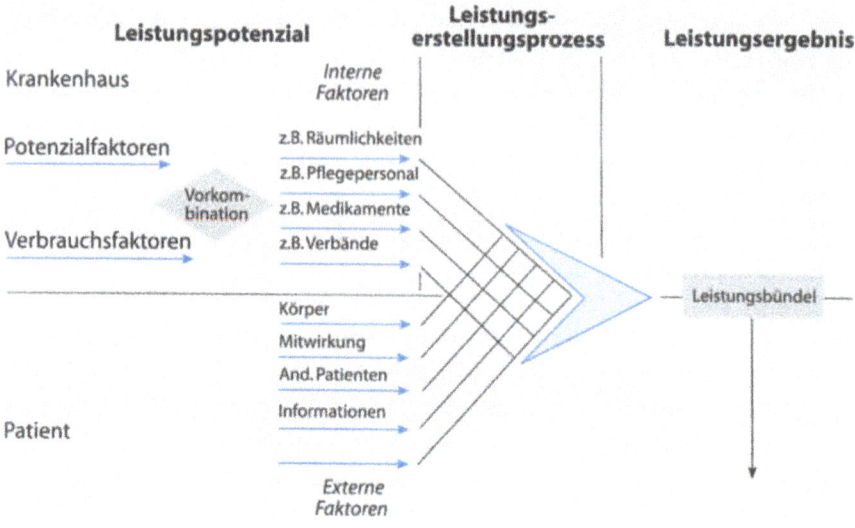

Demgegenüber finden die Aktivitäten im Rahmen des Leistungspotenzials ohne die Mitwirkung eines konkreten Patienten statt. Veränderungen hinsichtlich der Produktionsfaktoren und ihrer Kombination können daher ohne Berücksichtigung eines konkreten Patienten vorgenommen werden. Hier sind alle Aktivitäten der Pflege einzuordnen, die vorbereitenden Charakter haben und unabhängig von einem konkreten Patienten vorgenommen werden können.

Beide Formen von Aktivitäten unterscheiden sich im Hinblick auf die *Disposition des Anbieters* der Pflegedienstleistung. Aktivitäten im Rahmen des Leistungspotenzials können *autonom* disponiert werden. Autonome Disposition bedeutet, dass alle Aktivitäten geplant und durchgeführt werden können, ohne dass auf einen konkreten Patienten, etwa Frau Müller, Rücksicht genommen werden muss. Dies heißt keinesfalls, dass die Wünsche und Belange von Patienten nicht berücksichtigt werden sollen. Patientenorientierung ist auch hier erforderlich. Aber: Es geht nicht um konkrete Wünsche und Belange von Frau Müller, sondern um die Belange von bis dahin noch nicht namentlich bekannten Patienten. Personaleinsatzpläne werden nicht erst erstellt, wenn ein Patient auf der Station angekommen ist, sondern bereits im Vorfeld. Sie sollten aber so abgefasst werden, dass die Belange des Patienten berücksichtigt werden können. Medikamente werden nicht erst beschafft, wenn einer Patientin diese vom Arzt verordnet werden.

Demgegenüber haben wir es im Rahmen des Leistungserstellungsprozesses mit *integrativer* Disposition zu tun; hier ist der konkrete Patient mit seinen Belangen und Wünschen einzubeziehen. Erst wenn bekannt ist, unter welcher Krankheit Frau Müller leidet, kann ihr ein Medikament verordnet und verabreicht werden.

> **!** Nimmt man *Patientenorientierung als übergeordnetes Ziel des Pflegemanagements* ernst, so sind Leistungspotenzial und Leistungserstellungsprozess an den Wünschen und Erfordernissen der Patienten zu orientieren. Die Aufgabe des Controllings besteht dann darin festzustellen, ob das Leistungsergebnis den Anforderungen der Patienten entspricht, ggf. Lücken aufzudecken und Ansatzpunkte für Verbesserungen zu finden.

Sowohl Ursachen für unbefriedigende Leistungsergebnisse als auch Ansatzpunkte für Verbesserungsmöglichkeiten sind in den Aktivitäten zu suchen, die für das Zustandekommen des Leistungsergebnisses erforderlich waren. Dies ist zum einen der Leistungserstellungsprozess, zum anderen das Leistungspotenzial. Damit ergeben sich 3 *Ansatzpunkte für Controllingmaßnahmen*: das Leistungsergebnis, der Leistungserstellungsprozess und das Leistungspotenzial.

11.2.3 Aufgabenbereiche des Pflegecontrollings

Mit den Ansatzpunkten Leistungspotenzial, Leistungserstellungsprozess und Leistungsergebnis stehen wesentliche Controllingobjekte fest. Welche Controllinginstrumente einzusetzen sind, hängt nun davon ab, welche Zielsetzungen mit dem Controlling verfolgt werden. Unter 11.1.2 wurde gezeigt, dass hierbei die betriebswirtschaftlichen Zielsetzungen der Effektivität und der Effizienz im Mittelpunkt stehen. Die Überprüfung und Steuerung der Erreichung dieser Ziele wird durch die Controllinggrößen *Qualität, Zeit und Kosten* ermöglicht.

Stellt man Controllinggrößen und Controllingobjekte einander gegenüber, so erhält man die in Abb. 11-3 dargestellte *Controllingmatrix*.

Abb. 11-3.
Aufgabenbereiche des Pflegecontrollings – die Controllingmatrix

Controllingobjekte \ Controllinggrößen	Qualität	Zeit	Kosten
Leistungspotenzial	Qualifikation, Freundlichkeit des Pflegepersonals	Öffnungszeiten, Besuchszeiten	Kosten der EDV-Ausstattung
Leistungserstellungsprozess	Gespräche mit den Patienten	Dauer des Pflegeprozesses	Kosten des Waschens einer Person
Leistungsergebnis	Zufriedenheit der Pflegepersonen	Wirkung der Pflege	Kosten für den Aufenthalt in einem Pflegeheim

Die *Qualität des Leistungspotenzials* bezieht sich auf Qualitätselemente, über die die Pflegeinstitution autonom disponieren kann. Diese werden im Hinblick auf ihren Beitrag zur Erreichung des Effektivitätsziels, z. B. Zufriedenheit des zu Pflegenden, Wohlbefinden des Patienten, beurteilt. Die Felder der Matrix zeigen entsprechende Beispiele.

Qualitätsaspekte des Leistungserstellungsprozesses. Sie beziehen sich auf die Mitwirkung der zu pflegenden Person an der Erbringung der Pflegeleistung. Wie oben bereits dargestellt, kann hiervon ein fördernder, unterstützender, neutraler oder hemmender Einfluss auf die Dienstleistungsqualität ausgehen.

Qualitätsaspekte des Leistungsergebnisses. Sie beziehen sich auf die Gesamtheit der Pflegedienstleistung, nicht auf einzelne Aspekte des Leistungspotenzials oder des Leistungserstellungsprozesses. Ein Beispiel hierfür ist etwa das Gesamtqualitätsurteil eines Patienten, wie es sich in der Antwort auf die Frage „Wie zufrieden waren sie mit der Pflege ingesamt?" ausdrückt.

Kostenaspekte des Leistungspotenzials. Sie beziehen sich etwa auf die Höhe der Kosten für die Bereitstellungsleistung insgesamt, z. B. für die Ausstattung der Zimmer. Die *Kosten des Leistungserstellungsprozesses* werden durch die Ausgestaltung desselben beeinflusst. Bewohner eines Pflegeheims, die sich selbst anziehen, reduzieren die Kosten des Leistungserstellungsprozesses, während Bewohner, die angezogen werden müssen, die Pflegekosten entsprechend erhöhen. Das Ausmaß der Patientenmitwirkung hat damit erheblichen Einfluss auf die Höhe der Kosten. Die Gesamtkosten des Leistungspotenzials und des Leistungserstellungsprozesses bestimmen die Höhe der Kosten je Kostenträger, d. h. je Leistungsbündel.

Zeit. Die Zeit als Controllinggröße ist sowohl für Kontroll- als auch für Steuerungszwecke insbesondere auf der Ebene des *Leistungspotenzials* und des *Leistungserstellungsprozesses* von Bedeutung. Die Öffnungs- oder Besuchszeiten eines Krankenhauses, einer Pflegestation oder eines Sanatoriums etwa sind dem Leistungspotenzial zuzurechnen, während Wartezeiten, die Gesamtdauer des Pflegeprozesses sowie einzelner Aktivitäten innerhalb des Pflegeprozesses sich zum einen auf die Qualitätswahrnehmung der Pflegedienstleistung auswirken, zum anderen die Höhe der Kosten maßgeblich beeinflussen.

Bestimmte Controllinginstrumente können nun entsprechend ihrem jeweiligen Schwerpunkt in die Controllingmatrix eingeordnet werden (siehe Abb. 11-4). Manche Controllinginstrumente beziehen sich dabei lediglich auf einen Aspekt, während andere mehrere Aspekte betrachten.

Im Folgenden werden nun die verschiedenen Controllinginstrumente näher betrachtet. Dabei erfolgt eine Differenzierung entsprechend den betriebswirtschaftlichen Zielen, über deren Erreichung das Controlling Auskunft geben soll, nämlich zwischen effektivitätsbezogenen und effizienzbezogenen Controllinginstrumenten.

Abb. 11-4.
Systematik der Controllinginstrumente

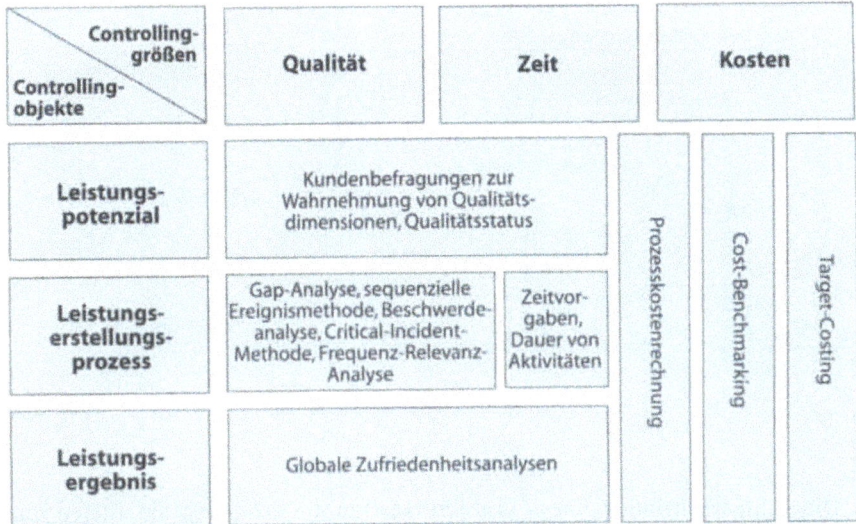

Neben den Controllinginstrumenten, die jeweils einzelne Controllinggrößen beleuchten, existiert mit dem Blueprinting eine Methode, die es erlaubt, verschiedene Controllinggrößen und -objekte miteinander zu verbinden. Aufgrund dieses übergreifenden Charakters soll die Methode zunächst vorgestellt werden, bevor die einzelnen Controllinginstrumente näher beleuchtet werden.

11.3 Effektivitäts- und effizienzbezogene Instrumente des Controllings – das Blueprinting als Grundlage

Beim Blueprinting (vgl. auch Marra 1999; Fließ 2000) handelt es sich zunächst um eine *chronologische Darstellung* der Aktivitäten eines Pflegeprozesses, die auf der horizontalen Achse dargestellt werden (vgl. Abb. 11-5). Auf der vertikalen Achse werden die Aktivitäten – ausgehend vom Kunden und immer tiefer in die Pflegeeinrichtung eindringend – weitergehend strukturiert.

Wie Abb. 11-5 zeigt, lassen sich 5 verschiedene Ebenen voneinander unterscheiden:

1. Die Interaktionslinie *(„line of interaction")* trennt die Kundenaktivitäten von den Anbieteraktivitäten, d. h. die Aktivitäten des einzelnen Patienten von denen des Pflegepersonals. Zu den Patientenaktivitäten zählt beispielsweise, dass der Patient über Schmerzen klagt, dass er nach dem Pflegepersonal klingelt, dass er isst oder seine Tabletten nimmt.
Unterhalb der Interaktionslinie vollziehen sich die Anbieteraktivitäten, d. h. die Aktivitäten des Pflegepersonals.

Abb. 11-5.
Die Struktur des Blueprints. (Nach Fließ 1999. In Anlehnung an Kleinaltenkamp 1999)

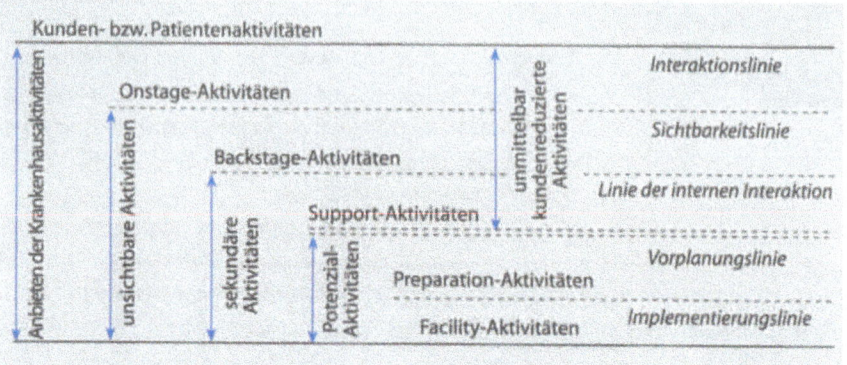

2. Die Sichtbarkeitslinie *("line of visibility")* trennt die sichtbaren Aktivitäten von den für den Patienten unsichtbaren Aktivitäten im Rahmen der Pflege.
Unterhalb der Sichtbarkeitslinie sind die sog. „Backstage-Aktivitäten" einzuordnen, oberhalb der Sichtbarkeitslinie die „Onstage-Aktivitäten". Sichtbar sind für den Patienten alle Handgriffe, die das Pflegepersonal an seinem Körper vornimmt, z. B. Waschen, Fiebermessen. Sichtbar ist weiterhin, was innerhalb des Zimmers passiert, z. B. was der Arzt über den Gesundheitszustand eines anderen Patienten während der Visite äußert oder welche Fragen dem Pflegepersonal im Beisein des Patienten gestellt werden. Nicht sichtbar sind demgegenüber alle Aktivitäten, die innerhalb der Schwesternzimmer stattfinden, die Einsatzbesprechungen des Pflegepersonals mit der Pflegedienstleitung oder die Übergabegespräche zwischen Tages- und Nachtschicht.
3. Mit Hilfe der Linie der internen Interaktion *("line of internal interaction")* lassen sich unterstützende Aktivitäten von den primären kundenbezogenen Aktivitäten trennen. Unterstützende Aktivitäten, auch als Support-Aktivitäten bezeichnet, dienen der weiteren Fortführung des Kundenintegrationsprozesses, ohne jedoch – anders als die primären Aktivitäten – dem Kunden einen unmittelbaren Nutzen zu stiften. Es handelt sich um solche Tätigkeiten, die das Pflegepersonal für die Steuerung und Planung seiner eigenen Tätigkeit oder der anderer Abteilungen benötigt. Hierzu zählt etwa die Dokumentation der Behandlung für den Arzt oder für die spätere Abrechnung der Krankenhausleistungen. Diese Aktivitäten haben nichts mehr direkt mit dem Patienten zu tun, werden aber durch seine externen Faktoren angestoßen.
Die Linie der internen Interaktion trennt somit Aktivitäten, die unmittelbar dem Kunden dienen (primäre Aktivitäten) von solchen Aktivitäten, die nur noch mittelbar mit dem Kunden zu tun haben (sekundäre Aktivitäten). Die primären Aktivitäten umfassen dabei die Kombination der internen und externen Faktoren, und zwar sowohl die für den Kunden sichtbaren als auch die für den

Kunden nicht sichtbaren Aktivitäten. Die sekundären Aktivitäten während des Leistungserstellungsprozesses entsprechen den unterstützenden oder Support-Aktivitäten. Hier ist sowohl die Disposition über die internen Faktoren anzusiedeln, soweit sie während des Leistungserstellungsprozesses vorgenommen wird, z. B. Anweisungen an das Pflegepersonal, als auch die durch den Kunden induzierten Aktivitäten, die notwendig sind, damit eine Kombination aus internen und externen Faktoren durchgeführt werden kann.

4. Die Vorplanungslinie (*„line of order penetration"*) trennt die Aktivitäten des Leistungserstellungsprozesses von den Aktivitäten des Leistungspotenzials. Sie bildet die Trennlinie zwischen den integrativ disponierten und den autonom disponierten Aktivitäten des Pflegepersonals. Alle Aktivitäten oberhalb der Vorplanungslinie sind unmittelbar kundeninduziert; sie können erst durchgeführt werden, wenn der Patient mit seinen externen Faktoren integriert wird. Alle Aktivitäten unterhalb der Vorplanungslinie können unabhängig von einem konkreten Kunden vordisponiert werden; ihre Durchführung ist unabhängig von einem bestimmten Patienten möglich.

5. Die Prozesse innerhalb des Leistungspotenzials können wiederum in „Preparation-Aktivitäten" und in „Facility-Aktivitäten" unterschieden werden. Zwischen beiden ist die Implementierungslinie (*„line of implementation"*) einzuziehen. Preparation-Aktivitäten umfassen solche Aktivitäten, die autonom vom Anbieter disponiert werden, aber dazu dienen, den Leistungserstellungsprozess vorzubereiten. Hierzu zählt etwa die Aufstockung des Vorrates von Medikamenten in der Abteilung aus den Beständen des Krankenhauses.
Zu den Facility-Aktivitäten sind die autonomen Dispositionen zu rechnen, die den Preparation-Aktivitäten logisch und meist auch zeitlich noch vorgelagert sind. Hierzu zählt die Einrichtung von Krankenhauszimmern, die Einstellung und Weiterbildung des Personals, der Kauf von EDV und die Implementierung neuer Software.

Abb. 11-6 zeigt ein Beispiel für ein Blueprint. Hierbei handelt es sich um einen Ausschnitt aus dem Pflegeprozess auf einer Entbindungsstation. Eingetragen sind die für einen Vormittag typischen Abläufe auf einer Entbindungsstation.

Aus dem Blueprinting selbst ergeben sich bereits erste *Anhaltspunkte für Schwachstellen und Verbesserungsmöglichkeiten*. Zur Verbesserung von Effizienz und Effektivität können die folgenden Überlegungen angestellt werden:

- Wie hoch ist der Anteil der Aktivitäten ober- und unterhalb der Interaktionslinie? Je mehr Aktivitäten oberhalb der Interaktionslinie liegen, desto mehr wirkt der Patient selbst am Pflegeprozess mit. Das Ausmaß der eigenen Mitwirkung kann von den Patienten dabei sehr unterschiedlich bewertet werden. Der Einsatz zusätzlicher Controllinginstrumente, z. B. Zufriedenheitsbefragungen, kann hier Aufschluss über die wahrgenommene Qualität geben. Die Mitwirkung der Pflegeperson hat jedoch auch Einfluss auf die Effizienz des Prozesses. Ob mehr Mitwirkung zu niedrigeren oder höheren Kosten führt, kann mit Hilfe der Prozesskostenrechnung aufgedeckt werden (vgl. Bogajewskaja et al. 1998).

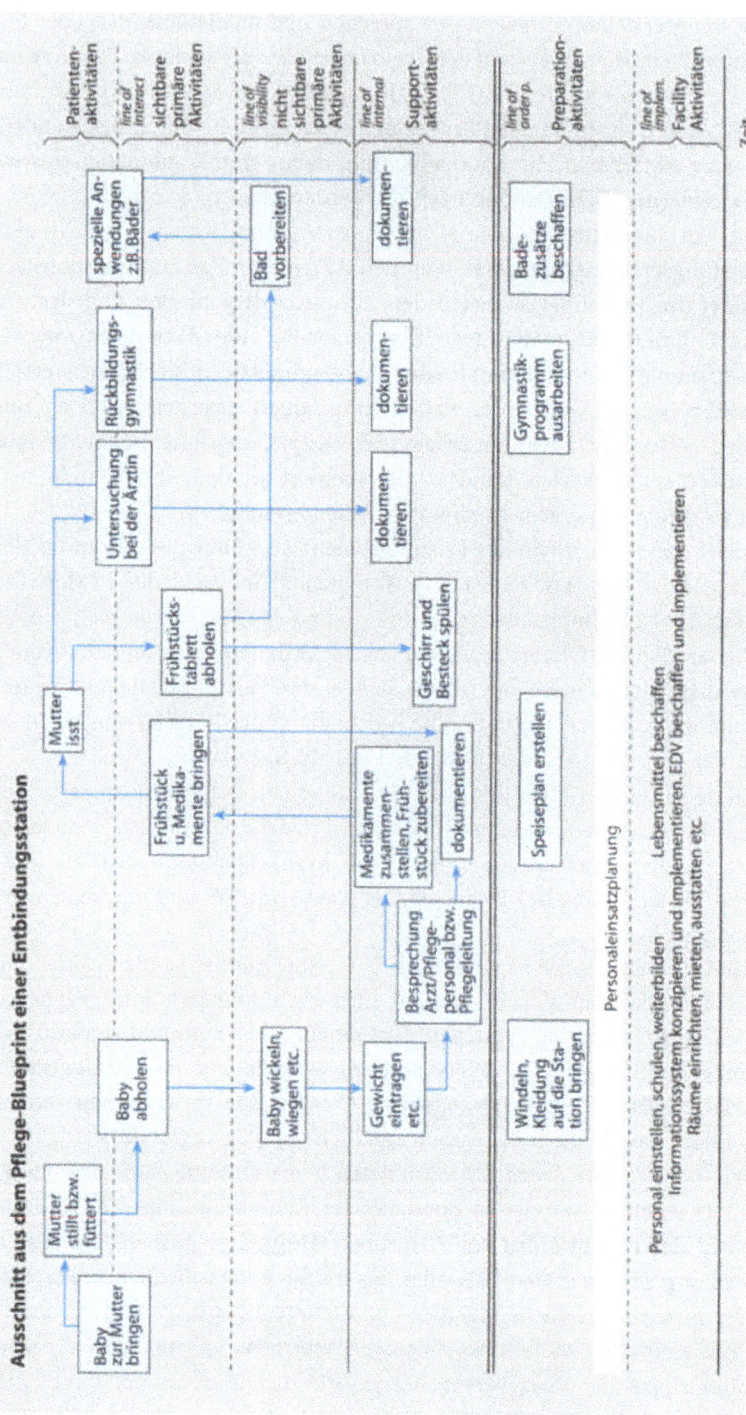

Abb. 11-6.
Beispiel eines Blueprints – Aktivitäten auf einer Entbindungsstation (Ausschnitt). (Nach Fließ 2000)

- Wie hoch ist der Anteil der Aktivitäten oberhalb und unterhalb der Linie der internen Interaktion? Da der Patient im Mittelpunkt des Pflegeprozesses steht, sind alle Aktivitäten, die den Patienten einbeziehen und seinem direkten Nutzen dienen, von größerer Bedeutung als die Support-Aktivitäten. Betrachtet man das Blueprint, so sollte der größte Teil der Aktivitäten oberhalb der Linie der internen Interaktion liegen. Befindet sich demgegenüber ein größerer Teil der Aktivitäten unterhalb der Linie der internen Interaktion, so deutet das auf eine Dominanz verwaltungstechnischer Aktivitäten hin, die vornehmlich der eigenen Prozessorganisation dienen und weniger dem Patienten zugute kommen. Hier besteht ein erster Ansatzpunkt für die Steigerung der Pflegequalität.
- Welche Aktivitäten sind oberhalb der Vorplanungslinie und welche unterhalb eingetragen? Aktivitäten oberhalb der Vorplanungslinie werden kundeninduziert durchgeführt; sie kosten während des Pflegeprozesses Zeit. Daher ist zu fragen, ob alle Aktivitäten erst durch die Pflegepersonen angestoßen werden oder ob manche Aktivitäten nicht auch von Patienten unabhängig durchgeführt werden können. Solche Aktivitäten etwa lassen sich bündeln und aus dem eigentlichen Pflegeprozess auskoppeln; sie sind dann dem Potenzial zuzurechnen und autonom zu gestalten. Manche dieser Aktivitäten sind dann u. U. auch nicht notwendigerweise vom Pflegepersonal durchzuführen, sondern können von anderen Personen übernommen werden und somit die Effizienz der Pflege steigern.
- Werden Abteilungen und Stellen eingetragen, so lassen sich Schnittstellen erkennen. Schnittstellen bedürfen der Koordination durch Übergaben, Absprachen etc. Sind sehr viele unterschiedliche Abteilungen und Stellen beteiligt, so kann dies zu Übergabe- und Abstimmungsproblemen führen.
- Hilfsmittel: Sind die technischen Hilfsmittel adäquat für die Aufgaben, für die sie eingesetzt werden? Hilft die EDV oder führt sie eher zu zeitlichen Verzögerungen, Fehlern o. ä.?
- Räumlichkeiten: Werden die verschiedenen Aktivitäten an vielen verschiedenen Orten durchgeführt, so können dadurch lange Wegzeiten entstehen, die der Patientenpflege entzogen werden.

Diese Überlegungen können erste Anhaltspunkte für Verbesserungen in qualitativer, zeitlicher und wirtschaftlicher Hinsicht liefern. Um konkrete Maßnahmen zu ergreifen, sind häufig weitere Informationen erforderlich. Entsprechend den Controllinggrößen sind hierbei insbesondere qualitätsbezogene Informationen, Zeitangaben und Kostengrößen zu nennen. Hierfür ist der Einsatz der in Abb. 11-4 dargestellten Einzelinstrumente erforderlich. Die aus dem Einsatz der Einzelinstrumente erhaltenen Ergebnisse können dann wiederum in das Blueprint eingeordnet werden.

Im Folgenden wollen wir zunächst die effektivitätsbezogenen Instrumente des Controllings betrachten, bevor wir dann zu den effizienzbezogenen Instrumenten übergehen.

11.4 Effektivitätsbezogene Instrumente des Controllings im Pflegemanagement

11.4.1 Einordnung der effektivitätsbezogenen Controllinginstrumente

Die Aufgabe des effektivitätsorientierten Controllings besteht darin festzustellen, in welchem Maße die Pflegedienstleistung den Qualitätsanforderungen entspricht, wo möglicherweise Abweichungen bestehen und ggf. Ansatzpunkte für Verbesserungsmaßnahmen aufzuzeigen. Damit lassen sich die folgenden *Schritte* im Rahmen des *effektivitätsbezogenen Controllings* definieren:

1. Identifikation von Qualitätsmerkmalen – welche Aspekte machen die Qualität einer Pflegedienstleistung aus?
2. Messung der Qualitätsmerkmale – wie sind diese Qualitätsaspekte zu bewerten?
3. Aufdeckung von Qualitätsabweichungen – bei welchen Aspekten werden die Qualitätsanforderungen nicht erreicht?
4. Aufdeckung möglicher Ansatzpunkte für Verbesserungsmaßnahmen – welche Möglichkeiten gibt es, die Qualität zu steigern?

Die hierbei einzusetzenden Controllinginstrumente lassen sich nun nach verschiedenen Kriterien systematisieren:

- Nach dem Standpunkt des Betrachters lassen sich *anbieterorientierte* und *kundenorientierte* Controllinginstrumente voneinander unterscheiden. Kundenorientierte Controllinginstrumente betrachten die Pflegedienstleistung aus der Sicht der Pflegepersonen. Sie fragen danach, wie die Pflegepersonen die Qualität der Pflegeleistung beurteilen, an welchen Stellen sie unzufrieden sind und möglicherweise auch warum. Die Pflegeperson definiert hierbei, was unter Qualität zu verstehen ist, bewertet diese Qualität und gibt Auskunft über Abweichungen zwischen ihren Vorstellungen und der tatsächlichen Pflegedienstleistung. Anbieterorientierte Controllinginstrumente prüfen, ob die Pflegedienstleistung den vom Anbieter gesetzten Standard erfüllt; sie decken die Ursachen möglicher Abweichungen auf und zeigen auch Ansatzpunkte für Verbesserungsmöglichkeiten auf.

- Nach der Art der Erfassung von Missständen lassen sich *ereignisorientierte*, auf den Einzelfall abstellende und einer *systematischen Erfassung* von Qualitätsmerkmalen dienende Instrumente voneinander unterscheiden. Ereignisorientierte Controllinginstrumente stellen das Einzelerlebnis in der Regel des Kunden in den Mittelpunkt. Ein Beispiel hierfür ist die Beschwerdeanalyse, die sich mit kritischen Erlebnissen der Pflegepersonen auseinandersetzt. Die merkmalsorientierten Instrumente stellen demgegenüber auf eine systematische Erfassung von Qualitätsurteilen ab, die sich auf übliche, durchschnittliche und im Gegensatz zu den ereignisorientierten Verfahren auf herausragende Erfahrungen beziehen.

- Nach der Art der Messung können *objektive* und *subjektive* Methoden unterschieden werden. Von objektiven Methoden spricht man, wenn eine dritte, d. h. nicht die durchführende Person zu denselben Ergebnissen gelangt. Bei-

spiele hierfür sind etwa Expertenbeobachtungen, aber auch Qualitätsaudits, Qualitätskostenanalysen oder statistische Auswertungen. Subjektive Methoden stellen demgegenüber auf den individuellen Eindruck von Personen ab. Hierzu zählen etwa Befragungen von Patienten zu ihrer Qualitätseinschätzung der Pflegeleistung.
- Nach dem Bezugsobjekt der Maßnahmen lassen sich *potenzial-, prozess-* und *ergebnisbezogene* Controllinginstrumente voneinander unterscheiden. Potenzialorientierte Controllinginstrumente stellen die vom Anbieter autonom zu gestaltenden und zu steuernden Aktivitäten in den Mittelpunkt, während prozessbezogene Controllinginstrumente den Leistungserstellungsprozess betrachten und die Integration der Pflegeperson mit berücksichtigen. Ergebnisorientierte Instrumente versuchen, das Leistungsbündel der Pflegedienstleistung in seiner Gesamtheit zu erfassen.

Im Folgenden soll eine Auswahl von Instrumenten des Qualitätscontrollings vorgestellt werden, die – entsprechend den Dimensionen der Dienstleistung – in potenzial- und prozessbezogene Controllinginstrumente unterschieden werden. Ergebnisorientierte Instrumente spielen im Controllingbereich eine untergeordnete Rolle, da sie lediglich die Zufriedenheit mit der Pflegedienstleistung insgesamt erfassen, nicht aber auf die einzelnen, diesen zugrundeliegenden Dimensionen eingehen. Abb. 11-7 gibt einen Überblick über die verschiedenen, im Folgenden zu behandelnden Controllinginstrumente. Anzumerken ist hierbei, dass die Zuordnung der Instrumente nicht immer ganz eindeutig möglich ist, so dass die Einordnung danach erfolgt, welche Charakteristika überwiegen.

Abb. 11-7.
Effektivitätsbezogene Controllinginstrumente des Pflegemanagements

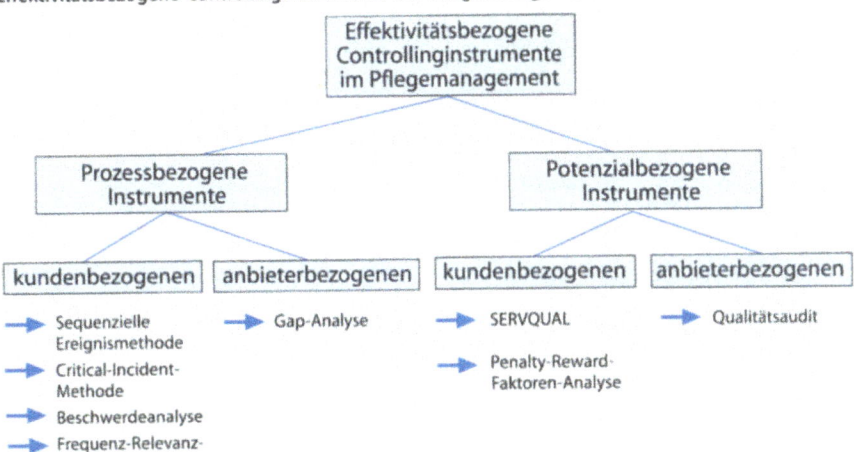

11.4.2 Prozessbezogene Instrumente des Qualitätscontrollings

Die prozessbezogenen Instrumente des Qualitätscontrollings setzen am *Ablauf des Dienstleistungsprozesses* an. Der Grundgedanke besteht darin, dass die Pflegeperson während eines Pflegeprozesses in unterschiedlichen Situationen mit dem Pflegepersonal konfrontiert wird. Jeder Kontakt zwischen Pflegepersonal und Pflegeperson entspricht einem „Augenblick der Wahrheit". Dieser wird als entscheidend für die Qualitätswahrnehmung der Pflegeperson angesehen. Im Rahmen der patientenorientierten prozessbezogenen Controllinginstrumente geht es nun darum, die Kontaktpunkte zu identifizieren, die Qualitätswahrnehmung an diesen Kontaktpunkten zu messen, Qualitätsabweichungen zu erfassen und im Hinblick auf Verbesserungsmaßnahmen zu analysieren. Eine systematische Erfassung der Kontaktpunkte und der Kontaktpunktqualität ermöglicht dabei die sequenzielle Ereignismethode.

Die sequenzielle Ereignismethode

Bei der sequenziellen Ereignismethode geht es darum, die Pflegepersonen in die *Pflegesituation* zu versetzen und nach ihren jeweiligen *Eindrücken im Kontakt mit dem Pflegepersonal* zu befragen. Eine gute Grundlage für die Ermittlung der Kontaktpunkte bietet das Blueprint. In dem in Abb. 11-6 dargestellten Prozess auf einer Entbindungsstation wären dies die Punkte Baby bringen, Baby abholen, Frühstück erhalten, Medikamente erhalten, Frühstück abholen, Arztuntersuchung, Gymnastik, Bäder.

Im Rahmen persönlicher Interviews werden die Befragten gebeten, die jeweilige Situation nochmals gedanklich-emotional zu erleben und ihre jeweiligen Erlebnisse ausführlich zu schildern.

> **Übersicht 11-2.** Fragen im Rahmen der sequenziellen Ereignismethode
>
> „Ich möchte Sie bitten, sich nochmals in den gestrigen Tag zurückzuversetzen. Womit begann für Sie der Tag?"
>
> „Als die Kinderschwester das Baby wieder abholte, wie fühlten Sie sich da?"
>
> „Und was passierte dann?"
>
> „Wie empfanden Sie die Situation?"
>
> „Was hat Ihnen gefallen? Was hat Ihnen weniger gefallen?"

Wie diese Fragen zeigen, kommt es bei der Anwendung der Methode auf besonders behutsames Fragen an. Daher ist Anonymität sowohl der Befragten als auch des zur Debatte stehenden Pflegepersonals von besonderer Bedeutung. Aus diesem Grunde empfiehlt es sich, die Methode nur von geschulten Interviewern/Interviewerinnen durchführen zu lassen, die zudem auch noch einer externen Institution, also nicht der Pflegeinstitution, angehören. Wie bei allen Methoden, in denen das Verhalten des Personals eine Rolle spielt, ist bei der Vorbereitung des Methodeneinsatzes der Personal- oder Betriebsrat einzuschalten.

Die erhaltenen Ergebnisse können in das Blueprint eingetragen werden und Aufschluss über kritische Punkte geben. Diskussionen mit dem Pflegepersonal oder die Einrichtung von Qualitätszirkeln können Hinweise für mögliche Verbesserungen liefern.

Sowohl die Erfassung der Erlebnisse mit Hilfe der sequenziellen Ereignismethode als auch die Auswertung ist aufgrund der Technik der persönlichen Interviews *sehr aufwendig*. Eine Vereinfachung besteht darin, den Pflegepersonen bereits standardisierte, typische Pflegeabläufe vorzulegen und sie gezielt zu ihrer Bewertung der einzelnen Kontakterlebnisse zu befragen. Hierbei gehen allerdings individuelle Erlebnisse der Befragten verloren. Eine Methode, die diese individuellen Erlebnisse erhebt und auswertet, ist die Critical-Incident-Reward.

Die Critical-Incident-Methode

Bei der Critical-Incident-Methode werden *kritische Kontaktpunkterlebnisse* abgefragt (vgl. Bitner et al. 1990; Stauss 1995). Kritische Erlebnisse sind dabei nicht nur im negativen Sinne zu verstehen, sondern beziehen sich ausdrücklich auch auf positive Ereignisse. Als kritisch sind solche Erlebnisse zu betrachten, die entweder besonders positiv oder besonders negativ aus den allgemeinen Erlebnissen herausstechen. Die Critical-Incident-Methode orientiert sich somit an der *Ausnahmesituation*, nicht an der Routinesituation.

Übersicht 11-3. Fragen, die zur Erfassung kritischer Kontakterlebnisse gestellt werden

„Erinnern Sie sich an einen besonders zufriedenstellenden Kontakt mit dem Pflegepersonal?"

„Erinnern Sie sich an einen Kontakt mit dem Pflegepersonal, der Sie überhaupt nicht zufriedenstellte?"

„Wann ereignete sich dies?"

„Welche besonderen Umstände führten zu dieser Situation?"

„Was sagte oder machte das Pflegepersonal genau?"

Für die Anwendung der Methode gelten die gleichen Überlegungen hinsichtlich der Durchführung wie bezüglich der sequenziellen Ereignismethode.

Eine Methode, die sich lediglich auf die negativ herausfallenden Ereignisse bezieht, ist die Beschwerdeanalyse.

Die Beschwerdeanalyse

Beschwerden werden allgemein als *sehr negativ* eingestuft. Sicherlich ist es richtig, dass es das Ziel des Pflegemanagement sein sollte, Beschwerden überflüssig zu machen. Auf der anderen Seite stellen Beschwerden jedoch eine *wichtige Informationsquelle* für eine Pflegeinstitution dar (vgl. Dullinger 1998), und zwar aus folgenden Gründen (vgl. Günter u. Huber 1996):

- Nur ein Bruchteil aller unzufriedenen Kunden äußern ihre Unzufriedenheit über eine Beschwerde. Sich beschwerende Kunden stellen somit nur die Spitze des Eisberges dar. Für den Pflegebereich ist zu vermuten, dass sich unzufriedene Kunden – wenn überhaupt – erst dann äußern, wenn sie die Pflegeeinrichtung verlassen, aus Angst, durch ihre Beschwerden während des Pflegeprozesses Repressalien ausgesetzt zu sein. Aus diesem Grund ist auch zu vermuten, dass sich eher Angehörige als die Pflegepersonen selbst beschweren werden.
- Unzufriedene Kunden, die sich nicht beschweren, reagieren mit negativer Mund-zu-Mund-Propaganda, d. h. sie berichten über ihre schlechten Erfahrungen anderen potenziellen Kunden (vgl. Stauss u. Seidel 1998). In Zeiten zunehmenden Wettbewerbs und knapper Kassen ist auch für den Pflegebereich eine Auslastung der vorhandenen Kapazitäten von besonderer Bedeutung. Beschwerden dürfen daher nicht vernachlässigt werden.
- Schließlich ist es möglich, aus Beschwerdeführern nicht nur zufriedene, sondern auch treue Kunden zu machen, wenn es gelingt, die Beschwerde zur Zufriedenheit des Kunden zu beseitigen. Hier besteht die Chance, durch „begeisternden" Service besondere Leistungsfähigkeit zu dokumentieren. Für den Pflegebereich bedeutet eine solche Beschwerdebehandlung, dass die Pflegepersonen zwar nicht unbedingt wiederkommen, aber durch positive Empfehlungen dafür sorgen, dass andere den Weg dorthin finden (vgl. Helm u. Günter 2000).

Beschwerden stellen allerdings *kein routinemäßig anzuwendendes* Instrument des Qualitätscontrolling dar, da weder die Beschwerdeführer noch die Beschwerden repräsentativ für Qualitätsmängel sind. Dennoch sollte die Beschwerde auch im Pflegebereich nicht unterdrückt werden. Zwar kann die Forderung, Beschwerden zu fördern, durchaus kritisch betrachtet werden, allerdings sollte es den unzufriedenen Pflegepersonen leichter gemacht werden, ihre Beschwerden zu äußern, ohne Konsequenzen hinsichtlich ihrer persönlichen Behandlung fürchten zu müssen. „Kummerkästen" in Verbindung mit der Zusage vertraulicher Behandlung etwa stellen eine hierfür geeignete Maßnahme dar. Auch die Benennung von Vertrauenspersonen kann eine Möglichkeit sein.

Die aus den verschiedenen prozessbezogenen Methoden gewonnenen Erkenntnisse sind im letzten Schritt auszuwerten, um Anhaltspunkte für Schwächen und Verbesserungsmöglichkeiten zu finden. Eine Möglichkeit besteht darin, die Beschwerden den verschiedenen Aktivitäten im Blueprint zuzuordnen. Hierbei kann die Häufigkeit der Beschwerden im Blueprint farblich hervorgehoben werden, um neuralgische Punkte besonders zu kennzeichnen.

Ein weiteres Auswertungsverfahren, das zudem Auskunft über die Bedeutung der Schwachstellen gibt, ist die Frequenz-Relevanz-Analyse.

Die Frequenz-Relevanz-Analyse

Die Frequenz-Relevanz-Analyse, auch kurz als FRAP bezeichnet, wertet die aufgetretenen Probleme nach der *Häufigkeit des Auftretens* (Frequenz) und der *Bedeutung der Ereignisse* in der Wahrnehmung des Kunden (Relevanz) aus (vgl. Stauss u. Hentschel 1990, S. 247 ff.). Während die Häufigkeit der aufgetretenen Probleme sowohl bei der sequenziellen Ereignismethode als auch bei der Critical-Incident-Methode und der Beschwerdeanalyse recht einfach zu ermitteln ist, erfordert die Bestimmung der Relevanz jeweils Zusatzfragen. So kann etwa die Frage „Wie wichtig war dieses Erlebnis für Sie?" Auskunft über die Bedeutung geben.

Alle ermittelten Probleme können dann nach ihrer Wichtigkeit und nach der Häufigkeit des Auftretens in die folgende Matrix eingeordnet werden (siehe Abb. 11-8). Ihre jeweilige Position in den Feldern gibt gleichzeitig Auskunft darüber, wie *dringlich eine Beseitigung* des Problems ist.

Die bisher vorgestellten Methoden nehmen eine *Bewertung aus der Sicht des Kunden* vor. Hierbei kann der Kunde allerdings nur die Aktivitäten bewerten, die er auch sieht bzw. an denen er teilhat. Aktivitäten, die unterhalb der „Sichtbarkeitslinie" stattfinden, sind für ihn nicht bewertbar, aber auch diese Aktivitäten sollten Gegenstand des Controllings sein. Daher wird mit der Gap-Analyse zum Abschluss eine Methode vorgestellt, um Qualitätslücken auf Anbieterseite zu identifizieren, die in den Strukturen der Pflegeinstitution selbst begründet sind. Werden die Ergebnisse der Gap-Analyse mit dem Blueprint kombiniert, so zeigen sich hier insbesondere Schwachpunkte an den Schnittstellen im Blueprint.

Die Gap-Analyse

Die Gap-Analyse versucht, die *Ursachen* aufzudecken, die dazu führen, dass die Pflegeperson nicht die Qualität der Pflegeleistung erhält, die sie erwartet. Hintergrund ist dabei, dass es insbesondere die Integration der „externen Faktoren",

Abb. 11-8.
Frequenz-Relevanz-Analyse. (Nach Stauss u. Seidel 1998)

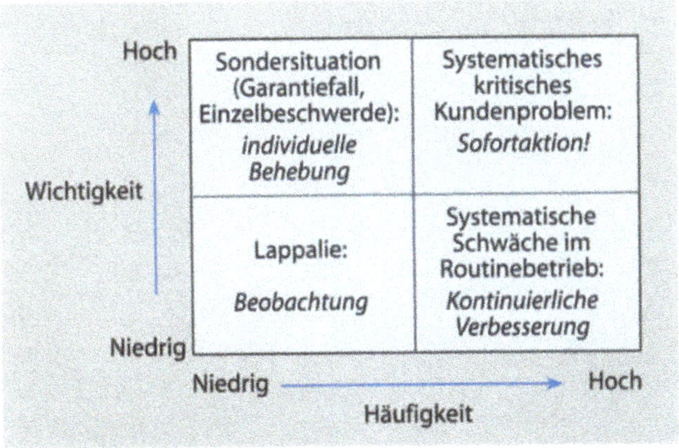

Wichtigkeit	Häufigkeit Niedrig	Häufigkeit Hoch
Hoch	Sondersituation (Garantiefall, Einzelbeschwerde): *individuelle Behebung*	Systematisches kritisches Kundenproblem: *Sofortaktion!*
Niedrig	Lappalie: *Beobachtung*	Systematische Schwäche im Routinebetrieb: *Kontinuierliche Verbesserung*

aber auch Tagesform, Stimmungsschwankungen etc. des Pflegepersonals schwierig machen, eine *gleichbleibende, den Kunden zufriedenstellende Leistung* zu erbringen. In ausführlichen Gesprächen mit Mitarbeitern in Unternehmen verschiedener Branchen wurden die folgenden Gaps identifiziert (vgl. Abb. 11-9).

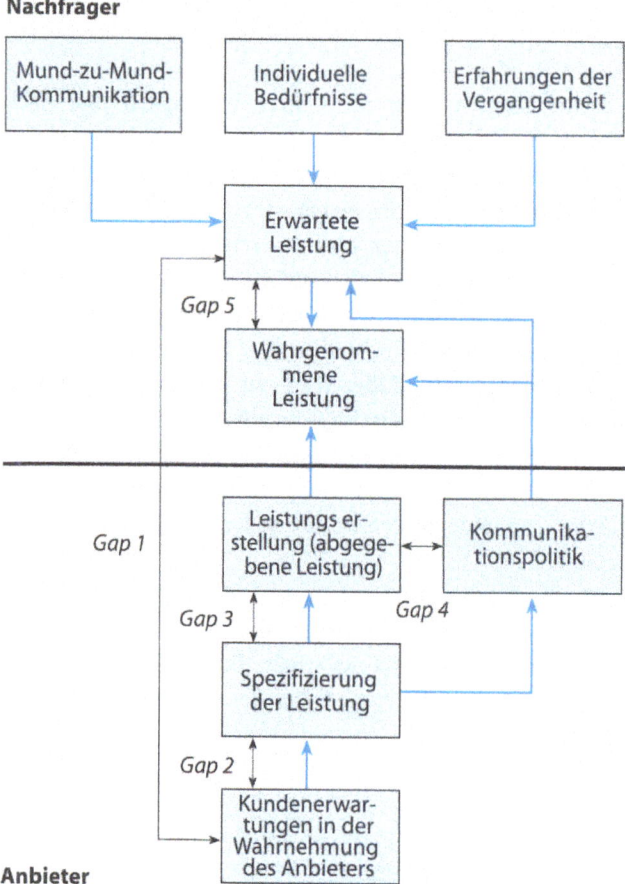

Abb. 11-9.
Das Gap-Modell. (Nach Zeithaml et al. 1988)

Im einzelnen lassen sich die Gaps wie folgt *charakterisieren*:

Gap 1: Abweichung zwischen Kundenerwartungen und der Wahrnehmung durch das Management – was glaubt das Management, was die Kunden erwarten?

Eine Lücke (Gap) kann auf vielfältige Ursachen zurückzuführen sein. Ein Grund kann darin bestehen, dass die Erwartungen der Kunden nicht erfasst werden, also keine Befragungen durchgeführt werden oder in Gesprächen nicht auf die Erwartungen der Patienten geachtet wird. Eine weitere Ursache mag darin liegen, dass das Pflegepersonal zwar die Erwartungen der Patienten kennt, diese aber nicht oder missverständlich an das Management weitergibt. Schließlich können zu viele Hierarchiestufen verhindern, dass die Informationen vom Pflegepersonal an die Krankenhaus- oder Heimleitung weitergegeben werden, oder aber die Informationen werden zwar weitergeleitet, aber das Management hält sie für unglaubwürdig, überzogen und nicht wert, darauf einzugehen.

So mag das Management beispielsweise glauben, dass Patienten in einem Krankenhaus vor allem Ruhe wünschen, während die Patienten sich während des Tages langweilen und nach einer Beschäftigung suchen. Eine systematische Erfassung der Kundenerwartungen etwa im Rahmen von Befragungen oder Gespräche mit den Pflegepersonen würde hier Abhilfe schaffen.

Gap 2: Abweichung zwischen der Umsetzung von Kundenerwartungen in Spezifikationen der Dienstleistung – was soll angeboten werden?

Manchmal ist den Führungskräften zwar klar, was die Pflegepersonen möchten, sie sehen sich jedoch nicht in der Lage, diese Anforderungen zu erfüllen. Die Ursache hierfür mag darin liegen, dass nicht dem Qualitätsziel, sondern dem Kostenziel (Kostensenkung, Wirtschaftlichkeit) Vorrang eingeräumt wird. Zum Teil fehlen auch Zielsetzungen, wie Dienstleistungsqualität erreicht werden kann, oder Aufgaben sind zu wenig standardisiert. Weitere Ursachen liegen darin, dass Fähigkeiten oder Voraussetzungen zur Erfüllung der Anforderungen fehlen.

Zwar ist dem Pflegepersonal durchaus klar, dass die Patienten gerne mehr Zuwendung hätten. Das Personal selbst würde sich auch gerne mehr Zeit nehmen, um die Patienten besser zu betreuen, aber es gibt vielfältige insbesondere Verwaltungsaufgaben, die auch zu erledigen sind (Berichte schreiben, Besprechungen etc.). Des Weiteren sind die Wege sehr weit, so dass die Wegezeiten von den Betreuungszeiten abgehen. Zusätzlich sind die erarbeiteten Standardvorgaben für die verschiedenen Aufgaben des Pflegepersonals so gehalten, dass insbesondere Wirtschaftlichkeitsziele erreicht werden.

> » Wenn in einer Frühschicht von 6.15 bis 14.15 Uhr in einer Station der inneren Medizin zwischen 410 und 555 Pflegeminuten für die Mitarbeit bei medizinischer Diagnostik und Therapie aufgebracht werden müssen, und damit in der Woche zwischen 32,5 und 42,25 pflegerische Arbeitsstunden, dass sich bei einer

Besetzung mit durchschnittlich 3 bis 4 Pflegepersonen (einschließlich Schülern und ungelernten Aushilfskräften) ermessen, wie wenig Zeit für die direkte Pflege des Patienten bleibt (Schröck 1995, S. 5). «

Gap 3: Diskrepanz zwischen den Spezifikationen der Leistung und der Erstellung der Dienstleistung – wie wird die Dienstleistung erbracht?

Dieses Gap entsteht, wenn zwar klar ist, welche Anforderungen an die Dienstleistung zu stellen sind, die Voraussetzungen auch stimmen, die tatsächliche Pflegeleistung jedoch nicht so erbracht wird, wie es sein sollte. Teamwork, die Entsprechung von Mitarbeiter und Arbeitsplatz, die Ausstattung der Arbeitsplätze, das wahrgenommene Ausmaß der Kontrolle, die entsprechenden Kontrollsysteme sowie Rollenkonflikte und unklares Rollenverständnis sind Ursachen für dieses Gap.

Zwar bemüht sich die Pflegerin, immer alles richtig zu machen, aber sie ist noch neu in ihrem Job und verfügt nicht über so viel Erfahrung (Mitarbeiter-Arbeitsplatz-Entsprechung). Zudem versteht sie sich nicht mit allen Kolleginnen gleich gut, was die Zusammenarbeit beeinträchtigt (Teamwork). Die mangelnde Erfahrung, die fehlende Vertrautheit mit den Kolleginnen (Teamwork) und die gleichzeitige Erwartung, bereits alles wissen und richtig machen zu müssen, um akzeptiert zu werden (Rollenkonflikt), führen dazu, dass die Pflegerin sich nicht traut, Fragen zu stellen und um weitere Informationen zu bitten. Zudem gibt es keine standardisierten Übergabeprotokolle oder Empfehlungen, wie solche Gespräche abzulaufen hätten – jeder handhabt dies, wie er möchte (Verbindung zu Gap 2).

Gap 4: Abweichung zwischen der erstellten Dienstleistung und der an den Kunden gerichteten Kommunikation über diese Dienstleistung

Die Qualitätsbeurteilung der Pflegedienstleistung hängt auch davon ab, wie die Pflegeleistungen gegenüber den Pflegepersonen dargestellt werden. Hören Patienten immer nur davon, wie überlastet die Krankenschwestern sind, wie stark der Personalmangel ist und u. U. wie schlecht sie ausgebildet werden, so wird selbst in einer Umgebung, in der diese Aspekte nicht zutreffen, der Patient die Dienstleistung entsprechend schlechter wahrnehmen. Allerdings gilt auch der umgekehrte Fall – übertriebene Versprechungen führen zu höheren Erwartungen, die dann u. U. nicht erfüllt werden.

Tabelle 11-1 fasst nochmals die möglichen Ursachen der Gaps zusammen. *Alle vier Gaps gemeinsam sind die Ursache für das Auftreten des fünften Gaps* – die Abweichung zwischen erwarteter und wahrgenommener Dienstleistung. Dieses Gap wird durch das SERVQUAL-Instrumentarium gemessen. Über die Gründe, die zum Auftreten des Gaps führen und die im Anbieterunternehmen begründet liegen, gibt SERVQUAL jedoch keine Auskunft. Daher kann die Gap-Analyse ergänzend hinzutreten.

Tabelle 11-1.
Fragen zur Erfassung der Ursachen von Qualitätsabweichungen nach dem Gap-Modell

Gap	Ursachen des Gaps	Hilfreiche Fragen zur Aufdeckung von Ursachen
Gap 1: Wahrnehmungslücke	Berücksichtigung der Marktforschung	Werden Kundenbefragungen durchgeführt?
		Werden die Ergebnisse berücksichtigt?
		Spricht das Pflegepersonal mit den Kunden über ihre Erwartungen?
		Spricht das Management mit den Pflegepersonen? Wie oft?
	Kommunikation zwischen Pflegepersonal und Managementebene	Wie oft sprechen Pflegepersonal und Management miteinander?
		Werden Anregungen des Pflegepersonals berücksichtigt?
		Wie ist die Qualität der Kontakte zwischen Pflegepersonal und Mangement zu beurteilen?
	Hierarchiestufen	Wieviele Hierarchieebenen bestehen zwischen Pflegepersonal und oberster Managementebene?
Gap 2: Spezifikationslücke	Verpflichtung des Managements gegenüber dem Prinzip der Dienstleistungsqualität	Wieviele Mittel (Geld, Personal etc.) stehen für die Verbesserung der Dienstleistungsqualität zur Verfügung?
		Existieren interne Qualitätsprogramme?
		Werden Bemühungen um die Pflegequalität anerkannt?
	Zielformulierung	Gibt es einen formalen Prozess zur Aufstellung von Qualitätszielen?
	Standardisierung von Aufgaben	Gibt es Vorgaben für die Erledigung von Aufgaben?
		Gibt es unterstützende Techniken (Formulare, EDV) für die Durchführung von Aufgaben?
	Wahrnehmung der Durchführbarkeit	In welchem Maße sind die Kundenerwartungen erfüllbar?
		Sind die Voraussetzungen erfüllt, um Kundenerwartungen zu erfüllen?
		Welche Maßnahmen müssten ergriffen werden?

Tabelle 11-1.
Fortsetzung

Gap	Ursachen des Gaps	Hilfreiche Fragen zur Aufdeckung von Ursachen
Gap 3: Durchführungslücke	Teamwork	In welchem Maße sind Mitarbeiter der Überzeugung, dass sich Vorgesetzte um sie kümmern?
		In welchem Maße engagieren sich Mitarbeiter, in welchem Maße identifizieren sie sich mit dem Unternehmen?
	Wahrgenommene Kontrolle	In welchem Maße haben Mitarbeiter das Gefühl, ihre Aufgaben unter Kontrolle zu haben?
		In welchem Maße hat das Pflegepersonal den Eindruck, auf Patientenwünsche eingehen zu können?
	Rollenkonflikt, Rollenverständnis	Wie klar sind die Ziele für das Pflegepersonal?
		Wie umfangreich sind die erforderlichen Schreibarbeiten bei der Pflege?
	Technologie-Arbeitsplatz-Entsprechung	In welchem Maße stehen Geräte und Technologien zur Unterstützung der Pflegedienstleistung zur Verfügung?
	Mitarbeiter-Arbeitsplatz-Entsprechung	In welchem Maße fühlen sich Mitarbeiter ihren Aufgaben gewachsen?
Gap 4: Kommunikationslücke	Horizontale Kommunikation	In welchem Maße werden Anregungen des Pflegepersonals bei der Planung und Durchführung von Werbemaßnahmen berücksichtigt?
		In welchem Maße ist das Pflegepersonal darüber informiert, wie die Pflegeeinrichtung sich nach außen darstellt, wie und womit sie wirbt?
	Neigung zu übertriebenen Versprechungen	In welchem Maße fühlt sich die Einrichtung gefordert, neue Kunden anzuwerben?

Während die prozessbezogenen Instrumente des Qualitätscontrollings vor allem Auskunft über Problembereiche in den kundeninduzierten Aktivitäten geben, sind die potenzialbezogenen Instrumente geeignet, Schwachstellen im Rahmen der autonom gestaltbaren Aktivitäten aufzudecken. In Bezug auf das Blueprint handelt es sich um solche Ansatzpunkte für Verbesserungsmöglichkeiten, die *unterhalb* der Vorplanungslinie liegen.

11.4.3 Potenzialbezogene Instrumente des Qualitätscontrollings

Merkmalsorientierte, multiattributive Verfahren – das SERVQUAL-Instrumentarium

Merkmalsorientierte, multiattributive Verfahren sind durch die Vorstellung gekennzeichnet, dass sich Qualitäts- oder Zufriedenheitsurteile von Personen *aus mehreren Einzelurteilen* zusammensetzen. Daher werden – um die Qualität der Pflegedienstleistung oder die Zufriedenheit der Pflegepersonen zu erfassen – mehrere (multi) Merkmale (Attribute) erfasst und bewertet. Merkmalsorientierte Verfahren basieren auf *standardisierten Fragebögen*, die den Personen, die interessieren, vorgelegt werden. In der Praxis sind insbesondere Zufriedenheitsbefragungen und Befragungen zur Qualitätsbeurteilung von Bedeutung.

Eine Befragung von 122 Verwaltungsdirektoren baden-württembergischer Krankenhäuser zeigt, dass 88,1 % der öffentlichen, 79,1 % der privaten und 68,6 % der freigemeinnützigen/kirchlichen Kliniken Befragungen zur Patientenzufriedenheit durchführen. Zielsetzung ist dabei in erster Linie, die Qualität der Leistungen zu verbessern, Verbesserungen einzelner Leistungskomponenten aufzuzeigen und zur Imageverbesserung der Klinik beizutragen. Befragt werden die Patienten insbesondere zur ärztlichen Versorgung, zur pflegerischen Betreuung, zur Qualität des Essens und zur Kommunikation zwischen Patient und Personal. Insbesondere in öffentlichen Krankenhäusern führen die Ergebnisse der Befragungen zu entsprechenden Veränderungen. 51,4 % der öffentlichen Kliniken, 38,2 % der privaten und 33,3 % der gemeinnützig/kirchlichen Einrichtungen haben ihre Pflegeleistung verbessert (vgl. Tscheulin u. Helmig 1999).

In der Praxis von Dienstleistungsunternehmen hat sich insbesondere ein Instrument durchgesetzt, das daher hier auch behandelt wird. Es handelt sich um das SERVQUAL-Instrumentarium (SERV = „service", QUAL = „quality"), ein von den Amerikanern Zeithaml, Berry und Parasuraman entwickelter Fragebogen zur Messung der Dienstleistungsqualität. Dieses Instrument erhebt den Anspruch, *alle qualitätsrelevanten Merkmale* in allen Dienstleistungsbranchen mit Hilfe ein und desselben Fragebogens erheben zu können, wobei *branchenspezifische Anpassungen* notwendig sind (zur Anwendung auf den Pflegebereich vgl. Curry et al. 1999; Lee et al. 2000). Auf der Basis empirischer Untersuchungen inbesondere in Banken konnten die folgenden 5 Dimensionen der Dienstleistungsqualität herauskristallisiert werden (vgl. Parasuraman et al. 1988):

- *Zuverlässigkeit* („reliability"): Zuverlässigkeit bezieht sich auf die Fähigkeit und Bereitschaft eines Dienstleisters, die gegebenen Versprechen auch einzulösen. In einem Pflegebetrieb könnte hierunter etwa die Sorgfalt im Umgang mit dem Patienten oder die Pünktlichkeit von Mahlzeiten gemeint sein. Bisherige Untersuchungen aus verschiedensten Dienstleistungsbereichen zeigen, dass dieser Dimension die größte Bedeutung im Qualitätsurteil der Kunden zukommt (vgl. Zeithaml u. Bitner 1996, S. 121).

- *Reaktionsfähigkeit* („responsiveness"): Die Reaktionsfähigkeit bezieht sich auf den Willen, Kunden zu helfen und sie zufriedenzustellen. Sie konzentriert sich insofern auf den Umgang mit Kundenwünschen, die Bereitschaft und Fähigkeit, auf Kundenfragen zu antworten, Beschwerden zu handhaben und mit Problemsituationen umzugehen.
- *Leistungskompetenz* („assurance"): Leistungskompetenz bezieht sich auf die Kenntnisse und Fähigkeiten der Mitarbeiter, auf die Höflichkeit im Umgang mit Pflegepersonen und die Fähigkeit der Pflegeinstitution und ihrer Mitarbeiter, Vertrauen zu erzeugen.
- *Einfühlungsvermögen* („empathy"): Hierunter verbirgt sich die Fähigkeit von Mitarbeitern, Kunden als Individuen zu behandeln. Kunden möchten sich verstanden und als Personen, nicht als Nummern, behandelt fühlen. Dies gilt auch für den Pflegebereich.
- *Annehmlichkeit des tangiblen Umfeldes* („tangibles"): Diese Dimension bezieht sich auf die physische Repräsentation der Dienstleistung. Hierunter fällt im Pflegebereich etwa die Ausstattung der Zimmer, der Aufenthaltsräume, das Erscheinungsbild des Pflegepersonals. Die Wahrnehmung der Ausstattung wird häufig als Indikator für die Qualität einer Dienstleistung herangezogen.

Der Schwerpunkt der erhobenen Merkmale liegt auf der Bewertung des Leistungspotenzials; es werden jedoch auch prozessrelevante Merkmale erhoben.

Die Messung der Dienstleistungsqualität erfolgt in *zwei Schritten*. Zunächst werden die Pflegepersonen danach befragt, was sie von einer Pflegeeinrichtung oder der Pflege auf einer Krankenstation erwarten (*Soll-Komponente*). In einem zweiten Schritt werden sie gebeten, die konkrete Pflegeeinrichtung zu bewerten (*Ist-Komponente*). Die Soll-Komponente (Erwartungen) und die Ist-Komponente (Erfüllung) wird für alle 5 Dimensionen der Pflegedienstleistung erfasst. Gemessen wird auf einer 7-stufigen Skala, wobei 1 einer geringen Ausprägung und 7 einer hohen Ausprägung entspricht. Abb. 11-10 enthält einen Auszug aus dem SERVQUAL-Fragebogen, wie er für eine Pflegeeinrichtung formuliert werden könnte. Abb. 11-11 zeigt Ergebnisse einer Untersuchung in amerikanischen Pflegeheimen zur Zufriedenheit der Heimbewohner.

Zur Auswertung werden zunächst die *Differenzen* zwischen den Erwartungen und der Erfüllung dieser Erwartungen ermittelt. Eine Übererfüllung der Erwartungen wird als hohe Qualität, eine Untererfüllung der Erwartungen als geringe Qualität interpretiert. Zu beachten ist hierbei, dass die Ergebnisse keine Aussagen über das *Qualitätsniveau* zulassen. Eine Erwartung von 7 und ein Erfüllungsgrad von 5 führen ebenso zu einer Unterschreitung der Erwartung in Höhe von 2 wie eine Erwartung von 3 und ein Erfüllungsgrad von 1. Häufigkeitsauswertungen und Mittelwertverteilungen geben dann Auskunft darüber, welche Qualitätsmerkmale den Anforderungen entsprechen und in welchen die Erwartungen der Befragten nicht erfüllt werden.

11.4 Effektivitätsbezogene Instrumente des Controllings im Pflegemanagement

Abb. 11-10.
Auszug aus einem SERVQUAL-Fragebogen für eine Pflegeeinrichtung

Erwartung der Dimension "Zuverlässigkeit"

Wenn ich ein Problem habe, erwarte ich von einem Pflegeheim ein ernsthaftes Interesse, dieses Problem zu lösen

Stimme überhaupt nicht zu — Stimme vollkommen zu
1 2 3 4 5 6 7

Ich erwarte, dass eine Pflegeleistung gleich beim ersten Mal richtig erbracht wird

Stimme überhaupt nicht zu — Stimme vollkommen zu
1 2 3 4 5 6 7

Erfüllung der Dimension "Zuverlässigkeit"

Wenn ich ein Problem habe, zeigt das Pflegeheim XY ein ernsthaftes Interesse, mein Problem zu lösen

Stimme überhaupt nicht zu — Stimme vollkommen zu
1 2 3 4 5 6 7

Das Pflegepersonal macht gleich beim ersten Mal alles richtig

Stimme überhaupt nicht zu — Stimme vollkommen zu
1 2 3 4 5 6 7

Erfüllung der Dimension "Reaktionsfähigkeit"

Das Pflegepersonal des Pflegeheims XY reagiert sofort, wenn man klingelt

Stimme überhaupt nicht zu — Stimme vollkommen zu
1 2 3 4 5 6 7

Das Pflegepersonal des Pflegeheims XY ist immer bereit zu helfen

Stimme überhaupt nicht zu — Stimme vollkommen zu
1 2 3 4 5 6 7

Abb. 11-11.
Ergebnisse einer Befragung von Bewohnern amerikanischer Pflegeheime. (Nach Curry et al. 1999)

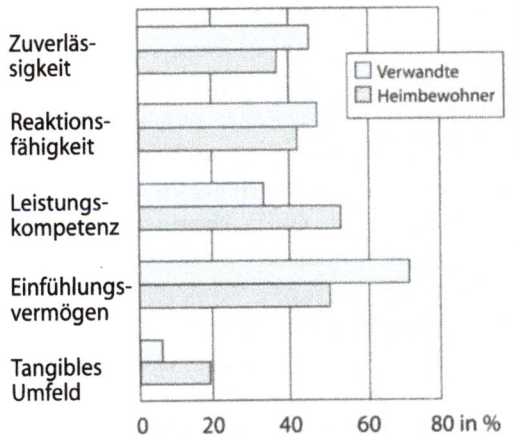

Erfüllung der Erwartungen der Heimbewohner (Auszug) - Dimension Reaktionsfähigkeit:

- 18% glauben nicht, dass das Personal auf Klingeln schnell genug reagiert. 51,3% sind jedoch der Meinung, dass das Pflegepersonal auf das Klingeln sofort reagiert

- 73,1% sind der Meinung, dass das Pflegepersonal immer bereit ist zu helfen

- 19,2% finden, dass das Personal häufig zu beschäftigt ist, um auf ihre Wünsche zu reagieren

Bei der Anwendung von SERVQUAL ist insbesondere auf die folgenden Aspekte zu achten:

Auswahl der zu befragenden Personen.
- Hierbei stellt sich zunächst die Frage: *Wer* soll befragt werden? Als zu Befragende bieten sich zunächst die Kunden an. Hierbei ist möglicherweise zwischen verschiedenen Kundengruppen zu unterscheiden. So können in einem Pflegeheim sowohl die Heimbewohner als auch ihre Verwandten als Kunden gelten. Während die Heimbewohner direkt gepflegt werden, wählen die Verwandten u. U. das Pflegeheim aus und kommen für die Kosten oder einen Teil der Kosten auf. Die Ergebnisse einer Befragung von 78 Heimbewohnern und 75 Verwandten dieser Bewohner in 88 amerikanischen Pflegeheimen zeigt, dass die Erwartungen der Befragten durchaus variieren können (vgl. Abb. 11-11).

  Als weitere Gruppe von zu Befragenden kommen die Mitarbeiter der Pflegeeinrichtung, insbesondere das Pflegepersonal selbst, in Betracht. Stellt man die Ergebnisse von Mitarbeiter- und Kundenbefragung einander gegenüber, so zeigen sich in den Abweichungen der Qualitätsbeurteilung deutliche Ansatzpunkte für Verbesserungsmaßnahmen. Bei der Befragung von Mitarbeitern ist allerdings der Personal- bzw. Betriebsrat zu beteiligen.

- Die zweite Frage lautet: *Wieviele* Personen sollen befragt werden? Wenn die Kundengruppe nur wenig Personen umfasst, so sollten alle Personen befragt werden (Vollerhebung). Wenn die Kundengruppe aus sehr vielen Personen besteht, wie etwa in einem Krankenhaus, so sollte eine Auswahl getroffen werden (Teilerhebung). Hierbei sollte die Auswahl so getroffen werden, dass die zu Befragenden die Kundengruppe möglichst gut repräsentieren (zu Einzelheiten vgl. Weiber u. Jacob 2000, S. 532 ff.). Als Faustregel kann gelten, dass die Zahl der ausgefüllten Fragebögen mindestens der Zahl der Fragen entsprechen (bei 20 Fragen also mindestens 20 ausgefüllte Fragebögen), besser aber das Dreifache der Fragenanzahl betragen sollte (also 60 ausgefüllte Fragebögen bei 20 Fragen). Zu beachten ist hierbei, dass nicht alle ausgegebenen Fragebögen auch beantwortet zurückkommen. Je nach Interesse der Befragten liegt die Rücklaufquote zwischen 5 und 30 %. Ist also damit zu rechnen, dass etwa ein Drittel der Befragten den Fragebogen auch tatsächlich ausfüllt, so müssen – um 60 Fragebögen zu erhalten – 180 Fragebögen verteilt werden. Über die Rücklaufquote kann nur die Erfahrung Auskunft geben.

- *Anpassung des Fragebogens:* Der Standardfragebogen sollte keinesfalls unkritisch übernommen werden. Die Fragen sind an die Besonderheiten der Pflegeeinrichtung anzupassen.

- *Durchführung der Befragung:* Hierbei ist insbesondere der Zeitpunkt von Bedeutung, wobei die unterschiedlichen Situationen der Befragten in Krankenhäusern und Pflegeheimen zu berücksichtigen sind. Grundsätzlich kommen die folgenden Zeitpunkte infrage: bei Betreten der Pflegeeinrichtung zur Erfassung der Erwartungen, nach einiger Zeit des Aufenthaltes zur Erfassung der Erfahrungen und bei Verlassen der Pflegeeinrichtung. Alternativ können auch einheitliche Zeitpunkte gewählt werden, etwa im Frühjahr und im Herbst, wobei die unterschiedlichen Befragungssituationen durch Zusatzfragen erfasst werden.

SERVQUAL gilt als bewährtes, einfach zu handhabendes Controllinginstrument. Als *nachteilig* zu bewerten ist, dass das Qualitätsniveau bei der Auswertung verschwindet, sowie die Beschränkung auf potenzialorientierte Dimensionen. Des Weiteren werden nur solche Qualitätsmerkmale gemessen, die bereits im Fragebogen enthalten sind. Neue Qualitätsdimensionen oder von der üblichen Erfahrung abweichende Qualitätserlebnisse werden nicht erfasst. Des Weiteren gibt SERVQUAL keine Hinweise darauf, welche Verbesserungsmaßnahmen ergriffen werden sollen (zu weiteren Kritikpunkten vgl. Hentschel 1990). SERVQUAL ist daher besonders zur regelmäßigen, routinemäßigen Erfassung der Pflegequalität geeignet. Insbesondere ein Vergleich der Ergebnisse unterschiedlicher Befragungszeitpunkte gibt Auskunft über Veränderungen in der Erreichung des Effektivitätsziels. Um Anhaltspunkte für gezielte Verbesserungsmaßnahmen zu erhalten, sollte SERVQUAL mit weiteren Methoden *kombiniert* werden. Ereignisorientierte, prozessbezogene Methoden wie die Critical Incident Technique oder die Gap-Analyse bieten sich hier an, aber auch der im Folgenden vorgestellte Penalty-Reward-Faktoren-Ansatz.

Der Penalty-Reward-Faktoren-Ansatz

Der Penalty-Reward-Faktoren-Ansatz (vgl. Brandt 1987, 1988) geht davon aus, dass nicht alle Merkmale den gleichen Einfluss auf die Dienstleistungsqualität ausüben. Die Qualitätsmerkmale lassen sich vielmehr in *zwei Gruppen* unterteilen:

Die erste Gruppe umfasst solche Faktoren, deren Nicht-Erfüllung zu *Unzufriedenheit* führt. Sie werden als *Penalty- oder Bestrafungsfaktoren* bezeichnet, da die Nicht-Erfüllung dieser Faktoren zu einer Qualitätsabstufung in den Augen des Kunden führt. Eine Übererfüllung dieser Faktoren bzw. besondere Leistungen des Anbieters in diesem Bereich führen aber nicht zu einem höheren Qualitätsurteil.

Die zweite Gruppe beinhaltet demgegenüber solche Faktoren, die zu *Zufriedenheit* führen, und dementsprechend als *Reward- oder Belohnungsfaktoren* bezeichnet werden können. Eine bessere Ausprägung dieser Faktoren führt zu einem höheren Qualitätsurteil, eine schlechtere Erfüllung wirkt sich aber nicht negativ auf die Qualitätswahrnehmung aus.

Qualitätsmerkmale fallen entweder in die Gruppe der Penalty-Faktoren oder in die Gruppe der Reward-Faktoren, nicht aber in beide Gruppen gleichzeitig. Welche Merkmale für die Pflegedienstleistung als Penalty-Faktoren und welche als Reward-Faktoren einzustufen sind, darüber liegen bisher noch keine Erkenntnisse vor.

Die Penalty-Reward-Faktoren-Methode weist den *Vorteil* auf, nicht nur das Qualitätsurteil der Pflegepersonen zu erfassen, sondern gleichzeitig gezielte Ansatzpunkte für Verbesserungsmöglichkeiten zu liefern: Penalty-Faktoren sind nur dann zu verbessern, wenn ihre Ausprägungen hinter den Erwartungen zurückbleiben, während Reward-Faktoren dazu genutzt werden können, die Erwartungen der Pflegepersonen zu übertreffen und damit zur Erreichung einer höheren Qualität beitragen. Ein *Nachteil* mag darin bestehen, dass für die Auswertung die Beherrschung multivariater Analysemethoden erforderlich ist.

Neben diesen kundenbezogenen, subjektiven Controllingmethoden soll abschließend noch kurz auf eine anbieterorientierte, objektive Controllingmethode eingegangen werden – das Qualitätsaudit.

Das Qualitätsaudit

Das Qualitätsaudit befasst sich weniger mit der Messung der Pflegequalität an sich als vielmehr mit der Überprüfung der *Voraussetzungen*, um Pflegequalität zu erzeugen. Hierbei wird von unternehmensexternen Experten überprüft, in welchem Maße die Ressourcen, wie etwa Personal, Anordnung von Zimmern und „Arbeitsplätzen", Organisationsstrukturen, technische Ausstattung u. ä. geeignet sind, um Pflegequalität zu erzeugen (vgl. Gaster 1994). Gegenstand des Qualitätsaudits sind auch solche Aspekte des Leistungspotenzials, die eine Patientenintegration ermöglichen oder erleichtern. Hierzu zählt etwa die Ausbildung des Pflegepersonals, die Orientierung am Patienten in Leitlinien oder im Führungssystem, Weiterbildungsmöglichkeiten im Hinblick auf eine verbesserte Pflegequalität, Informations- und Kommunikationssysteme, die es erleichtern, Informationen über Pflegepersonen auszutauschen und Pflegehinweise weiterzuleiten oder das Vorhandensein von Instrumenten des Qualitätscontrollings. Qualitätsaudits spielen eine große Rolle im Rahmen der Zertifizierung von Pflegeinstitutionen (vgl. hierzu Schröder u. Schulze 1999). Blueprints können ebenfalls Eingang in Qualitätsaudits finden, sei es, dass sie als Analyseinstrument benutzt werden, sei es, dass sie der Dokumentation von Pflegeprozessen dienen und bereits dadurch die Qualität zu verbessern helfen.

Nachdem wir nun einen Überblick über die effektivitätsorientierten Instrumente gewonnen haben, wollen wir im Folgenden auf die effizienzbezogenen Controllinginstrumente eingehen.

11.5 Effizienzbezogene Instrumente des Controllings im Pflegemanagement

11.5.1 Einordnung der Instrumente eines effizienzorientierten Controllings

Das Controlling kann zur Steigerung der Effizienz der Unternehmung vor allem durch die Bereitstellung *kostenbezogener Informationen* beitragen. Kostensenkung ist auch im Pflegemanagement ein zentrales Thema. Dies ist zum einen durch die zahlreichen Initiativen begründet, die nicht zuletzt durch gesetzgeberische Maßnahmen in den letzten Jahren ausgelöst worden sind. Zum anderen muss es aber auch im ureigensten Interesse eines jeden Trägers von Pflegedienstleistungen liegen, die Kosten im Auge zu behalten, denn dem Prinzip der Wirtschaftlichkeit muss Rechnung getragen werden, um die Existenz von Krankenhäusern, Sanatorien und Heimen dauerhaft sichern zu können. Insofern können auch die vielfältigen Reglementierungen, die im Bereich der Be- und Abrechnung von Kosten und Erlösen im Pflegebereich bestehen (für Krankenhäuser siehe z. B. Keun 2000, S. 8ff.), nicht über die große Bedeutung eines systematischen Effizienz- bzw. insbesondere Kostencontrollings als Bestandteil des Pflegemanagements hinwegtäuschen. Dieser Notwendigkeit ist im Rahmen des vorliegenden Abschnitts die entsprechende Aufmerksamkeit zu schenken, wobei es hier nicht darum gehen kann, die Feinheiten der Kostenrechnung im engeren Sinne im Pflegebereich zu erörtern. Dies wird ausdrücklich ausgeklammert und bleibt der jeweiligen Spezialliteratur vorbehalten (vgl. z. B. Keun 2000). Vielmehr sollen Instrumente aufgezeigt werden, die losgelöst von den jeweiligen rechtlichen Rahmenbedingungen Verwendung finden können und somit interessante *Optionen* zur Ergänzung der bestehenden Controlling-, insbesondere Kostenrechnungsinstrumente von Pflegeleistungsanbietern darstellen sollten, die gesetzlich vorgeschriebenen Methoden aber nicht zu ersetzen vermögen. In erster Linie werden dabei in den folgenden Unterabschnitten 3 instrumentelle Ansätze vorgestellt, die die vorstehenden effektivitätsorientierten Instrumente abrunden und dabei gleichfalls an dem grundlegenden, die Klammer um alle weiteren Überlegungen bildenden Blueprinting ansetzen; folgende *Instrumente* sind zu betrachten:

1. die *Prozesskostenrechnung*, verbunden mit der *Prozesswertanalyse*, als Ansatz zur kostenseitigen Abbildung und Bewertung von Pflegeprozessen;
2. das *Target-Costing* als marktorientiertes Konzept des Kostenmanagements, das eine Orientierung des Kostencontrollings an patienten- und konkurrenzbestimmten Größen ermöglicht;
3. das *Cost-Benchmarking*, das dem Pflegedienstleister hilft, die eigenen Prozesse durch „Lernen von den Besten der Besten" kostenseitig zu optimieren.

Bevor auf diese Instrumente im Einzelnen eingegangen wird, erscheint es zweckmäßig, einige *Besonderheiten* hervorzuheben, mit denen sich das Effizienzcontrolling auseinandersetzen muss. Sie ergeben sich deshalb, weil das Pflegemanagement als Dienstleistungsmanagement (vgl. Falk 1999; Fließ 2000) dem Dienstleistungscharakter der Pflegeleistungen eben auch in kostenseitiger Hinsicht gerecht werden und sich daher mit den kostenbezogenen Besonderheiten des Dienstleistungsmanagements beschäftigen muss. Diese sind – mit Relevanz für die vorliegende Thematik – nicht zuletzt die folgenden Gesichtspunkte (vgl. Reckenfelderbäumer 1995, S. 39 ff.):

- In Institutionen, die Pflegeleistungen anbieten, dominieren die *Kosten der Leistungsbereitschaft* gegenüber den variabel im Fall der einzelnen Leistung hinzukommenden Kosten in starkem Maße. Derartige Bereitschaftskosten fallen z. B. für Personal, Gebäude, medizintechnische Einrichtungen, in jüngerer Zeit aber nicht zuletzt auch für informations- und kommunikationstechnische Ausstattung an. Bei diesen Bereitschaftskosten handelt es sich überwiegend um Fixkosten, die unabhängig davon anfallen, ob und in welchem Umfang tatsächlich konkrete Pflegeleistungen erbracht werden. Zudem handelt es sich überwiegend um Gemeinkosten, die einem einzelnen Kostenträger (insbesondere bestimmten Pflegeleistungen oder Patienten) nicht direkt, sondern nur unter Zuhilfenahme mehr oder weniger willkürlicher Schlüsselungen zugerechnet werden können. So werden für Krankenhäuser 70–80 % der Gesamtkosten als fixe Gemeinkosten eingestuft (vgl. Dullinger 1998, S. 1827).

- Viele Pflegeeinrichtungen unterliegen starken *Auslastungsschwankungen*, sind aber gezwungen, ein relativ hohes Maß an Leistungsbereitschaft jederzeit vorzuhalten, um im Notfall aufnahmebereit zu sein. Andere Pflegedienstleister (z. B. viele Sanatorien) könnten prinzipiell ihre Kapazitäten reduzieren, stehen aber dann vor dem Problem, in Spitzenzeiten potenzielle Patienten abweisen bzw. ihnen Wartezeiten zumuten zu müssen, was sich negativ auf die Patientenzufriedenheit – und damit auf die Effektivität – auswirken kann. Es stellt sich in diesen Fällen die Frage, in welchem Umfang Leerkosten in Kauf genommen werden müssen bzw. sollen und wie sich dies auf das Erreichen des Ziels der Effizienz auswirkt.
- Eine zentrale Aufgabe des Pflegemanagements ist – wie schon in Absch. 11.2.1 hervorgehoben – die *Integration des Patienten* in die Prozesse des Pflegedienstleisters (vgl. Fließ 2000, S. 5). Daraus resultiert für den Anbieter das Problem, dass er die Kosten seiner Prozesse nur teilweise autonom disponieren kann: Planung, Steuerung und Kontrolle unterliegen den Einflüssen des Patienten. Diese Einflussnahme kann kostensteigernd wirken (z. B. bei fehlender Kooperationsbereitschaft und/oder -fähigkeit des Patienten), sie kann aber im günstigen Fall auch die anbieterseitigen Kosten reduzieren (z. B. wenn der Patient sehr exakt seine Beschwerden schildert und dadurch langwierige Befragungen seitens des Arztes überflüssig werden). Ein Folgeproblem besteht dann nicht zuletzt darin, wie die Kostenwirkungen der Patientenintegration im Rahmen des Rechnungswesens dokumentiert werden können. Oft wird darauf mangels geeigneter Konzepte ganz verzichtet.
- Schließlich sorgt die Notwendigkeit der Patientenintegration dafür, dass viele Pflegeleistungen hochgradig *individuell* sind und im Hinblick auf jeden einzelnen Patienten angepasst werden müssen. Insofern sind Pflegeleistungen immer nur bedingt untereinander vergleichbar, was die Definition und Quantifizierung von Leistungen – genauer: Leistungsarten – als Kalkulationsobjekten erschwert. Damit stellt sich die Frage nach der geeigneten Kostenzurechnungsbasis im Rahmen der Kalkulation.

Auf die einzelnen Probleme wird immer wieder Bezug zu nehmen sein, wenn im Folgenden die Instrumente des Effizienzcontrollings vorgestellt werden.

11.5.2 Prozesskostenrechnung und Prozesswertanalyse

Die im Pflegebereich bestehenden Rahmenbedingungen bringen es mit sich, dass eine komplette Umstellung auf die Prozesskostenrechnung in vielen Pflegeinstitutionen problematisch oder sogar unmöglich ist. Daher erscheint es in diesen Fällen vorläufig angebracht, die Prozesskostenrechnung (grundlegend dazu vgl. Horváth & Partner GmbH 1998; Männel 1995; Reckenfelderbäumer 1998) zunächst als

Parallelrechnung zu den bestehenden Rechenwerken zu implementieren (vgl. Chen u. Zimmermann 1995, S. 527). In jedem Fall stellt sie eine wichtige und sinnvolle Ergänzung des Controllinginstrumentariums dar, wofür die folgenden Gründe anzuführen sind:

- Die Prozesskostenrechnung fasst das gesamte Geschehen in einer Unternehmung bzw. Organisation als *System von Aktivitäten und Prozessen* auf und ist somit ausgesprochen ablauforientiert. Damit bietet sie eine adäquate Basis für die kostenseitige Bewertung und kostenbasierte Gestaltung von Pflegeprozessen, wie sie im bisherigen Verlauf des Beitrags in den Mittelpunkt der Betrachtung gerückt wurden.
- Zudem wurde die Prozesskostenrechnung primär konzipiert, um die *Gemeinkosten* in Unternehmungen genauer analysieren und unterschiedlichen Kalkulationsobjekten exakter, speziell verursachungsgerechter zurechnen zu können. Insofern verspricht sie für den durch einen hohen Gemeinkostenanteil gekennzeichneten Pflegebereich einen erheblichen Erkenntnisfortschritt.
- Durch die Identifikation sog. „*Kostentreiber*" („cost driver") verdeutlicht die Prozesskostenrechnung, welche Größen letztlich für die Kostenhöhe verantwortlich sind und dementsprechend die Stellschrauben für das Kostenmanagement darstellen. Diese lassen sich nicht immer in eine beliebige Richtung verändern, aber ihre Kenntnis sorgt zumindest für mehr Transparenz im Controlling.

Bei Einführung und Aufbau einer Prozesskostenrechnung wird üblicherweise in *6 Schritten* vorgegangen (siehe Abb. 11-12; zu ausführlichen Erläuterungen vgl. Reckenfelderbäumer 1998, S. 34 ff.).

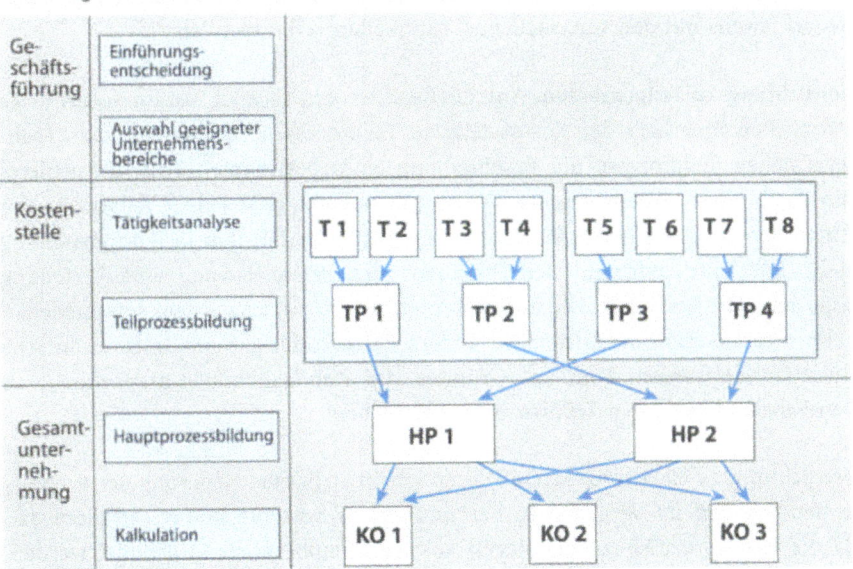

Abb. 11-12.
Einführung und Aufbau einer Prozesskostenrechnung

Die einzelnen Schritte seien kurz erläutert.

Einführungsentscheidung. Auf einer ersten Stufe muss die Geschäftsführung entscheiden, ob sie überhaupt eine Prozesskostenrechnung implementieren will. Dies wird nur der Fall sein, wenn die Einsicht vorhanden ist, mittels dieses Instruments zusätzliche Controllinginformationen erhalten zu können, die die Qualität der Entscheidungen spürbar verbessern können. Im Pflegebereich sollte die Prozesskostenrechnung dabei wie schon angedeutet zunächst als Parallelrechnung zum bestehenden Kostenrechnungssystem eingeführt und genutzt werden.

Auswahl geeigneter Unternehmensbereiche. Aus Praktikabilitäts- und Aufwandsgründen ist es in vielen Fällen zweckmäßig, die Prozesskostenrechnung nicht sofort „flächendeckend" in der ganzen Organisation einzuführen, sondern zunächst in ausgewählten Pilotbereichen, in denen sie besonders große Erkenntnisfortschritte verspricht. Als Pilotbereiche sind vor allem solche Organisationseinheiten geeignet, in denen die dort durchzuführenden Aktivitäten vergleichsweise standardisiert bzw. repetitiv sind und verhältnismäßig geringe Entscheidungsspielräume für die die Aktivitäten ausführenden Personen beinhalten. Dies sind im Pflegebereich vor allem diejenigen Aktivitäten, die im Blueprint hinter der „line of visibility" angesiedelt sind; aber auch viele Aktivitäten, die in Kontakt mit dem Kunden durchzuführen sind, erweisen sich bei näherer Betrachtung nicht selten als hochgradig repetitiv (Beispiel: Anmeldung im Krankenhaus, Essensausgabe).

Tätigkeitsanalyse. Gegenstand dieses Schrittes ist die Analyse jeder für den Einsatz der Prozesskostenrechnung ausgewählten Kostenstelle hinsichtlich der dort im Einzelnen ausgeführten Tätigkeiten. Ergänzend wird erhoben, welcher Zeitbedarf jeweils mit den verschiedenen Tätigkeiten verbunden ist.

Verdichtung zu Teilprozessen. Anschließend werden sachlich zusammengehörige Tätigkeiten innerhalb der Kostenstelle zu Teilprozessen zusammengefasst. Insofern stellen Teilprozesse die Beschreibung eines bestimmten Tätigkeitsgebietes innerhalb einer Kostenstelle dar. Wichtig ist sodann, dass jedem Teilprozess der Anteil der Kostenstellenkosten zugerechnet wird, der mit ihm in Zusammenhang steht. Oft kann aufgrund der Dominanz der Personalkosten eine Verteilung pauschal auf Basis der Personalkostenrelationen zwischen den verschiedenen Teilprozessen erfolgen, Kosten für andere Produktionsfaktoren (z. B. technische Ausstattung) werden dann aus Gründen der Handhabbarkeit proportional zu den Personalkosten den Teilprozessen zugerechnet.

Verdichtung zu Hauptprozessen. Dieser Schritt stellt eine Neuerung der Prozesskostenrechnung im Vergleich zu herkömmlichen Kostenrechnungsverfahren dar, da die Hauptprozesse (in der Regel) kostenstellenübergreifend gebildet werden: Sachlich zusammengehörige Teilprozesse werden zu derartigen Hauptprozessen zusammengefasst, die dann die Grundlage für das Gemeinkostenmanagement im Allgemeinen und die Kalkulation im Besonderen bilden. Darüber hinaus sind die Hauptprozesse die oberste Stufe einer durch die genannten Verdichtungs- bzw. Zusammenfassungsschritte gebildeten Prozesshierarchie.

Kostenträgerkalkulation. Im letzten Schritt werden die Prozesskosten der Hauptprozesse auf die Kalkulationsobjekte zugerechnet, wobei im Pflegebereich vor allem die Pflegeleistungen sowie die Patienten als Zurechnungsobjekte in Frage kommen. Angestrebt wird eine Verteilung über Prozesskostensätze, die die Kosten der einmaligen Durchführung eines Prozesses wiedergeben, gemäß der tatsächlichen Inanspruchnahme der Hauptprozesse durch die jeweiligen Kalkulationsobjekte. Als Bezugsgrößen dienen dabei die schon angesprochenen Kostentreiber (Maßgrößen für die Hauptprozesse).

In der Praxis gestalten sich die Zusammenhänge sehr viel komplexer, als es die sehr kurze Skizzierung des Verfahrens an dieser Stelle möglicherweise vermuten lässt. Allerdings gibt es in der Zwischenzeit ausgebaute *Software-Tools*, die genutzt werden können (vgl. Berkau u. Scheer 1995). Auch für den Pflegebereich finden sich diesbezügliche Konzepte (vgl. Chen u. Zimmermann 1995, S. 534 f.).

Zentrale Bedeutung für das Kostencontrolling kommt im vorliegenden Kontext der Ermittlung der *Prozesskostensätze* auf Teil- und Hauptprozessebene zu, da mittels dieser Prozesskostensätze Informationen für eine Reihe von Entscheidungen zur Verfügung gestellt werden können. Abb. 11-13 zeigt zur Verdeutlichung

Abb. 11-13.
Prozessorientierung auf Basis von Behandlungsfällen/Varianten. (Nach Chen u. Zimmermann 1995)

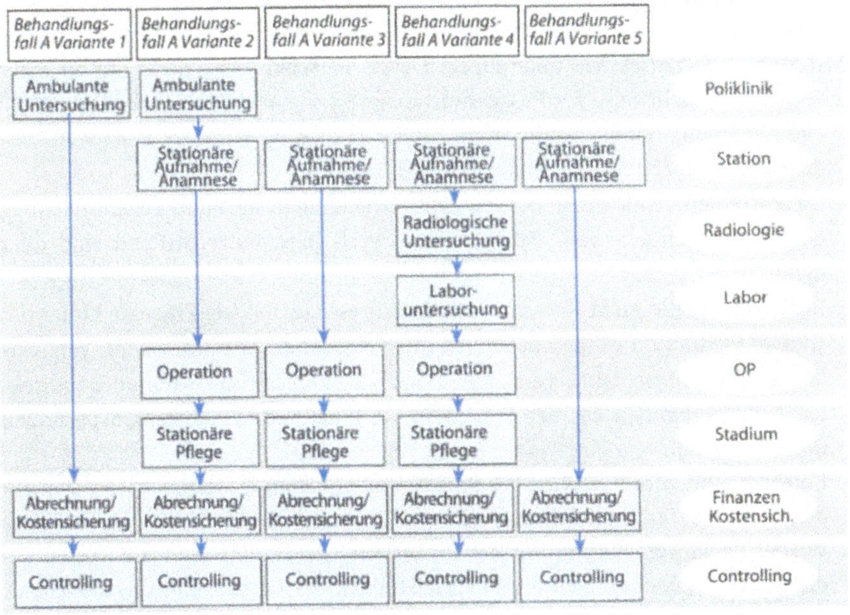

(nach Patientengruppen differenzierte) alternative Zusammensetzungen des Hauptprozesses „Patientenbehandlung" in einem Krankenhaus unter Berücksichtigung der seitens verschiedener Abteilungen/Kostenstellen beizusteuernden Teilprozesse. Jeder dieser Teilprozesse lässt sich unter Einsatz von Blueprints im Rahmen der Tätigkeitsanalyse auf eine Reihe von Einzelaktivitäten einschließlich der damit verbundenen Kosten zurückführen, so dass sich detaillierte, ablauforientierte Kosteninformationen ergeben. Derartige alternative Verläufe von Hauptprozessen erübrigen sich, wenn die Kundenbedürfnisse eine durchgängig homogene Form der Leistungserstellung erlauben.

Eine solche prozessorientierte Vorgehensweise dient etwa in Krankenhäusern der Verfolgung der nachstehend genannten *Zwecksetzungen* (vgl. Chen u. Zimmermann 1995, S. 530), deren Erreichung dann nicht zuletzt auch effizienzsteigernde Wirkungen hat. Dabei wird deutlich, dass *Effizienz- und Effektivitätskonsequenzen* wiederum nicht völlig voneinander isoliert werden können:

- Verkürzung der Verweildauer durch eine verbesserte Abstimmung einzelner Funktionen und Teilprozesse,
- Verringerung der administrativen Tätigkeiten für Ärzte und Pfleger und damit Verbesserung der medizinischen Behandlungsqualität sowie Erhöhung der pflegerischen Zuwendung für das einzelne Individuum,
- Verbesserung und Beschleunigung der medizinischen sowie logistischen Versorgung der Patienten,
- patientenflussorientierte Datenerfassung und -bereitstellung sowohl in den Leistungsstellen als auch für die „nachgelagerten" Funktionen wie Abrechnung, Kosten- und Leistungsrechnung, Controlling.

Ein interessantes Controllinginstrument, das gleichsam als Bindeglied zwischen Blueprinting und Prozesskostenrechnung aufgefasst werden kann und daher in diesem Abschnitt noch kurz Erwähnung findet, ist die *Prozesswertanalyse*. Sie lässt sich in *7 Teilschritte* untergliedern (vgl. Beischel 1990, S. 54 ff.; zu einer abweichenden Sichtweise der Prozesswertanalyse siehe auch Jehle u. Willeke 1998):

1. Die Erstellung einer bestimmten (Pflege-)Leistung wird in einem Ablaufdiagramm dargestellt (wie beim Blueprinting).
2. Die einzelnen Teilprozesse werden dahingehend analysiert und gekennzeichnet, ob sie aus Kunden- bzw. Patientensicht wert- bzw. nutzenstiftend sind oder nicht.
3. Insbesondere die nicht werterhöhenden Prozesse (z. B. viele Prozesse hinter der „line of visibility") werden bezüglich ihrer Notwendigkeit untersucht. Verzichtbar ist ein Prozess dann, wenn sein Wegfall zu keinerlei direkten oder indirekten Nutzeneinbußen auf der Patientenseite führt, jedoch Kosteneinsparungen mit sich bringt.
4. Entsprechend dem Vorgehen der Prozesskostenrechnung werden die Kosten auf die einzelnen Teilprozesse zugerechnet.
5. Wiederum in Verzahnung mit der Prozesskostenrechnung sind die Kosten auf die Absatzobjekte, speziell die Pflegeleistungen der Organisation zu verteilen.
6. Die Prozess- und Kosteninformationen werden für das Management aufbereitet.

7. Alternative, speziell wirtschaftlichere Vorgehensweisen der Leistungsgestaltung werden identifiziert und umgesetzt.

Die Prozesskostenrechnung bietet – insbesondere im Zusammenspiel mit dem Blueprinting und der Prozesswertanalyse – insofern ein interessantes Controllinginstrument für die kostenseitige Gestaltung von Pflegeleistungen insgesamt, aber auch für die effizienzorientierte Planung, Steuerung und Kontrolle einzelner Teilprozesse. Es erscheint daher durchaus interessant, die hier nur grob umrissenen Möglichkeiten weiter zu vertiefen.

11.5.3 Target-Costing

Die Wurzeln der methodischen Ansätze, die heute unter dem Begriff des Target-Costings diskutiert werden, finden sich im japanischen Rechnungswesen der 60er und 70er Jahre des 20. Jahrhunderts. Im deutschsprachigen Raum ist das Target-Costing seit Beginn der 90er Jahre in den Vordergrund gerückt, wobei sich verwandte Überlegungen bis weit in die Vergangenheit zurück verfolgen lassen (vgl. Paul u. Reckenfelderbäumer 1995, S. 231 f.). Das Wesen des modernen Target-Costing (ausführlich siehe z. B. Buggert u. Wielpütz 1995; Seidenschwarz 1993) zeichnet sich dadurch aus, dass es eine *Brücke zwischen Markt- und Kostenorientierung* bildet und damit in auch für das Pflegemanagement hochinteressanter Weise eine unmittelbare Anbindung der Effizienzüberlegungen an die Effektivitätsbestrebungen ermöglicht. Target-Costing kann in gewisser Weise als Kernstück eines marktorientierten Kosten- und Effizienzcontrollings gesehen werden. Grundlegend für das Konzept ist nämlich, dass bei der Kostenplanung nicht wie sonst üblich zunächst einmal von den organisationsinternen Gegebenheiten ausgegangen wird, sondern von den *vom Markt „erlaubten" Kosten*, die unter Berücksichtigung von Kunden- und Wettbewerbsinformationen ermittelt werden. Diese erlaubten Kosten sollen schon in frühen Phasen der Entwicklung neuer Leistungen Berücksichtigung finden, um von vornherein Leistungen auf einem Kostenniveau anbieten zu können, das außerhalb der Unternehmung akzeptiert wird. Gelingt dies auf Basis der bestehenden Potenzial- und Prozesskonstellationen nicht, so sind entsprechende Anpassungs- bzw. Verbesserungsmaßnahmen in Bezug auf die Kostensituation in Angriff zu nehmen.

Bei der Festlegung der erlaubten Kosten als *Zielkosten* für eine Leistung sollten also zunächst einmal marktseitige Informationen berücksichtigt werden (speziell die Zahlungsbereitschaft der Kunden/Patienten sowie das Preisniveau vergleichbarer Konkurrenzleistungen), im Falle des Pflegemanagements werden aber in vielen Fällen auch die gesetzlichen Reglementierungen die Zielkosten beeinflussen, z. B. in Form der Festlegung von Höchstsätzen für bestimmte Pflegeleistungen. Umso wichtiger ist dann die durch das Target-Costing vorgesehene retrograde Ermittlung der erlaubten und vertretbaren Kosten jedes einzelnen Teilprozesses, der im Hinblick auf die Erbringung der betreffenden Pflegeleistung erforderlich ist. Dieses Herunterbrechen der Zielkosten für einzelne Prozesse erfolgt im Rahmen der sog. *„Kostenspaltung"* (Fröhling 1994), die durch die folgenden *Schritte* grob skizziert werden kann, wobei bereits eine Anpassung der originär industriell geprägten Vorgehensweise an die Bedingungen vorgenommen wurde, die sich bei Pflegedienstleistungen finden:

1. *Bestimmung der Funktionsstruktur der Leistung*: Über Markt- und Patientenanalysen wird das Nutzenanforderungsprofil der Dienstleistung (in Form der Leistungsfunktionen) ermittelt. Bei Pflegeleistungen können dabei Aspekte wie z. B. Heilungserfolg, Freundlichkeit des Pflegepersonals, Ausstattung der Räumlichkeiten oder auch Wartezeiten Berücksichtigung finden. Hier ist eine enge Verzahnung mit den effektivitätsorientierten Controllinginstrumenten angebracht.
2. *Gewichtung der Leistungsfunktionen*: Wiederum insbesondere auf der Basis von Patientenbefragungen ist nunmehr zu analysieren, welche Wichtigkeit den verschiedenen im ersten Schritt ermittelten Funktionen der Leistung beigemessen wird. Diese Analyse muss in eine prozentuale Gewichtung der einzelnen Funktion in Relation zum Gesamtnutzen der Pflegeleistung münden. Auf der Grundlage dieser Gewichtung werden dann später die Zielkosten verteilt.
3. *Entwicklung eines Grobentwurfs für die Leistung*: Im dritten Schritt geht es darum festzulegen, welche Teilprozesse und Aktivitäten jeweils zur Erfüllung der einzelnen Funktionen bzw. Nutzenkomponenten erforderlich sind, um so zu Anhaltspunkten für die qualitative Ausgestaltung der Pflegeleistung zu gelangen.
4. *Kostenschätzung für die Teilprozesse als Komponenten der Leistung*: An dieser Stelle muss das Target-Costing mit der Prozesskostenrechnung verknüpft werden, denn letzterer ist nunmehr zu entnehmen, welche Kosten die einzelnen Teilprozesse absolut und relativ im Hinblick auf die Gesamtkosten der Leistung bei Beibehaltung der gegenwärtigen organisatorischen Gegebenheiten (z. B. personelle und technische Ausstattung) vermutlich verursachen werden. Wird eine neue Leistung aus schon bekannten Prozessen zusammengesetzt, ist eine derartige Abschätzung unproblematischer als im Falle der Notwendigkeit völlig neuartiger Prozesse, für die noch keine Erfahrungen über die mit ihnen verbundenen Kosten zur Verfügung stehen.
5. *Gewichtung der Teilprozesse als Leistungskomponenten*: In diesem wichtigen Schritt wird in einer sog. „Funktions-Kosten-Matrix" vermerkt, welchen Beitrag die einzelnen Teilprozesse jeweils zur Erfüllung der einzelnen Nutzenkomponenten (Leistungsfunktionen) beisteuern. Auch dieser Schritt kann zuverlässig wiederum nur auf der Basis von Patienteninformationen vollzogen werden.
6. *Bestimmung des Zielkostenindex der Teilprozesse*: Grundgedanke des Target-Costings ist es, dass ein Teilprozess im Idealfall genau in dem Umfang Kosten verursachen sollte, wie er zur Erfüllung des Gesamtnutzens bzw. der Funktionen der Leistung beiträgt. Zur Überprüfung dieses Zusammenhangs wird für jeden Teilprozess der Zielkostenindex als Quotient aus Beitrag zur Funktionserfüllung (Zähler) und Kostenanteil (Nenner) gebildet. Aus theoretischer Sicht optimal wäre dann für jeden Teilprozess ein Indexwert von 1.
7. *Optimierung des Zielkostenindex mit Hilfe des Zielkostenkontrolldiagramms*: Im nächsten Schritt können – nicht zuletzt zur Erhöhung der Anschaulichkeit der

Ergebnisse – die Indexwerte für die einzelnen Teilprozesse in einem Diagramm abgebildet werden, bei dem die eine Achse den Beitrag der Prozesse zur Funktionserfüllung der Leistung, die andere Achse den Anteil der Kosten der jeweiligen Teilprozesse an den Gesamtkosten der Leistung enthält. Teilprozesse mit einem Indexwert unter 1 sind tendenziell zu teuer, da die tatsächlichen Prozesskosten die Zielkosten, die sich aus dem Nutzenbeitrag des Teilprozesses ergeben, übersteigen. Bei diesen Teilprozessen ist nach Kostensenkungsmöglichkeiten zu suchen. Liegt der Indexwert über 1, so bestehen Spielräume für z. B. Qualitätsverbesserungen im Hinblick auf den Teilprozess, da die tatsächlichen Kosten unter den Zielkosten liegen. Allerdings sollten gewisse Toleranzen für Abweichungen der Indexwerte von 1 eingeplant werden, um nicht zu akribisch und einseitig auf eine exakte Angleichung der tatsächlichen Kosten an die Zielkosten hinzuwirken, die sich in der Realität kaum für alle Teilprozesse gleichzeitig erreichen lässt.

8. *Einleitung weiterer Kostensenkungsmaßnahmen*: Teilweise sind grundlegendere Strategien der Kostenreduzierung und Leistungsoptimierung erforderlich, die über eine reine Indexanpassung im oben beschriebenen Sinne hinausgehen. Hier liefert das Target-Costing als Controllinginstrument dann aber zumindest wertvolle Hinweise für das weitere Vorgehen.

Die Ermittlung des Zielkostenindex sowie die Darstellung der Kostensituation im Zielkostenkontrolldiagramm seien an einem Beispiel aus dem Pflegebereich erläutert. Dabei wird auf den Behandlungsfall A, Variante 2, aus Abb. 11-13 zurückgegriffen, der in vereinfachter Form aus den Teilprozessen „Ambulante Untersuchung", „Stationäre Aufnahme", „Operation", „Stationäre Pflege", „Abrechnung/Kostensicherung" und „Controlling" bestehen möge. Tabelle 11-2 zeigt die entsprechenden Prozesse mit den wie oben beschrieben ermittelten Anteilen der prozessbezogenen Zielkosten und Standardkosten an den Gesamtkosten des Behandlungsfalls. Die rechte Spalte liefert die resultierenden Werte für den Zielkostenindex als Quotient aus Zielkostenanteil (der den Beitrag des betreffenden Prozesses zum Gesamtnutzen des Behandlungsfalls angibt) und Standardkostenanteil (der auf Basis der bestehenden Kostensituation ermittelt wurde). Die Übertragung der Indexwerte in das Zielkostenkontrolldiagramm ist in Abb. 11-14 zu sehen.

Tabelle 11-2.
Ermittlung des Zielkostenindex im Target-Costing

Teilprozess	Zielkostenanteil [%]	Standardkostenanteil [%]	Zielkostenindex
Ambulante Untersuchung	10	15	0,67
Stationäre Aufnahme	10	10	1,00
Operation	50	30	1,67
Stationäre Pflege	20	30	0,67
Abrechnung/Kostensicherung	5	10	0,50
Controlling	5	5	1,00

Abb. 11-14.
Zielkostenkontrolldiagramm

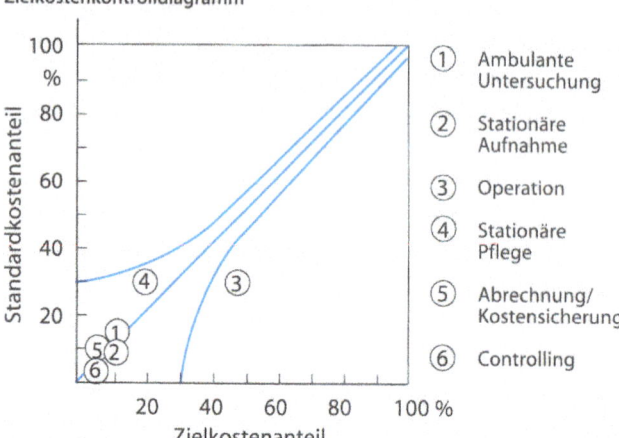

Entsprechend dem Grundgedanken des Target-Costings wären insofern die Prozesse 1, 4 und 5 als zu teuer einzuordnen, da sie einen Indexwert kleiner 1 aufweisen, die Standardkosten somit über den Zielkosten liegen. Allerdings zeigt sich bei genauerer Betrachtung, dass alle 3 Prozesse noch innerhalb des durch die gebogenen Linien gekennzeichneten Toleranzbereichs liegen, so dass ein Kostensenkungsbedarf offenbar zumindest nicht zwingend diagnostiziert werden muss. Die zulässigen Abweichungen sind dabei prozentual umso größer, je geringer der Anteil des betreffenden Prozesses an den Zielkosten ist, denn desto geringer ist die Bedeutung des Prozesses aus Kundensicht. Bei den Prozessen 2 und 6 entsprechen die Standardkosten exakt den Zielkosten, bei Prozess 3 (Operation) hingegen wären aufgrund der Wichtigkeit dieses Prozesses aus Sicht der Kunden sogar höhere Kosten grundsätzlich vertretbar, solange der Gesamtrahmen der Zielkosten für die betreffende Leistung nicht überschritten würde.

> Das Target-Costing schafft auf die erläuterte Art und Weise für das Pflegemanagement die Möglichkeit, die Kostenstrukturen in den Pflegeorganisationen stärker auf die Patientenbedürfnisse abzustimmen und vor allem dort die oft zwingend erforderlichen Einsparungen vorzunehmen, wo dies nicht zu Lasten des Patientennutzens geht.

Damit sollte das Target-Costing für viele Anbieter von Pflegedienstleistungen ein überaus interessantes Konzept sein, auch wenn noch nicht alle Probleme im Zusammenhang mit diesem Verfahren als abschließend geklärt gelten können.

11.5.4 Cost-Benchmarking

Ein in den letzten Jahren ebenfalls stark in den Vordergrund getretener Ansatz ist das Benchmarking: Dieses ist ein in der Praxis inzwischen vielfach bewährtes Instrument zur *Unterstützung der Unternehmungsanalyse und zur Leistungsmessung*, das den *Vergleich* der eigenen Potenziale, Leistungen, nicht zuletzt aber auch Prozesse mit denen von *Benchmarking-Partnern*, die sich durch eine „superior performance" auszeichnen sollten, beinhaltet. Von diesen „Besten der Besten" soll gelernt werden, wo und wie *Verbesserungen* in der eigenen Organisation möglich sind (vgl. Davies 1992, S. 181; Newell 1992, S. 146). Neben der Qualität und der Kundenzufriedenheit sowie der Zeit sind die Kosten eine wichtige *Zielgröße* des Benchmarkings (vgl. Horváth u. Herter 1992, S. 7). Auch dieses Instrument dient insofern wieder sowohl der Verbesserung der Effektivität als auch der Effizienzsteigerung. Im vorliegenden Abschnitt interessiert allerdings vor allem das *Cost-Benchmarking* (vgl. Horváth u. Lamla 1995), zumal die Durchführung von Kostenvergleichen bei der Einführung des Benchmarkings in der Praxis sehr häufig ohnehin der erste Schritt ist.

Es lassen sich unterschiedliche *Arten von Benchmarking* unterscheiden, abhängig davon, wer als Benchmarking-Partner dient. Drei wichtige Formen skizziert Tabelle 11-3 hinsichtlich ihrer typischen Vor- und Nachteile.

Alle 3 in der Tabelle allgemein gekennzeichneten Formen des Benchmarkings lassen sich grundsätzlich auch im Pflegemanagement nutzen. Dies sei am *Fall eines Krankenhauses* mit einer großen Zahl unterschiedlicher Stationen und Arbeitsgebiete kurz anhand einiger Beispiele verdeutlicht:

- *Internes* Benchmarking bietet sich z. B. im Hinblick auf bestimmte Prozesse an, die auf allen Stationen in vergleichbarer Form, aber unterschiedlich effizient ablaufen, z. B. Essensausgabe oder bestimmte Verwaltungstätigkeiten. Hier kön-

Tabelle 11-3.
Arten von Benchmarking und ihre Bewertung. (Nach Pieske 1994, S. 20)

Art	Vorteile	Nachteile
Internes Benchmarking (... innerhalb eines Unternehmens)	Datenerfassung relativ einfach	Begrenzter Blickwinkel
	Gute Ergebnisse für diversifizierte „herausragende" Unternehmen	Interne Vorteile
Wettbewerbsorientiertes Benchmarking (... mit Mitbewerbern)	Geschäftsrelevante Informationen	Schwierige Datenerfassung
	Leistungen/Prozesse vergleichbar	Gefahr branchenorientierter „Kopien"
	Relativ hohe Akzeptanz	
	Eindeutige Positionierung im Wettbewerb	
Funktionales Benchmarking (... mit Branchenexternen)	Relativ hohes Potenzial zum Finden innovativer Lösungen	Relativ schwierige Transformation von „anderem" in ein betriebliches Umfeld
	Vergrößerung des Ideenspektrums	Gegenargument: Vergleichbarkeit
		Zeitaufwendige Analyse

nen die besonders effizienten Stationen als Vorbild für die weniger effizienten dienen.
- *Wettbewerbsorientiertes* Benchmarking kommt dort in Frage, wo mehrere Krankenhäuser unterschiedlicher Träger miteinander verglichen werden können. So lassen sich beispielsweise Effizienzvergleiche für Abrechnungs- oder Laborleistungen anstellen.
- *Funktionales* Benchmarking kommt insbesondere für Prozesse in Betracht, die nicht unbedingt pflegespezifisch sind, so z. B. in den Bereichen der Gebäudereinigung oder der Telefonzentrale. Hier können auch von branchenfremden Unternehmungen nicht selten Hinweise für Kosteneinsparungen gewonnen werden.

Dies soll an dieser Stelle als kurzer Hinweis auf die Nutzbarkeit des Benchmarkings als effektivitäts- wie auch effizienzorientiertes Controllinginstrument genügen. Es rundet vor allem in Kombination mit der Prozesskostenrechnung das Spektrum der Controllinginstrumente mit Effizienzbezug auf sinnvolle Art und Weise ab und wurde daher an dieser Stelle an das Ende des Abschnitts gestellt.

11.6 Zusammenfassung

Controlling dient der zielorientierten Versorgung solcher Personen mit Informationen, die mit Planungs-, Steuerungs- und Kontrollaufgaben befasst sind. Als übergeordnete Ziele können dabei die betriebswirtschaftlichen Zielsetzungen der Effizienz und der Effektivität identifiziert werden.

Das Controlling im Pflegebereich erfordert – wie das Dienstleistungscontrolling überhaupt – die Berücksichtigung der Mitwirkung des Patienten. Daher wird im Rahmen des Pflegecontrollings zwischen kundeninduzierten Aktivitäten (Leistungserstellungsprozess) und kundenunabhängigen Aktivitäten (Leistungspotenzial) unterschieden. Aktivitäten im Rahmen des Leistungserstellungsprozesses und Aktivitäten im Rahmen des Leistungspotenzials fließen im Leistungsergebnis zusammen. Leistungspotenzial, Leistungserstellungsprozess und Leistungsergebnis bilden als Dimensionen der Pflegedienstleistung die Controllingobjekte. Als Controllinggrößen werden Qualität, Kosten und Zeit herangezogen, wobei die Zeit sowohl einen Qualitäts- als auch einen Kostenaspekt beinhaltet.

Die Controllinginstrumente können nun danach unterschieden werden, welches Controllingobjekt näher beleuchtet wird und auf welche Controllinggröße sie sich beziehen. Dementsprechend lassen sich effektivitätsbezogene Controllinginstrumente und effizienzbezogene Controllinginstrumente unterscheiden. Im Rahmen der effektivitätsbezogenen Controllinginstrumente lassen sich prozess- und potenzialbezogene Instrumente weiter differenzieren. Unter den prozessbezogenen Controllinginstrumenten wurden die sequenzielle Ereignismethode, die Critical-Incident-Methode, die Beschwerdeanalyse und die Frequenz-Relevanz-Analyse als kundenbezogene Instrumente sowie die Gap-Analyse als anbieterbezogenes Instrument betrachtet. Im Rahmen der potenzialbezogenen Controllinginstru-

11.6 Zusammenfassung

mente wurden die kundenbezogenen Instrumente SERVQUAL und Penalty-Reward-Faktoren-Analyse sowie das anbieterbezogene Instrument des Qualitätsaudits näher betrachtet.

Im Rahmen der effizienzbezogenen Instrumente wurden die Prozesskostenrechnung verbunden mit der Prozesswertanalyse, das Target-Costing und das Cost-Benchmarking vorgestellt.

Eine Sonderstellung gegenüber den in der Regel einzelne Controllinggrößen oder -objekte in den Mittelpunkt stellenden Instrumenten nimmt das Blueprinting ein. Das Blueprinting dient sowohl als Grundlage zur Identifikation von Schwachstellen und Verbesserungsvorschlägen, lässt sich aber gleichzeitig mit einzelnen Instrumenten mit dem Ziel einer vertiefenden Analyse verbinden. Die so zusätzlich erhaltenen Informationen können wiederum in das Blueprint integriert werden und so weiteren Informations- oder Handlungsbedarf aufzeigen.

? Wissens- und Transferfragen

1. Was versteht man unter Controlling?

2. Erläutern Sie, was unter Effektivität und Effizienz zu verstehen ist. Geben Sie Beispiele aus Ihrem Bereich.

3. Welche Controllingobjekte werden üblicherweise unterschieden? Welche davon sind relevant für Ihren Bereich?

4. Geben Sie Beispiele dafür, wie die Tatsache der Patientenintegration das Controlling erschwert.

5. Was versteht man unter dem Leistungspotenzial, dem Leistungserstellungsprozess und dem Leistungsergebnis – allgemein und bezogen auf den Pflegebereich?

6. Welche effektivitätsbezogenen Instrumente kennen Sie? Für welche Zwecke eignen sich welche Instrumente?

7. Bestimmen Sie ein Effektivitätsziel für Ihren Bereich. Überlegen Sie, welches der aufgeführten effektivitätsbezogenen Controllinginstrumente geeignet ist, die Zielerreichung zu überprüfen und Ansatzpunkte für Verbesserungen aufzudecken. Entwickeln Sie erste Überlegungen zur Ausgestaltung des Instrumentes.

8. Erläutern Sie die effizienzbezogenen Controllinginstrumente. Für welche Zwecke eignen sich welche Instrumente? Zeigen Sie ihre jeweiligen Vor- und Nachteile auf.

9. Vergegenwärtigen Sie sich die Vorgehensweise der Prozesskostenrechnung. Wählen Sie dann einen Hauptprozess aus Ihrem Bereich und zerlegen Sie diesen in Teilprozesse. Welche möglichen Kostentreiber der Teilprozesse können Sie identifizieren?

10. Erstellen Sie ein Blueprint für einen ausgewählten, nicht zu umfangreichen Prozess aus dem Pflegebereich, den Sie aus eigener Anschauung kennen. Wo zeigen sich mögliche Probleme? Mit welchen weiteren Controllinginstrumenten ließen sich diese Probleme näher untersuchen?

Literatur

Becker J (1995) Strategisches Marketing. In: Tietz B, Köhler R, Zentes J (Hrsg) Handwörterbuch des Marketing, 2. Aufl. Schäffer-Poeschel, Stuttgart

Beischel ME (1990) Improving Production with Process Value Analysis. J Accounting 17: 53–57

Berkau C, Scheer A-W (1995) Informationsunterstützung für prozeßorientierte Kostenrechnungssysteme. Vahlen, München

Bitner MJ, Booms BH, Tetreault MS (1990) The Service Encounter. Diagnosing Favorable and Unfavorable Incidents. J Marketing 54/1: 71–84

Blum W (1997) Ein Bericht aus dem Alltag im Krankenhaus: Namenlos. Die Zeit 30

Bogajewskaja J, Jacob F, Michaelis K (1998) Prozeßkostenrechnung im Projektgeschäft – Ein Instrument zum Controlling der Customer Integration. (Business-to-Business-Marketing, Arbeitspapier Nr. 11) Freie Universität Berlin

Brandt DR (1987) A Procedure for Identifying Value-Enhancing Service Components Using Customer Satisfaction Survey Data. In: Surprenant CF (ed) Add Value to Your Service. Chicago, pp 61–65

Brandt DR (1988) How Service Marketers Can Identify Value-Enhancing Service Elements. J Services Marketing 2/3: 35–41

Brede H (1998) Prozeßorientiertes Controlling. Vahlen, München

Buggert W, Wielpütz A (1995) Target Costing. Hanser, München

Chen R, Zimmermann V (1995) Prozeßkostenrechnung im Krankenhaus. In: Scheer A-W (Hrsg) 16. Saarbrücker Arbeitstagung 1995 Rechnungswesen und EDV. Physica, Heidelberg. S 523–539

Curry A, Stark S, Summerhill L (1999) Patient and Stakeholder Consultation in Healthcare. Managing Service Quality 9/5: 327–336

Davies RJ (1992) Mapping out Improvement. TQM Magazine 4: 181–183

Dellmann K (1996) Controlling-Konzept. In: Schulte C (Hrsg) Lexikon des Controlling. Oldenbourg, München Wien, S 144–149

Dullinger F (1998) Krankenhaus-Management im Spannungsfeld zwischen Patientenorientierung und Wirtschaftlichkeit. In: Meyer A (Hrsg) Handbuch Dienstleistungs-Marketing. Schäffer-Poeschel, Stuttgart, S 1801–1830

Engelhardt WH (1976) Erscheinungsformen und absatzpolitische Probleme von Angebots- und Nachfrageverbunden. Z Betriebswirtschaft Forschung 28: 77–90

Engelhardt WH, Günter B (1988) Erfolgsgrößen im internen Rechnungswesen aus der Sicht der Absatzpolitik. In: Domsch M, Eisenführ F, Ordelheide D et al. (Hrsg) Unternehmenserfolg. Gabler, Wiesbaden, S 141–155

Engelhardt WH, Kleinaltenkamp M, Reckenfelderbäumer M (1993) Leistungsbündel als Absatzobjekte. Z Betriebswirtschaft Forschung 45: 395–426

Falk J (1999) Pflege als Dienstleistungsmanagement. In: Kerres A, Falk J, Seeberger B (Hrsg) Lehrbuch Pflegemanagement. Springer, Berlin Heidelberg New York, S 243–256

Fischer J (1996) Prozeßorientiertes Controlling – ein notwendiger Paradigmenwechsel? Controlling 8: 222–231

Fließ S (1999) Die Steuerung von Kundenintegrationsprozessen. Habilitationsschrift, Freie Universität Berlin

Fließ S (2000) Pflege als Dienstleistungsmanagement. In: Eiff W von, Fenger H, Gillessen A et al. (Hrsg) Der Krankenhausmanager. Springer, Berlin Heidelberg New York. 5/02: 1–59

Freter H (1995) Marktsegmentierung. In: Tietz B, Köhler R, Zentes J (Hrsg) Handwörterbuch des Marketing, 2. Aufl. Schäffer-Poeschel, Stuttgart, S 1802–1814

Fröhling O (1994) Zielkostenspaltung als Schnittstelle zwischen Target Costing und Target Cost Management. Kostenrechnungspraxis 38: 421–425

Gaster D (1994) Qualitätsaudit. In: Masing W (Hrsg) Handbuch Qualitätsmanagement, 3. Aufl. Hanser, München, S 927–948

Grönroos C (1990) Service Management and Marketing. Managing the Moments of Truth in Service Competition. Lexington, Toronto, MA

Günter B, Huber O (1996) Beschwerdemanagement als Instrument der Customer Integration. In: Kleinaltenkamp M, Fließ S, Jacob F (1996) Customer Integration – von der Kundenorientierung zur Kundenintegration. Gabler, Wiesbaden, S 245–257

Helm S, Günter B (2000) Kundenempfehlungen – Resultat und Ausgangspunkt des Kundenbindungsmanagement im Dienstleistungsbereich. In: Bruhn M, Stauss B (2000) Dienstleistungsmanagement. Jahrbuch 2000. Gabler, Wiesbaden, S 103–130

Hentschel B (1990) Die Messung wahrgenommener Dienstleistungsqualität mit SERVQUAL. Eine kritische Auseinandersetzung. Marketing-ZFP 12: 230–240

Horváth P (1993) Controlling. In: Chmielewicz K, Schweitzer M (Hrsg) Handwörterbuch des Rechnungswesens, 3. Aufl. Schäffer-Poeschel, Stuttgart, Sp 322–334

Horváth P (1998) Controlling, 7. Aufl. Vahlen, München

Horváth & Partner GmbH (Hrsg) (1998) Prozeßkostenmanagement, 2. Aufl. Vahlen, München

Horváth P, Herter RN (1992) Benchmarking – Vergleich mit den Besten der Besten. Controlling 4: 4–11

Horváth P, Lamla J (1995) Cost Benchmarking und Kaizen Costing. In: Reichmann T (Hrsg) Handbuch Kosten- und Erfolgs-Controlling. Vahlen, München, S 63–88

Jehle E, Willeke M (1998) Prozeßwertanalyse als Instrument des Controlling. In: Lachnit L, Lange C, Palloks M (Hrsg) Zukunftsfähiges Controlling. Vahlen, München, S 129–151

Keun F (2000) Einführung in die krankenhausbetriebliche Kosten- und Leistungsrechnung. In: v Eiff W, Fenger H, Gillessen A et al. (Hrsg) Der Krankenhausmanager. Springer, Berlin Heidelberg New York 2/30: 1–51

Klein A, Vikas K (1999) Überblick über das prozeßorientierte Controlling. Kostenrechnungspraxis 43: 83–90

Kleinaltenkamp M (1994) Kooperatives Kundenmanagement im Business-to-Business-Marketing. In: Tomczak T, Belz C (1994) Kundennähe realisieren, Ideen – Konzepte – Methoden – Erfahrungen. Günther Haedrich zum 60. Geburtstag. St. Gallen, S 145–158

Kleinaltenkamp M (1997) Kundenintegration. Wirtschaftswissenschaftliches Studium 26: 350–354

Kleinaltenkamp M (1999) Service-Blueprinting. Ein Instrument zur Steigerung der Effektivität und der Effizienz von Dienstleistungsprozessen. Techn Vertrieb 1: 33–39

Kleinaltenkamp M, Haase M (1999) Externe Faktoren in der Theorie der Unternehmung. In: Albach H. Eymann E, Luhmer A, Steven M (Hrsg) Die Theorie der Unternehmung in Forschung und Praxis. Springer, Berlin Heidelberg New York, S 167–194

Kleinaltenkamp M, Fließ S, Jacob F (1996) Customer Integration. Von der Kundenorientierung zur Kundenintegration. Gabler, Wiesbaden

Lee H, Delene LM, Bunda MA, Kim C (2000) Methods of Measuring Health-Care Service Quality. J Business Research 48: 233–246

Männel W (Hrsg) (1995) Prozeßkostenrechnung. Gabler, Wiesbaden

Marra A (1999) Wirtschaftliche Aspekte des Pflegemanagements. In: Kerres A, Falk J, Seeberger B (Hrsg) Lehrbuch Pflegemanagement. Springer, Berlin Heidelberg New York, S 289–320

Meffert, H, Bruhn M (1999) Dienstleistungsmarketing, 3. Aufl. Gabler, Wiesbaden

Newell M (1992) Comparative Testing. TQM-Magazine 4: 146–148

Parasuraman A, Zeithaml VA, Berry LL (1988) SERVQUAL: A Multiple-Item Scale for Measuring Consumer Perceptions of Service Quality. J Retailing 64: 12–40

Paul M, Reckenfelderbäumer M (1995) Preispolitik und Kostenmanagement. In Kleinaltenkamp M (Hrsg) Dienstleistungsmarketing. Gabler, Wiesbaden, S 225–260

Paul M, Reckenfelderbäumer M (1998) Preisbildung und Kostenrechnung bei Dienstleistungen auf der Basis neuerer Kostenrechnungsverfahren. In: Bruhn M, Meffert H (Hrsg) Handbuch Dienstleistungsmanagement. Gabler, Wiesbaden, S 633–664

Pieske R (1994) Benchmarking. io Management Z 63/6: 19–23

Plinke W (1995) Grundlagen des Marktprozesses. In: Kleinaltenkamp M, Plinke W (Hrsg) Technischer Vertrieb. Springer, Berlin Heidelberg New York, S 3–95

Preißler PR (1995) Controlling-Lexikon. Oldenbourg, München Wien

Reckenfelderbäumer M (1995) Marketing-Accounting im Dienstleistungsbereich. Gabler, Wiesbaden

Reckenfelderbäumer M (1998) Entwicklungsstand und Perspektiven der Prozeßkostenrechnung, 2. Aufl. Gabler, Wiesbaden

Schildbach T (1992) Begriff und Grundprobleme des Controlling aus betriebswirtschaftlicher Sicht. In: Spremann K, Zur E (Hrsg) Controlling. Gabler, Wiesbaden, S 21–36

Schneider D (1983) Marketing als Wirtschaftswissenschaft oder Geburt einer Marketingwissenschaft aus dem Geiste des Unternehmerversagens. Z Betriebswirtschaft Forschung 35: 197–233

Schneider D (1995) Betriebswirtschaftslehre, Bd 1: Grundlagen, 2. Auflage. Oldenbourg, München/Wien

Schneider D (1997) Betriebswirtschaftslehre, Bd 2: Rechnungswesen, 2. Aufl. Oldenbourg, München Wien

Schröck R (1995) Ein neues Nachdenken über die Pflege. In: Borsi GM (Hrsg) Pflegemanagement im Wandel. Perspektiven und Kontroversen. Springer, Berlin Heidelberg New York, S 1–15

Schröder M, Schulze J (1999) Qualitätsmanagement. In: Kerres A, Falk J, Seeberger B (Hrsg) Lehrbuch Pflegemanagement. Springer, Berlin Heidelberg New York, S 17–43

Schweikart J (1997) Integrative Prozeßkostenrechnung. Gabler, Wiesbaden

Schweitzer M, Friedl B (1992) Beitrag zu einer umfassenden Controlling-Konzeption. In: Spremann K, Zur E (Hrsg) Controlling. Gabler, Wiesbaden, S 141–173

Seidenschwarz W (1993) Target Costing. Vahlen, München

Solaro D (1998) Controlling. In: Busse von Colbe W, Pellens B (Hrsg) Lexikon des Rechnungswesens, 4. Aufl. Oldenbourg, München Wien, S 169–173

Stauss B (1995) „Augenblicke der Wahrheit" in der Dienstleistungserstellung – ihre Relevanz und ihre Messung mit Hilfe der Kontaktpunkt-Analyse. In: Bruhn M, Stauss B (Hrsg) Dienstleistungsqualität. Konzepte – Methoden – Erfahrungen, 2. überarb. und erw. Auflage. Gabler, Wiesbaden, S 379–399

Stauss B, Hentschel B (1990) Verfahren der Problemdeckung und -analyse im Qualitätsmanagement von Dienstleistungsunternehmen. Jahrbuch Absatz Verbrauchsforsch 36: 232–259

Stauss B, Seidel W (1998) Beschwerdemanagement. Fehler vermeiden – Leistung verbessern – Kunden binden, 2. Aufl. Hanser, München Wien

Steinmann H, Scherer AG (1996) Controlling und Unternehmensführung. In: Schulte C (Hrsg) Lexikon des Controlling. Oldenbourg, München Wien, S 139–144

Tscheulin DK, Helmig B (1999) Patientenzufriedenheitsmessungen im Krankenhaus (Freiburger betriebswirtschaftliche Diskussionsbeiträge Nr. 32/99) Universität Freiburg

Weiber R, Jacob F (2000) Kundenbezogene Informationsgewinnung. In: Kleinaltenkamp M, Plinke W (2000) Technischer Vertrieb – Grundlagen des Business-to-Business Marketing, 2. Aufl. Springer, Berlin Heidelberg New York, S 523–612

Witt F-J (Hrsg) (1991) Aktivitätscontrolling und Prozeßkostenmanagement. Schäffer-Poeschel, Stuttgart

Zeithaml VA, Berry LL, Parasuraman A (1995) Kommunikations- und Kontrollprozesse bei der Erstellung von Dienstleistungsqualität. In: Bruhn M, Stauss B (Hrsg) Dienstleistungsqualität. Konzepte – Methoden – Erfahrungen, 2. Aufl. Gabler, Wiesbaden, S 131–160

Zeithaml VA, Bitner MJ (1996) Services Marketing. McGraw-Hill, New York

12 Das Krankenhaus als

V. Großkopf, K. Ritgen

Inhalt

12.1	Die deutsche Krankenhauslandschaft im Umbruch	*334*
12.2	Die Privatisierung von Krankenhäusern	*335*
	12.2.1 Geeignete Rechtsformen für kommunale Krankenhäuser .	*335*
	12.2.2 Privatisierung bereits bestehender Krankenhäuser	*339*
	12.2.3 Mitwirkung der Personalvertretung bei der Privatisierung eines kommunalen Krankenhauses	*340*
	12.2.4 Personalüberleitung	*340*
12.3	Grundzüge des GmbH-Rechts	*343*
	12.3.1 Begriff und Rechtsnatur der Gesellschaft mit beschränkter Haftung (GmbH)	*344*
	12.3.2 Die innere Ordnung der GmbH	*344*
12.4	Zusammenfassung	*348*
? Wissens- und Transferfragen		*349*
Literatur		*350*

12.1 Die deutsche Krankenhauslandschaft im Umbruch

Die deutsche Krankenhauslandschaft befindet sich im Umbruch. Glaubt man einer – in ihren Methoden und Ergebnissen freilich umstrittenen – Studie der Arthur Andersen Unternehmensberatung, wird sich das Gesundheitswesen in Deutschland in den nächsten 15 Jahren radikal verändern. Diese Studie geht nicht nur davon aus, dass an die Stelle des gegenwärtigen GKV-Systems mit seiner beitragsfinanzierten Vollversorgung eine steuerfinanzierte Grundversorgung treten wird: Auch für den Krankenhaussektor wird mit erheblichen Umwälzungen gerechnet. So soll die Zahl der Krankenhäuser von heute etwa 2.200 auf dann nur noch 1.800 sinken. Davon werden – so die Prognose – insbesondere die öffentlichen Krankenhäuser betroffen sein, für die mit einem Rückgang von 790 auf 400 zu rechnen sei. Als Gewinner erscheinen demgegenüber die Häuser in privater Hand. Hier wird mit einem deutlichen Zuwachs gerechnet.

Selbst wenn man diese, von einem Vormarsch der privaten Träger ausgehende Einschätzung nicht teilen will:

> Als GmbH oder AG organisierte Krankenhäuser wird es in Zukunft sicher in größerer Zahl geben als heute.

Denn diese Rechtsformen stehen nicht nur den privaten Krankenhausträgern zur Verfügung. Auch die öffentlichen Träger, insbesondere also die Kommunen, haben in bestimmten Grenzen die Möglichkeit, ihre bislang ganz überwiegend als Regie- oder Eigenbetrieb geführten Häuser in Aktiengesellschaften (AG) und vor allem in Gesellschaften mit beschränkter Haftung (GmbH) umzuwandeln. Diese Umwandlung – in Betracht kommt natürlich auch, dass ein neues Haus sogleich als GmbH oder AG gegründet wird – betrifft nur die Rechtsform, in der die Einrichtung betrieben wird. Die öffentliche Trägerschaft wird davon nicht berührt. Vor allem bleibt es auch bei der Verantwortung des öffentlichen Trägers für sein Krankenhaus. Deshalb handelt es sich in diesen Fällen auch nicht um eine materielle, sondern um eine sog. formelle Privatisierung.

Schon der bloße Austausch der Rechtsform bietet freilich nach verbreiteter Auffassung eine ganze Reihe von Vorteilen und gilt daher vielen als erfolgversprechendes Instrument zur Bewältigung der gegenwärtigen Strukturkrise.

> Insbesondere wird allgemein angenommen, dass Krankenhäuser, die in privater Rechtsform betrieben werden, ihre Aufgaben flexibler, kostengünstiger und damit auch wirtschaftlicher erfüllen können, als Einrichtungen, die nach herkömmlichen Muster öffentlich-rechtlich organisiert sind.

In Zeiten, in denen gerade auch die Krankenhäuser von Seiten des Gesetzgebers – wie unlängst wieder im Rahmen der Gesundheitsreform 2000 – aufgefordert sind, Wirtschaftlichkeitsreserven voll auszuschöpfen, um ein weiteres Ansteigen der

Gesundheitskosten zu vermeiden, wird der Ruf nach Privatisierung daher stetig lauter. Hinzukommt, dass die Privatisierung öffentlicher Einrichtungen eine im politischen Raum schon seit längerem erhobene Forderung ist. Diesem Privatisierungsdruck werden sich viele Krankenhausträger auf die Dauer wohl nicht entziehen können – auch wenn die Privatisierung naturgemäß keineswegs eine Garantie für ein wirtschaftlich erfolgreiches Krankenhaus darstellt. Das zeigt die jüngst in die Schlagzeilen geratene, erheblich verschuldete Krankenhaus Siegburg GmbH.

Im Folgenden wird zunächst auf einige der sich im Zusammenhang mit der Privatisierung ergebenden Fragestellungen eingegangen. Es folgt eine Einführung in das Recht der Gesellschaft mit beschränkter Haftung, da die meisten Träger, die sich für eine Privatisierung ihres Krankenhauses entscheiden, diese Rechtsform wählen.

12.2 Die Privatisierung von Krankenhäusern

Wie bereits erwähnt, bezieht sich der Begriff der Privatisierung auf ganz unterschiedliche Phänomene. So spricht man von einer materiellen Privatisierung, wenn sich der Staat einer bislang von ihm wahrgenommenen Aufgabe zur Gänze entledigt und auf einen Privaten überträgt. Bezogen auf den Krankenhaussektor läge eine solche materielle Privatisierung etwa dann vor, wenn eine Gemeinde ihr Krankenhaus an einen privaten Träger veräußern würde.

> ! Demgegenüber handelt es sich um eine formelle Privatisierung, wenn eine bisher öffentlich-rechtlich organisierte Einrichtung fortan in privatrechtlicher Gestalt fortgeführt wird, aber auch dann, wenn ein öffentlicher Träger ein Krankenhaus in privater Rechtsform errichtet.

Nur um die formelle Privatisierung, ihre Zulässigkeit und die sich daraus ergebenden Konsequenzen geht es hier.

12.2.1 Geeignete Rechtsformen für kommunale Krankenhäuser

Für den Betrieb eines Krankenhauses stehen im Grundsatz die verschiedensten Rechtsformen zur Auswahl. Insbesondere für die Einrichtungen in kommunaler Trägerschaft ist dabei zwischen öffentlich-rechtlichen (Regie- oder Eigenbetrieb, öffentlich-rechtliche Anstalt) und privatrechtlichen (etwa AG, GmbH) Unternehmensformen zu unterscheiden. Welche dieser Rechtsformen für ein öffentliches Krankenhaus gewählt wird, hängt naturgemäß zunächst von der Organisationsentscheidung seines Trägers ab. Diesem ist dabei ein weiter Ermessensspielraum eingeräumt. Gleichwohl setzt das geltende Recht der Entscheidungsfreiheit des Trägers bestimmte Grenzen, die sich insbesondere aus den Krankenhausgesetzen sowie aus den Bestimmungen der jeweiligen Kommunalverfassungen ergeben. Da es sich dabei um Landesrecht handelt, kann die Lage von Bundesland zu Bundesland unterschiedlich sein. Die folgende Darstellung orientiert sich am Recht des Landes Nordrhein-Westfalen. Auf Abweichung in den anderen Bundesländern kann nur vereinzelt hingewiesen werden.

In Nordrhein-Westfalen enthält das Krankenhausgesetz (KHG NW) vom 16. Dezember 1998 keine ausdrückliche Festlegung auf eine bestimmte Rechtsform. § 33 Abs. 1 KHG NW bestimmt lediglich, dass die im Krankenhausplan ausgewiesenen Krankenhäuser „organisatorisch und wirtschaftlich" – nicht aber rechtlich – eigenständige Betriebe sein müssen.

> Nach dem Krankenhausgesetz steht es den nordrhein-westfälischen Kommunen somit frei, ob sie ihre Krankenhäuser in öffentlich-rechtlicher Form mit oder ohne eigene Rechtspersönlichkeit oder aber in privatrechtlicher Rechtsform betreiben wollen.

Nur der sog. „Regiebetrieb" kommt nach § 33 Abs. 1 KHG NRW als Organisationsform für ein kommunales Krankenhaus von vornherein nicht in Betracht. Der Regiebetrieb ist nämlich nicht nur rechtlich, sondern auch organisatorisch und wirtschaftlich in die Verwaltung integriert. Das unterscheidet ihn vom „Eigenbetrieb" (vgl. § 114 der Gemeindeordnung NRW), der zwar gleichfalls rechtlich unselbständig ist, in organisatorischer und wirtschaftlicher Hinsicht aber weitgehend über Autonomie verfügt.

Das nordrhein-westfälische Krankenhausgesetz lässt es also offen, ob kommunale Krankenhäuser in öffentlicher oder in privater Rechtsform zu betreiben sind. Ähnliches gilt für die nordrhein-westfälische Gemeindeordnung. Auch diese gibt keine Präferenz für eine öffentlich-rechtliche Unternehmensform zu erkennen. Gleichwohl unterliegt das Organisationsermessen der Gemeinden bestimmten kommunalverfassungsrechtlichen Grenzen, die sich im Einzelnen aus den §§ 107 ff. der Gemeindeordnung (GO NW) ergeben.

Öffentlich-rechtliche Rechtsformen

Diese Grenzen zeigen sich zunächst im Hinblick auf die zur Verfügung gestellten öffentlich-rechtlichen Unternehmensformen. Das sind in Nordrhein-Westfalen der Eigenbetrieb (§ 114 GO) sowie die rechtsfähige Anstalt des öffentlichen Rechts (§ 114a GO). Sowohl der organisatorisch und wirtschaftlich verselbstständigte Eigenbetrieb als auch die darüber hinaus mit einer eigenen Rechtspersönlichkeit begabte öffentlich-rechtliche Anstalt entsprechen den Anforderungen des nordrhein-westfälischen Krankenhausgesetzes.

> Gleichwohl kommt nur die öffentlich-rechtliche Anstalt, nicht aber der Eigenbetrieb in Nordrhein-Westfalen als öffentlich-rechtliche Rechtsform für ein kommunales Krankenhaus in Betracht.

Als Eigenbetrieb dürfen nach § 114 Abs. 1 GO NW nämlich nur „wirtschaftliche Unternehmen" der Gemeinde organisiert sein, während in der Rechtsform der Anstalt sowohl Unternehmen als auch (nichtwirtschaftliche) kommunale Einrichtungen betrieben werden können (vgl. § 114a Abs. 1 GO NW). Dass Krankenhäuser nicht zu den Unternehmen, sondern zu den „Einrichtungen" zählen, ergibt sich aus § 107 Abs. 2 Nr. 2 GO NW, der bestimmt, dass der Betrieb eines Krankenhauses nicht als wirtschaftliche Betätigung der Gemeinde gilt. Zu beachten ist freilich, dass das Innenministerium des Landes gemäß § 107 Abs. 2 Satz 3 GO NW bestimmen kann,

> » dass Einrichtungen, die nach Art und Umfang eine selbständige Betriebsführung erfordern, ganz oder teilweise nach den für Eigenbetriebe geltenden Vorschriften zu führen sind (§ 107 Abs. 2 Satz 3 GO NW). «

Gestützt auf diese Ermächtigung ist die Verordnung über den Betrieb gemeindlicher Krankenhäuser erlassen worden, der zufolge kommunale Krankenhäuser ohne eigene Rechtspersönlichkeit wie Eigenbetriebe zu führen sind. Diese Rechtsform, man kann sie als „Quasi-Eigenbetrieb" bezeichnen, ist die z. Z. wohl vorherrschende. Um Missverständnissen vorzubeugen, sei klargestellt, dass die nordrhein-westfälische Gemeindekrankenhausbetriebs-Verordnung nicht für privatrechtlich oder als öffentlich-rechtliche Anstalt organisierte Krankenhäuser gilt. Denn diese verfügen gerade über eine eigene Rechtspersönlichkeit.

Private Rechtsformen

Die kommunalen Krankenhäuser in Nordrhein-Westfalen dürfen aber nicht nur als Quasi-Eigenbetrieb bzw. als Anstalt, sondern auch in privater Rechtsform verfasst sein. Das ist in § 108 Abs. 1 Nr. 2 GO NW ausdrücklich so vorgesehen. Erforderlich ist allerdings ein „wichtiges Interesse der Gemeinde" an der Gründung der Einrichtung gerade in privater Rechtsform. Da als wichtige Interessen insbesondere auch Interessen wirtschaftlicher Natur in Betracht kommen, dürfte ein solches schon dann vorliegen, wenn sich die private Rechtsform nach Einschätzung der Gemeinde besser zur Bewältigung der krankenhausspezifischen Aufgabenstellung eignet.

Die nordrhein-westfälische Kommunalverfassung spricht nur davon, dass Gemeinden nichtwirtschaftliche Einrichtungen wie etwa die Krankenhäuser in privater Rechtsform betreiben dürfen, legt sich dabei aber nicht ausdrücklich auf bestimmte Rechtsformen fest.

> ! Als für kommunale Zwecke besonders geeignet hat sich freilich die Rechtsform der GmbH herausgestellt.

Insoweit ist vor allem zu berücksichtigen, dass eine kommunale Einrichtung nur dann in privater Rechtsform gegründet werden darf, wenn die Gemeinde auf die Gesellschaft einen „angemessenen Einfluss" erhält (§ 108 Abs. 1 Nr. 6 GO NRW). Dieses Erfordernis beruht insbesondere auf dem verfassungsrechtlichen Demokratieprinzip, welches verlangt, dass jede Ausübung von Staatsgewalt – und dazu gehört auch die Bereitstellung von Leistungen der Daseinsvorsorge – demokratisch legitimiert ist, also auf den Willen des Volkes zurückgeführt werden kann. Demokratische Legitimation vermittelt in den Kommunen insbesondere der Gemeinderat, der seinerseits durch die Wahl der Ratsmitglieder demokratisch legitimiert ist. Da der Rat nach § 41 GO NRW grundsätzlich für alle Angelegenheiten der Gemeinde zuständig ist, also letztlich alles entscheiden kann, ergeben sich im Hinblick auf das Demokratieprinzip solange keine Probleme, als kommunale Einrichtung in öffentlich-rechtlichen Rechtsformen betrieben werden. Denn gerade auch der kommunale Eigenbetrieb ist rechtlich gesehen ja Teil der Gemeinde und unterliegt damit unmittelbar dem steuernden Einfluss des Rates. In privater Rechtsform betriebene Einrichtungen sind demgegenüber rechtlich verselbstständigt. Sie treten der Gemeinde auch dann als eigenständige Rechtsperson gegenüber, wenn diese alle Anteile an dem Unternehmen hält. Die unternehmensrelevanten Entscheidungen trifft daher nicht mehr der Gemeinderat, sondern die gesetzlich vorgesehenen Organe der Gesellschaft. Da die rechtliche Selbstständigkeit der Einrichtung aber nichts am Erfordernis der demokratischen Legitimation ändert, muss nach Mitteln und Wegen gesucht werden, die es dem Rat ermöglichen, Einfluss auf die Entscheidungen der Gesellschaft zu nehmen. Anderenfalls kann er die ihm im Wahlakt verliehene Legitimation nicht an die Gesellschaft weiterreichen. Dabei ist es allerdings nicht notwendig, dass der Gemeinderat jede die Einrichtung betreffende Entscheidung beeinflussen kann. Ausreichend aber auch erforderlich ist, dass die Ratsmitglieder die Möglichkeit haben, gleichsam die „Unternehmenspolitik" der Einrichtung zu bestimmen und alle wichtigen und zentralen Entscheidungen lenken können.

Diesen letztlich verfassungsrechtlichen Erfordernissen kann insbesondere in der Rechtsform der GmbH Rechnung getragen werden.

> **!** Das liegt vor allem daran, dass es das GmbH-Gesetz weitgehend den Bestimmungen des Gesellschaftsvertrages überlässt, wie die Entscheidungskompetenzen zwischen dem Geschäftsführer der GmbH und der Gesellschafterversammlung als dem Organ, über das die Gemeinde als Anteilseigentümer ihren Einfluss auf die Gesellschaft geltend machen kann, verteilt werden.

Demgegenüber sieht das Aktiengesetz eine wesentlich starrere Kompetenzverteilung zwischen dem Vorstand einer Aktiengesellschaft und der Hauptversammlung – der Vertretung der Anteilseigner – vor. Insbesondere ist der Vorstand einer Aktiengesellschaft schon von Gesetzes wegen wesentlich „mächtiger" und eigenständiger als ein GmbH-Geschäftsführer. Aus dem Aktienrecht ergeben sich daher Steuerungs- und Kontrolldefizite, die im Widerspruch zu der von der Gemeindeordnung geforderten aktiven Einflussnahme der Gemeinde stehen. § 108 Abs. 3 GO NRW lässt daher die Gründung einer AG auch nur dann zu, wenn der öffentliche Zweck nicht ebenso gut in einer anderen Rechtsform erfüllt werden kann.

Zusammenfassung
In Nordrhein-Westfalen können kommunale Krankenhäuser also als
- Quasi-Eigenbetrieb,
- als öffentlich-rechtliche Anstalt oder
- in privater Rechtsform, insbesondere als GmbH

geführt werden. Die Rechtslage in den meisten anderen Flächenstaaten der Bundesrepublik ist damit weitgehend vergleichbar, d. h. dass es den Gemeinden frei steht, zwischen verschiedenen öffentlichen und privaten Rechtsformen zu wählen. Demgegenüber haben sich die Stadtstaaten (Berlin, Bremen, Hamburg) auf öffentlich-rechtliche Organisationsformen für ihre Krankenhäuser festgelegt (vgl. bspw. § 29 Abs. 1 Satz 1 Landeskrankenhausgesetz Berlin).

12.2.2 Privatisierung bereits bestehender Krankenhäuser

In den meisten Bundesländern ist es also Sache der Gemeinden, ob sie sich bei der Gründung eines Krankenhauses für eine öffentliche oder eine private Rechtsform entscheiden. Die Neuerrichtung eines Krankenhauses wird heute freilich in der Praxis eher die Ausnahme sein. Wichtiger scheint demgegenüber die Frage, ob ein bereits bestehendes, bislang öffentlich-rechtlich betriebenes Krankenhaus in eine private Rechtsform überführt werden kann. Ein solcher Wandel in der Rechtsform muss stattfinden, wenn die Einrichtung an einen Privaten übergeben werden soll, die Gemeinde sich also gänzlich von ihrem Haus trennen will (materielle Privatisierung): Öffentlich-rechtliche Betriebsformen stehen privaten Rechtsträgern nämlich nicht zur Verfügung.

> ! Ein Wandel in der Rechtsform kann stattfinden, wenn die Gemeinde zu der Auffassung gelangt, dass ihr Krankenhaus auf diese Weise eher in die Lage versetzt wird, die ihm übertragenen Aufgaben zu erfüllen.

Für die Umwandlung eines öffentlich-rechtlich betriebenen Krankenhauses in eine private Rechtsform gilt dabei das oben im Hinblick auf die Neugründung Gesagte: Weder das (nordrhein-westfälische) Krankenhausrecht noch die Kommunalverfassung stehen dem Betrieb eines kommunalen Krankenhauses in privater Rechtsform entgegen. Die Entscheidung für eine private Rechtsform liegt mithin ganz maßgeblich im Ermessen der Gemeinde.

Rechtstechnisch kann sich die Umwandlung eines bislang als Quasi-Eigen-, Eigen-, Regiebetrieb oder öffentlich-rechtlicher Anstalt organisierten Krankenhauses auf ganz verschiedenen Wegen vollziehen, die hier nicht in allen Einzelheiten aufgezeigt werden können. In Betracht kommt zunächst, dass die Gemeinde das Krankenhaus nach den allgemeinen zivil- und handelsrechtlichen Regelungen auf eine GmbH überträgt. Dies kann so geschehen, dass die Gesellschaft zunächst gegründet und ihr das Krankenhaus – genauer: die einzelnen Vermögensgegenstände des Krankenhauses – übertragen werden. Möglich ist aber auch eine sog. „Sachgründung" nach den Bestimmungen des Gesellschaftsrechts. In beiden Varianten handelt es sich jedenfalls um eine Einzelrechtsnachfolge. Das ist deshalb von Bedeutung, weil die neue Krankenhaus-GmbH in diesen Fällen nicht automatisch in die Rechte und Pflichten des alten Rechtsträgers eintritt. Das ist insbesondere im Hinblick auf einen bestehenden Versorgungsvertrag von Bedeutung. Aber auch andere Verträge, etwa mit externen Dienstleistern, müssten neu geschlossen werden. Bedient sich die Gemeinde dagegen der Möglichkeiten des Umwandlungsgesetzes (§§ 168 ff. UmwG für Eigen-, Quasi-Eigen- oder Regiebetrieb, §§ 302 ff. für öffentlich-rechtliche Anstalten und Körperschaften), wird der neue Rechtsträger Gesamtrechtsnachfolger. Bestehende Verträge gelten dann auch für ihn; freilich trifft ihn auch die Haftung für Verbindlichkeiten des alten Trägers.

12.2.3 Mitwirkung der Personalvertretung bei der Privatisierung eines kommunalen Krankenhauses

In der Praxis ist es immer wieder von Bedeutung, ob die Personalvertretungen in den bislang öffentlich-rechtlich organisierten Krankenhäusern ein Informations- oder sogar ein Mitentscheidungsrecht im Hinblick auf die Privatisierung der Einrichtung haben. Insoweit ist zu differenzieren. Bedient sich die Gemeinde der Möglichkeiten des Umwandlungsgesetzes, so ist zunächst an § 126 Abs. 3 UmwG zu denken, der sinngemäß vorsieht, dass der Betriebsrat über die Einzelheiten der Umwandlung zu unterrichten ist. Da in § 126 Abs. 3 UmwG ausdrücklich vom „Betriebsrat" die Rede ist, in den öffentlich-rechtlich organisierten Krankenhäusern aber nur Personalvertretungen existieren, ist freilich ungewiss und umstritten, ob diese Vorschrift überhaupt Anwendung findet.

> ! Diese Streitfrage ist allerdings von nur geringer praktischer Bedeutung, da sich aus den Personalvertretungsgesetzen der Länder regelmäßig ergibt, dass Privatisierungsmaßnahmen mitbestimmungspflichtig sind (Nordrhein-Westfalen: § 72 Abs. 3 Nr. 7 Personalvertretungsgesetz; Hessen: § 81 Abs. 1 Satz 1 Personalvertretungsgesetz).

In Bundesländern, die entsprechende Bestimmungen in ihre Personalvertretungsgesetze aufgenommen haben, müssen die Personalvertretungen also nicht nur informiert werden.

> ! Sie haben darüber hinaus auch ein Mitentscheidungsrecht.

12.2.4 Personalüberleitung

Ganz unabhängig davon, für welchen Weg der Privatisierung die Gemeinde sich entscheidet, stellt sich die Frage, was mit dem im Krankenhaus beschäftigten Personal geschieht. Insoweit muss zwischen Angestellten und Arbeitern auf der einen und Beamten auf der anderen Seite unterschieden werden.

Angestellte und Arbeiter

Was zunächst die Angestellten und Arbeiter angeht, kommt dem § 613a BGB – ggf. iVm § 324 UmwG – entscheidende Bedeutung zu. Dieser bestimmt, dass immer dann, wenn ein Betrieb oder ein Betriebsteil durch Rechtsgeschäft auf einen anderen Inhaber übergeht, dieser in die Rechte und Pflichten aus den im Zeitpunkt des Übergangs bestehenden Arbeitsverhältnis eintritt. Die bestehenden Arbeitsverhältnisse werden also so, wie sie sind, kraft Gesetzes mit dem neuen Inhaber des Betriebes fortgeführt.

Etwas schwieriger stellt sich die Lage hinsichtlich tarifvertraglicher Bestimmungen dar, die den Inhalt, den Abschluss und die Beendigung von Arbeitsverhältnissen betreffen, für den einzelnen Arbeitnehmer, durchaus aber auch für den Arbeitgeber also von besonderer Bedeutung sein können.

Diese Bestimmungen entfalten nach § 4 Abs. 1 Satz 1 des Tarifvertragsgesetzes normative Wirkung. Sie wirken also wie ein Gesetz, was bedeutet, dass sie Arbeitgeber und Arbeitnehmer auch dann binden, wenn sie nicht in den individuellen Arbeitsvertrag aufgenommen worden sind. Freilich gilt dies nur für tarifgebundene Arbeitgeber und Arbeitnehmer. Voraussetzung ist mithin, dass beide Mitglied der den Tarifvertrag schließenden Tarifparteien (Gewerkschaften, Arbeitgeberverband) sind.

> **!** Ist der neue Betriebsinhaber Mitglied desjenigen Verbandes, dem auch der alte Betriebsinhaber angehörte, bedarf es eines Rückgriffs auf § 613a BGB nicht. Der Tarifvertrag gilt ohne weiteres fort. Bezogen auf die Privatisierung eines kommunalen Krankenhauses bedeutet dies, dass sich an der Geltung des BAT (Angestellte) bzw. des BMT-G II (Arbeiter) nichts ändert, wenn – was möglich ist – auch der neue, privatrechtlich organisierte Rechtsträger des Krankenhauses dem kommunalen Arbeitgeberverband beitritt.

Nur am Rande sei vermerkt, dass auf diese Weise einer der Vorteile, die gemeinhin mit der Privatisierung eines Krankenhauses erreicht werden sollen, wieder verloren geht: Tritt das nunmehr als GmbH organisierte Krankenhaus dem kommunalen Arbeitgeberverband bei, unterliegt es im Hinblick auf sein Personal den gleichen Schranken wie zuvor. Die erhoffte größere Flexibilität – etwa bezogen auf ein anreizorientiertes Vergütungssystem – lässt sich dann nicht verwirklichen.

Um auf § 613a BGB zurückzukommen, so hat diese Vorschrift für die den Mitarbeitern des zu privatisierenden Krankenhauses tarifvertraglich eingeräumten Rechte also nur dann Bedeutung, wenn der neue Rechtsträger keinem oder einem anderen Arbeitgeberverband angehört. In diesem Fall ergibt sich aus § 613a Abs. 1 Satz 2 BGB, dass die Regelungen des Tarifvertrages auf individualrechtlicher Basis – also unmittelbar zwischen (neuem) Arbeitgeber und Arbeitnehmer – fortgelten. Änderungen zum Nachteil des Arbeitnehmers sind dann erst nach Ablauf eines Jahres möglich. Zu ihrer Durchsetzung bedarf es einer Änderungskündigung.

Freilich besteht auch die in der Praxis vielfach genutzte Möglichkeit, die Geltung der Bestimmungen eines Tarifvertrages individuell zwischen Arbeitgeber und Arbeitnehmer im Arbeitsvertrag zu vereinbaren. Die Regelungen des Tarifvertrages wirken dann nicht normativ, sondern auf vertraglicher Basis. Ist das der Fall, bleibt es bei der Grundaussage des § 613a Abs. 1 Satz 1 BGB: Der neue Betriebsinhaber tritt anstelle des alten Inhabers in das bestehende Arbeitsverhältnis ein und muss es so übernehmen, wie er es vorfindet – also einschließlich der vertraglich vereinbarten Bezugnahme auf den Tarifvertrag. Änderungen sind erneut nur im Rahmen einer Änderungskündigung möglich, für die die nur schwer zu überwindenden Hürden des Kündigungsschutzgesetzes gelten.

> ! Als Resümee kann daher festgehalten werden, dass es für die meisten Mitarbeiter eines öffentlichen Krankenhauses auch nach seiner (formellen) Privatisierung bei der Geltung der bisherigen tarifvertraglichen Regelungen bleibt.

Beamte

Wie bereits erwähnt, stellt sich die Lage hinsichtlich der in einem kommunalen Krankenhaus beschäftigten Beamten grundsätzlich anders dar. § 613a BGB gilt für diese nicht.

> ! Vielmehr bleibt das öffentlich-rechtliche Dienstverhältnis zwischen den Beamten und ihrer Anstellungskörperschaft – das wird regelmäßig die Gemeinde sein – bestehen.

Anders als die Angestellten und Arbeiter erhalten die Beamten durch die Privatisierung der Einrichtung also nicht automatisch einen neuen „Arbeitgeber". Sie sind und bleiben kommunale Beamte. Da die Gemeinde selbst einerseits für das beamtete Krankenhauspersonal, zumal für das medizinische, keine Verwendung haben wird, andererseits die privatisierte Einrichtung auf diese Mitarbeiter angewiesen ist, muss nach Mitteln und Wegen gesucht werden, die Beamten auf die Krankenhaus-GmbH „überzuleiten". Insoweit kommen ganz unterschiedliche Möglichkeiten in Betracht.

Denkbar wäre etwa, dass die betroffenen Beamten aus ihrem Dienstverhältnis ausscheiden und mit der Krankenhaus-GmbH ein neues Arbeitsverhältnis begründen. Als Beamte könnten sie dort freilich nicht eingestellt werden, weil privaten Rechtsträgern die sog. „Dienstherrneigenschaft" fehlt. Nur der Staat und seine Untergliederungen kann Dienstherr eines Beamten sein. Von dieser Variante werden daher nur die Wenigsten Gebrauch machen wollen, weil sie dadurch ihres besonderen Status als Beamten verlieren würden.

Dieser Status bleibt ihnen erhalten, wenn sie von ihrem bisherigen Dienstherrn zur Aufnahme einer Tätigkeit bei der Krankenhaus-GmbH beurlaubt werden. Die Sonderurlaubsverordnung lässt eine solche Form der Beurlaubung (ohne Bezüge) zwar zu, allerdings wohl nur für einen begrenzten Zeitraum.

In der Praxis sind daher in der Vergangenheit sog. „Dienstleistungsüberlassungverträge" entwickelt worden, wonach die Beamten ihrer Anstellungskörperschaft verbunden bleiben, von dieser aber gleichsam an die privatisierte Einrichtung „ausgeliehen" werden. Die Organe des Privatunternehmens werden auf diese Weise nicht zu Dienstvorgesetzten der Beamten. Auch ein Direktionsrecht kann ihnen aus beamtenverfassungsrechtlichen Gründen nur eingeschränkt übertragen werden.

Ein Rückgriff auf eine derartige vertragliche Dienstleistungsüberlassung ist heute in vielen Fällen aber nicht mehr erforderlich. Der Gesetzgeber hat das Problem erkannt und in § 124a Abs. 2 des insoweit auch für die Länder und Gemeinden unmittelbar geltenden Beamtenrechtsrahmengesetzes eine Lösungsmöglichkeit geschaffen: Dem Beamten einer Dienststelle – das kann auch ein kommunales Krankenhaus sein –, die in eine privatrechtlich organisierte Einrichtung der öffentlichen Hand umgewandelt wird, kann auch ohne seine Zustimmung eine seinem Amt entsprechende Tätigkeit bei dieser Einrichtung zugewiesen werden, wenn dringende öffentliche Interessen dies erfordern. Ein solches dringendes öffentliches Interesse besteht bereits dann, wenn der Einsatz der bislang im Krankenhaus beschäftigten Beamten notwendig erscheint, um eine zuverlässige Aufgabenerfüllung durch die privatisierte Einrichtung sicherzustellen.

12.3 Grundzüge des GmbH-Rechts

Wie bereits erwähnt hat sich unter den verschiedenen zur Verfügung stehenden Rechtsformen des privaten Rechts insbesondere die GmbH als geeignet zur Führung eines kommunalen Krankenhauses erwiesen.

> ! Da das GmbH-Gesetz – anders als beispielsweise das Aktiengesetz für die AG – im Hinblick auf die innere Struktur der Gesellschaft nur wenige zwingende Vorgaben enthält, bietet die Rechtsform der GmbH die Möglichkeit, die für ein sinnvolles Wirtschaften gebotenen Autonomie mit den verfassungsrechtlich erforderlichen Einflussmöglichkeiten der Kommune zu verbinden, und zwar orientiert an den individuellen Bedürfnissen und Gegebenheiten eines jeden einzelnen kommunalen Krankenhauses.

Diese große Flexibilität und Anpassungsfähigkeit wirft freilich die Schwierigkeit auf, dass die Verhältnisse - etwa betreffend die Zuständigkeitsverteilung zwischen Geschäftsführung und Gesellschafterversammlung der GmbH - von Krankenhaus zu Krankenhaus unterschiedlich sein können. Hier kann daher nur das gesetzliche Grundmodell vorgestellt und erörtert werden, welche Gestaltungsmöglichkeiten generell gegeben sind.

12.3.1 Begriff und Rechtsnatur der Gesellschaft mit beschränkter Haftung (GmbH)

> Die Gesellschaft mit beschränkter Haftung ist eine juristische Person des Privatrechts. Das bedeutet, dass sie anders als etwa der kommunale Eigenbetrieb mit einer eigenen Rechtspersönlichkeit ausgestattet ist. Sie kann also selbständig am Rechtsverkehr teilnehmen und unter eigenem Namen Rechte und Pflichten erwerben.

Insoweit steht sie im Prinzip einer natürlichen Person gleich. Als eigenständige Rechtspersönlichkeit tritt sie neben ihre Gesellschafter, bei denen es sich um natürliche Personen, aber auch – wie im Falle einer kommunalen Krankenhaus-GmbH – um juristische Personen handeln kann. Eine GmbH kann für jeden gesetzlich zugelassenen Zweck und deshalb auch für den Betrieb eines Krankenhauses gegründet werden. Ungeachtet ihres Gesellschaftszwecks gilt sie gem. § 13 Abs. 3 GmbHG als „Handelsgesellschaft im Sinne des Handelsgesetzbuchs". Die GmbH ist somit „Formkaufmann" (§ 6 HGB).

> Abgesehen von der bereits erwähnten Anpassungsfähigkeit der GmbH auf die individuellen Bedürfnisse und Zwecke ihrer Gesellschafter, liegt der besondere Reiz dieser Gesellschaftsform in der Tatsache begründet, dass die Gesellschafter jedenfalls gesellschaftsrechtlich nicht für die Verbindlichkeiten der GmbH haften. Es haftet vielmehr nur das Gesellschaftsvermögen (§ 13 Abs. 2 GmbHG).

Die Gesellschafter riskieren daher nur den Verlust ihrer Einlagen, die sie bei Gründung der Gesellschaft leisten mussten. Freilich besteht für Gläubiger der Gesellschaft immer die Möglichkeit, die Gesellschafter auf vertraglicher Basis – Beispiel: Bürgschaft – auch persönlich in die Haftung zu nehmen.

12.3.2 Die innere Ordnung der GmbH

Als juristische Person ist die GmbH nicht selbst handlungsfähig. Sie bedarf daher Organe, die für sie handeln und sie im Rechtsverkehr vertreten. Im GmbH-Gesetz (GmbHG) vorgesehen sind insoweit der bzw. die Geschäftsführer und die Gesellschafterversammlung. Das GmbH-Gesetz stellt es den Gesellschaftern ferner anheim, einen Aufsichtsrat zu errichten. Aus dem Betriebsverfassungs- bzw. aus dem Mitbestimmungsgesetz kann sich freilich ergeben, dass ein solcher Aufsichtsrat errichtet werden muss.

Geschäftsführung

> ! Die Geschäftsführung einer GmbH kann aus einem oder mehreren Geschäftsführern bestehen. Diese führen zum einen die Geschäfte der Gesellschaft. Zum anderen vertreten sie sie gerichtlich und außergerichtlich.

Mit „Geschäftsführung" ist dabei gemeint, dass der Geschäftsführer die Geschicke der Gesellschaft nach innen lenkt und befugt ist, die dafür notwendigen Weisungen an seine Mitarbeiter zu erteilen. Wie weit dabei seine Zuständigkeiten reichen und wo der Zuständigkeitsbereich des zweiten zentralen Organs der Gesellschaft – der Gesellschafterversammlung – beginnt, ergibt sich nur sehr eingeschränkt aus dem GmbH-Gesetz. Erwähnenswert ist beispielsweise die den Geschäftsführern in § 41 Abs. 1 GmbHG auferlegte Pflicht, für die ordnungsgemäße Buchführung der Gesellschaft zu sorgen, oder auch § 42a Abs. 1 GmbHG, der die Geschäftsführer zur unverzüglichen Vorlage des Jahresabschlusses und des Lageberichts verpflichtet. Sieht man von diesen rudimentären gesetzlichen Kompetenzzuweisungen ab, ist es vor allem der Gesellschaftsvertrag, also die Satzung, die über den Umfang der den Geschäftsführern übertragenen Lenkungsbefugnisse entscheidet. Entsprechende Einschränkungen können sich aber auch aus dem Dienstvertrag des Geschäftsführers ergeben. Darüber hinaus sind die Gesellschafter berechtigt, ihm jederzeit konkrete Einzelweisungen zu erteilen, denen er Folge zu leisten hat. Damit wird deutlich, in welchem Maße es eine Gemeinde als zumeist alleinige Gesellschafterin einer GmbH in der Hand hat, wie selbständig oder eben auch wie abhängig von den kommunalen Organe ein Geschäftsführer „sein" Krankenhaus leiten kann.

> ! Zu Recht wird in der Literatur darauf hingewiesen, dass die Einflussmöglichkeiten einer Gemeinde auf eine kommunale GmbH sogar intensiver sein können, als nach dem für den Eigenbetrieb geltenden Bestimmungen möglich.

Da die Umwandlung kommunaler Krankenhäuser in die Rechtsform der GmbH gerade den Zweck haben soll, dem Haus die Freiräume zu verschaffen, derer es für ein sinnvolles Wirtschaften bedarf, wäre eine solche Ausgestaltung des Gesellschaftsvertrages, die den Geschäftsführer im Wesentlichen zu einem reinen Ausführungsorgan für die Entscheidungen der Gesellschafter machte, selbstverständlich kontraproduktiv.

Von der nach innen gerichteten Geschäftsführung ist das nach außen wirkende Vertretungsrecht der Geschäftsführer zu unterscheiden. Dieses Vertretungsrecht ermöglicht es den Geschäftsführern, im Geschäftsverkehr mit Verbindlichkeit für die GmbH aufzutreten, also z. B. Verträge abzuschließen. Anders als die Geschäftsführungsbefugnisse kann die Vertretungsmacht der Geschäftsführer durch den Gesellschaftsvertrag nicht wirksam eingeschränkt werden. Dritte können sich daher stets darauf verlassen, dass vom Geschäftsführer abgegebene Erklärungen die Gesellschaft binden (vgl. § 37 Abs. 1 GmbHG). Enthält die Satzung oder auch die Dienstverträge der Geschäftsführer gleichwohl Einschränkungen etwa dergestalt, dass sie nur im Hinblick auf die laufenden Geschäfte befugt sein sollen, die Gesellschaft zu vertreten, so sind diese Klauseln allein im Innenverhältnis von Bedeutung (dazu § 37 Abs. 2 GmbHG): Ein Geschäftsführer macht sich der Gesellschaft gegenüber schadensersatzpflichtig, wenn er sich nicht an sie hält.

Wie bereits erwähnt, lässt das GmbH-Gesetz auch die Bestellung mehrerer Geschäftsführer zu. In einem solchen Fall sind die Geschäftsführer nach § 35 Abs. 2 GmbHG nur gemeinsam berechtigt, die Gesellschaft wirksam zu vertreten. Abweichende Regelungen in der Satzung sind aber zulässig und auch üblich, weil die gesetzlich vorgesehene Gesamtvertretung nur selten sachgerecht sein wird.

Die bereits mehrfach erwähnte Flexibilität des GmbH-Gesetzes lässt es des Weiteren zu, dass die in den Krankenhausgesetzen der Länder für Krankenhäuser vorgesehenen Strukturen ohne weiteres auch in einem als GmbH organisierten Haus verwirklicht werden können. Wenn beispielsweise das Krankenhausgesetz des Landes Nordrhein-Westfalen in § 35 die Bildung einer Betriebsleitung vorschreibt, die im Regelfall aus dem ärztlichen Leiter, der leitenden Pflegekraft sowie dem Leiter des Wirtschafts- und Verwaltungsdienstes zu bestehen hat, so lässt sich dies problemlos mit den Vorgaben des Gesellschaftsrechts vereinbaren. Insoweit kommt es etwa in Betracht, alle Angehörigen der Betriebsleitung zu Geschäftsführern zu berufen. Denkbar ist aber auch, nur einen von ihnen – z. B. den Leiter des Wirtschafts- und Verwaltungsdienstes mit den Aufgaben eines Geschäftsführer zu betrauen. Schließlich ist auch vorstellbar, die Geschäftsführung an jemanden zu übertragen, der nicht der Betriebsleitung angehört.

Gesellschafterversammlung

Die Gesellschafterversammlung ist das oberste Willensorgan der Gesellschaft. In ihr sind alle Gesellschafter vertreten. Was für den Geschäftsführer gesagt wurde, gilt im übrigen auch für die Versammlung der Gesellschafter: Welche Aufgaben ihr im Gefüge der Gesellschaft zukommen, ergibt sich nur in sehr begrenztem Maße aus dem GmbH-Gesetz. Dieses enthält in § 46 zwar einen Katalog von Gegenständen, für die die Gesellschafterversammlung zuständig ist. Von diesem Katalog kann aber jederzeit in der Satzung abgewichen werden. Aufgaben, die nach dem GmbH-Gesetz der Gesellschafterversammlung zugewiesen sind, können also auf andere Organe der Gesellschaft, aber auch auf einfache Mitarbeiter ohne Organstellung übertragen werden. Freilich gibt es auch Zuständigkeiten, die der Gesellschafterversammlung nicht entzogen werden dürfen. Dazu gehört beispielsweise der Beschluss, die Gesellschaft aufzulösen. Vor allem aber kann eine Abänderung der Satzung nur durch Beschluss der Gesellschafter erfolgen.

> ! Die Gesellschafter sind mithin die Herren des Gesellschaftsvertrages. Sie entscheiden darüber – und das macht ihre starke Stellung im Vergleich zum Geschäftsführer aus – welche Aufgaben sie selbst wahrnehmen und mit welchen sie andere beauftragen wollen.

Entschieden wird in der Gesellschafterversammlung durch Abstimmung. Dabei gewähren je 50 Euro eines Geschäftsanteils eine Stimme (§ 47 Abs. 2 GmbHG). Das Gewicht eines jeden Gesellschafters in den Abstimmungen hängt somit davon ab, wieviel Anteile der Gesellschaft er hält. Die einzelnen Gesellschafter müssen ihre Stimmen nicht selbst abgegeben; sie können sich vielmehr durch eine oder mehrere Personen vertreten lassen.

> ! Ist eine juristische Person Gesellschafterin einer GmbH, so wird sie in der Gesellschafterversammlung durch ihren gesetzlichen Vertreter repräsentiert.

Gesetzlicher Vertreter der Gemeinde ist – jedenfalls in Nordrhein-Westfalen – der Bürgermeister (§ 63 Abs. 1 GO NRW). Damit ist aber nicht zwingend gesagt, dass die Gesellschafterversammlung in einem solchen Fall ausschließlich aus dem Bürgermeister besteht. Insoweit sind vielmehr bestimmte kommunalverfassungsrechtliche Besonderheiten zu beachten. So ist z. B. in Nordrhein-Westfalen die Vertretung der Gemeinde in juristischen Personen des Privatrechts in einer eigenen Vorschrift geregelt (§ 113 GO NRW). Aus dieser ergibt sich, dass die Gemeinde nicht ohne weiteres durch den Bürgermeister in der Gesellschafterversammlung einer GmbH oder einer anderen juristischen Person des Privatrechts vertreten wird (§ 113 Abs. 2 GO NRW). Die Gemeinde wird vielmehr durch einen speziell zu diesem Zweck vom Rat bestellten Vertreter repräsentiert. Erst wenn mehrere Vertreter gewählt werden, muss einer von ihnen der Bürgermeister sein.

Diese Vertreter haben bei ihrer Tätigkeit die Interessen der Gemeinde zu verfolgen, insbesondere sind sie an die Beschlüsse des Rates und seiner Ausschüsse gebunden. Der Rat hat also faktisch ein Weisungsrecht. Er kann die von ihm gewählten Vertreter überdies jederzeit abberufen und durch neue ersetzen. Die Vertreter der Gemeinde in der Gesellschafterversammlung sind ferner verpflichtet, den Rat über alle Angelegenheiten der Gesellschaft frühzeitig zu unterrichten. Ihm soll auf diese Weise die Möglichkeit gegeben werden, sich in der fraglichen Angelegenheit selbst eine Meinung zu bilden. Nur so ist sichergestellt, dass er die Vertreter der Gemeinde in der Gesellschafterversammlung anweisen kann, ihre Stimme im Einklang mit seinen Vorstellungen abzugeben.

In den übrigen Bundesländern stellt sich die Lage teilweise anders dar. In Baden-Württemberg etwa wird die Gemeinde zwingend vom Hauptverwaltungsbeamten vertreten – was freilich die Bestellung weiterer Vertreter nicht von vornherein ausschließt. Insoweit kommt es also maßgeblich auf die Bestimmungen der einzelnen Kommunalverfassungen an, die hier nicht im Einzelnen erörtert werden können.

Aufsichtsrat

Das GmbH-Gesetz überlässt es den Gesellschaftern, ob sie einen Aufsichtsrat berufen wollen (§ 52 GmbHG). Entscheiden sie sich dafür, finden eine Reihe von Vorschriften aus dem Aktiengesetz Anwendung. Auch vor diesen Bestimmungen gebührt jedoch der Satzung der Vorrang. Auf eine nähere Darstellung soll daher verzichtet werden.

Beschäftigt die GmbH regelmäßig mehr als 500 Arbeitnehmer, ist sie gemäß § 77 des Betriebsverfassungsgesetzes (1952) allerdings verpflichtet, einen Aufsichtsrat einzurichten. Bei mehr als 2.000 Arbeitnehmern folgt diese Verpflichtung aus dem Mitbestimmungsgesetz. Für die Krankenhaus-GmbH sind diese Vorschriften aber in der Regel ohne praktische Bedeutung.

> Krankenhäuser gelten nämlich als sog. „Tendenzunternehmen", die als karitative Betriebe nach § 81 Betriebsverfassungsgesetz (1952) bzw. nach § 1 Abs. 4 Nr. 1 Mitbestimmungsgesetz von der Pflicht zur Bildung eines Aufsichtsrates ausgenommen sind.

12.4 Zusammenfassung

Die vorstehende Darstellung hat deutlich gemacht, dass es den kommunalen Krankenhausträgern in den meisten Bundesländern rechtlich gesehen freisteht, ihre bislang öffentlich-rechtlich organisierten Häuser in privater Rechtsform, und zwar insbesondere als GmbH fortzuführen. Das Organisationsermessen der Träger ist mithin von rechtlichen Grenzen kaum beschränkt. Auch steuerrechtliche Aspekte spielen übrigens keine große Rolle, da es hinsichtlich der Gemeinnützigkeit kommunaler Krankenhäuser und den damit einhergehenden Steuerbefreiungen ebenfalls nicht auf die Rechtsform ankommt.

Die Entscheidung für oder gegen eine bestimmte Rechtsform hängt mithin von anderen Kriterien wie etwa der Hoffnung ab, ein als GmbH organisiertes Krankenhaus könne aufgrund seiner größeren Unabhängigkeit von der Trägergemeinde eher nach modernen Managementmethoden geführt werden als dies bei öffentlich-rechtlich verfassten Häusern der Fall wäre. Auf diese Fragen kann hier nicht näher eingegangen werden. Festzuhalten ist nur, dass diese positiven Erwartungen sich überhaupt nur dann realisieren können, wenn die Privatisierung eines Krankenhauses nicht als formaler Akt betrachtet wird. Die Träger müssen vielmehr – bei aller Verantwortung, die sie für „ihr" Haus behalten – bereit sein, den Krankenhäusern die erforderlichen Freiräume zu zugestehen. Davon kann nicht die Rede sein, wenn die Geschäftsführung einer Krankenhaus-GmbH zum bloßen ausführenden Organ der von der Gemeinde dominierten Gesellschafterversammlung degradiert wird. In dieser Hinsicht dürfte es auch kontraproduktiv sein, wenn die neue Krankenhaus-GmbH sich für ein Festhalten am BAT bzw. am BMT-G II entscheidet.

? Wissens- und Transferfragen

1. Worin liegt der Unterschied zwischen der formellen und der materiellen Privatisierung?

2. Wovon hängt es ab, in welcher Rechtsform kommunale Krankenhäuser betrieben werden können?

3. Was unterscheidet den kommunalen Regiebetrieb vom Eigen- oder Quasi-Eigenbetrieb?

4. Was ist erforderlich, damit nach nordrhein-westfälischem Gemeindewirtschaftsrecht ein Krankenhaus in privater Rechtsform geführt werden kann?

5. Warum ist gerade die GmbH eine für kommunale Krankenhäuser besonders geeignete private Rechtsform?

6. Warum sind die Gemeinden verpflichtet, sich Einflussmöglichkeiten auf ein als GmbH geführtes Krankenhaus zu verschaffen?

7. In welcher Weise kann ein bisher öffentlich-rechtlich organisiertes Krankenhaus in eine GmbH umgewandelt werden?

8. Warum muss hinsichtlich der Überleitung des Personals auf eine neue Krankenhaus-GmbH zwischen Angestellten und Arbeitern auf der einen und Beamten auf der anderen Seite unterschieden werden?

9. Was besagt § 613a BGB?

10. Welche Organe muss eine GmbH in jedem Fall haben?

11. Welche Aufgaben hat der Geschäftsführer einer GmbH?

12. Wie würden sie die Stellung der Gesellschafterversammlung einer GmbH kennzeichnen?

13. Nach welchen Vorschriften muss für eine GmbH ein Aufsichtsrat bestimmt werden und warum gilt dies für Krankenhaus-GmbHs in der Regel nicht?

Literatur

App M (1994) Umwandlung von Krankenhäusern und anderen kommunalen Betrieben in eine GmbH. Gemeindehaushalt 11: 255–257

Bohle T (1994) Arbeitsrechtliche Probleme bei der Privatisierung öffentlicher Krankenhäuser. Krankenhaus 10: 461–467

Bohle T (2000) Rechtsfragen der Umstrukturierung von Krankenhäusern. Krankenhaus 8: 642–647

Bolck W (1994) Personalrechtliche Probleme bei der Ausgliederung von Teilbereichen des öffentlichen Dienstes und Überführung in eine private Rechtsform. Z Tarifrecht 1: 14–18

Breyer W (1993) Umwandlung eines kommunalen Krankenhauses in eine GmbH – Der Weg zu mehr Wirtschaftlichkeit? Gemeindehaushalt 12: 272–280

Buse HR (2000) Geeignete Rechtsformen für kommunale Krankenhäuser. Heymanns, Köln

Eisenhardt U (1999) Gesellschaftsrecht, 8. Aufl. Beck, München

Gaul B (1995) Die Privatisierung von Dienstleistungen als rechtsgeschäftlicher Betriebsübergang (§ 613a BGB). Z Tarifrecht 8: 344–353; 387–393

Hofmann B (1996) Privatisierung öffentlicher Dienstleistungen und Beamtenbeschäftigung. Z Tarifrecht 11: 493–495

Imdahl H (1993) Die Privatisierung von Krankenhäusern. Krankenhaus 12: 559–562

Karl PA (1999) Varianten der Privatisierung kommunaler Allgemeinkrankenhäuser. Eul, Lohmar

Knorr K-E, Wernick J (1991) Rechtsformen der Krankenhäuser. Deutsche Krankenhaus Verlagsgesellschaft, Düsseldorf

Lutter M (2000) Umwandlungsgesetz, Kommentar, 2. Aufl. Schmidt, Köln

Lutter M, Hommelhoff P (2000) GmbH-Gesetz, Kommentar, 15. Aufl. Schmidt, Köln

Poll J (1995) Die GmbH als Rechtsform für kommunale Krankenhäuser. LKV 5: 176–178

Saed-Hedayatiy B (1995) Privatisierung öffentlicher Krankenhäuser in Deutschland. Kovac, Hamburg

Steuck J-P (1995) Die privatisierende Umwandlung. Neue Jurist Wochenschr 44: 2887–2892

Thiel J (1997) Die gemeinnützige GmbH. GmbH-Rundschau 1: 10–16

Wohlfarth J (1991) Vom kommunalen Krankenhausbetrieb zur gemeinnützigen Eigengesellschaft. Verwaltungsrundsch 2: 55–62

13 TQM-Ansätze

C. Guddat

Inhalt

13.1	Einleitung	352
13.2	Qualität	353
	13.2.1 Definition	353
	13.2.2 Gesundheitsreform 2000	354
13.3	Qualitätsmanagement	355
13.4	Qualitätssicherungssysteme	356
13.5	Total Quality Management (TQM)	356
	13.5.1 Organisation	358
	13.5.2 Mitarbeiter	360
13.6	Projekt KTQ	363
13.7	Anforderungen an das Studium	365
? Wissens- und Transferfragen		367
Literatur		368

13.1 Einleitung

Am 01. 01. 2000 ist die Gesundheitsreform 2000 in Kraft getreten. Nachdem die von Bundesgesundheitsministerin Andrea Fischer (Grüne) in den Bundestag eingebrachten Gesetzesnovelle weitestgehend abgelehnt wurde, wurden nur die nicht zustimmungspflichtigen Teile der Reform verabschiedet. Dadurch blieb von den anfangs weitgreifenden Änderungen nur noch ein kleiner Teil übrig. Dennoch gibt es auch hier wesentliche Erweiterungen im Rahmen der Qualitätssicherung, deren Umsetzung für alle Leistungserbringer zumindest eine Intensivierung der vielfach schon bestehenden Maßnahmen bedeutet.

Die Gesundheitsreform 2000 beinhaltet zahlreiche gesetzliche Vorgaben zum Schutz des Patienten einerseits und zur Sicherung der solidarischen Finanzierung andererseits. Dieser Schutz soll unter anderem durch die Verpflichtung zum Nachweis einer *Ergebnisqualität* für Leistungserbringer erreicht werden. Dies ist nicht neu.

Die ergebnisorientierte Vergütung gerät immer wieder in die Schlagzeilen. Tendenziell nehmen die wettbewerblichen Elemente im deutschen Gesundheitswesen zu.

Mag es auch komisch erscheinen, im Zusammenhang mit dem Krankenhaus von Kundenbindung zu sprechen, so wird es doch für Einrichtungen des Gesundheitswesens zunehmend wichtiger, durch gute Leistungen, einen guten Service sowie durch hervorragende Qualität zu bestechen. (Obgleich im Kontext mit dem Patienten im Krankenhaus schnell die Debatte aufflammt, ob Patienten Kunden sind, die entscheiden können, und ob es sich um ein klassisches Dienstleistungsverhältnis handelt, ist der Patient gemeint, wenn im weiteren Verlauf vom Kunden die Rede ist.)

Die Ausgaben für die stationäre Behandlung machen ein Drittel der Leistungsausgaben einer Krankenkasse aus. Vor dem Hintergrund der Diskussionen, den Krankenkassen eine größere Souveränität hinsichtlich der Auswahl der Leistungserbringer zu geben, was möglicherweise sogar die Abkehr von der dualen Finanzierung bedeutet (die zumindest für diese Legislaturperiode abgewendet scheint), gewinnt der Wettbewerb immer mehr an Gewicht. Einkaufsmodelle werden eines Tages Krankenkassen ermöglichen, mit ausgewählten Leistungserbringern Verträge abzuschließen; dann werden diese Kriterien aufstellen, wonach sie Leistungserbringer auswählen. Es wird zunehmend wichtiger, die Leistungen nicht nur kostengünstig, sondern auch qualitativ hochwertig und das *nachgewiesenermaßen* anzubieten. Die zahlreichen und verschiedenartigen Verfahren und Zertifikate trugen bislang nicht zur Transparenz bei. Nur ein einheitliches Zertifizierungsverfahren, wie das vom KTQ-Projekt angeregte, (Abschn. 13.5) wird für transparente Verhältnisse sorgen.

Für Studenten der Fachrichtungen Gesundheits- und Sozialökonomie ist das Thema Qualitätssicherung/-management schon lange Inhalt ihres Studiums. Auch mit der Errichtung des Studiengangs Pflegemanagement wurde das Thema in den Lehrplan aufgenommen.

Dieses Kapitel soll beantworten, was Qualität ist, was TQM vom Qualitätsmanagement unterscheidet, wie TQM im Unternehmen (in diesem Zusammenhang ist damit das Krankenhaus gemeint) eingeführt und gelebt werden kann. Darüber hinaus soll aufgezeigt werden, dass die Ressource Mitarbeiter die wichtigste im Unternehmen ist. Es soll gezeigt werden, wie qualitätssichernde Maßnahmen dazu beitragen können, Mitarbeiterorientierung wieder in den Mittelpunkt unternehmerischen Bemühens zu bringen und damit bessere Arbeitsverhältnisse zu schaffen.

Abschließend geben Ihnen eine Reihe von Fragen die Möglichkeit das Gelesene zu reflektieren.

13.2 Qualität

13.2.1 Definition

Unter *Qualität* kann eine ganze Reihe von Eigenschaften subsummiert werden. Darunter fallen Begriffe wie: Zuverlässigkeit, Fehlerfreiheit, aber auch Umweltverträglichkeit und Sicherheit (Bläsing 1997, S. 6). Zwierlein schreibt dazu: „Was Qualität ist, bestimmt der Kunde" (Zwierlein 1997, S. 187).

Der Kunde ist der Gradmesser: bleibt er dem Unternehmen treu, nimmt er dessen Dienstleistung weiterhin in Anspruch, ist er zufrieden und empfiehlt das Unternehmen weiter, dann ist Qualität ein Maß für die Erreichung der Anforderung des Kunden. Der Begriff des Kunden muss allerdings differenziert werden.

a) Der Kunde kann ein interner Kunde sein, also Mitarbeiter oder
b) ein externer Kunde, also der Patient, Lieferant oder Partner des betreffenden Unternehmens.

Unabhängige Untersuchungen über Einrichtungen des Gesundheitswesen werden immer zahlreicher, die Focus-Liste der besten Krankenhäuser Deutschlands hat Nachahmer gefunden. Existierende Rankings ermöglichen es dem Kunden, sich schon vor der Inanspruchnahme einer Dienstleistung ein Bild über die Einrichtung zu machen. Dabei bekommen sie ein Bild der „Qualität" der Einrichtung vermittelt. Diese Rankings sind umstritten, aber deren Nachfrage zeichnet ein Bild des mündigen Verbrauchers. Dieser vergleicht und entscheidet sich bewusst, ehe er eine Leistung in Anspruch nimmt.

Qualität im Sozial- und Gesundheitswesen zu sichern ist nicht optional, sondern eine Managementanforderung, um Kundenerwartungen und Kundenvorstellungen stets gleichbleibend auf hohem Niveau zu erfüllen. Das beinhaltet eine *kontinuierliche* Verbesserung der Prozesse und zeigt, dass Qualität ein dynamischer Prozess ist. Qualität liegt in der Verantwortung jedes einzelnen, der die Dienstleistung erbringt, wichtig ist das tatsächlich erzielte Ergebnis.

Die DIN EN ISO 9000 f. ist nicht nur das weltweit bekannteste und einzig international anerkannte Qualitätssicherungssystem, sondern auch ein Verfahren, welches *prozessorientiert* die Dienstleistungsqualität misst. In ihr ist auch die eher technisch angelehnte Definition von Qualität enthalten. Nach dem DIN EN ISO 9004 Teil 2/8402 ist Qualität:

> „die Gesamtheit von Eigenschaften und Merkmalen eines Produktes oder einer Dienstleistung, die sich auf deren Eignung zur Erfüllung festgelegter oder vorausgesetzter Erfordernisse beziehen."
> Damit ist Qualität auf eindeutige und messbare Ziele hin formuliert.

Für den Sozial- und Gesundheitsbereich konnte bisher keine umfassende Qualitätsdefinition gefunden werden. Das mag auch daran liegen, dass Kriterien für die Zielerreichung nur sehr schwer festzulegen sind. Deutlich wird jedoch, dass auf diesem Sektor mehrere Dimensionen die Qualität pflegerischer Arbeit bestimmen.

13.2.2 Gesundheitsreform 2000

Nicht alle gesetzlichen Qualitätsforderungen der Gesundheitsreform 2000 sind neu. Sucht man im 5. Teil des Sozialgesetzbuches nach Begriffen wie „Qualitätssicherung" so stößt man auf zahlreiche Fundstellen. Die Einführung qualitätssichernder Maßnahmen wird für verschiedenste Bereiche des Gesundheitssystems verbindlich festgeschrieben und die Leistungserbringer zur Umsetzung gezwungen:

§ 135a	für Vertragsärzte, Krankenhäuser, sowie Erbringer von Vorsorgeleistungen oder Rehabilitationsmaßnahmen
§ 136	im Rahmen der Einzelfallprüfung
§ 136a	für die vertragsärztliche Versorgung
§ 136b	für die vertragszahnärztliche Versorgung
§ 137	für zugelassene Krankenhäuser
§ 137d	für die ambulante Versorgung
§ 138	für neue Heilmittel
§ 139	für Hilfsmittel
SGB XI § 80	für die ambulante und stationäre Pflege

Im SGB V § 135a heißt es für zugelassene Krankenhäuser dazu:

>> 1. Die Leistungserbringer sind zur Sicherung und Weiterentwicklung der Qualität der von ihnen erbrachten Leistungen verpflichtet. Die Leistungen müssen dem jeweiligen Stand der wissenschaftlichen Erkenntnisse entsprechen und in der fachlich gebotenen Qualität erbracht werden.
> 2. Vertragsärzte, zugelassene Krankenhäuser sowie Erbringer von Vorsorgeleistungen oder Rehabilitationsmaßnahmen sind nach Maßgabe der §§ 136a, 136b, 137 und 137d verpflichtet, sich an einrichtungsübergreifenden Maßnahmen

der Qualitätssicherung zu beteiligen, die insbesondere zum Ziel haben, die Ergebnisqualität zu verbessern. Zugelassene Krankenhäuser, stationäre Vorsorgeeinrichtungen und stationäre Rehabilitationseinrichtungen sind nach Maßgabe der §§ 137 und 137d verpflichtet, einrichtungsintern ein Qualitätsmanagement einzuführen und weiterzuentwickeln. «

Es wird deutlich, dass hier zwar von Qualitätsmanagement und Maßnahmen zur Qualitätssicherung die Rede ist, dass aber weder Vorgehensweisen noch Konzepte oder Instrumente genannt werden.

13.3 Qualitätsmanagement

Durch Maßnahmen wie Supervision, Aus-, Fort- und Weiterbildung, Evaluation der Arbeit und Pflegestandards überprüfen Einrichtungen ihre fachliche Arbeit, entwickeln sie weiter und stellen Abläufe sicher. Somit ist Qualitätssicherung lediglich ein Verfahren, das zum Zeitpunkt der Kontrolle Auskunft darüber gibt, ob die Dienstleistung technisch gesehen ordnungsgemäß abgelaufen ist. Es ist weder möglich, nachzuvollziehen, wie der Prozess, der zum Ergebnis führte, abgelaufen ist, noch wird eine Aussage darüber getroffen, nach welchen Kriterien in Zukunft verfahren werden soll. Es besteht lediglich die Möglichkeit „fehlerhafte" Leistungen zu erkennen und die Notwendigkeit für Verbesserungen festzulegen. Es ist zu prüfen, welche Schritte vollzogen werden müssen, um aufwendige und fehlerhafte Arbeitsvorgänge *nicht* korrigieren zu müssen. Im Bereich von sozialen Dienstleistungen wird in dem Moment die Qualität festgelegt, in dem die Leistung erbracht wird.

Der Kunde, der die Dienstleistung in Anspruch nimmt, ist kritisch geworden. Vorgehensweise und finanzielle Aspekte werden hinterfragt und es werden im Zeichen des Wettbewerbs Preis-Leistungs-Vergleiche vorgenommen. Der Kunde, der sich in ein Krankenhaus begibt, sofern es sich um einen elektiven Eingriff handelt, hat eine bestimmte Erwartungshaltung. Der Anbieter muss dem geänderten Kundenverhalten gerecht werden. Voraussetzung hierfür ist die Akzeptanz von Kritik, Prüfung und Beurteilung von Effektivität und Qualität pflegerischer Handlungen als Grundlage für Leistungskonsistenz und ständiger Verbesserung der Qualitätskriterien. Eine fortschreitende Weiterentwicklung und Optimierung des Leistungsniveaus ist über geeignetes Feedback und Soll-Ist-Vergleiche zu gewährleisten.

Qualitätsmanagement schafft die Rahmenbedingungen für die Erhaltung von qualitätssichernden Systemen. Dazu gehören neben Information und Motivation auch die Organisation, die zur Umsetzung notwendig ist. Qualitätssicherung dient der Verbesserung der vorhandenen bzw. dem Erhaltung einer bereits erzielten hohen Qualität.

13.4 Qualitätssicherungssysteme

Für den Qualitätsanspruch eines Unternehmens reicht es nicht aus, Qualität einmalig zu erreichen oder festzulegen. Ein System zur kontinuierlichem Umsetzung und Bewertung ist notwendig. Ein wirksames Qualitätssicherungssystem, das die Erwartungen und Anforderungen der Kunden erfüllt, sollte auch die Interessen des Unternehmens gewährleisten. Ein optimal gewähltes und in der Struktur nachvollziehbares Qualitätssicherungssystem ist ein sinnvolles Managementinstrument, um die Abläufe und Steuerung von Qualitätssicherungsprozessen hinsichtlich der Fehlerquote, der Effektivität und Effizienz zu evaluieren.

Ein solches Qualitätssicherungssystem, welches sich auch im Wortlaut des SBG V § 137 wiederfindet, sind die Dimensionen der Qualität nach Donabedian. Diese *statische* Methode der Messung von Qualität in Dienstleistungsunternehmen wurde 1979 von Donabedian eingeführt und ist unter den Begriffen Struktur-, Prozess- und Ergebnisqualität bekannt. Bis heute haben diese Begriffe Bedeutung für die Beschreibung von Qualität. Dabei wird Qualität nach folgenden Gesichtspunkten beurteilt:

Dimension Input-Strukturqualität: hier finden sich Aspekte der Aufbauorganisation wieder;

Dimension Throughput-Prozessqualität: gemeint sind die Versorgungsqualität und die Ablauforganisation;

- Dimension Output-Ergebnisqualität: es können Sollwerte und Aussagen über den geplanten Erfolg getroffen werden, vorausgesetzt es wurden Kriterien für deren Überprüfung festgelegt – gerade beim Patienten kann das ein wesentlicher Hinderungspunkt dafür sein, die Qualität der medizinisch erbrachten Leistung, die Wiederherstellung und langfristige Erhaltung von Gesundheit zu messen.

13.5 Total Quality Management (TQM)

Einige Autoren sind der Meinung, TQM besteht dann, wenn das Unternehmen die Regeln der DIN ISO 9000 besonders ernst nimmt (vgl. Kohl 1997, S. 6). TQM ist aber vielmehr ein strukturierter Prozess, der dazu dient, Bestleitungen durch ein strukturiertes Vorgehen zu erreichen.

„TQM steht für Zielsetzung, Glauben, Vertrauen, Führen, Verhalten, Konsequenz und Technik" (Bläsing, 1997, S. 8). TQM hat sich ein umfassenderes Ziel gesetzt, als dies bei einem reinen Qualitätsmanagement der Fall ist. TQM verfolgt einen ganzheitlichen Ansatz, denn neben reinen Prozessen findet hier auch das soziale System Berücksichtigung.

Der Lenkungsausschuss der Gemeinschaftsarbeit der Deutschen Gesellschaft für Qualität e. V. definiert TQM wie folgt:

13.5 Total Quality Management (TQM)

> „TQM ist eine auf der Mitwirkung aller ihrer Mitglieder beruhenden Führungsmethode einer Organisation, die Qualität in den Mittelpunkt stellt und durch Zufriedenheit der Kunden auf langfristigen Geschäftserfolg sowie auf den Nutzen für die Mitglieder der Organisation und für die Gesellschaft zielt" (Schröder u. Schulze 1998, S. 39).

In der DIN EN ISO 8402, Ausgabe August 1995 heißt es ferner:

> „Auf der Mitwirkung aller ihrer Mitglieder basierende *Führungsmethode* einer Organisation, die Qualität in den Mittelpunkt stellt und durch Zufriedenstellung der Kunden auf langfristigen Geschäftserfolg sowie auf Nutzen für die Mitglieder einer Organisation und für die Gesellschaft zielt."

Bei der Umsetzung dieses Konzeptes werden dem Führungsstil und den Führungskräften einer Organisation große Bedeutung beigemessen. An der Umsetzung sowie am Ergebnis von TQM sind alle Mitarbeiter und Führungskräfte beteiligt. Entscheidungen werden nicht allein zentral an der Führungsspitze getroffen, sondern sie sind ein gemeinschaftlicher Prozess. Traditionell autokratische Entscheidungen werden durch Konsens ersetzt.

TQM verfolgt die in Abb. 13-1 dargestellten Ziele. TQM ist ein integraler Ansatz (Abb. 13-2), es werden weder Instrumente beschrieben, noch werden Vorschriften für die Umsetzung dieses Ansatzes gemacht. Aus den Zielen aber wird der Fokus

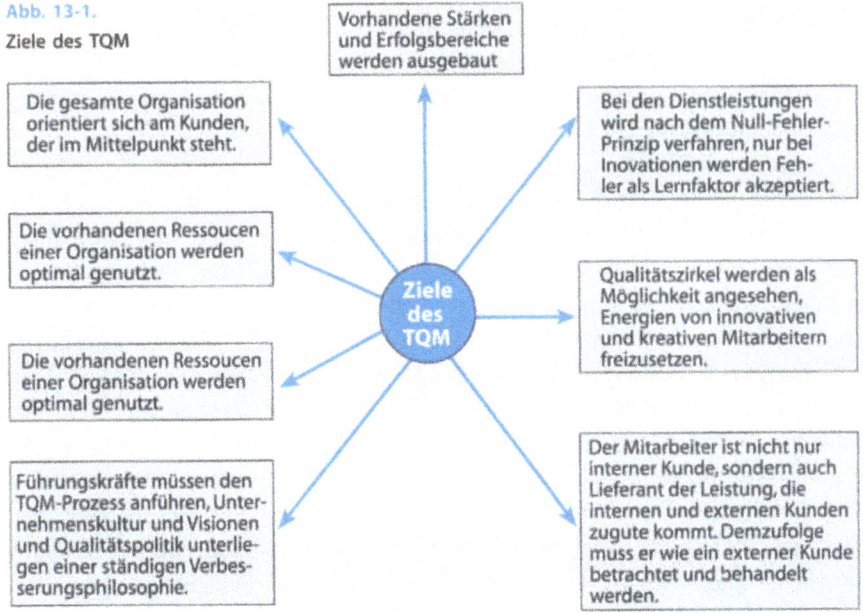

Abb. 13-1.
Ziele des TQM

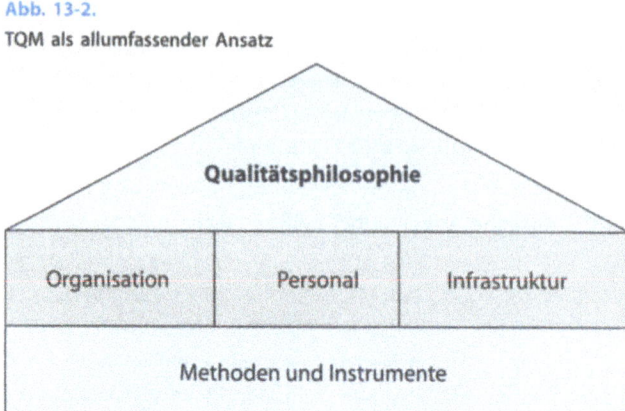

Abb. 13-2.
TQM als allumfassender Ansatz

von TQM ersichtlich. Ohne eine Unterstützung der Führung hat TQM keine Chance. TQM setzt eine Qualitätspolitik voraus, die entsprechende Rahmenbedingungen schafft, sowie den Einsatz geeigneter Methoden und Instrumente.

13.5.1 Organisation

Ein wesentlicher Teil der TQM-Philosophie liegt in den organisatorischen Rahmenprozessen selbst. (vgl. Bläsing 1997, S. 11). Ein TQM-Ansatz kann nur dann umgesetzt werden, wenn das Unternehmen bereit ist, mitarbeiterorientiert zu denken und zu handeln, wenn es bereit ist, bestehende Führungsmethoden durch einen partizipativen Führungsstil zu ersetzen. Dabei bedarf es einer gewissen Risikofreudigkeit, neue Wege zu gehen.

TQM ist eine Unternehmensphilosophie. Durch sie wird die Möglichkeit geschaffen, dem Kunden den Qualitätsbegriff und die Prozesse zur Erreichung von Qualität transparent zu machen.

Dabei wenden sich TQM-Unternehmen konsequent von der Taylor'schen Arbeitsorganisation ab, evaluieren sich selbst, statt fremdgeprüft zu werden (vgl. Bläsing 1997, S. 11). Durch die Abschaffung von Funktionspflege und Einrichtung von Bereichspflege etwa sowie durch Erfolgsbeteiligung kann auch das Unternehmen Krankenhaus entscheidend zur Mitarbeitermotivation beitragen. Dafür ist es allerdings notwendig (und auch hieran sollten zukünftige Pflegewirte arbeiten) das Vergütungssystem der Pflege vom BAT-System abzuwenden, denn hier gibt es keine Möglichkeit einer flexiblen oder gar leistungsgerechten Entlohnung. TQM-Unternehmen arbeiten abteilungsübergreifend in interdisziplinären Projektteams gemeinsam an Lösungen. Ein im Unternehmen implementiertes Beschwerdemanagement bietet dem Unternehmen die fast kostenlose Möglichkeit, an ihren Prozessen zu arbeiten und Kundenwünschen – sowohl externen, als auch internen – gerecht zu werden und damit die Qualität zu erhöhen.

Die Führungsebene ist dafür verantwortlich, die inhaltliche Umsetzung eines Qualitätsmanagementsystems eigens oder in der Verantwortung eines von ihr benannten Beauftragten sicherzustellen (Einführung, Audit, kontinuierliche Beurteilung und Überprüfung). So entsteht ein Prozess der Kontinuität, der durch ein zusätzliches unternehmensinternes und/oder brancheninternes Benchmarking dazu beiträgt, sich im Wettbewerb zu behaupten und auf dem Markt längerfristig eine herausragende Position einzunehmen („best of the best").

Die Unternehmensführung ist dafür verantwortlich, dass unter Berücksichtigung der Kundenzufriedenheit die Qualitätspolitik für die Organisation festgelegt ist. Diese Qualitätspolitik muss von der Führungsebene entwickelt und im Hinblick auf:

- den Anspruch auf die zu erbringenden Leistungen,
- das Image der Einrichtung und deren Ruf bezüglich Qualität,
- die Ziele zur Qualität aller Leistungen,
- die zur Verfolgung von Qualitätszielen einzuschlagende Vorgehensweise und
- die Rolle des für die Verwirklichung der Qualitätspolitik verantwortlichen Personals

dokumentiert werden.

Der Unternehmensführung obliegt die Aufgabe, dass die Qualitätspolitik jedem Mitarbeiter im Unternehmen bekannt ist. Eine alle Mitarbeitern bekannte Unternehmenspolitik ist dabei Voraussetzung. Dabei kann es das Unternehmen nicht bei einer einmaligen Informationsveranstaltung belassen, die Unternehmensführung muss über den ihr zur Verfügung stehenden Medien immer wieder auf den Fokus ihres Handelns hinweisen. Problematisch wird es allerdings in einem Krankenhaus, also einer Einrichtung, deren Führungsspitze aus 3 verschiedenen Disziplinen besteht und bei der es keine Gleichberechtigung gibt, Einheitlichkeit in der Zielfindung zu erreichen. Hier werden Pflegewirte einen Großteil ihrer Arbeitszeit investieren müssen, wenn sie als gleichberechtigter Partner in der Krankenhausleitung mit dazu beitragen wollen, dass hervorragende Leistungen zu einem günstigen Preis geboten werden. Ein einheitliches Auftreten ist aber nur dann gewährleistet, wenn die 3 Parteien auf einen gemeinsamen Nenner kommen.

Ein Unternehmen soll sich durch Qualitätssicherungsmaßnahmen weiterentwickeln und eine Stabilität erlangen, so dass mit Partizipation und flexiblen Strukturmerkmalen die spezifischen Erfordernisse und Aufgaben dieser Organisation aufgegriffen und optimal umgesetzt werden können. Dabei ist es notwendig, dass das Unternehmen bereit ist, in diese Maßnahmen zu investieren. Aber auch vorhandene Ressourcen müssen natürlich effektiv genutzt werden. Da das Verhalten und die Leistung einzelner Personen in einer Organisation die Qualität direkt beeinflussen, sind die Beteiligten von äußerster Wichtigkeit. Die Leitung muss demzufolge Anreize zur Motivation der Mitarbeiter bereitstellen, deren Entwicklung, Kommunikation und Leistung fördern.

13.5.2 Mitarbeiter

Voraussetzung bei der Mitarbeit im Prozess der Umsetzung ist eine *Identifikation jedes Mitarbeiters mit dem Ziel des Unternehmens*. Für neue Mitarbeiter dürfte dies nicht schwer sein, da sie in diesem Unternehmen nur beginnen werden, wenn sie mit dem Zielen des Unternehmens konform gehen können.

Ferner sind Eigenschaften der Führungskräfte von Vorteil:
- Risikofreude,
- Motivationsfähigkeit,
- Empathiefähigkeit,
- Erfahrung mit Projektarbeit,
- Schlüsselqualifikation wie Qualitätsbeauftragter, Auditor etc.

Ein Audit ist nach DIN ISO 8402 wie folgt definiert:

> » Eine systematische und unabhängige Untersuchung, um festzustellen, ob die qualitätsbezogenen Tätigkeiten und die damit zusammenhängenden Ergebnisse den geplanten Anordnungen entsprechen und ob diese Anordnungen wirkungsvoll verwirklicht und geeignet sind, die Ziele zu erreichen. «

Mängel in all den oben genannten Bereichen sind durch Schulungen und Weiterbildungen zu verbessern, und neben der fachlichen Qualifikation ist dies bei Neueinstellungen im Voraus zu berücksichtigen.

Möglichkeiten der Mitarbeitermotivation

„Motivation ergibt sich aus der Interaktion von Person und Situation" (Rosenstiel 1992, S. 73).

Umstrukturierungen finden überall statt. Mitarbeiter sind unzufrieden und frustriert und kämpfen damit, Anforderungen an ihre Tätigkeit, Arbeitsaufwand und qualitativ hochwertige Arbeit in Einklang zu bringen. Daraus sollten sich in Unternehmen Überlegungen ergeben, diese Situation zu verbessern.

Bedeutet die Einführung von Qualitätsmanagement Mehrarbeit und Umstellung der bisher gewohnten Arbeitsweise (Teamarbeit, multidisziplinäre Zusammenarbeit, „job enlargement" = vertikale Aufgabenerweiterung, „job enrichment" = Aufgabenbereicherung), so ist es unumgänglich, Mitarbeitern Perspektiven aufzuzeigen. Eine nicht unwesentliche Perspektive ist, dass langfristig gesehen, die Einführung von qualitätssichernden Maßnahmen arbeitsplatzerhaltend sein kann. Aber nicht nur das: Durch die Einführung eines Qualitätsmanagements werden alle Prozesse eines Unternehmens hinsichtlich ihrer Relevanz und Effizienz im Qualitätssicherungsprozess untersucht. Es wird zu Veränderungen im Arbeitsalltag kommen, die zu Verbesserungen der Arbeitssituation führen können. Auch wenn das im Krankenhaus eher für Funktionsbereiche zutreffen mag, hat das Qualitätsmanagement Auswirkungen auf alle Bereiche. Der eigentliche Fokus, der Patient, wird wieder in den Vordergrund rücken.

Generell scheint es zunächst wichtig, eine gute Compliance der Mitarbeiter vorausgesetzt, an der Verbesserung des Arbeitsumfeldes anzusetzen. Hierzu müssen neue Anreize geschaffen werden.

> » Mitarbeiter, die das Gefühl haben, etwas „zu bewegen" und an den sie betreffenden Prozessen aktiv teilnehmen zu dürfen, eine „herausfordernde Aufgabe" bewältigen zu müssen oder schlicht gegen eine gewisse nichtfinanzielle Anerkennung „helfen zu können", zeichnen sich durch eine besonders hohe Leistungsbereitschaft aus und geben zu erkennen, dass ihnen „die Arbeit Freude bereitet". Es erscheint in diesem Zusammenhang von Interesse, dass sich eine finanzielle Belohnung als Anreiz für Qualitätsarbeit in der Industrie nicht bewährt hat" (Viethen 1995, S. 77). «

Ist auch Viethen der Meinung, dass eine finanzielle Entlohnung nicht der springende Punkt ist, so scheint m. E. eine Abkehr vom BAT und eine leistungsorientierte Bezahlung im Krankenhaus angezeigt. Wenn ein profitorientiertes Unternehmen Leistung von seinen Mitarbeitern fordert, dann kann auch der Mitarbeiter seinerseits eine leistungsgerechte Bezahlung verlangen. Es gibt keinen Grund, einem engagierten Mitarbeiter nicht die Anerkennung zu zeigen, die er verdient.

Demotivatoren
Darüber hinaus sollten jedoch auch die Faktoren, die zu Demotivation führen, erkannt und umgehend beseitigt werden. Häufige Demotivatoren sind:
- keine Partizipation – Mitarbeiter werden nicht als Wissensressource angesehen und fungieren nur als Arbeitskraft;
- strenge Hierarchien – Abflachen der Hierarchien und ein partizipativer Führungsstil wird zukünftig in den Krankenhäusern ein entscheidender Wettbewerbsfaktor sein;
- schlechte Bezahlung;
- langweiliges Arbeitsfeld – Bereichspflege statt Funktionspflege, „job rotation", „job enlargement", Weiterbildungen und flexiblere Arbeitsplätze trügen zur Vermeidung des „Burn-out" bei;
- Fluktuation;
- fehlende Corporate Identity – auch ein Problem der Krankenhäuser, die ich bisher kennen gelernt habe, die Pflege hat ein Pflegeleitbild, die Ärzteschaft hat ein Leitbild, und es gibt keine oder nur sehr wenige Übereinstimmungen, die Leitbilder sind kaum bekannt und werden nicht gelebt;
- fehlende Bestätigung und Anerkennung – erst seit Kurzem werden Ansätze wie die der Mitarbeitergespräche benutzt, um Mitarbeiter kritisch zu würdigen und ihnen Gelegenheit zu geben, ihrerseits Perspektiven und Wünsche zu äußern;

- fehlende Mittel/Ressourcen – das wird wohl zunächst ein Haupthindernis sein, qualitätssichernde Maßnahmen kosten nicht nur Zeit und Ressourcen der Mitarbeiter, sondern auch Geld, entsprechende Programme werden aber von den Verbänden der Krankenhäuser (siehe KTQ) unterstützt;
- körperliche/geistige Überforderung;
- keine individuelle „Weiterentwicklung";
- kein Platz für Kreativität (vgl. Viethen 1995, S. 77).

Ressourcen und Qualifikation der Mitarbeiter

Mitarbeiter sind im Unternehmen die wichtigste Ressource. Der Mitarbeiter im Krankenhaus ist Vertrieb, Kundendienst, „Handwerker" und Verkäufer der Dienstleistung Pflege zugleich. Von ihm hängt es ab, ob eine Kundenbindung entsteht oder ob der Patient das Krankenhaus mit dem Gefühl verlässt, die Dienstleistung des Krankenhaus nicht wieder in Anspruch nehmen zu wollen.

Die Qualität der Dienstleistung ist eng an das organisatorische Umfeld geknüpft. Somit ist wichtig, ob ausreichend personale und finanzielle Mittel vorhanden sind, damit Arbeitsabläufe fehlerfrei ablaufen können. Mitarbeiter sollten neben einer hohen fachlichen Kompetenz idealerweise die Fähigkeit besitzen, Bedürfnisse, Wünsche und Erwartungen der Kunden zu erkennen und darauf angemessen zu reagieren. Mitarbeiter sollen nach Wünschen der Arbeitgeber innovativ und kreativ sein, sich kundenorientiert verhalten und strategisch, analytisch-konzeptionell denken. Des Weiteren sollen sie gut zusammenarbeiten und die Dienstleistung qualitativ hochwertig erbringen. Um dieses ausgeglichene, angenehme Arbeitsverhalten zu erreichen, ist es notwendig, eine positive „Arbeitserlebniswelt" zu schaffen. Das Unternehmen muss für Rahmenbedingungen sorgen, die es Mitarbeitern ermöglicht, ihre Meinung frei zu äußern, Ideen einzubringen und an Entscheidungsprozessen aktiv teilzunehmen. Eine unternehmensweite offene Kommunikation ist Voraussetzung. Respekt, Anerkennung der Leistungen, Teambuilding, Selbstevaluation und Selbstorganisation müssen gefördert werden, da Fremdbestimmung Widerstände hervorruft. Beide Parteien werden feststellen, dass sich aus einer konstruktiven Zusammenarbeit Synergieeffekte ergeben werden.

Eine gezielte Schulung der Mitarbeiter ist im Rahmen eines ganzheitlichen Qualitätssicherungssystemszu empfehlen. Die qualitätsorientierte Fortbildung kann, je nach Kompetenz, Verantwortung und Aufgabenbereich, intern oder extern stattfinden.

Inhalte solcher Schulung können sein:
- Verfahren und Methoden der Qualitätstechnik,
- Projektmanagement,
- Zertifizierungssysteme und -instrumente,
- Moderation,
- Kommunikationstechniken.

Für Qualitätszirkel (regelmäßige Treffen einer Gruppe von Mitarbeitern zur Lösung eines spezifischen Problems; erarbeitete Lösungen werden vom Vorgesetzten zur Umsetzung freigegeben) ist es wichtig, dass Fertigkeiten in Themen wie
- Gruppenarbeit,
- Moderation,
- Methoden und Werkzeuge der Qualitätssicherung sowie
- Kommunikationsfähigkeit

erlernt werden.

Die Mitarbeiter an der Basis, die maßgeblich die Qualität des Unternehmens umsetzen, müssen lernen, die Unternehmensziele zu internalisieren. Jeder Mitarbeiter vertritt das Unternehmen nach außen. Von ihm hängt ab, wie gut oder schlecht die Kundenbindung sein wird. Die eigenen Ziele eines Mitarbeiters sollten sich mit denen des Unternehmens decken. Es gibt einige interessante Projekte im Zusammenhang mit der Umsetzung von dauerhafter Qualität im Krankenhaus. Eines wird kurz darstellt.

13.6 Projekt KTQ

Die „Kooperation für Transparenz und Qualität im Krankenhaus (KTQ®)" ist ein Zusammenschluss des DKG (Deutsche Krankenhausgesellschaft), des Verbandes der Angestellten-Krankenkassen/Arbeiter-Ersatzkrankenkassen und der Bundesärztekammer unter Beteiligung des Deutschen Pflegerates und der proCum Cert GmbH (Beck u. Schoppe 2000, S. 20).

Dieser Zusammenschluss, der seit 1998 vom Bundesministerium für Gesundheit (BMG) gefördert wird, hat es sich zur Aufgabe gemacht, ein spezifisches Zertifizierungsverfahren für Krankenhäuser zu entwickeln. Es besteht unter anderem auch aus Arbeitsgruppen, die für einzelne Leistungsbereiche im Krankenhaus unter Berücksichtigung der 3 Qualitätsdimensionen (Abschn. 13.4) entsprechende Qualitätskriterien abgeleitet haben, wobei der Schwerpunkt auf der Ergebnisqualität liegt (wie ja auch gesetzlich gefordert). Die Arbeitsgruppen sind mit Praktikern der ärztlichen, pflegerischen und verwaltungstechnischen Ebene besetzt. Interessant für die Pflege ist hierbei, dass auch für sie eine Arbeitsgruppe eingerichtet wurde. Im Rahmen dieser Kooperation werden Visitoren, ähnlich den bereits begrifflich bekannten Auditoren ausgebildet. Diese haben die Aufgabe das Krankenhaus zu visitieren, einen Visitorenbericht zu erstellen und gemeinsam mit der Zertifizierungsstelle eine Zertifizierungsempfehlung auszusprechen.

Das Projekt, welches im April 2000 mit der Umsetzung beginnt, soll praxisnah Krankenhäuser unter wissenschaftlicher Begleitung zertifizieren.

Der Zertifizierung geht eine Selbstbewertung nach KTQ voran. Wenn sich ein Krankenhaus für eine Zertifizierung entscheidet, kann dies nur über das „klare Bekenntnis der Krankenhausleitung zur Unterstützung des Verfahrens" (Beck u. Schoppe 2000, S. 24) geschehen. Der gesamte Prozess bis zur Zertifizierung wird über Projektmanagement abgewickelt. Strenge Ressourcenpläne werden aufgestellt und Verantwortliche benannt. Schnittstellen werden definiert und alle Mitarbeiter informiert. Es wird empfohlen interdisziplinär zusammenzuarbeiten, eine Vorgehensweise, die unumgänglich ist, wenn man dabei ist, TQM in die Praxis umzusetzen. Ist die Selbstbewertung abgeschlossen, kann sich das Krankenhaus entschließen, eine Fremdbewertung durch eine Zertifizierungsstelle durchführen zu lassen. Diese Zertifizierung ist nicht kostenfrei.

Krankenhausspezifische Zertifizierungsverfahren sind notwendig, um die bereits bewährten Prinzipien und Methoden sinnvoll zu integrieren. Um damit eine breite Akzeptanz zu erfahren, ist es wichtig, dass alle Partner im Gesundheitswesen an dem Verfahren teilnehmen. Ein wichtiges Signal mit ihrem Beitritt hat die DKG gesetzt, die seit Anfang 1999 im Projekt vertreten ist.

Folgende Ziele verfolgt das Zertifizierungsverfahren:
- Die Zertifizierung motiviert die Krankenhäuser (durch das Verfahren werden Anstöße gegeben, neue Elemente des Qualitätsmanagements auf der Grundlage einer Analyse und Weiterentwicklung bestehender Strukturen und Arbeitsabläufe zu implementieren);
- durch ein standardisiertes Zertifizierungsverfahren wird die Möglichkeit einer validen Außendarstellung ermöglicht;
- Zertifizierung stellt den Patienten in den Mittelpunkt (es geht letztlich um die Verbesserung der Patientenversorgung, er steht im Zentrum der Qualitätsbemühungen);
- Mitarbeiterorientierung;
- Herstellung von Transparenz (Transparenz für den Patienten, Entscheidungshilfe, in welches Krankenhaus er sich begeben wird; Transparenz für die einweisenden Ärzte und nicht zuletzt Transparenz für die Mitarbeiter).

Die Ausrichtung des angestrebten Zertifizierungskonzepts erfolgt nach international anerkannten Verfahren. Da KTQ durch das BMG gefördert wird, wird es durch das Institut für Medizinische Informationsverarbeitung der Universitätsklinik Tübingen wissenschaftlich begleitet. Das Projekt zeigt, dass die Krankenkassen auf der einen Seite und die Deutsche Krankenhausgesellschaft auf der anderen Seite großes Interesse an einheitlichen Qualitätskriterien haben und die Krankenkasse ihren Auftrag, die Versichertengelder sinnvoll und für die Wiederherstellung der Gesundheit zu verwenden, ernst nehmen. Dabei werden die Leistungserbringer zunehmend in die Pflicht genommen. Sollte es tatsächlich zu einem in seiner Bewertung einheitlichen Zertifikat kommen, so sind Vergleiche zwischen den Leistungserbringern möglich. Transparente Strukturen werden den Wettbewerb unterstützen. Der mündige Patient wird genauso wie die Krankenkassen zwischen Anbietern wählen können.

13.7 Anforderungen an das Studium

Die vorangegangenen Abschnitte zeigen, dass das Thema Qualität immer wichtiger wird. Viele Anforderungen der sich ständig wechselnden Arbeitsumwelt sind bereits in die Curricula eingeflossen.

Erste Studienabgänger, Diplom-Pflegewirte oder Diplom-Pflegemanager, haben schon Arbeitsplätze und setzen ihr Wissen in die Praxis um. Das 8-semestrige Studium beschäftigt sich unter anderem mit Grundlagen des Qualitätsmanagements, dies aber unterschiedlich intensiv. Wichtige und für die Führung entscheidende Fähigkeiten werden vermittelt. Wichtig wird es für die Einführung des Qualitätsmanagements und der damit einhergehenden grundlegenden Änderung der Unternehmensausrichtung sein, den Studenten Kenntnisse in folgenden Bereichen zu vermitteln:
1. Managementkompetenz:
   - Personalführung
     (hierbei sollte der Fokus auf der Entwicklung eines eigenen Führungsverhaltens liegen),
   - Betriebsorganisation
     (hier sollten Kenntnisse und Fertigkeiten zur Betriebsorganisation vermittelt werden, um Organisationsprozesse zielgerichtet zu gestalten und entwickeln zu können),
   - betriebswirtschaftliche Grundlagen
     (Kenntnisse im Bereich Finanzierung, Kosten-/Leistungsrechnung, um Ressourcen unter Berücksichtigung einer humanen Arbeitsgestaltung und den pflegerischen Anforderungen einsetzen zu können),
   - Rechtsgrundlagen,
   - Gesundheits- und sozialpolitische Grundlagen;
2. psychosoziale und kommunikative Kompetenz;
3. pflegefachliche Kompetenz.

Aufgrund der verschiedenen Schwerpunktsetzungen der einzelnen Hochschulen fällt es schwer grundsätzliche Empfehlungen für das Studium auszusprechen. Wichtig wird jedoch sein:
- die verschiedenen Messansätze von Qualitätsmanagement zu kennen,
- merkmalsorientierte Messansätze,
- ergebnisorientierte Messansätze,
- Wissen über Operationalisierungsansätze zu besitzen,
- verschiedene Ansätze der Dienstleistungsqualität zu kennen,
- Qualität immer mit einer fachlichen Sichtweise zu verbinden;
- die Fähigkeit Qualitätsmanagement im Unternehmen umzusetzen:

Dazu sollte Qualitätsmanagement primär von der wissenschaftlichen Seite her betrachtet werden. Unterstützende Studieninhalte, die dazu beitragen vernetztes Denken zu fördern und Managementkompetenz (auf Grundlage betriebswirtschaftlicher, betriebsorganisatorischer und personalbezogener Kenntnisse) aufzubauen, tragen mit Sicherheit dazu bei, den Begriff der Qualität im Unternehmen mit Leben auszufüllen.

Man sollte nicht aus den Augen verlieren, dass qualifizierte Führungskräfte in den Krankenhäusern immer weniger aus den eigenen Reihen kommen. Das Pflegemanagement-Studium sollte der Pflege ermöglichen, diesen Platz wieder einzunehmen.

? Wissens- und Transferfragen

1. Was ist der Unterschied zwischen statischer und prozessorientierter Dienstleistungsqualität?

2. Was unterscheidet reines QM von TQM?

3. Ist es notwendig ein einheitliches Zertifizierungssystem zu installieren?

4. Gibt es gesetzliche Vorschriften, die Qualität fordert? Welche?

5. Ist es notwendig Mitarbeiter mit in den Prozess der Qualitätsprozesse einzubinden oder reicht es, Qualitätssicherungsbeauftragte einzustellen, die den Zertifizierungsprozess vorbereiten?

Literatur

Beck T, Schoppe Ch (2000) Krankenhauszertifizierung. Krankenhaus 1: 22–28

Bläsing JP(1997) Total Quality Management. Das qualitätsbewusste Unternehmen. Steinbeis-Stiftung für Wirtschaftsförderung, Stuttgart

Kohl H (1997) Qualitäts- und Umweltmanagement in medizinischen Einrichtungen. Springer, Berlin Heidelberg New York

Rosenstiel L von (1992) Grundlagen der Organisationspsychologie. Schäffer-Poeschel, Stuttgart

Schröder M, Schulze J (1998) Qualitätsmanagement. In: Kerres A, Seeberger B (Hrsg) Lehrbuch Pflegemanagement. Springer, Berlin Heidelberg New York

Viethen G (1995) Qualität im Krankenhaus. Schattauer

Zwierlein E (1997) Klinikmanagement. Urban & Fischer, München

14 Umweltmanagement

Th. Steffens

Inhalt

14.1 Grundzüge des Umweltschutzes 370
14.2 Rechtsvorschriften 371
14.3 Umweltschutz in Pflegeeinrichtungen 373
    14.3.1 Rechtsvorschriften des Umweltschutzes
           im Gesundheitswesen 373
    14.3.2 Ökonomie und Ökologie als Bestandteil
           des Pflegemanagements 377
    14.3.3 Umweltmanagement in Einrichtungen
           des Gesundheitswesens 381
14.4 Zusammenfassung 388

? Wissens- und Transferfragen 390

Literatur 391

In den 70er Jahren gewann das Thema Umweltschutz weltweit zunehmend an Bedeutung. Dem erzielten Wohlstand der Industrie- und Konsumgesellschaft standen und stehen die Verschmutzung der Umweltmedien Luft, Boden und Wasser gegenüber. Als Folgen waren und sind die Reduzierung von Lebensräumen und die Wirkung von Schadstoffen auf Lebewesen zu spüren. Dieser Entwicklung haben die Verantwortlichen aus Politik und Wirtschaft Rechnung getragen und ein gesetzliches Regularium entstehen lassen, was den Menschen und die Umwelt schützen soll. Zu den Zielgruppen des Umweltrechtes gehören der einzelne Bürger, Kommunen, die Wirtschaft und auch die Einrichtungen des Gesundheitswesens, wie Altenpflegeheime oder Krankenhäuser.

Die Komplexität des Rechtes, die Effektivität der dort gestellten Forderungen und eine zunehmende Globalisierung der Wirtschaft führte jedoch nicht zu befriedigenden Leistungen im Umweltschutz. Die Umwelttechnik konzentrierte sich auf End-of-pipe-Technologien, bekämpfte die Symptome und nicht die Ursachen, der Exekutiven fehlten (und fehlen noch) häufig notwendige Mittel zur Überwachung auf Einhaltung der Erfordernisse, und die Adressaten des Umweltrechtes konnten und wollen kosten- und/oder kompetenzbedingt die Vorgaben nicht umsetzen. Deutlich ist auch, dass häufig organisatorische Defizite Ursache für ineffiziente Umweltleistungen sind.

Die Folge ist eine Wandlung vom Regulativen zum Ansatz der Freiwilligkeit, aktiven Umweltschutz zu betreiben. Dabei wird an die Eigenverantwortung appelliert, nachhaltigen und präventiven Umweltschutz zu betreiben. Die Vorteile eigenverantwortlichen Umweltschutzes sind in der Industrie und in vielen Einrichtungen des Gesundheitswesens bereits erkannt worden:

- Durch die Analyse und das Strukturieren des betrieblichen Umweltschutzes werden Kosten reduziert und die Rechtssicherheit erhöht.
- Der Umweltschutz wird individueller als vorher als Wettbewerbsfaktor eingesetzt.
- Der Nachweis eigenverantwortlichen Handelns im Umweltschutz reduziert die kommunale und staatliche Überwachung.

14.1 Grundzüge des Umweltschutzes

Umweltschutz stellt die Gesamtheit von Maßnahmen zum Schutz der Umwelt dar. Unter dem Begriff „Umwelt" sind die natürlichen Lebensgrundlagen des Menschen, der Tiere und Pflanzen zu verstehen. Sie sollen sich in einem ökologischen Gleichgewicht befinden. Dort wo es gestört ist oder droht, gestört zu werden, sind Schutzmaßnahmen zur Abwehr oder Prävention erforderlich. Im engeren Sinne ist unter Umweltschutz der Schutz vor negativen Auswirkungen anthropogener Aktivitäten zu verstehen. Die Auswirkungen ökonomischer, technischer und zivilisatorischer Aktivitäten verschieben oder stören das ökologische Gleichgewicht der Natur.

Die durch den Umweltschutz zu berücksichtigenden Schutzgüter lassen sich unterscheiden in:
- Luft (Atmosphäre),
- Boden (Geosphäre),
- Wasser (Hydrosphäre),
- Tierwelt (Fauna),
- Pflanzenwelt (Flora),
- Menschheit.

Jedes Schutzgut reagiert unterschiedlich auf Störeinflüsse, die je nach Ausprägung zu negativen Veränderungen führen können. Verunreinigte Luft bedeutet zunächst keine Schädigung von Mensch, Tier oder Pflanze. Erst wenn die luftgetragenen Schadstoffe inhaliert oder abgelagert werden, kann es zu negativen Enflüssen der Gesundheit bzw. des Zustandes der Pflanze kommen. In diesem Fall wird von einer Exposition gegenüber einem Schadstoff gesprochen. Analoge Betrachtungen gelten Verunreinigungen im Boden und Wasser. Solche Interaktionen und Synergismen machen es erforderlich, den Umweltschutz als System zu verstehen. Die Umweltmedizin und Toxikologie ist deshalb gefordert, die Grenzen negativer Störeinflüsse zu kennen, um einen Schutz zu gewährleisten. Der Schutz der Umwelt unterliegt der Fürsorgepflicht des Staates, der aus diesem Grund Grenzwerte festzulegen und deren Einhaltung und Aktualität zu überwachen hat.

14.2 Rechtsvorschriften

Zum Schutz der Gesellschaft hat der Staat in Form von Gesetzen, Verordnungen und Richtlinien Vorgaben geschaffen, die anthropogenes Handeln in Bezug auf den Umweltschutz lenken und unterstützen. In der Pflege im Gesundheitswesen sind u. a. relevant:
- Kreislaufwirtschafts- und Abfallgesetz (Krw/AbfG),
- Bundesimmissionsschutzgesetz (BImSchG),
- Chemikaliengesetz (ChemG),
- Atomgesetz (AtomG),
- Wasserhaushaltsgesetz (WHG),
- Gefahrgutbeförderungsgesetz (GGBefG),
- Bundesbodenschutzgesetz (BBodenSchG),
- Naturschutzgesetz (NaturSchG).

Die Erfahrungen der letzten Jahrzehnte haben dazu geführt, dass das rechtliche Regelwerk dieses Ausmaß angenommen hat. Unfälle und Katastrophen wie in Seveso und Bophal sowie der Anstieg von Erkrankungen (z. B. Pseudo-Krupp, Krebsfälle) in stark schadstoffbelasteten Regionen haben den Gesetzgeber dazu veranlasst, regulierend einzugreifen.

Die Struktur der Rechtsvorschriften gliedert sich in 3 Ebenen:

(0. Ebene)	(EU-Richtlinie)
1. Ebene	Gesetz
2. Ebene	Verordnung
3. Ebene	Verwaltungsvorschriften

Für die Harmonisierung der Rechtsvorschriften innerhalb der EU werden Richtlinien erlassen, die die Mitgliedsstaaten in geltendes nationales Recht umwandeln müssen. Auf nationaler Ebene erfolgt das in Form von Gesetzen oder Verordnungen. Das Gesetz gibt den Rahmen vor und verweist ggf. auf nachfolgende Verordnungen. So verweist das Bundesimmissionsschutzgesetz (BImSchG), das im wesentlichen der Luftreinhaltung dient z. B. auf 28 Verordnungen (Stand 1999). Verordnungen konkretisieren einzelne Aspekte aus dem Gesetz. Sie beinhalten konkrete Vorgaben über Handlungen und Erlaubnisse. Die Umsetzung der Rechtsvorschriften überwachen die zuständigen Behörden. Je nach Schutzziel und Aufgabengebiet sind das die Staatliche Überwachung für Umweltschutz, Wasser-, Abfall- und Ordnungsbehörden. Um deren Arbeit zu erleichtern und die Einheitlichkeit der Auslegung von Rechtsvorschriften sicherzustellen, werden Verwaltungsvorschriften erlassen. Sie interpretieren die Vorgaben aus einer Verordnung.

Ergänzend zu den staatlichen oder landesrechtlichen Vorschriften sind kommunale oder städtische Satzungen z. B. im Umgang mit Abfällen oder Abwässern zu berücksichtigen. Genehmigungen oder Erlaubnisse können weitere Forderungen und Auflagen beinhalten, die rechtsverbindlich sind. Hier sind Einleitergenehmigungen für Abwässer oder Genehmigungen für den Betrieb genehmigungsbedürftiger Anlagen nach BImSchG zu nennen.

Zusätzlich zu den Rechtsvorschriften existieren weitere Regularien, die aus rechtlicher Sicht bedeutsam sind, obwohl sie keine Rechtsvorschriften darstellen. Normen und Richtlinien geben in der Regel den häufig in Gesetzen und Verordnungen angesprochenen „Stand der Technik" wieder. Für den Umgang mit gefährlichen Stoffen existieren z. B. „Technische Richtlinien gefährliche Stoffe (TRGS)" oder ZH-1-Vorschriften der Berufsgenossenschaft. Normen können deutscher (DIN), europäischer (EN) und/oder internationaler (ISO) Herkunft sein. Das Abweichen von Normenforderungen ist grundsätzlich zulässig, führt aber im Streitfall dazu, dass der davon Abweichende nachweisen muss, den entsprechenden Stand der Technik trotzdem zu wahren. Insbesondere bei juristischen Auseinandersetzungen kann das problematisch werden.

Die oberste Instanz der Legislative ist in allen Bereichen der Staat. Er gibt den Rahmen durch bundesweit geltende Gesetze vor. Auf dieser Basis regeln die Bundesländer z. B. in den Bereichen Abfall und Wasser die Umsetzung der Forderungen im Detail individuell selber. Das führt dazu, dass es zwischen den Bundesländern Unterschiede in der Umsetzung von Rechtsvorschriften gibt.

14.3 Umweltschutz in Pflegeeinrichtungen

In Pflegeeinrichtungen finden sich verschiedene Bereiche des Umweltschutzes wieder. Einflüsse auf die Umwelt erzeugt die Pflegeeinrichtung durch:
- das Entsorgen von Abfällen,
- die Handhabung und den Transport gefährlicher Stoffe,
- das Einleiten von Abwässern,
- das Ableiten von Abgasen (luftgetragene Emissionen),
- den Verbrauch von natürlichen Ressourcen und Energie.

14.3.1 Rechtsvorschriften des Umweltschutzes im Gesundheitswesen

Abfälle
Durch das Erzeugen von Abfällen und dem damit verbundenen Entledigungswillen entsteht die Notwendigkeit der Entsorgung. Dadurch wird die Umwelt belastet. Die in Bezug auf den Abfall zu berücksichtigenden Rechtsvorschriften für die Abfallentsorgung von Krankenhäusern oder Pflegeeinrichtungen gliedern sich wie folgt:

Kreislaufwirtschafts- und Abfallgesetz (KrwAbfG),
- – Verordnung zur Bestimmung besonders überwachungsbedürftiger Abfälle (BestbüAbfV),
  - – Verordnung zur Einführung des Europäischen Abfallkatalogs (EAKV),
  - – Verordnung über Verwertungs- und Beseitigungsnachweise (Nachweisverordnung, NachwV),
  - – Verordnung über Abfallwirtschaftskonzepte und Abfallbilanzen (Abfallwirtschaftskonzept- und -bilanzverordnung, AbfKoBiV),
  - – Verordnung zur Transportgenehmigung (Transportgenehmigungsverordnung, TgV),
  - – Verordnung zur Bestimmung von überwachungsbedürftigen Abfällen zur Verwertung (BestüVAbfV),
  - – Verordnung über Betriebsbeauftragte für Abfall (AbfBetrbVO),
  - – Altölverordnung (AltölV),
- Verordnung über die Entsorgung gebrauchter halogenierter Lösemittel (LösemittelentsorgungsVO, HKWAbfV),
  - – Verordnung zum Verbot von bestimmten die Ozonschicht abbauenden Halogenkohlenwasserstoffen (FCKW-Halon-Verbots-Verordnung, FCKWVO),
  - – Zweite allgemeine Verwaltungsvorschrift zum Abfallgesetz (TA Abfall, 2. AbfVwV),
  - – Verordnung über die Vermeidung von Verpackungsabfällen (Verpackungsverordnung, VerpackV),
- Landesabfallgesetz (LAbfG),
  - – kommunale Satzung über die Abfallentsorgung,
- Gesetz über die Überwachung und Kontrolle der grenzüberschreitenden Verbringung von Abfällen (Abfallverbringungsgesetz, AbfVerbrG).

Die Liste der aufgeführten Verordnungen und Verwaltungsvorschriften des Abfallrechtes sind nicht vollständig, da nicht jede Vorschrift des Abfallrechtes für ein Krankenhaus oder eine Pflegeeinrichtung von Bedeutung ist.

Eine bedeutende Vorschrift ist die Empfehlung der Arbeitsgemeinschaft Abfall der Länder (LAGA), die unter Berücksichtigung infektionspräventiver und umwelthygienischer Gesichtspunkte Abfälle des Gesundheitswesens in 5 Gruppen von A bis E einteilt (LAGA 1992).

Gefährliche Stoffe

Die Handhabung und der Transport gefährlicher Stoffe kann zu einer Belastung für die Umwelt werden, wenn aufgrund von Fehlern oder Unfällen diese in die Natur freigesetzt werden und dort zu Schäden führen. Werden gefährliche Stoffe nicht mehr benutzt, müssen sie entsorgt oder evtl. als Abwasser eingeleitet werden. In diesem Fall sind sie als Abfälle oder Abwasser zu betrachten, für die die oben und unten genannten Rechtsvorschriften gelten. Der Umgang und Transport gefährlicher Stoffe ist in folgenden Rechtsvorschriften geregelt:

- Gesetz zum Schutz vor gefährlichen Stoffen (Chemikaliengesetz, ChemG),
  - Verordnung zum Schutz vor gefährlichen Stoffen (Gefahrstoffverordnung, GefStoffV),
  - Technische Regeln für Gefahrstoffe der Reihe 200 und 500 (TRGS),
- Gesetz über technische Arbeitsmittel (Gerätesicherheitsgesetz, GSG),
  - Verordnung über Anlagen zur Lagerung, Abfüllung und Beförderung brennbarer Flüssigkeiten zu Lande (Verordnung über brennbare Flüssigkeiten),
  - Verordnung brennbarer Flüssigkeiten (VbF),
  - Technische Regeln für brennbare Flüssigkeiten der Reihe 100 und 200 (TRbF),
- Gesetz über die Beförderung gefährlicher Güter (GGBefG),
  - Verordnung über die innerstaatliche und grenzüberschreitende Beförderung gefährlicher Güter auf Straßen (GGVS),
  - Verordnung über die Bestellung von Gefahrgutbeauftragten und die Schulung der beauftragten Personen in Unternehmen und Betrieben (GbV).

Stoffe werden auf der Grundlage verschiedener Rechtsvorschriften (ChemG, GefStoffV, EU-Richtlinie) als gefährlich eingestuft. Erkennbar sind sie durch ein orangefarbenes Quadrat, das ein Gefahrensymbol beinhaltet (z. B. Totenkopf). Stoffe sind gefährlich wenn sie

- giftig,
- ätzend,
- brennbar,
- oxidierend,
- ansteckungsgefährlich,
- umweltgefährlich,
- explosiv,
- radioaktiv

sind. Das ChemG gibt Regelungen in Bezug auf Umwelt-, Gesundheits- und Arbeitsschutz vor. Das Gesetz versucht einen einheitlichen Ansatz für den Umgang mit gefährlichen Stoffen zu finden. Doch die Vielzahl der noch zusätzlich aufgelisteten Gesetze, wie das WHG oder das GSG zeigen, dass es noch kein einheitliches Gesetz für den Umgang mit Gefahrstoffen gibt.

Das GSG findet seine Anwendung in bezug auf technische Arbeitsmittel und überwachungsbedürftige Anlagen. In Krankenhäusern und Pflegeeinrichtungen können überwachungsbedürftige Anlagen, welche in § 2 Abs. 2a GSG aufgeführt sind, vorhanden sein (z. B. Dampfkesselanlagen, Druckbehälter). Für den Umgang mit brennbaren Stoffen sind die Verordnung über brennbare Flüssigkeiten (VbF) und die Technischen Regeln (TRbF) der Reihe 100 und 200 wichtig, die allgemeine Sicherheitsanforderungen, Anforderungen an Läger und Betriebsvorschriften beinhalten.

Das Gefahrgutbeförderungsgesetz (GGBefG) enthält grundsätzliche Vorschriften für den Transport gefährlicher Güter. Der Geltungsbereich erstreckt sich auf die gewerbliche und nichtgewerbliche Beförderung gefährlicher Güter mit Eisenbahn-, Straßen-, Wasser- und Luftfahrzeugen.

Abwasser- und Wasserversorgung

Das WHG ist ein Rahmengesetz des Staates, welches von den Ländern mit ihren eigenen Landeswassergesetzen ausgefüllt wird. Gemäß seinem Titel „Gesetz zur Ordnung des Wasserhaushaltes" beschäftigt es sich mit der Bewirtschaftung des Wassers. Dazu existieren verschieden Rechtsvorschriften:

- Gesetz zur Ordnung des Wasserhaushalts (Wasserhaushaltsgesetz, WHG),
  - Verordnung über Anforderungen an das Einleiten von Abwasser in Gewässer und zur Anpassung der Anlage des Abwasserabgabengesetzes (Abwasserverordnung, AbwV),
  - Verordnung über Trinkwasser und über Wasser für Lebensmittelbetriebe (Trinkwasserverordnung, TrinkwV),
  - Allgemeine Rahmen-Verwaltungsvorschrift über Mindestanforderungen an das Einleiten von Abwasser in Gewässer mit ihren Anhängen (Rahmenabwasserverwaltungsvorschrift, RahmenAbwasserV),
  - Allgemeine Verwaltungsvorschrift zum Wasserhaushaltsgesetz über die Einstufung wassergefährdender Stoffe in Wassergefährdungsklassen (VwVwS),
- Gesetz über Abgaben für das Einleiten von Abwasser in Gewässer (Abwasserabgabengesetz, AbwAG),
- Landeswassergesetz (LWG),
  - Ordnungsbehördliche VO über die Genehmigungspflicht für die Einleitung von Abwasser mit gefährlichen Stoffen in öffentlichen Abwasseranlagen (Indirekteinleiterverordnung, VGS),
  - Verordnung zur Selbstüberwachung von Kanalisation und Einleitungen von Abwasser aus Kanalisationen im Mischsystem und im Trennsystem (Selbstüberwachungsverordnung Kanal, SüwV Kan),
  - Verordnung über Anlagen zum Umgang mit wassergefährdenden Stoffen und über Fachbetriebe (VAwS),

- Richtlinie zur Bemessung von Löschwasserrückhalteanlagen beim Lagern wassergefährdender Stoffe (Löschwasser-Rückhalte-Richtlinie, LöRüRl),
- Satzung über die Abwasserbeseitigung.

Als Schnittstelle zum Umgang mit gefährlichen Stoffen regelt das WHG im § 19g die Betriebsweise von Anlagen zum Umgang mit wassergefährdenden Stoffen. Anlagen zum Lagern, Abfüllen, Herstellen, Behandeln und Verwenden wassergefährdender Stoffe müssen so beschaffen und betrieben werden, dass Gewässer nicht verunreinigt oder nachhaltig verändert werden. In den landesspezifischen Verordnungen und Richtlinien wird konkret auf die Anforderungen an Anlagen zum Umgang mit wassergefährdenden Stoffen eingegangen.

Immissionsschutz

Das Bundesimmissionsschutzgesetz (BImSchG) ist das Gesetz zur Luftreinhaltung und Lärmbekämpfung. Es existiert seit 1974. Bis 1999 gab es insgesamt 28 Durchführungsverordnungen (BImSchV) zu diesem Gesetz. Für Krankenhäuser oder Pflegeeinrichtungen sind je nach Art und Umfang der Einrichtung folgende Rechtsvorschriften des Immissionsschutzes zu berücksichtigen:

- Bundesimmissionschutzgesetz (BImSchG),
  - Verordnung über Kleinfeuerungsanlagen (1. BImSchG),
    Verordnung zur Emissionsbegrenzung von leichtflüchtigen Halogenkohlenwasserstoffen (2. BImSchG),
  - Verordnung über genehmigungsbedürftige Anlagen (4. BImSchG),
  - Verordnung über Immissionsschutz- und Störfallbeauftragte (5. BImSchG),
  - Verordnung zur Auswurfbegrenzung von Holzstaub (7. BImSchG),
  - Emissionserklärungsverordnung (11. BImSchG),
  - Störfall-Verordnung (12. BImSchG),
  - Verordnung über Großfeuerungsanlagen (13. BImSchG),
  - Verkehrslärmschutzverordnung (16. BImSchG),
  - Verordnung zur Begrenzung der Kohlenwasserstoffemissionen bei der Betankung von Kraftfahrzeugen (21. BImSchG),
  - Verordnung über elektromagnetische Felder (26. BImSchG),
  - Verordnung über Anlagen zur Feuerbestattung (27. BImSchG).

Das BImSchG geht im Vergleich zu anderen Regelwerken des Umweltrechtes von einem umfassenden Ansatz aus. Es gilt für Immissionen, die von Anlagen in Form von

- Luftverunreinigungen (z. B. Rauch, Staub, Gase, Aerosole, Dampf, Gerüche),
- Geräusche,
- Erschütterungen,
- Licht,
- Wärme,
- Strahlung (z. B. Infrarot- oder UV-Strahlung, keine radioaktive Strahlung!)

ausgehen. Der Immissionsschutz wird bundeseinheitlich geregelt.

14.3.2 Ökonomie und Ökologie als Bestandteil des Pflegemanagements

Die Hauptaufgabe der Leitung einer Einrichtung ist es, ihre Häuser „lebensfähig" zu halten. Ihr Ziel ist es kostendeckend zu wirtschaften bzw. Erlöse für die Substanzerhaltung und -verbesserung zu erzielen.

Ein Kostendruck auf Pflegeeinrichtungen oder Krankenhäuser führt dazu, dass die Leitung der Einrichtungen Bereiche, die nicht zur Kernkompetenz zählen, vernachlässigt oder nicht beachtet werden. Der Umweltschutz hat gerade in Krisensituationen mit diesem Verhalten zu kämpfen: Es besteht eine Vielzahl von Rechtsvorschriften, deren Umfang und Erfüllung mit zusätzlichem Aufwand zu erfassen und zu bewältigen sind. Das verursacht Kosten und erwirtschaftet keine Erlöse. Die Folgen:
1. keine Rechtssicherheit,
2. Gefährdung der Existenz (Betriebserlaubnis),
3. Imageverlust.

Eine solche Sicht- und Denkweise ist demzufolge kurzfristig und kann zu mittel- bis langfristigen Problemen führen. Bei Klagen von Geschädigten würde bei fehlender Rechtssicherheit die Einrichtung nicht nachweisen können, dass Sie alle relevanten Rechtsvorschriften eingehalten hat. Je nach Vorfall und Schwere des Falles müssten die zuständigen Überwachungsbehörden die Betriebserlaubnis für einzelne Anlagen, Bereiche oder die gesamte Einrichtung entziehen. Schwerwiegend dürfte auch ein Imageverlust sein. Die Wirkung einer Einrichtung in der Öffentlichkeit beinflusst die Entscheidung eines Patentien oder Pflegebedürftigen. Neben der Pflegequalität kann sich auch das ökologische Verhalten bzw. Image einer Einrichtung positiv oder negativ auf eine Entscheidung auswirken. Der Umweltschutz sollte deshalb als Imageträger genutzt werden.

> **!** Umweltschutz als Imageträger: „Tu Gutes und rede darüber!"

Neben den bisher genannten Aspekten eines umweltorientierten Pflegemanagements tragen Kostenreduzierungen durch ökologisches Handeln zum Erfolg einer Einrichtung bei. Umweltrelevante Kosten entstehen durch das Beschaffen von Verbrauchsgütern und dem Verbrauch von Materialien. Durch eine optimale Ausnutzung, Kombination und Auswahl von Einsatzmöglichkeiten und Anwendungen dieser Materialien und Güter sind in unterschiedlichen Bereichen des Pflegemanagements Kosten zu senken. Am Beispiel einer fiktiven Pflegeeinrichtung sollen umweltrelevante Ansätze und Möglichkeiten zur Kostenreduzierung gezeigt werden.

Ressourceneinsparung

Unter Ressourceneinsparung ist das Einsparen von Wasser, Heizöl, Gas, elektrischem Strom und das Vermeiden schadstoff- und ressourcenintensiver Materialien zu verstehen.

Der Beitrag zum Umweltschutz im Pflegebereich ist geprägt durch den Wäscheverbrauch der Pflegebedürftigen. Der Verzicht auf hydrophob ausgerüstete Textilien, die fluorierte Kohlenwasserstoffe enthalten, ist anzustreben (BayStaatsMLU 1994), da fluor- oder halogenhaltige Kohlenwasserstoffe zur Schädigung der Ozonschicht beitragen. Gegebenenfalls sollten wasserabweisende Mikrofasern eingesetzt werden. Mehrwegsystemunterlagen in neuen Konstruktionen und umweltschonende Waschverfahren sind ökologisch vorteilhaft und nicht teurer als Einwegartikel.

Abfallwirtschaft

In den Einrichtungen des Gesundheitswesen gilt in bezug auf die Abfallwirtschaft der gleiche Grundsatz wie z. B. in der Industrie:

> **!**
> - Vermeiden vor Minimieren vor Verwerten vor Beseitigen.

Alle in einer Einrichtung anfallenden Abfälle müssen entsorgt werden. Bei vermischten Abfällen und solchen mit einem großen Schadstoffinventar ist zu erwarten, dass die Entsorgungskosten höher ausfallen, als bei monofraktionierten Abfällen. In allen Bereichen einer Einrichtung sollte daher der Abfall nach definierten Fraktionen gesammelt werden. Die Abfalltrennung muss in Abhängigkeit von der Entsorgung, den damit verbundenen Kosten, der Praktikabilität im täglichen Ablauf und den räumlichen Gegebenheiten erfolgen. So hat ein Krankenhaus durch sorgfältiges Trennen von C- und E-Abfällen (gemäß LAGA, siehe oben) es geschafft, die Mengen innerhalb von 3 Jahren um 48 % und die damit verbundenen Entsorgungskosten um 61 % zu senken (Lindsiepe-Gierling 1998).

Die in einer Küche anfallenden Abfälle werden im Sinne eines umweltbewussten Managements getrennt gesammelt und entsorgt (siehe oben). Häufige Ursache für große Abfallmengen sind Einweg- und Portionsverpackungen für z. B. Butter, Honig oder Konfitüre. Alternativ dazu besteht die Möglichkeit Portionsverpackungen durch Großpackungen, die individuell aufgeteilt und verteilt werden, zu ersetzen. Das Verwenden von portionsverpackten Lebensmitteln z. B. beim Frühstück ist einfacher zu handhaben, verursacht aber höhere Kosten in der Beschaffung und Entsorgung. Das Ersetzen von Portionsverpackungen durch Großpackungen in einem Alten- und Pflegeheim mit 100 Betten (70 % Pflegebedürftige) kann am einigen Beipielen verdeutlicht werden (BayStaatsMLU 1994):

Der Ersatz der 8-ml-Verpackungseinheit für Kondensmilch (7,5 % Fettgehalt) durch 1-l-Mehrwegflaschen führt zu einer Ersparnis im Einkauf von 71 % pro Jahr. Analoge Umstellungen bei Butter, Honig und Konfitüre lassen Kostenreduzierungen von ca. 26 %, 40 % und 57 % errechnen. Die gesunkenen Entsorgungskosten sind in diese Betrachtungen nicht eingeflossen.

Ein großes Abfall- und damit auch Kostenproblem stellen die in der Pflege anfallenden Einwegwindeln dar. Deren Ersatz durch Einmalhöschenwindeln in Verbindung mit einer waschbaren Baumwollschutzhose bedeutet eine wesentliche Material- und Kosteneinsparung. Eine Kostenrechnung für ein Alten- und

Pflegeheim mit 100 Betten und 98 % Auslastung hat gezeigt, dass ca. 7.700 DM pro Jahr gespart werden kann (BayStaatsMLU 1994). Eine vergleichbare Rechnung stellt sich für den Ersatz von Einmalbettunterlagen durch mehrfach verwendbare Unterlagen dar. Hier konnten jährlich ca. 5.500 DM gespart werden. In allen Rechnungen basieren die Entsorgungskosten, Nutzungsdauer, Anschaffungskosten und Personalkosten auf Daten aus der Praxis.

> Rund ums Pflegebett: Mehrweg statt Einweg.

Energiewirtschaft

Grundlage jeder Energiewirtschaft ist ein Energiemanagement. Es gliedert sich in
- eine Energiekonzeption,
- ein Energiecontrolling,
- ein Lastenmanagement,
- eine Organisationsstruktur.

Das Energiekonzept strukturiert die Energiewirtschaft. Insbesondere bei Neubauten sollte in der Planung der Energiebeadrf, die Energienutzung und -bereitstellung geplant werden. Das Energiecontrolling stellt ein regelmäßiges und kontinuierliches Überwachen des Energieverbrauches sicher. Im Lastenmamagement müssen Hauptverbraucher identifiziert und Verbrauchsspitzen gekappt werden. Das Überwachen der Verbräuche von elektrischem Strom, Gas und/oder Heizöl kann in Form einer Statistik erfolgen, die als Grundlage der Verbrauchs- und Kostenanalyse dient. Eine Organisationsstruktur weist Verantwortung zu, regelt Zuständigkeiten und Verhaltensweisen.

In Krankenhäusern, Alten- und Pflegeheimen erfolgt die Energienutzung in Form von elektrischem Strom und Wärme. Gas oder Heizöl werden in konventionellen Anlagen zur Erzeugung von Wärme verfeuert. Die dadurch entstehenden Emissionen werden je nach Leistung der Anlage als Abgasverlust oder Konzentration von Kohlenmonoxid gemessen.

In der Küche von Einrichtungen ist z. B. grundsätzlich zu entscheiden, ob elektrischer Strom oder Gas als Energieform für den Herd einzusetzen ist. Unter Berücksichtigung gleicher Nutzungszeiten und -arten errechnet sich, dass ein gasbetriebener Herd um in etwa das 4-fache günstiger abschneidet als ein elektrisch betriebener Herd (BayStaatsMLU 1994).

In Situationen, wo neu-, an- oder umgebaut werden soll, ist häufig die Art der Energiebereitstellung neu zu überdenken. Folgende Möglichkeiten sind heute üblich:
- konventionelle Heizungsanlagen,
- Fernwärmenutzung,
- Blockheizkraftwerke,
- Windkraftanlagen,
- Photovoltaik,
- Solarthermie.

Konventionelle Heizungsanlagen werden zum Zweck der Wärmegewinnung mit Heizöl oder Gas befeuert. In Bezug auf den Schadstoffausstoß ist der Gasfeuerung der Vorzug zu geben (HessMWT 1990). Die Fernwärmenutzung ersetzt die eigene Wärmeerzeugung und nutzt überschüssige Wärme, die an einem anderen Ort (z. B. Industriebetrieb) als Nebenprodukt entsteht und zur Pflegeeinrichtung transportiert wird. Blockheizkraftwerke stellen Kraft-Wärme-gekoppelte Anlagen dar. Sie erzeugen Wärme und gleichzeitig elektrischen Strom. Sie erzielen dadurch einen höheren Energienutzungsgrad als konventionelle Heizungsanlagen oder Großkraftwerke. Windkraftanlagen erzeugen elektrischen Strom durch Nutzen der Windkraft. Sie sind an windstarken Standorten rentabel einsetzbar. Die Photovoltaik erzeugt durch das Umwandeln von Sonnenstrahlen elektrischen Strom. Ein wirtschaftlich attraktiver Einsatz ist sicherlich nur in sonnenreichen Gegenden interessant. Das gleiche gilt für die Solarthermie. Im Gegensatz zur Photovoltaik erzeugt sie keinen elektrischen Strom, sondern Wärmeenergie. Durch die Förderung alternativer Energieerzeugungsverfahren durch günstige Kredite, Zuschüsse und gesetzlich garantierte Stromeinspeisevergütungen kann es wirtschaftlich interessant sein, nichtkonventionelle Energieerzeugungs- und -bereitstellungssysteme zu nutzen. Die Umwelt profitiert davon, weil weniger Gas und Heizöl verfeuert werden müsste, das aufgrund seiner Emissionen (CO_2, NO_x usw.) negativ das Weltklima durch Förderung des Treibhauseffektes beeinflusst.

Einrichtungen, bei denen solche Investitionsüberlegungen keine Rolle spielen, haben durch die Liberalisierung des Strommarktes die Möglichkeit den Stromlieferanten frei zu wählen und den Stromtarif frei auszuhandeln. Dadurch kann z. Z. mit relativ geringem Aufwand der Kostenblock des Stromeinkaufes um bis zu 30 % gesenkt werden.

Sowohl die Analyse der Energienutzung als auch die Planung alternativer Energienormen sollte aufgrund der Komplexität des Themas mit Hilfe eines Beraters erfolgen.

Neben den grundsätzlichen Aspekten der EnergieHwirtschaft bestehen im Tagesgeschäft vielfältige Möglichkeiten, umweltrelevante Kosten in den Aufenthaltsräumen, Zimmern, Speisesälen und Büroräumen zu senken.

In Bezug auf die Beleuchtung ist festzustellen, dass die jährlichen Stromkosten einer Lampe mit 3.000 Betriebsstunden für ein konventionelles 100-W-Leuchtmittel 90 DM pro Jahr betragen (BayStaatsMLU 1994). Der Einsatz einer Energiesparlampe mit gleicher Lichtstärke verursacht Kosten von 22,50 DM pro Jahr. Ihr höherer Anschaffungspreis relativiert sich durch 8-fach längere Lebensdauer.

Grundsätzlich bestehen Einsparmöglichkeiten des elektrischen Stromes durch das nutzungsabhängige Betreiben von Lüftungsanlagen und elektrischen Geräten. Sogenannte „Stand-by-Geräte" (z. B. Fernseher, Radios, „Sensorplatte" bei E-Herd) verbrauchen Strom, ohne dass das Gerät genutzt wird. Ein „intelligentes" Ein- bzw. Ausschalten von Stromverbrauchern (z. B. Spülmaschine, Backöfen) kann verhindern, dass zu Hochtarifzeiten Strom benötigt wird. Bestimmte Arbeiten wie z. B. Geschirreinigen kann nachts zu Niedrigtarifzeiten erfolgen. Elektronisch gesteuerte Maximumüberwachungsanlagen können das Zu- und Abschalten aller elektrischen Geräte einer Einrichtung lenken. Die Amortisationszeit einer solchen

Anlage beträgt je nach Auslegung und Einrichtungsart zwischen 1,5 und 6,75 Jahren (BayStaatsMLU 1994).

Durch den Einsatz von Thermostatventilen an den Heizkörpern ist es möglich 7-15 % der Heizkosten zu senken (BayStaatsMLU 1994). Das setzt voraus, dass nicht bei offenem Fenster geheizt wird. Das Pflegemanagement muss hier, wie an anderen Stellen auch, auf das Verhalten der Bewohner der Einrichtung entsprechend einwirken.

Wasserwirtschaft

Für die Wasserwirtschaft gilt der Grundsatz, Wasser zu sparen und Abwasser zu entlasten. Das bedeutet, den Wasserverbrauch so gering wie erforderlich zu halten, um so die Abwassermenge ebenfalls zu verringern. Gleichzeitig gilt es, durch den Einsatz schadstofffreier Mittel und Materialien die Schadstoffvielfalt und -fracht im Abwasser so gering wie möglich zu halten.

10-15 % des Wasserverbrauchs in Alten- und Pflegeeinrichtungen entfallen auf die allgemeinen WC-Anlagen. Durch entsprechende Umrüstungen dieser Anlagen wird innerhalb von 6 Monaten die Amortisation der Investitionen erreicht. Weitere Kosteneinsparungen durch Senken des Wasserverbrauches ergeben sich durch den Einsatz von Perlatoren, Einhand-Hebelmischern und Sparduschköpfen. Im Außenbereich kann durch aufgefangenes Regenwasser der Einsatz von Trinkwasser als „Blumenwasser" reduziert werden. Allerdings muss das durch die kommunale Wassersatzung erlaubt sein.

14.3.3 Umweltmanagement in Einrichtungen des Gesundheitswesens

Die aufgezeigten Rechtsvorschriften und ökonomischen Vorteile einer umweltorientierten Pflegeleitung verdeutlichen, dass das Thema Umweltschutz komplex ist und neben technischen Lösungen auch organisatorische Strukturen erforderlich macht. Dazu ist eine Entwicklung der Organisation des betrieblichen Umweltschutzes erforderlich,

Unter einer Organisation ist ein Gesamtsystem zu verstehen, das sich aus verschiedenen Subsystemen zusammensetzt. Sie stellt einen lebendigen und dynamischen Organismus dar, deren Subsysteme zusammenwirken müssen, um den Bestand des Ganzen zu sichern. Subsysteme stellen soziale (z. B. Führung), administrative (z. B. Personalentwicklung) oder betriebliche/technische Systeme dar. Der betriebliche Umweltschutz ist neben dem Qualitätsmanagement und der Arbeitssicherheit eines der Subsysteme.

Die Entwicklung einer Organisation hat zum Ziel, einerseits die Arbeitswelt des Menschen in der Organisation human und mit Raum für die Persönlichkeitsentfaltung und Selbstverwirklichung zu gestalten, anderseits die Leistungsfähigkeit der Organisation und ihre Anpassungs- und Innovationsfähigkeit zu steigern (Comelli 1985). Unter Organisationsentwicklung versteht man einen geplanten, gelenkten und systematischen Prozess zur Veränderung der Kultur, Systeme und des Verhaltens einer Organisation mit dem Ziel, die Effektivität der Organisation bei der Lösung ihrer Probleme und Erreichung ihrer Ziele zu steigern.

Die Organisationsentwicklung ist ein umfassender Veränderungsprozess, der einer Steuerung bedarf. Er betrifft in der Regel alle Bereiche einer Organisation und gliedert sich in folgende Schritte:
- Problemerkennung,
- Datensammlung,
- Organisationsdiagnose,
- Maßnahmenplanung,
- Maßnahmenumsetzung,
- Erfolgskontrolle.

Für die Organisationsentwicklung ist das Denken in Netzen bzw. ein Systemdenken erforderlich sowie die interdisziplinäre Zusammenarbeit aller Betroffenen in den Einrichtungen.

Normative Organisationsentwicklung

Der Einsatz und die Systematik der klassischen Organisationsentwicklung wird seit Ende der 80er Jahre normiert auf spezielle Subsysteme von Organisationen angewendet. Übersicht 14-1 zeigt die z. Z. gängigen normativen Regularien, die als Leitfaden zur Organisationsentwicklung eingesetzt werden.

Übersicht 14-1. Beispiele normativer Regularien zur Organisationsentwicklung

Regelwerk	Titel
DIN EN ISO 9000 ff	Qualitätsmanagement (deutsche, europäische und internationale Norm)
QS-9000, VDA 6.1	Qualitätsmanagement (Standards der Automobilhersteller für deren Zulieferer)
DIN ISO 14000 ff	Umweltmanagement (deutsche und internationale Norm)
1836/93/EG „Öko-Audit-Verordnung" (EMAS)	Umweltmanagement (europäische Verordnung)
SCC	Safety-Certificate-Contractors (Standard für die Arbeitssicherheit und den Umweltschutz von Kontraktoren der Petro- und Großchemie)
BS 8800	Arbeitssicherheitsmanagement (British Standard)
TQM (EFQM)	Total Quality Management (z. B. als Modell der European Foundation for Quality Management EFQM)

Eine der ersten normativen Regelwerke zur Organisationsentwicklung ist die DIN EN ISO 9000 ff. Sie findet in jüngster Zeit verstärkt Anwendung im Gesundheitswesen. Branchenspezifisch ist die DIN EN ISO 9000 ff erweitert worden. Die hohen Anforderungen an die Automobilzulieferindustrie veranlassten weltweit die Automobilhersteller eigene Standards, wie die QS-9000 oder den VDA 6.1, zu entwickeln. Beide Normen bauen auf der DIN EN ISO 9000 ff auf und beseitigen die dort vorhandenen Schwächen (z. B. Forderung nach dem Einsatz statistischer Methoden und zur Fehlerprävention). Für die anstehende Novellierung der DIN EN ISO 9000 ff ist zu erwarten, dass die Aspekte der QS-9000 bzw. des VDA 6.1 dort einfließen werden.

Aufgrund der Erfahrungen im Zusammenhang mit dem Unfallgeschehen und dem Umgang mit den rechtlichen Vorgaben aus Arbeitssicherheit und Umweltschutz haben Unternehmen der Petro- und Großchemie in Bezug auf Unterauftragnehmer (Kontraktoren) parallel zu den oben genannten Regularien einen eigenen Standard entwickelt. Er fordert von z. B. Handwerks- oder Reinigungsbetrieben, die auf dem Unternehmensgelände tätig werden wollen, den Nachweis eines Zertifikates (SCC „Safety-Certificate-Contractors"), das u. a. die Einhaltung und Verpflichtung zur Einhaltung und Umsetzung aller Vorschriften aus der Arbeitssicherheit und dem Umweltschutz bescheinigt. Hier spiegelt sich die enge Verknüpfung zwischen dem Umweltschutz und der Arbeitssicherheit wider, der z. B. im Hinblick auf den Umgang mit Gefahrstoffen auch in Krankenhäusern und Altenheimen deutlich ist. So wird heute in Großbritannien der BS 8800 angewendet, der nur die Organisation der Arbeitssicherheit regelt, aber ausdrücklich betont, dass es sinnvoll ist, in eine Organisationsstruktur nach DIN ISO 14000ff integriert zu werden.

Standards für Umweltmanagementsysteme

Für die Entwicklung der Norm DIN ISO 14000 ff stand die DIN EN ISO 9000 ff Pate. Dieses Regelwerk und die „Öko-Audit-Verordnung" (EMAS) bestimmen heute die Organisationsentwicklung des betrieblichen und produktbezogenen Umweltschutzes. Beide Standards unterscheiden sich in gewissen Bereichen, weisen aber in bezug auf organisatorische Forderungen in weiten Teilen Gemeinsamkeiten auf (Übersicht 14-2).

EMAS ist eine europäische Verordnung, die durch das Umweltauditgesetz (UAG) in deutsches Recht umgesetzt worden ist. Sie beschränkt sich auf Europa und bietet Unternehmen an, ein auf einheitlichen Grundsätzen basierendes Umweltmanagementsystem aufzubauen und zu betreiben. Im Gegensatz dazu gilt die DIN ISO 14000 ff weltweit für alle Unternehmen. In dieser Normenreihe wird in DIN ISO 14001 das Gerüst für ein Umweltmanagementsystem vorgegeben (Übersicht 14-2). Neben den bereits genannten Aspekten unterscheidet sie sich von EMAS durch

- ihre Beschränkung auf die Verbesserung des Managementsystems (EMAS fordert die kontinuierliche Verbesserung der Umweltleistungen),
- eine „Kann-Forderung" nach einer Umweltprüfung, die von EMAS als Bestandsaufnahme zu Beginn der Organisationsentwicklung als „muss" gefordert wird,
- die Veröffentlichung der Umweltpolitik (EMAS fordert die Veröffentlichung eines detaillierteren Umweltberichtes),

- den Bezug auf das Unternehmen (EMAS bezieht sich auf den Standort),
- die Erfolgskontrolle, die als Zertifizierungsaudit durchgeführt wird (EMAS spricht von Begutachtung und Validierung, bei der auch die Überwachungsbehörden mit eingeschaltet werden).

Übersicht 14-2. Inhalte von DIN ISO 14001 und EMAS (Anhang I) in Bezug auf die Organisation des betrieblichen Umweltschutzes*

DIN ISO 14001		EMAS (Anhang I)	
4.1	Umweltpolitik	B1	Umweltpolitik, -ziele und -programme
		B2	Überprüfung und Anpassung von Umweltpolitik, -ziele und -programmen
4.2	Planung		
4.2.1	Umweltaspekte	B3	Auswirkungen auf die Umwelt
4.2.2	Rechtliche und andere Forderungen	B3	Verzeichnis von Vorschriften und Anforderungen
4.2.3	Zielsetzung und Einzelziele	A4/B1	Umweltziele
4.2.4	Umweltmanagementprogramm	A5/B1	Umweltprogramme
4.3	Umsetzung und Durchführung	B	Umweltmanagementsysteme
4.3.1	Organisationsstruktur und Verantwortung	B2	Verantwortung und Befugnisse
4.3.2	Schulung, Bewusstseinsbildung und Kompetenz	B2	Personal, Ausbildung und Kommunikation
4.3.3	Kommunikation	B2	Kommunikation
4.3.4	Dokumentation des UM-Systems	B5	Managementdokumentation
4.3.5	Lenkung der Dokumente		
4.3.6	Ablauflenkung im Normalbetrieb	B4	Aufbau- und Ablauforganisation
		B4a	Arbeitsanweisungen
		B4b	Auswahl und Tätigkeit von Vertragspartnern
		B4c	Überwachung
		B4d	Billigung von Planungen
		B4e	Kriterien der Umweltleistung
		C9	Verhütung und Begrenzung umweltschädigender Unfälle
		C10	Besondere Verfahren bei umweltschädigenden Unfällen

> **Übersicht 14-2.** Fortsetzung
>
> | DIN ISO 14001 | | EMAS (Anhang I) | |
> |---|---|---|---|
> | 4.4 | Überwachung und Korrekturmaßnahmen | B4 | Kontrolle |
> | | | B4 | Überwachung |
> | | | B4 | Nichteinhaltung und Korrekturmaßnahmen |
> | | | B5 | Aufzeichnungen |
> | | | B6 | Umweltbetriebsprüfung |
> | 4.5 | Bewertung durch die oberste Leitung | B1 | Anpassung der Umweltpolitik, -ziele und -programme |
>
> *Die für die Organisationsentwicklung wesentlichen Informationen sind in der DIN ISO 14001 und im Anhang I von EMAS genannt.

Die DIN ISO 14001 stellt eine Teilmenge von EMAS dar, was Unternehmen und Einrichtungen des Gesundheitswesens in die Lage versetzt, beide Forderungen im Rahmen der Organisationsentwicklung des betrieblichen Umweltschutzes zu berücksichtigen.

Integratives Management und Total Quality Management (TQM)

Aufgrund der Vielzahl verschiedener Standards zur Entwicklung einzelner Subsysteme einer Organisation hat sich insbesondere im gewerblichen Bereich ein Trend zur Verknüpfung der Standards entwickelt (IQS 1997). Dieser Trend wird sich verstärken, da er die Kosten und den Aufwand beim Aufbau und „Betrieb" der Managementsysteme niedrig hält. Die Möglichkeit normativ geregelte Subsysteme zu verknüpfen, liegt in der gleichen Arbeitsweise, die allen Standards zugrunde liegt. Sie wird als Managementzirkel bezeichnet und stellt die oben genannten klassischen Schritte eines Veränderungsprozesses bzw. der Organisationsentwicklung dar.

Der Weg von der Partialkonzeption der Subsysteme hin zur integrativen Organisationsstruktur macht aus verschiedenen Gründen Sinn. Die Entwicklung oder Veränderung einer Organisation bezieht sich nicht isoliert auf Technik, Mensch und Organisationsstruktur, sondern versteht eine Organisation als komplexes System mit den daraus abzuleitenden gegenseitigen Abhängigkeiten (Zink 1995). Eine erfolgreiche Organisationsentwicklung muss daher neben dem Mitarbeiter, der Geschäftsführung und der Qualitätssicherung auch den Umweltschutz berücksichtigen. Die Idee des Total Quality Managements (TQM) stellt einen organisationsumfassenden Ansatz in diese Richtung dar. Dort stehen die in Abb. 14-1 genannten Bereiche und Themen im Vordergrund. Grundsatz ist, dass alle Bereiche in einem Unternehmen erkennen, dass nur gemeinsam ein optimales Wirken möglich ist.

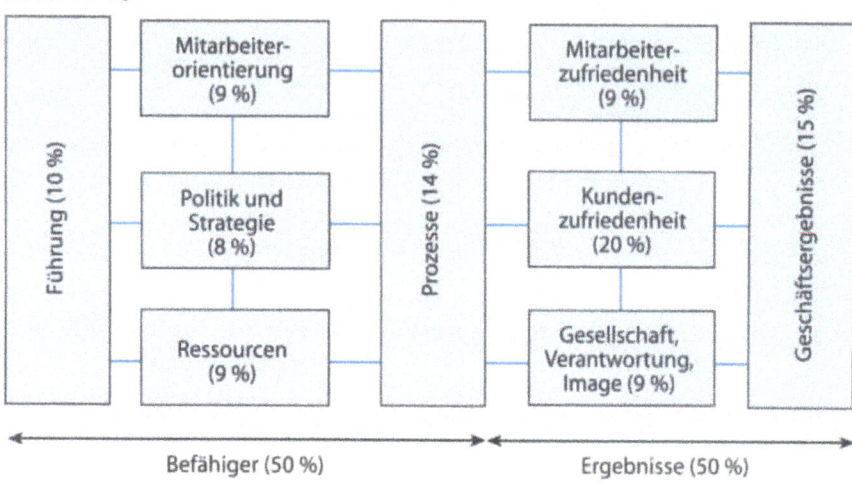

Abb. 14-1.
Modell des EQA

Zur Umsetzung dieser Erkenntnis ist es erforderlich, den Willen zu haben, sich kontinuierlich zu verbessern und eine interne Kunden-Lieferanten-Beziehung aufzubauen. Für die Umsetzung der Idee des TQM haben weltweit verschiedene Institutionen Leitfäden entwickelt, die Unternehmen unterstützen sollen, ihre Organisationen auf diesen Weg zu bringen. In Europa ist das Modell der European Foundation for Quality Management (EFQM) stark verbreitet. Im Rahmen eines Preises, des European Quality Award (EQA), wird jährlich das Unternehmen ausgezeichnet, was im Rahmen der Organisationsentwicklung dem Gedanken des TQM am nächsten gekommen ist. Die Bewertung erfolgt nach einem Punkteschlüssel (Abb. 14-1) und durchgeführtem Self-Assessment. Die Organisationsentwicklung im betrieblichen Umweltschutz von Krankenhäusern, Alten- und Pflegeheimen ist daher ganzheitlich zu sehen.

Aufbau eines Umweltmanagementsystems (UMS)

Die strukturierte und organisierte Form des systematisch ablaufenden betrieblichen und produkt- bzw. leistungsbezogenen Umweltschutzes wird als Umweltmanagementsystem bezeichnet. Die Aufgaben eines Umweltmanagementsystems umfassen sämtliche Funktionsbereiche von der Beschaffung über die Leistungserbringung bis zur Entsorgung.

Im Sinne von TQM sollte beim Aufbau von Umweltmanagementsystemen die Integration in bzw. Adaption an bestehende Strukturen erfolgen. Dazu gibt es verschiedene Ausgangspunkte und Vorgehensweisen:

1. Es besteht *kein* organisatorisches Subsystem auf der Basis eines normativen Regulariums wie z. B. der DIN EN ISO 9000 ff. In diesem Fall bietet sich die aufeinanderfolgende oder parallele Entwicklung beider Subsysteme an.

2. Es besteht *ein* organisatorisches Subsystem auf der Basis eines normativen Regulariums. Hier ist es sinnvoll das noch zu entwickelnde Subsystem anzufügen bzw. zu integrieren.

Der Vorteil einer parallelen bzw. integrativen Entwicklung ist in erster Linie in der Reduzierung von Kosten zu sehen. Dieser Effekt ist insbesondere in der Entwicklungsphase zu beobachten.

Grundsätzlich gilt für die Entwicklung eines Umweltmanagementsystems unabhängig vom einzelnen oder integrativen Ansatz die gleiche Vorgehensweise. Es müssen folgende Punkte berücksichtigt werden:

- Umweltpolitik (Leitlinien),
- Planung (Umweltaspekte, Rechtsvorschriften, Ziele, Programme),
- Umsetzung und operationale Durchführung
  (Aufbau- und Ablauforganisation, Kommunikation, Managementdokumente),
- Überwachungs-, Korrektur- und Vorsorgemaßnahmen
  (Audit, Aufzeichnungen),
- Überprüfung durch die Unternehmensleitung (Management Review).

Das Berücksichtigen der genannten Punkte hilft den Verantwortlichen eines Krankenhauses oder Altenheims sowohl ökologische als auch ökonomische Ziele zu erreichen. Bei dem Verknüpfen mit einem Qualitätsmanagementsystem nach DIN EN ISO 9000 ff ist zu beachten, dass beide Managementsysteme unterschiedliche Schutzziele verfolgen. Während das Qualitätsmanagement sich mit den Bedürfnissen der Patienten befasst, ist es das Anliegen des Umweltmanagements die Natur und Gesellschaft zu schützen.

Zertifizierung/Validierung

Um sich ständig zu verbessern, aber auch um in der Öffentlichkeit und bei den Patienten das Umweltbewusstsein einer Einrichtung glaubhaft darzustellen, besteht die Möglichkeit, ein nach DIN ISO 14001 strukturiertes Umweltmanagementsystem von einem neutralen und akkreditierten Zertifizierer prüfen zu lassen. Die Prüfung erfolgt als Audit und führt bei einem positiven Ergebnis zu einem Zertifikat, was werbewirksam eingesetzt werden kann. Der Ablauf von der Implementierung des Umweltmanagementsystems bis zur Zertifizierung ist in Abb 14-2 dargestellt.

Im Rahmen der Öko-Audit-Verordnung wird bei vergleichbarem Prüfaufwand durch einen zugelassenen Umweltgutachter eine vom Unternehmen erstellte Umwelterklärung geprüft und bei positivem Ergebnis validiert.

Abb. 14-2.
Der Weg zum Umweltzertifikat nach DIN ISO 14000 ff bzw. zur Validierung nach EMAS

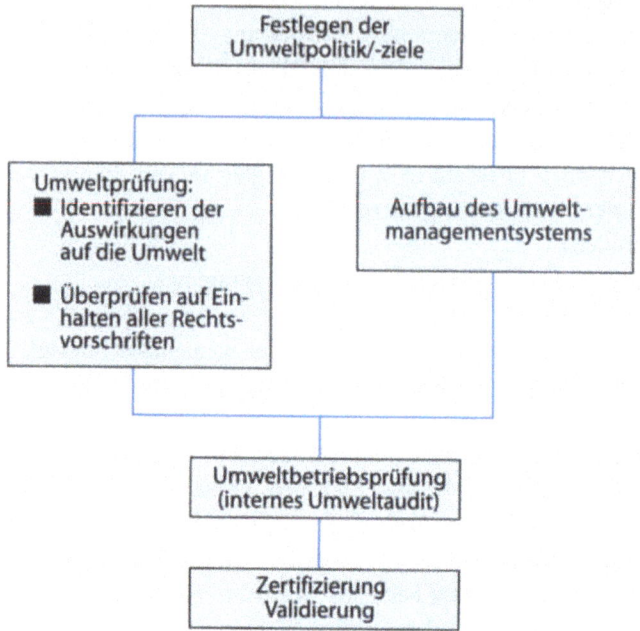

14.4 Zusammenfassung

Umweltschutz ist Bestandteil des Pflegemanagements und wird in allen Einrichtungen des Gesundheitswesen praktiziert. In der Praxis ist das unterschiedlich stark ausgeprägt: In Abhängigkeit von der Größe und Art der Einrichtungen sind unterschiedliche Umweltrelevanzen festzustellen. In einem Krankenhaus besteht aufgrund der betriebenen Anlagen und entstehenden Abfallarten eine andere Bedeutung für den Umweltschutz als in einem Altenheim. Entscheidend sind die Auswirkungen auf die Umwelt. Auswirkungen äußern sich durch die Abgabe von Schadstoffen in Form von Emissionen in die Atmosphäre und Geosphäre, das Entsorgen von Abfällen und den Verbrauch von Ressourcen. Dadurch können Menschen, Tiere, Pflanzen und das Ökosystem beeinträchtigt werden. Um das zu vermeiden bzw. zu verhindern, existieren Rechtsvorschriften, die sich in Gesetze, Verordnungen und Verwaltungsvorschriften unterteilen lassen. Der Ursprung vieler nationaler Umweltgesetze liegt in europäischen Richtlinien, die national verbindlich umzusetzen sind. Als „nebengesetzliches" Regelwerk existieren Normen, Richtlinien und Empfehlungen, die den Stand der Technik wiedergeben sollen. Auf diesen Grundlagen gilt es im Gesundheitswesen und Pflegemanagement verschiedene Dinge umzusetzen oder zu berücksichtigen, denn das Betreiben einer Einrichtung basiert u. a. auch auf diesen Rechtsvorschriften. Werden diese nicht erfüllt, besteht neben ordnungswidrigen und strafrechtlichen Folgen die Möglichkeit der „Betriebsstillegung". Schwerwiegend für eine Einrichtung ist auch ein Imageverlust durch Bekanntwerden ökologischer Sünden. Den das Image ist ein wesentlicher Entscheidungsfaktor, sich in eine Einrichtung zu begeben. Ein positives Image erreicht eine Einrichtung z. B. durch ein Zertifikat, wie es z. B. für ein Umweltmanagementsystem nach DIN EN ISO 14001 vergeben wird. Ein Umweltmanagementsystem ist eine Hilfe, systematischen Umweltschutz zu betreiben und die Vielzahl der Umweltvorschriften zugeschnitten auf die Einrichtung zu strukturieren. Ziel ist es, kontinuierlich die Leistungen im Umweltschutz zu verbessern und konform mit dem Umweltrecht zu sein. Als positiven Nebeneffekt besteht die Möglichkeit umweltrelevante Kosten zu senken. Die aufgeführten Beispiele verdeutlichen, dass in allen Bereichen einer Einrichtung Einsparungen möglich sind. Ein bewusster Umgang mit Ressourcen und Energie steht in den häufigsten Fällen im Vordergrund.

Umweltschutz bedeutet einen Beitrag zur Gesellschaft zu leisten, aber auch zum Erhalt der Einrichtung beizutragen. Dabei kann der Umweltschutz als Bestandteil eines Ganzen betrachtet, z. B. im Rahmen von TQM in das Pflegemanagement parallel zum Qualitätsmanagement integriert werden. In modernen Einrichtungen wird dieser integrativer Ansatz bereits praktiziert.

? Wissens- und Transferfragen

1. Welche Schutzziele verfolgt der Umweltschutz?

2. Welche Auswirkungen auf die Umwelt gehen von einem Alten- und Pflegeheim oder Krankenhaus aus?

3. Nennen Sie mindestens 3 Gesetze und Verordnungen aus dem Umweltrecht, die im Pflegemanagement zu berücksichtigen sind.

4. Skizzieren Sie die allgemeine Struktur der Vorschriften im Umweltrecht.

5. Welche Kostenarten können im Umweltschutz gesenkt werden?

6. Nennen Sie für die Bereiche Küche, Pflege und Energieversorgung
   a) Möglichkeiten zur Verringerung der Auswirkungen auf die Umwelt,
   b) Möglichkeiten zur Reduzierung von Kosten.

7. Welche zwei Standards stellen Vorgaben für ein Umweltmanagement dar?

8. Erläutern Sie die Komponenten eines Umweltmanagementsystems.

9. Wie würden Sie vorgehen, wenn es Ihre Aufgabe wäre, ein Umweltmanagementsystem aufzubauen?

10. Nennen Sie eine oder zwei Schnittstellen im Pflegemanagement, wo der Umweltschutz und das Qualitätsmanagement Synergien aufweisen?

Literatur

BayStaatsMLU (Hrsg) (1994) Das umweltbewusste Alten- und Pflegeheim – Ein Leitfaden. Bayerisches Staatsministerium für Landesentwicklung und Umweltfragen

Comelli G (1985) Training als Beitrag zur Organisationsentwicklung (Handbuch der Weiterbildung für die Praxis in Wirtschaft und Verwaltung, Bd 4) Carl Hanser, München Wien

DIN EN ISO 9000 ff (1994) Normen zum Qualitätsmanagement und zur Qualitätssicherung/QM-Darlegung. Beuth, Berlin

DIN ISO 14001 (1996) Umweltmanagementsysteme – Spezifikation mit Anleitung zur Anwendung. Beuth, Berlin

EMAS – Environmental Management Audit Scheme (1993) Verordnung (EWG) Nr. 1836/93 des Rates vom 29. Juni 1993 über die freiwillige Beteiligung gewerblicher Unternehmen an einem Gemeinschaftssystem für das Umweltmanagement und die Umweltbetriebsprüfung. Amtsblatt der EG, L 168/18 (10 Juli 1993)

HessMWT (1990) Umweltwirkungsanalyse von Energiesystemen: Gesamt-Emissions-Modell Integrierter Systeme (GEMIS). Hessisches Ministerium für Wirtschaft und Technik

Initiative Qualitätssicherung Nordrhein Westfalen (IQS) (1997) Q3 – Managementsysteme integrieren (Grundlagen). Initiative Qualitätssicherung Nordrhein Westfalen e. V. (IQS), Dortmund

LAGA (1992) Merkblatt über die Vermeidung und die Entsorgung von Abfällen aus öffentlichen und privaten Einrichtungen des Gesundheitswesens. Länderarbeitsgemeinschaft Abfall, Bonn

Lindsiepe-Gierling (1998) Abfallwirtschaft im Krankenhaus. In: Steffens Th (Hrsg) Umweltmanagement – Betrieblicher Umweltschutz im Gesundheitswesen. Springer, Berlin Heidelberg New York, S 65–86

Zink JK (1995) TQM als integraties Managementkonzept – Das europäische Qualitätsmodell und seine Umsetzung. Carl Hanser, München Wien

15 Arbeits- und Gesundheitsschutz

D. Waschinski

Inhalt

15.1	Europäische Regelungen	394
	15.1.1 Artikel 95 EG-Vertrag	394
	15.1.2 Artikel 137/138 EG-Vertrag	396
	15.1.3 EN-Normung	396
15.2	Medizinproduktegesetz	397
	15.2.1 Ziel des Gesetzes	398
	15.2.2 CE-Kennzeichnung	398
	15.2.3 Errichten, Betreiben und Anwenden von Medizinprodukten	399
	15.2.4 Überwachung und Schutz vor Risiken	399
15.3	Sicherheit und Gesundheitsschutz im Unternehmen	400
	15.3.1 Rechtliche Grundlagen	401
	15.3.2 Pflichten des Arbeitgebers	402
15.4	Belastung und Beanspruchung bei der Arbeit	406
	15.4.1 Heben und Tragen	406
	15.4.2 Gefährliche Arbeitsstoffe	408
	15.4.3 Arbeitszeit	412

? Wissens- und Transferfragen ... 413

Literatur ... 414

Das Arbeitsschutzrecht ist durch ein umfassendes Vorschriften- und Regelwerk gekennzeichnet. Durch Vorgaben der europäischen Gemeinschaft wird dieses Recht stark beeinflusst. Die Grundlage im Bereich des Arbeitsschutzes ist der EG-Vertrag. Um im Hinblick auf den Arbeitsschutz einen europäischen Binnenmarkt zu schaffen, hat die Gemeinschaftsgesetzgebung der Europäischen Union (EU) zum Ziel, in einzelnen Fragen und Problembereichen eine Angleichung der verschiedenen Arbeitsrechtordnungen herbeizuführen. Es geht dabei um die inhaltliche Harmonisierung der Vorschriften in den einzelnen Mitgliedstaaten.

15.1 Europäische Regelungen

Grundlage zur Harmonisierung der Vorschriften im Hinblick auf die Sicherheit und den Gesundheitsschutz sind Art. 95 und 137/138 des Vertrages der Europäischen Gemeinschaft (EG-Vertrag).

Richtlinien nach Art. 95 EG-Vertrag dienen dem Abbau von technischen Handelshemmnissen innerhalb der Gemeinschaft und regeln den technischen Arbeits- und Gesundheitsschutz. Richtlinien nach Art. 137/138 regeln den sozialen Arbeits- und Gesundheitsschutz. Sie dienen zur Angleichung der unterschiedlichen sozialen, medizinischen (technischen) und hygienischen Standards im Hinblick auf Sicherheits- und Gesundheitsschutzanforderungen (Abb. 15-1).

15.1.1 Artikel 95 EG-Vertrag

Die Rechtsangleichung ist vor allem auf Art. 95 des EG-Vertrages gestützt. Nach dieser Vorschrift können Richtlinien für die Angleichung derjenigen Rechts- und Verwaltungsvorschriften bindend erlassen werden, die sich unmittelbar auf die Errichtung oder das Funktionieren des gemeinsamen Marktes auswirken. Darunter fallen auch Bestimmungen über die Arbeitssicherheit, da deren Angleichung auch Folgen für die Wettbewerbs- und Chancengleichheit der Mitgliedstaaten und damit auch zugleich für das Funktionieren des gemeinsamen Marktes hat. Bei den Vorschlägen in den Bereichen Gesundheit, Sicherheit, Umweltschutz und Verbraucherschutz ist „von einem hohen Schutzniveau" auszugehen.

Diese nach Art. 95 EG-Vertrag erlassenen Richtlinien dienen dem Abbau von technischen Handelshemmnissen innerhalb der Gemeinschaft und regeln den technischen Arbeits- und Gesundheitsschutz. In den Richtlinien werden Mindestvorschriften an Sicherheits- und Gesundheitsschutzanforderungen gestellt, die die Mitgliedstaaten unverändert in nationales Recht umzusetzen haben. In diesen Richtlinien werden die Schutzziele abstrakt formuliert. Ausgefüllt werden diese Schutzziele durch harmonisierte Normen, die die europäischen Normenkommissionen CEN und CENELEC im Auftrag der Kommission entwickeln und im Amtsblatt der Europäischen Gemeinschaft bekannt geben. Richtlinien nach Art. 95 EG-Vertrag sind z. B. die Richtlinie des Rates über Medizinprodukte (93/42/EWG), die Richtlinie des Rates über aktive implantierbare medizinische Geräte (90/385/EWG) oder die Maschinenrichtlinie (98/37/EG).

15.1 Europäische Regelungen

Abb. 15-1.
Aufbau des Arbeitsschutzes in der EU und Umsetzung in nationales Recht

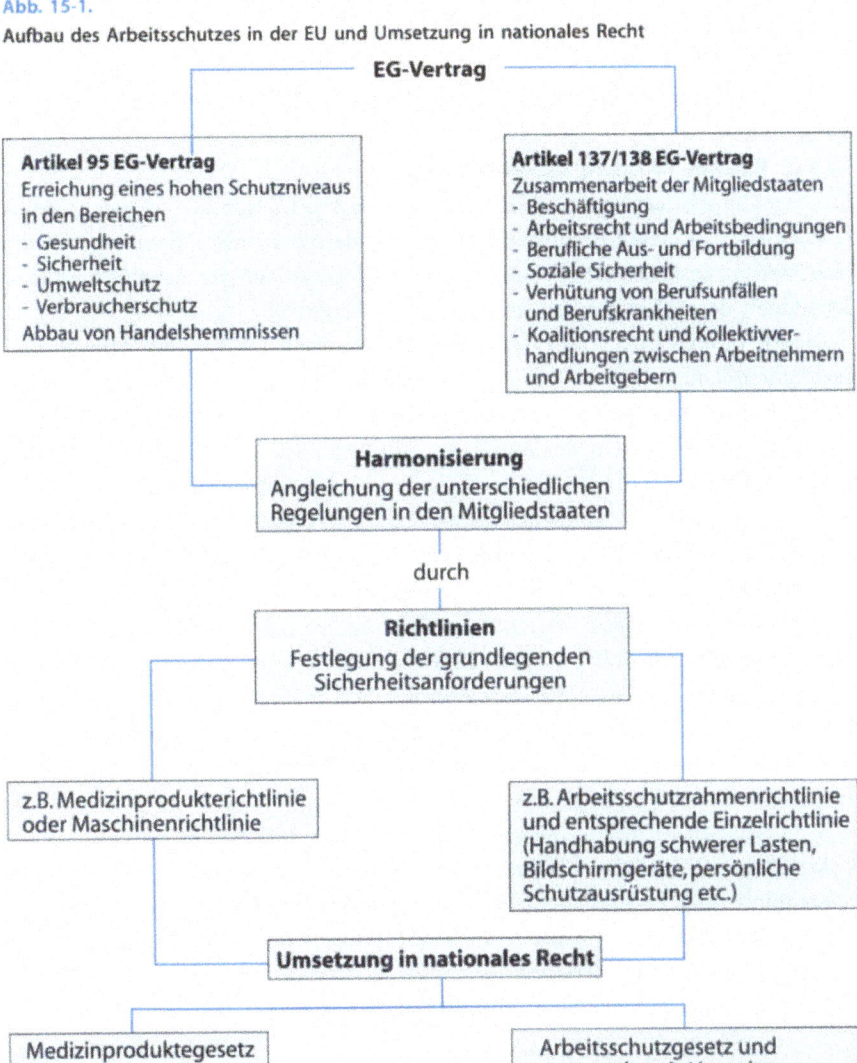

Nach den geltenden Regeln dürfen in der Gemeinschaft nur Waren in Verkehr gebracht werden, die den in nationales Recht umgesetzten Richtlinien entsprechen. Das heißt, es dürfen z. B. keine Medizinprodukte vertrieben werden, die nicht den Anforderungen der Medizinprodukterichtlinie entsprechen.

15.1.2 Artikel 137/138 EG-Vertrag

Demgegenüber orientieren sich Richtlinien nach Art. 137/138 EG-Vertrag am Mindeststandard. In diesen Richtlinien werden Mindestvorschriften festgelegt, die die Verbesserung insbesondere der Arbeitsumwelt fördern, um die Sicherheit und die Gesundheit der Arbeitnehmer verstärkt zu schützen.

Die Richtlinien nach Art. 137/138 EG-Vertrag regeln den sozialen Arbeits- und Gesundheitsschutz. Sie sollen die unterschiedlichen sozialen, medizinischen, (technischen) und hygienischen Standards in Bezug auf Sicherheits- und Gesundheitsschutzanforderungen der einzelnen Mitgliedsstaaten angleichen. Es werden hier Mindestanforderungen an Sicherheit und Gesundheitsschutz gestellt, die von den europäischen Mitgliedsstaaten in nationales Recht übernommen werden müssen. Die einzelnen Staaten können aber weitergehende Anforderungen stellen.

Richtlinien nach Art. 137/138 EG-Vertrag bestehen in der Regel aus einer Rahmenrichtlinie, die durch weitere Einzelrichtlinien, die spezielle Sachverhalte regeln, ergänzt (ausgefüllt) werden. Eine Richtlinie nach Art. 137/138 EG-Vertrag ist z. B. die Richtlinie über die Durchführung von Maßnahmen zur Verbesserung der Sicherheit und des Gesundheitsschutzes der Arbeitnehmer bei der Arbeit (89/391/EWG vom 12. 06. 1989). Konkretisiert wird die Arbeitsmittelrahmenrichtlinie durch Einzelrichtlinien, z. B.

- Arbeitsstätten-Richtlinie (89/654/EWG),
- Arbeitsmittel-Benutzerrichtlinie (89/655/EWG),
- Richtlinie über Persönliche Schutzausrüstung (89/656/EWG),
- Handhabung schwerer Lasten, die Gefährdungen der Lendenwirbelsäule mit sich bringen (90/269/EWG),
- Arbeit an Bildschirmgeräten (90/270/EWG).

15.1.3 EN-Normung

Die in den Richtlinien festgelegten grundlegenden Anforderungen werden durch die europäischen harmonisierten Normen konkretisiert. Diese Normen beschreiben die technischen Details, mit denen die Schutzziele umgesetzt bzw. eingehalten werden können. Gleichgestellt mit den Normen sind im Bereich der Medizinprodukte zusätzlich die Monographien des Europäischen Arzneibuches, die im Deutschen Arzneibuch übernommen werden. Werden die Normen berücksichtigt, so wird vermutet, dass die Bestimmungen des Medizinproduktegesetzes eingehalten werden (§ 6 MPG). Die Hersteller müssen nicht die in den Normen spezifizierten Anforderungen anwenden bzw. können von diesen abweichen, wenn die Sicherheit und Gesundheit auf andere (nachweisbare) Weise sichergestellt ist. Wenn sich ein Hersteller jedoch auf diese Normen beruft, so sind diese für die zuständigen Behörden rechtlich bindend.

Fehlen für bestimmte Produkte harmonisierte Normen, so kann der Hersteller die hier geltenden Arbeitsschutz- und Unfallverhütungsvorschriften und die allgemein anerkannten Regeln der Technik (DIN-Normen, VDE-Richtlinien) anwenden.

Die harmonisierten Normen, die in nationale Normen umgesetzt sind, werden vom Bundesministerium für Gesundheit im Bundesanzeiger (BAnz.) bekannt gegeben. Beispiel für eine harmonisierte Norm ist die DIN EN 60601-1-1 „Medizinische elektrische Geräte – Teil 1: Allgemeine Festlegungen für die Sicherheit – 1. Ergänzungsnorm: Festlegungen für die Sicherheit von medizinischen elektrischen Systemen" (Ausgabe 1994/02).

15.2 Medizinproduktegesetz

Das Medizinproduktegesetz (MPG) dient der Umsetzung europäischer Richtlinien in deutsches Recht. Besonders wichtig sind die Richtlinien:
- Richtlinie 90/385/EWG des Rates vom 20. Juni 1990 zur Angleichung der Rechtsvorschriften der Mitgliedstaaten über aktive implantierbare medizinische Geräte einschließlich der Änderung aus der Richtlinie 93/68/EWG vom 22. Juli 1993,
- Richtlinie 93/42/EWG des Rates vom 14. Juni 1993 über Medizinprodukte einschließlich der Änderung aus der Richtlinie 93/68/EWG vom 22. Juli 1993 sowie der
- Richtlinie 98/79/EG des Europäischen Parlaments und des Rates vom 27. Oktober 1998 über In-vitro-Diagnostika.

Darüber hinaus werden durch das Medizinproduktegesetz weitere Richtlinien umgesetzt. Dies sind die Richtlinien über
- einfache Druckbehälter ((87/404/EWG),
- Sicherheit von Spielzeug (88/378/EWG),
- Bauprodukte (89/106/EWG),
- elektromagnetische Verträglichkeit (89/336/EWG),
- Maschinen (89/392/EWG) bzw. (98/37/EG),
- persönliche Schutzausrüstung (89/686/EWG),
- nichtselbsttätige Waagen (90/384/EWG),
- Gasverbrauchseinrichtungen (90/396/EWG),
- Telekommunikationssendeinrichtungen (91/263/EWG),
- mit flüssigen oder gasförmigen Brennstoffen beschickte neue Warmwasserheizkessel (92/42/EWG) sowie
- elektrische Betriebsmittel zur Verwendung innerhalb bestimmter Spannungsgrenzen (73/23/EWG).

Durch die Richtlinien werden im gesamten europäischen Wirtschaftsraum Medizinprodukte nach den gleichen Anforderungen und mit dem gleichen medizinischen und technischen Niveau in Verkehr gebracht und betrieben.

15.2.1 Ziel des Gesetzes

Ziel des Gesetzes ist es, den freien Warenverkehr für Medizinprodukte innerhalb der EU zu erreichen und dabei eine hohe Produktsicherheit zu verwirklichen. Die Produktsicherheit wird dabei durch folgende Forderungen bestimmt:

- medizinische und technische Unbedenklichkeit des Medizinproduktes (Nutzen-Risiko-Abwägung);
- der medizinische Zweck, den das Produkt nach Angaben des Herstellers besitzt, ist durch ihn zu belegen;
- das Medizinprodukt weist die erforderliche Qualität aus.

Darüber hinaus enthält das Medizinproduktegesetz z. B. auch Vorschriften zum Errichten und Betreiben von Medizinprodukten, zur Verschreibungspflicht und zu Vertriebswegen für Medizinprodukte und Verfahren zur Umsetzung des europäischen Rechts.

15.2.2 CE-Kennzeichnung

Medizinprodukte müssen mit einem CE-Kennzeichen versehen sein. Dieses CE-Kennzeichen bescheinigt die Konformität des Produktes mit den grundlegenden Anforderungen (§ 5 MPG) und den sonstigen Bestimmungen in den geltenden EU-Richtlinien. Die Bewertung der Konformität erfolgt über ein Konformitätsbewertungsverfahren (§ 14 MPG), das je nach Klassifizierung des Produktes unterschiedlich ist. Die Klassifizierung der Produkte in

Klasse I: geringes Gefahrenpotential, z. B. Sehhilffen, Rollstühle, Operationstische, Stützstrümpfe, einfaches Verbandmaterial;

Klasse IIa: mittleres Gefahrenpotential, z. B. Spritzen, Kontaktlinsen, Dentalfüllstoffe, Hörgeräte;

Klasse IIb: hohes Gefahrenpotential, z. B. orthopädische Implantate, Intraokularlinsen, Röntgengeräte;

Klasse III: hohes Gefahrenpotential, z. B resorbierbare Implantate, Herzklappen erfolgt nach § 13 MPG und Anhang IX der Richtlinie 93/42/EWG und berücksichtigt das Gefahrenpotential, das von den entsprechenden Produkten ausgeht (HVBG 1995).

Unabhängig vom Konformitätsbewertungsverfahren müssen die grundlegenden Anforderungen bei allen Medizinprodukten eingehalten werden. Diese Anforderungen sind in Anhang I der Richtlinie 93/42/EWG des Rates vom 14. Juni 1993 über Medizinprodukte festgelegt, die durch die Verordnung über Medizinprodukte (Medizinprodukte-Verordnung, MPV) in deutsches Recht umgesetzt wurden. Hier heißt es unter anderem, dass

- die Produkte weder den klinischen Zustand und die Sicherheit der Patienten noch die Sicherheit und Gesundheit der Anwender oder Dritter gefährden;
- die Produkte die vom Hersteller vorgegebenen Leistungen erzielen;
- die Produkte sich durch die Lagerung und den Transport unter Berücksichtigung der Herstelleranweisungen im Hinblick auf die Einsatzmerkmale nicht ändern;
- unerwünschte Nebenwirkungen keine unvertretbaren Risiken darstellen;

- bestimmte Anforderungen an die Auslegung und die Konstruktion eingehalten werden (z. B. im Hinblick auf chemisch, physikalisch und biologische Eigenschaften oder Schutz vor Strahlung etc.).

Die Grundsätze der integrierten Sicherheit müssen bei den gewählten Lösungen bei der Auslegung und der Konstruktion der Produkte Berücksichtigung finden. Dabei muss der Hersteller die in nachfolgender Reihenfolge aufgeführten Grundsätze beachten.

> 1. Beseitigung oder Minimierung der Risiken (Integration des Sicherheitskonzepts in die Entwicklung und den Bau des Produkts),
> 2. ggf. Ergreifen angemessener Schutzmaßnahmen einschließlich Alarmvorrichtungen, gegen nicht zu beseitigende Risiken,
> 3. Unterrichtung der Benutzer über die Restrisiken, für die keine angemessenen Schutzmaßnahmen getroffen werden können.

15.2.3 Errichten, Betreiben und Anwenden von Medizinprodukten

Das MPG regelt darüber hinaus das Errichten, Betreiben und Anwenden von Medizinprodukten. Mit diesen Vorschriften soll gewährleistet sein, dass die medizinische und technische Qualität der Medizinprodukte im Rahmen der Anwendung während der gesamten Lebensdauer des Produktes konstant bleibt. Zusätzlich insbesondere hinsichtlich Art und Weise des Betreibens gelten die Medizinprodukte-Betreiberverordnung (MPBetreibV), die allgemein anerkannten Regeln der Technik, sowie die Arbeitsschutz- und Unfallverhütungsvorschriften.

15.2.4 Überwachung und Schutz vor Risiken

Hersteller, klinische Prüfer und Inverkehrbringer von Medizinprodukten müssen ihre Tätigkeit der zuständigen Behörde anzeigen und unterliegen der Überwachung durch diese Behörde (§ 25 ff MPG). Um den Schutz der Gesundheit und die Sicherheit der Patienten, der Anwender oder Dritter zu gewährleisten, kann diese Behörde vorläufige Anordnungen erlassen, die einer drohenden Gefahr entgegenwirken (z. B. Betriebsschließung). Welche Behörde die Einhaltung des MPG zu überwachen hat, richtet sich nach den landesrechtlichen Zuständigkeitsgesetzen oder Verordnungen.

Eine zentrale Erfassung, Auswertung und Bewertung von Risiken, die von Medizinprodukten ausgehen, erfolgt über ein Medizinprodukte-Beobachtungs- und Meldesystem (§ 29 MPG), das vom Bundesinstitut für Arzneimittel und Medizinprodukte durchgeführt wird. Formblätter und PC-Programme für die Meldung und Berichte von Vorkommnissen und Beinahe-Vorkommnissen im Rahmen der Abwehr von Risiken mit Medizinprodukten werden vom Deutschen Institut für medizinische Information und Dokumentation (DIMDI) zur Verfügung gestellt (siehe http://www.dimdi.de, Stichwort „Informationssystem Medizinprodukte").

Jeder Hersteller oder Inverkehrbringer von Medizinprodukten muss nach § 31 MPG einen Sicherheitsbeauftragten für Medizinprodukte beauftragen, der

- bekanntgewordene Meldungen über Risiken bei Medizinprodukten sammelt und bewertet,
- die notwendigen Maßnahmen koordiniert,
- die Anzeigepflicht gegenüber den zuständigen Behörden erfüllt und
- Mitteilungen des Medizinprodukteberaters entgegennimmt.

Darüber hinaus hat jeder Hersteller oder Inverkehrbringer einen Medizinprodukteberater zu beauftragen, der die erforderliche medizinische und medizintechnische Fachkenntnis besitzt und die folgenden Aufgaben zu erfüllen hat:
- fachliche Information,
- Einweisung in die sachgerechte Handhabung eines Medizinproduktes,
- Aufzeichnung von erkannten Risiken und die Übermittlung an die Sicherheitsbeauftragten.

15.3 Sicherheit und Gesundheitsschutz im Unternehmen

Ziel der Sicherheit und des Gesundheitsschutzes im Unternehmen ist es, die Beschäftigten vor Gefahren zu schützen, um ein sicheres Arbeiten zu gewährleisten. Deshalb ist es die Pflicht eines Arbeitgebers
- arbeitsbedingte Gesundheitsgefahren zu vermeiden und dadurch die Gesundheit und Leistungsfähigkeit der Beschäftigten zu erhalten,
- die Arbeit menschengerecht zu gestalten,
- Arbeitsunfälle und Sachschäden zu verhüten bzw. zu reduzieren.

Diese Anforderungen werden erreicht durch
- technischen Arbeitsschutz,
- Maschinenschutz,
- Schutz vor Gefahrstoffen,
- Arbeitshygiene,
- Ergonomie, Arbeitsumfeld und sozialen Arbeitsschutz,
- Arbeitszeitschutz,
- Schutz besonders schutzwürdiger Personengruppen (wie z. B. Jugendliche, Behinderte, Mütter und werdende Mütter).

Zur Abwehr von vorhandenen Gefahren sind Schutzmaßnahmen notwendig, die von allen Mitarbeitern und der Unternehmensleitung mitgetragen und umgesetzt werden müssen. Sowohl der verantwortliche Unternehmer als auch betriebliche Vorgesetzte haben umfassende Pflichten im Bereich des Arbeits- und Gesundheitsschutzes. Stichpunktartig seien einige Pflichten genannt:
- Unterweisen der Mitarbeiter,
- Schutzvorschriften kennen,
- regelmäßiges Überprüfen von Anlagen und Einrichtungen,
- auftretende Gefahren und Mängel beseitigen und ggf. Weitermelden,
- Mittel für den Arbeits- und Gesundheitsschutz bereitstellen,
- Beschäftigte zur Umsetzung von Schutzmaßnahmen anhalten,
- arbeitsmedizinische und sicherheitstechnische Überwachung sicherstellen.

Die Pflicht der Beschäftigten ist es, die angeordneten Maßnahmen umzusetzen und Vorgaben einzuhalten.

Zahlreiche Gesetze und Vorschriften begründen die Anforderungen an den Arbeits- und Gesundheitsschutz.

15.3.1 Rechtliche Grundlagen

Auf der Grundlage der Art. 137/138 EG-Vertrag werden Richtlinien zur Verbesserung der Arbeitswelt erlassen, mit deren Hilfe die Sicherheit und Gesundheit der Arbeitnehmer geschützt werden soll.

Mit Hilfe der Arbeitsschutzrahmenrichtlinie wurde eine einheitliche Basis in den einzelnen Mitgliedstaaten geschaffen, die die unterschiedlichen Grundvoraussetzungen und Anforderungen an den Sicherheits- und Gesundheitsschutz sowie die Arbeitshygiene in den Mitgliedstaaten beseitigt. Das zu erreichende Schutzniveau soll innerhalb der Mitgliedstaaten vereinheitlicht werden, damit die hohe Zahl der Arbeitsunfälle und Berufskrankheiten in der Gemeinschaft besser bekämpft werden kann.

Es wurden Mindestvorschriften festgelegt, die die Verbesserung der Arbeitsumwelt fördern, um die Sicherheit und die Gesundheit der Arbeitnehmer verstärkt zu schützen. Zur Durchführung der Rahmenrichtlinie werden von der EU Einzelrichtlinien erlassen. Auch diese müssen – wie auch die Rahmenrichtlinie – in nationales Recht umgesetzt werden.

Arbeitsschutzgesetz

Die Umsetzung dieser Arbeitsschutzrahmenrichtlinie (89/391/EWG) in nationales Recht wurde durch die Verabschiedung des Arbeitsschutzgesetzes (ArbSchG) vollzogen.

Das Arbeitsschutzgesetz legt einheitliche Grundvorschriften für den gesamten Arbeitsschutz fest. Der Arbeitgeber ist für den betrieblichen Arbeitsschutz und die Umsetzung des Arbeitsschutzes im Unternehmen verantwortlich. Gleichzeitig bleiben aber die anderen Gesetze hinsichtlich der Sicherheit und des Gesundheitsschutzes, wie z. B. das Arbeitssicherheitsgesetz, das Gerätesicherheitsgesetz und deren Verordnungen, die Arbeitsstättenverordnung etc., weiter bestehen (Stürk 1997).

Arbeitssicherheitsgesetz

Im „Gesetz über Betriebsärzte, Sicherheitsingenieure und andere Fachkräfte für Arbeitssicherheit" (ASiG) ist die fachliche Unterstützung des Arbeitgebers durch Betriebsärzte und Fachkräfte für Arbeitssicherheit geregelt. Auf diese Weise soll sichergestellt werden, dass gesicherte arbeitsmedizinische und sicherheitstechnische Erkenntnisse mit einem hohen Wirkungsgrad in den Unternehmen umgesetzt werden.

Siebtes Buch des Sozialgesetzbuches (SGB VII)
Das Recht der gesetzlichen Unfallversicherung wurde aus der RVO durch das Unfallversicherungs-Einordnungsgesetz (UVEG) vom 07. August 1996 in das „siebte Buch" der Sozialgesetzgebung überführt. Geregelt ist hier u. a. der Bereich des betrieblichen Arbeitsschutzes im Hinblick auf das Unfallversicherungsrecht.

Zusätzlich zur bisherigen Unfall- und Berufskrankheitenvergütung haben die Unfallversicherungen nun die Aufgabe arbeitsbedingte Gefahren abzuwehren, den Ursachen dieser Gefahren nachzugehen und hierbei mit den Krankenkassen zusammenzuarbeiten. Die Unfallverhütungsvorschriften der Berufsgenossenschaften werden dementsprechend erweitert. Neu ist darüber hinaus, dass die Unfallverhütungsvorschriften nicht nur für deutsche, sondern jetzt auch für ausländische Unternehmen und deren Beschäftigte gelten (Stürk 1997).

15.3.2 Pflichten des Arbeitgebers

Betriebsärzte und Fachkräfte für Arbeitssicherheit
Die Verhütung von Arbeitsunfällen und Berufskrankheiten sowie Sicherheit und Gesundheitsschutz ist für jedes Unternehmen von großer Bedeutung. Das Arbeitssicherheitsgesetz (ASiG) regelt die betriebsärztliche und sicherheitstechnische Betreuung der Unternehmen. Dadurch wird der Arbeitgeber in allen Fragen der Sicherheit und des Gesundheitsschutzes fachkundig unterstützt und begleitet. Der Betreuungsumfang ist abhängig von der
- Betriebsart und der
- Anzahl der Beschäftigten.

In Abhängigkeit von der Betriebsart und dem dort vorhandenen Gefährdungspotential haben die Berufsgenossenschaften Mindesteinsatzzeiten bestimmt, die den jährlichen Einsatz der Fachkräfte, d. h. eine Fachkraft für Arbeitssicherheit für die sicherheitstechnische Betreuung und ein Betriebsarzt für die arbeitsmedizinische Betreuung festlegen. Die Einsatzzeiten sind für die jeweiligen Branchen unterschiedlich. Jedes Unternehmen, das bei der Berufsgenossenschaft für Gesundheitsdienst und Wohlfahrtspflege (BGW) versichert ist, muss eine sicherheitstechnische und arbeitsmedizinische Betreuung nachweisen. In den Unfallverhütungsvorschriften „Fachkräfte für Arbeitssicherheit" (VBG 122) und „Betriebsärzte" (VBG 123) ist genau festgelegt, welchen Umfang – gemessen am Gefährdungspotential eines Arbeitsplatzes – eine betriebsärztliche und sicherheitstechnische Betreuung haben muss. Es sind Mindesteinsatzzeiten vorgeschrieben.

Im Arbeitssicherheitsgesetz sind die Aufgaben der Betriebsärzte und Fachkräfte für Arbeitssicherheit genau definiert (§ 3 und § 6 ASiG). Zum Teil gibt es sich überschneidende Aufgabenfelder. Dies sind u. a.
- die Beratung der Arbeitgeber und sonstigen für die Sicherheit und Gesundheit zuständigen Personen, z. B. bei der Planung, Ausführung und Unterhaltung von Betriebsanlagen, der Beschaffung von technischen Arbeitsmitteln, der Beurteilung der Arbeitsbedingungen, etc.;

- die Beobachtung der Sicherheit und des Gesundheitsschutzes sowie der Unfallverhütung durch regelmäßige Begehung der Arbeitstätten;
- die Überprüfung der Einhaltung der Regeln für Sicherheit und Gesundheitsschutz durch die Beschäftigten und die Belehrung über die Unfall- und Gesundheitsgefahren sowie über die Einrichtungen und Maßnahmen zur Abwehr dieser Gefahren.

Allgemeine Grundsätze
Nach dem Arbeitsschutzgesetz ist der Arbeitgeber dazu verpflichtet, erforderliche Maßnahmen des Arbeitsschutzes zu ergreifen, um die Sicherheit und Gesundheit der Beschäftigten zu gewährleisten. Die Wirksamkeit der Maßnahmen muss überprüft werden und ggf. angepasst werden. Zur Planung und Durchführung dieser Maßnahmen muss der Arbeitgeber in Abhängigkeit von der Art der Tätigkeiten und der Anzahl der Beschäftigten für eine geeignete Organisation und einer Bereitstellung der dafür erforderlichen Mittel sorgen.

Neben allgemeinen Grundsätzen, wie z. B.
- Vermeidung von Gefährdungen,
- Bekämpfung der Gefahren an der Quelle,
- Berücksichtigung des Standes der Technik, Arbeitsmedizin und Hygiene sowie gesicherter arbeitswissenschaftlicher Erkenntnisse,
- Planung von Maßnahmen durch Verknüpfung von Technik, Arbeitsorganisation, Arbeitsbedingungen, sozialen Beziehungen und Umwelteinflüssen,
- Berücksichtigung spezieller Gefahren für schutzbedürftige Beschäftigtengruppen (z. B. Jugendliche, werdende und stillende Mütter oder behinderte Beschäftigte etc.),
- Erteilung von geeigneten Anweisungen,

nd die Arbeitgeber dazu verpflichtet
- Arbeitsbedingungen zu beurteilen,
- Arbeitsbedingungen zu dokumentieren,
- Aufgaben zu übertragen,
- mit mehreren Arbeitgebern zusammenzuarbeiten,
- Maßnahmen für besondere Gefahren zu treffen,
- Erste-Hilfe- und sonstige Notfallmaßnahmen bereitzustellen,
- arbeitsmedizinische Vorsorge zu gewährleisten,
- Unterweisungen durchzuführen.

Die Grundsätze und Pflichten machen deutlich, dass Arbeitsschutzmaßnahmen sich nicht nur auf die Bekämpfung von Gefahren beschränken dürfen, sondern dass präventiv gehandelt werden muss.

Beurteilung der Arbeitsbedingungen
Die Minimierung des Risikos und die Sicherheit der Beschäftigten am Arbeitsplatz ist für die Sicherheit und den Gesundheitsschutz von übergeordneter Bedeutung. Für die Beschäftigten gibt es im Unternehmen und besonders im Gesundheitswesen physische und psychische Belastungen mit z. T. hohem Gefährdungspoten-

Tabelle 15-1.
Gefährdungsfaktoren

Gefährdungsfaktor	Art der Gefährdung
Mechanisch	Schneiden, Stoßen, Schneiden, Scheren, Erfasst werden
Elektrisch	Elektrischer Kontakt, Berühren von unter Spannung stehenden Teilen
Chemisch	Giftige, ätzende, gesundheitsgefährdende, entzündliche Stoffe
Biologisch	Biologische und mikrobiologische Stoffe (z. B. Viren, Bakterien)
Thermisch	Heiße oder kalte Medien
Physiologisch	Heben und Tragen
Arbeitsumgebung	Klima, Lärm, Strahlung, Beleuchtung
Organisatorische Bedingungen	Arbeitszeit, Leistungsdruck
Sonstige	Unfallgefahr, Kennzeichnung, persönliche Schutzausrüstung

tial und entsprechend hoher Beanspruchung. Tabelle 15-1 zeigt mögliche Gefährdungen, die an einem Arbeitsplatz auftreten können.

> Die *Belastung* ist die Summe aller auf den Menschen einwirkenden Parameter der Arbeit und Arbeitsumgebung, die vorwiegend über das rezeptorische System aufgenommen und wahrgenommen werden und/oder Anforderungen an das effektorische System stellen.
> Die *Beanspruchung* ist die Summe aller Auswirkungen von Belastungen im Menschen, abhängig von den individuellen Eigenschaften und Fähigkeiten.
> Die *Gefährdung* ist eine Quelle einer möglichen Verletzung oder Gesundheitsschädigung (DIN EN 1070).

Die Relevanz der Sicherheit und des Gesundheitsschutzes wird deutlich in der Arbeitsschutzrahmenrichtlinie (89/391/EWG) und damit in dem Arbeitsschutzgesetz, nach dem Maßnahmen sowohl für die Sicherheit und den Gesundheitsschutz der Arbeitnehmer zu treffen sind. Damit sind einerseits unmittelbare Gefährdungen, die u. U. mit akuten Verletzungsfolgen verbunden sind, andererseits mittel- und langfristige Folgen von Arbeitstätigkeiten zu berücksichtigen.

Nach § 5 ArbSchG ist der Arbeitgeber dazu verpflichtet, die in seinem Betrieb herrschenden Arbeitsbedingungen zu beurteilen. Dabei muss jeder Arbeitsplatz in einem Unternehmen beurteilt werden. Zusammengefasst werden können die Arbeitsplätze, die gleichartige Arbeitsbedingungen und Tätigkeiten aufweisen.

Es müssen die Gefährdungen am Arbeitsplatz ermittelt und hinsichtlich ihrer Schwere bewertet werden. Im ArbSchG sind Arbeitsbedingungen, durch die sich Gefährdungen für die Beschäftigen ergeben können, beispielhaft aufgezählt. So kann z. B. eine Gefährdung auftreten durch

- die Gestaltung, die Auswahl und den Einsatz von Arbeitsmitteln, insbesondere von Arbeitsstoffen, Maschinen, Geräten und Anlagen sowie den Umgang damit und

15.3 Sicherheit und Gesundheitsschutz im Unternehmen

- die Gestaltung von Arbeits- und Fertigungsverfahren, Arbeitsabläufen und Arbeitszeit und deren Zusammenwirken.

Die Gefährdungsbeurteilung und die evtl. notwendigen Verbesserungsmaßnahmen müssen nachweisbar und ersichtlich durchgeführt werden und entsprechend dokumentiert und aufbewahrt werden. Unternehmen mit 10 oder weniger Beschäftigten sind von der Dokumentationspflicht befreit.

Für eine Gefährdungsbeurteilung sind verschiedene Ansätze zur Durchführung möglich. Es gibt hierüber keine genauen Angaben. Nach Durchführung der Analyse müssen die Ergebnisse mit den arbeits- und gesundheitsschutzrechtlichen Vorgaben überprüft werden. Müssen Maßnahmen ergriffen werden, so sind dabei die Grundsätze der Risikoverhütung eingehalten werden (siehe Abb. 15-2).

Hilfsmittel zur Erstellung von Gefährdungsanalysen gibt es von verschiedenen Institutionen in zahlreicher Form. So werden z. B. von der Berufsgenossenschaft für Gesundheitsdienst und Wohlfahrtspflege (BGW) Checklisten zur Erstellung einer Gefährdungsanalyse angeboten. Sie zeigen Gefährdungsschwerpunkte auf und verweisen auf mögliche abzuleitende Maßnahmen und entsprechende Regelwerke. Diese Checklisten haben keinen Anspruch auf Vollständigkeit, individuelle Überprüfung und Anpassung ist daher immer notwendig.

Ein weiteres Instrumentarium zur Beurteilung der Arbeitsbedingungen ist das vom Institut für Arbeitsmedizin und Ergonomie (ASER e. V.) entwickelte Verfahren „BDS" (Belastungs-Dokumentations-System) (siehe http://www.aser.uni-wuppertal.de). Der BDS wurde als standardisiertes Beobachtungsinterview entwickelt. Es werden 30 Items zur Belastungssituation abgefragt, die während einer Beobachtung des Arbeitsablaufes einzustufen sind. Als Ergebnis der Bewertung werden die Ausprägung der Merkmale in einer Profildarstellung mit Hilfe der Kategorien „unkritisch – grenzwertig – kritisch" ausgewiesen. Dadurch ergibt sich ein guter Überblick über Schwerpunkte der Belastungssituation am Arbeitsplatz.

Abb. 15-2.
Grundsätze der Risikoverhütung

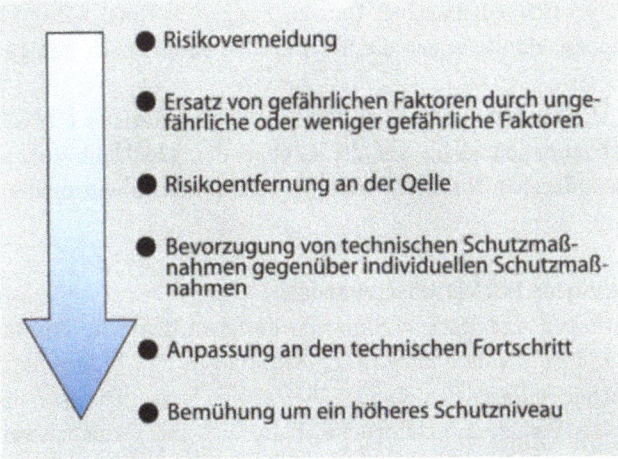

15.4 Belastung und Beanspruchung bei der Arbeit

Im Gesundheitswesen gibt es verschiedene Belastungsschwerpunkte. Die Arbeit im Gesundheitswesen ist gekennzeichnet durch restriktive Arbeitsbedingungen. In den meisten Fällen treten Belastungen kumuliert auf, d. h. die Arbeit ist durch mehrere Belastungsschwerpunkte gekennzeichnet.

> Die Belastungssituation des Pflegepersonals ist durch folgende Faktoren gekennzeichnet:
> - körperliche Beanspruchungen wie z. B. schweres Heben und Tragen meist aus gebückter Haltung heraus;
> - Umgang mit gefährlichen Arbeitsstoffen (Desinfektionsmittel, radioaktive Stoffe, Zytostatika);
> - Arbeitszeit (Schicht- und Nachtarbeit, lange Schichten an Wochenenden);
> - gesundheitsgefährdende Umgebungseinflüsse (Narkosegase, Röntgenstrahlung);
> - psychische Belastungen durch z. B. starke Konzentrationsanforderungen, starke Leidbelastung, häufig wechselnde Anforderungen;
> - Arbeitsunfälle, z. B. Schneid- und Stichverletzungen, Trittunsicherheit.

Heben und Tragen, gefährliche Arbeitsstoffe und die Arbeitszeit zählen zu den stärksten Belastungsschwerpunkten. Auf diese Schwerpunkte wird im Folgenden näher eingegangen.

15.4.1 Heben und Tragen

Eine besonders gefährdete Gruppe für Rückenerkrankungen sind Beschäftigte im Pflegedienst von Krankenhäusern und Altenheimen. Das Risiko einer Rückenerkrankung liegt nach arbeitsmedizinischen Untersuchungen 3–4-mal höher als bei anderen Berufsgruppen. Häufig setzen die Beschwerden bereits nach wenigen Berufsjahren ein.

Nach Angaben des Ministeriums für Arbeit, Gesundheit und Soziales (MAGS) in Nordrhein-Westfalen entfallen allein auf die Gruppe der 135.000 Krankenschwestern und Krankenpfleger in NRW jährlich etwa 4 Millionen Arbeitsunfähigkeitstage (LAFA/AOK 1997).

Ursachen arbeitsbedingter Rückenbeschwerden

Zwischen Arbeitsbelastungen und Rückenschmerzen bestehen deutliche Zusammenhänge. Dabei stehen insbesondere körperliche Belastungen im Vordergrund.

Eine nicht unbedeutende Rolle spielen oft auch die Arbeitsplatzverhältnisse, die häufig rückenfreundliches Verhalten nicht ermöglichen. Auch die Verhaltensweisen der Mitarbeiterinnen und Mitarbeiter tragen – oftmals aus reiner Unwissenheit – dazu bei, Rückenprobleme herbeizuführen oder zu verstärken. Zusätzlich werden in letzter Zeit Stressfaktoren als Ursache oder Verstärker für Rückenbeschwerden angeführt: Zeitdruck und Arbeitsüberlastung und auch Probleme mit Kolleginnen und Kollegen, Vorgesetzten und Mitarbeiterinnen und Mitarbeitern.

Das Heben und Tragen wird häufig als „Nebenarbeit" nicht besonders beachtet und durchdacht. Vorgesetzte und Mitarbeiter müssen jedoch die möglichen Gefahren kennen und Einflussmöglichkeiten (siehe Übersicht 15-1) nutzen, um die notwendigen Sicherheitsmaßnahmen veranlassen und durchführen zu können.

Übersicht 15-1. Eigenschaften und Einfussfaktoren auf die Belastung des Menschen beim Handhaben von Lasten

Mensch	Last	Handhabung
Alter	Gewicht	Greifbarkeit
Geschlecht	Form	Grifform
Gesundheitszustand	Größe	Grifflage
Leistungsfähigkeit	Lage	ein-/beidhändiges Greifen
Trainingszustand	Hubhöhe	Einsatz von Tragemitteln
Erfahrung	Transportweg	
Körpergröße und -gewicht	Transportgeschwindigkeit	

Gerade im Pflegedienst sind mehrere Faktoren beteiligt. Die körperlichen Belastungen variieren je nach Fachabteilung, so z. B. von Chirurgie- zu Innerer Station, von Stationsalltag zu OP-Dienst. Unterschiede bei den räumlichen Gegebenheiten in der jeweiligen Einrichtung oder auf der einzelnen Station sind daher ebenso bedeutsam wie die individuelle Konstitution und Qualifikation.

Im Folgenden sind einige wichtige Faktoren aufgeführt, die im Zusammenhang mit Rückenproblemen im Pflegedienst zu beachten sind:
- Häufigkeit rückenbelastender Arbeit wie z. B. schweres Heben,
- Kenntnis und Anwendung rückenschonender Verhaltensweisen,
- Kenntnis und Anwendung pflegespezifischer Hebe-, Lagerungs- und Bewegungstechniken,
- Arbeitszufriedenheit,
- individuelle Konstitution der Pflegekräfte,
- Verfügbarkeit, Kenntnis und Anwendung kleiner und großer Hebe- und Tragehilfsmittel,
- räumliche Gegebenheiten auf der Station,
- Arbeitsorganisation auf der Station,
- Pflegekonzeption.

Selten wird es nur einen Grund für Rückenprobleme geben. Es gilt deshalb, die Probleme ganzheitlich anzugehen und sowohl die Arbeitsplatzverhältnisse möglichst rückengerecht zu gestalten als auch das Verhalten der Pflegekräfte zu schulen, um die Belastungen des Rückens so gering wie möglich zu halten.

Lastenhandhabungsverordnung
Die Prävention von Verschleißerkrankungen der Wirbelsäule ist auch im europäischen Recht berücksichtigt worden. Die Richtlinie 90/269/EWG „über die Mindestvorschriften bezüglich der Sicherheit und des Gesundheitsschutzes bei der manuellen Handhabung von Lasten, die für die Arbeitnehmer insbesondere eine Gefährdung der Lendenwirbelsäule mit sich bringt" ist durch die Verordnung über Sicherheit und Gesundheitsschutz bei der manuellen Handhabung von Lasten bei der Arbeit (Lastenhandhabungsverordnung) in nationales Recht umgesetzt worden. Sie enthält Bestimmungen zur Sicherheit und zum Gesundheitsschutz der Beschäftigten bei manuellen Lastenhandhabungen, die eine Gefährdung, insbesondere der Lendenwirbelsäule, bewirken.

Danach trifft der Arbeitgeber geeignete organisatorische Maßnahmen oder setzt geeignete Mittel, insbesondere mechanische Ausrüstungen ein, um zu vermeiden, dass die Arbeitnehmer Lasten manuell handhaben müssen.

Mechanische Ausrüstungen können z. B. Hubstapler, Transportwagen, Förderbänder, pneumatische Förderanlagen, Flaschenzüge, Hängebahnen, Kräne, Hebebühnen und andere Transportmittel sein.

Können manuelle Handhabungen von Lasten nicht vermieden werden, gestaltet der Arbeitgeber die Arbeit so, dass die Handhabung möglichst sicher und mit möglichst geringer Gesundheitsgefährdung der Beschäftigten erfolgt. Dazu beurteilt er die Bedingungen bei der manuellen Lastenhandhabung, um daraus abgeleitet geeignete Maßnahmen des Arbeitsschutzes zu treffen.

15.4.2 Gefährliche Arbeitsstoffe
Gefährliche Stoffe werden im Gesundheitswesen in vielfältiger Weise eingesetzt. Zu ihnen gehören z. B. Desinfektionsmittel, Isopropanol, Batteriesäure oder Äther. Einerseits ist ihre Gefährlichkeit bereits vor der Handhabung mit ihnen bekannt, anderseits entstehen Sie erst im Laufe der Benutzung. Als aktuelles Beispiel sind hier Proteine zu nennen, die in Latexhandschuhen aus Naturkautschuk vorzufinden sind. Deren (häufige) Nutzung kann allergische Hautreaktionen hervorrufen. Des weiteren wird der in den Handschuhen vorhandene mit Latexprotein behaftete Puder beim Aus- und Anziehen an die Raumluft abgegeben, was zu einer Belastung der Schleimhäute des Auges und der Atemwege führt. Die Folgen und Auswirkungen sind bekannt und werden kontinuierlich diskutiert.

Grundsätzlich treten Gefahrstoffe als Gase, Dämpfe, Nebel, Rauche oder Stäube auf. Eine Aufnahme in den menschlichen Körper kann durch Einatmen (Inhalation), durch Verschlucken (Ingestion) und über die Haut (perkutane Resorption) erfolgen. Ihre toxische Wirkung zeigt sich durch akute oder chronische Gesundheitsschäden. Aus diesem Grund ist im Rahmen des Chemikaliengesetzes die

Gefahrstoffverordnung entstanden. Sie hat zum Ziel, den Arbeitnehmer vor gesundheitlichen Schäden bei der Ausübung seiner Tätigkeit zu schützen.

Für jedes Unternehmen ist es im Rahmen der Führungsaufgaben deshalb wichtig, die Voraussetzungen für einen sicheren Umgang mit Gefahrstoffen durch Pflegekräfte und sonstige abhängig Beschäftigte zu schaffen und den sicheren Umgang mit diesen sicherzustellen. Ziel ist, Unfälle oder Erkrankungen durch das Einwirken von bereits vorhandenen oder entstehenden Gefahrstoffen zu vermeiden.

Rechtliche Grundlagen
Der Handlungsbedarf und die Anforderungen an den Umgang mit Gefahrstoffen ist in einem relativ komplexen gesetzlichen und normativen Regelwerk durch den Staat und die Berufsgenossenschaften festgelegt. Die Entwicklung neuer Materialien und Techniken macht ein Fortschreiben des Regelwerkes erforderlich. Übersicht 15-2 vermittelt einen Überblick aktueller Anforderungen an den Umgang mit gefährlichen Stoffen.

> **Übersicht 15-2.** Regulative Anforderungen für den Umgang mit gefährlichen Stoffen
>
> - Rechtsvorschriften (Auszug):
>   - Gesetz zum Schutz vor gefährlichen Stoffen (Chemikaliengesetz, ChemG),
>   - Verordnung über Anlagen zur Lagerung, Abfüllung und Beförderung brennbarer Flüssigkeiten zu Lande (Verordnung über brennbare Flüssigkeiten, VbF),
>   - Verordnung zum Schutz vor gefährlichen Stoffen (Gefahrstoffverordnung, GefStoffV);
> - Vorgaben der Berufsgenossenschaften:
>   - UVV „Allgemeine Vorschriften" (VBG 1),
>   - Gase (VBG 61),
>   - arbeitsmedizinische Vorsorge (VBG 100),
>   - Umgang mit krebserzeugenden Stoffen (VBG 113).

Gefährlich sind Stoffe und Zubereitungen, die eine oder mehrere der in § 3a Abs. 1 ChemG genannten und in Anhang I Nr. 1 GefStoffV näher bestimmten Eigenschaften aufweisen.

Kennzeichnung
Gefahrstoffe müssen vom Hersteller oder Vertreiber entsprechend der GefStoffV eingestuft, verpackt und gekennzeichnet werden. Die Pflegekraft, die diese Stoffe in der täglichen Arbeit einsetzt, erkennt sie an Gefahrensymbolen, die in Anhang I Nr. 2 GefStoffV aufgeführt sind (Beispiel siehe Abb. 15-3).

Abb. 15-3.
Beispiel für die Kennzeichnung eines Gefahrstoffes

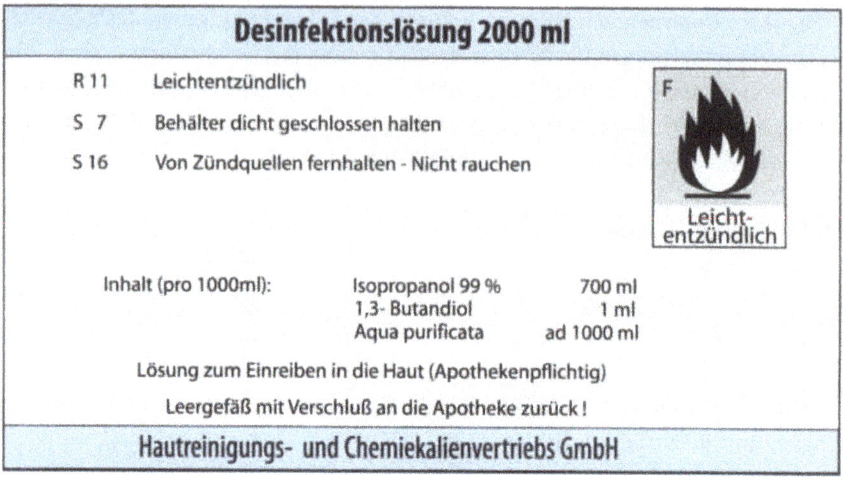

	Desinfektionslösung 2000 ml	
R 11	Leichtentzündlich	F
S 7	Behälter dicht geschlossen halten	
S 16	Von Zündquellen fernhalten - Nicht rauchen	Leicht-entzündlich
Inhalt (pro 1000ml):	Isopropanol 99 % 700 ml 1,3- Butandiol 1 ml Aqua purificata ad 1000 ml	
	Lösung zum Einreiben in die Haut (Apothekenpflichtig)	
	Leergefäß mit Verschluß an die Apotheke zurück!	
	Hautreinigungs- und Chemiekalienvertriebs GmbH	

Für eine entsprechende Kennzeichnung von gefährlichen Stoffen muss neben den Gefahrensymbolen zusätzlich Folgendes angegeben werden:
- Hinweise auf besondere Gefahren (R-Sätze),
- Sicherheitsratschläge (S-Sätze),
- Name, Anschrift und Telefonnummer des Herstellers oder Einführers,
- EG-Nummer und „EWG-Kennzeichnung" bei Stoffen,
- Bezeichnung des Stoffes oder der Zubereitung,
- Bezeichnung gefährlicher Inhaltsstoffe in Zubereitungen bei Überschreiten bestimmter Konzentrationsgrenzen,
- Gefahrensymbole und Gefahrenbezeichnungen,
- bei krebserzeugenden Stoffen und Zubereitungen zusätzlicher Hinweis.

Zu den Gefahrstoffen zählen auch Stoffe, Zubereitungen und Erzeugnisse, aus denen *erst bei der Verwendung* gefährliche Stoffe entstehen oder freigesetzt werden können. Ein Beispiel hierfür ist die oben geschilderte Bildung von latexproteinbehafteten Puderstäuben, die beim Ausziehen der Handschuhe freigesetzt werden.

Ermittlung und Überwachung von Gefahrstoffen

Die Kennzeichnung von Stoffen, Zubereitungen und Erzeugnissen bedeutet eine erste, aber noch nicht ausreichende Information über die Gefährlichkeit eines Arbeitsstoffes. Die GefStoffV fordert deshalb vom Unternehmer als Voraussetzung für die Sicherstellung eines umfassenden Gesundheitsschutzes:
- die Feststellung, ob es sich bei einem Stoff, einer Zubereitung oder einem Erzeugnis beim vorgesehenen Umgang um einen Gefahrstoff handelt;

die Prüfung, ob Stoffe, Zubereitungen oder Erzeugnisse mit einem geringen gesundheitlichen Risiko erhältlich sind oder ggf. Änderungen des Verwendungsverfahrens;
die Verpflichtung, ein Verzeichnis (Gefahrstoffverzeichnis) aller Gefahrstoffe, mit denen Pflegekräfte und sonstige Arbeitnehmer umgehen, zu führen;
- die Überwachungspflicht, d. h. beim Auftreten eines oder verschiedener gefährlicher Stoffe in der Luft am Arbeitsplatz zu ermitteln, ob die Grenzwerte unterschritten sind.

Schutzmaßnahmen
Bei möglicherweise einzuleitenden Schutzmaßnahmen haben kollektiv wirkende technische Schutzmaßnahmen Vorrang. Hierzu gehören z. B.
- Absaugen der entstehenden Schadstoffe an der Entstehungs- oder Austrittsstelle,
- Schaffung einer Raumlüftung zur Schadstoffverminderung in der Arbeitsbereichsatmosphäre,
- Bereitstellung geeigneter Hilfseinrichtungen, z. B. Einfüllvorrichtungen.

Durch organisatorische und personenbezogene Maßnahmen wird die Verwendung von Gefahrstoffen so gestaltet, dass unter festgelegten Bedingungen und Abläufen für die Pflegekräfte eine gesundheitliche Schädigung nicht zu erwarten ist. Hierzu gehören insbesondere:
- Durchführung arbeitsmedizinischer Vorsorgeuntersuchungen,
- Beschäftigungsbeschränkungen (z. B. für Schwangere, Jugendliche),
- Information der betroffenen Pflegekräfte, sonstiger Arbeitnehmer und Betriebsräte,
- Zusammenfassung schadstofffreisetzender Arbeitsvorgänge,
- Abgrenzung der Gefahrenbereiche,
- Verringerung der Anzahl betroffener Arbeitnehmer,
- Bereitstellung von Einrichtungen zur Einhaltung hygienischer Maßnahmen, z. B. Pausenräume, Waschräume, Aufbewahrungsmöglichkeiten für Straßen- und Arbeitskleidung,
- Aufstellung eines Hautschutzplanes,
- Bereitstellung, Instandhaltung und Benutzung von persönlichen Schutzausrüstungen, einschließlich des Hautschutzes,
- Erstellung von Betriebsanweisungen (s. auch TRGS 555 „Betriebsanweisung und Unterweisung nach § 20 GefStoffV"),
- Unterweisung der Arbeitnehmer,
- Beachtung von Verboten, Geboten und Hinweisen sowie sonstigen Anweisungen zum sicherheitsgerechten Verhalten.

Diese Maßnahmen werden z. T. auch ohne eine vorher durchgeführte Arbeitsplatzanalyse eingeleitet und durchgeführt. Sie dienen der Vorbeugung möglicher arbeitsbedingter Gesundheitsgefahren.

15.4.3 Arbeitszeit

Beschäftigte im Gesundheitswesen sind stark atypischen Arbeitszeitregelungen unterworfen. Arbeitszeitliche Belastungen im Pflegebereich sind vor allem gekennzeichnet durch

- Schicht- und Nachtarbeit,
- lange Schichten (bis zu 10 Stunden),
- Bereitschaftsdienste,
- kurze Schichtwechsel,
- geteilte Dienste,
- Wochenend- und Feiertagsdienste (Peretzki-Leid 1987).

Besonders in der Nachtschicht sind die Beschäftigten nicht nur Routinearbeiten ausgesetzt. Neben einem allein zu verrichtenden Dienst müssen die Beschäftigten weitaus mehr Patienten (z. B. durch Betreuung von zwei Stationen) versorgen. Hinzu kommen Belastungen im psychischen und physischen Bereich durch jederzeit mögliche auftretende Zwischenfälle und Komplikationen. Die Nachtschichten dauern darüber hinaus bis zu 12 Stunden über einen längeren Zeitraum.

Die oben aufgelisteten Einzelfaktoren häufen sich in den Pflegeberufen und werden zu miteinander verbundenen Belastungskomplexen. Im Hinblick auf arbeitswissenschaftliche und arbeitsmedizinische Aspekte lassen sich die gesundheitlichen Belastungen aufgrund der Arbeitszeit folgendermaßen zusammenfassen (Priester 1994):

1. Schichtarbeit ist immer ein Belastungsfaktor. Wechselschicht heißt, dass von der üblichen gesellschaftlichen Zeitstruktur (Arbeit, Erholung, Freizeit, Schlaf) abgewichen wird und somit nicht nur gegen den eigenen biologischen Rhythmus, sondern auch gegen gesellschaftliche Zeiträume gelebt werden muss. Durch die Schichtarbeit ergeben sich erhebliche gesundheitliche Risiken, die durch die geringere Schlafdauer und daraus resultierende Schlaf- und Erholungsdefizite entstehen.
2. Arbeit im Wechselschichtdienst mit Nachtarbeit führt zu Befindlichkeitsstörungen, Gesundheitsbeschwerden und Krankheitssymptomen wie z. B. Kreislaufbeschwerden, andauerndem Müdigkeitsgefühl, Magenbeschwerden, verringertem körperlichen Widerstand. Dadurch sind die Beschäftigten in stärkerem Maße schädlichen Einwirkungen durch gesundheitsgefährdende Stoffe ausgesetzt.

Je länger die Schichtarbeit ausgeführt wird, umso häufiger kommt es zu akuten, manchmal auch zu chronischen Krankheiten.

Durch das Arbeitsschutzgesetz werden die Unternehmer hier nun besonders gefordert. Auch für sie gilt nun, alle notwendigen Maßnahmen zum Gesundheitsschutz der Arbeitnehmer zu treffen und sie an den jeweiligen Stand der Technik anzupassen.

? Wissens- und Transferfragen

1. Was ist der Unterschied zwischen Richtlinien nach Art. 95 und 137/138 EG-Vertrag? Geben Sie zwei Beispiele.

2. Wie erfolgt die nationale Umsetzung der Richtlinien nach Art. 95 und 137/138 EG-Vertrag?

3. Erläutern Sie die Bedeutung einer EN-Norm in Zusammenhang mit den EG-Richtlinien.

4. Welche Grundsätze der integrierten Sicherheit müssen in welcher Reihenfolge bei der Konstruktion von Produkten beachtet werden?

5. Welche Ziele verfolgt das Medizinproduktegesetz?

6. Welche Aufgaben hat der Sicherheitsbeauftragte nach dem Medizinproduktegesetz?

7. Welche Pflichten hat der Arbeitgeber gegenüber den Beschäftigten im Hinblick auf den Arbeits- und Gesundheitsschutz.

8. Welche Relevanz besitzen Gefährdungsanalysen und welche Ziele verfolgen sie?

9. Nennen Sie typische Belastungs- und Beanspruchungsschwerpunkte im Gesundheitswesen.

Literatur

DIN EN 1050 (1997) Sicherheit von Maschinen – Leitsätze zur Risikobeurteilung. Beuth, Berlin

DIN EN 1070 (1999) Sicherheit von Maschinen – Terminologie. Beuth, Berlin

DIN EN 60601-1-1 (1994) Medizinische elektrische Geräte – Teil 1: Allgemeine Festlegungen für die Sicherheit – 1. Ergänzungsnorm: Festlegungen für die Sicherheit von medizinischen elektrischen Systemen. Beuth, Berlin

HVBG Hauptverband der gewerblichen Berufsgenossenschaften (Hrsg) (1995) BGZ-Report – CE-Kennzeichnung und GS-Zeichen. HVBG, Sankt Augustin

Landesamt für Arbeitsschutz Nordrhein-Westfalen (LAFA)/AOK Westfalen Lippe (Hrsg) (1997) Informationen zur betrieblichen Gesundheitsförderung – Rückenschule für den Pflegedienst. LAFA, AOK

Peretzki-Leid U (1992) Belastungen und Erkrankungen in der Pflege. In: Gewerkschaft Öffentliche Dienste, Transport und Verkehr ÖTV (Hrsg) Arbeitsplatz Krankenhaus. Union Frankfurt, S 29–43

Priester K (1994) Arbeitswissenschaftliche und präventiv-gesundheitspolitische Anforderungen an die Arbeitszeitgestaltung in der stationären Krankenpflege. In: Hellbach R, Deitenbeck D (Hrsg) Arbeits- und Gesundheitsschutz im Krankenhaus. Edition Temmen, Bremen, S 67–93

Strnad H, Vorath B-J (1992) Entwickeln und Konstruieren gefahrenfreier technischer Arbeitsmittel, 2. Aufl. TÜV Rheinland, Köln

Stürk P (1997) Wegweiser Arbeitsschutzgesetz – Kurzinformation für die Praxis. Erich Schmidt, Bielefeld

Stichwortverzeichnis

A

Abfall 373
Abfallwirtschaft 378
Abwasserversorgung 375
ACENDIO (s. Association for Common European Nursing Diagnoses, Interventions and Outcomes)
adaptive Hypermediasysteme 255
AG (s. Aktiengesellschaft)
Aggressivität 163
Aktiengesellschaft (AG) 334
Aktiengesetz 338
Allgemeine Theorie der Pflege 214
Analyse 29, 248, 299-303, 325
- Beschwerdeanalyse 298, 301, 302
- Cross-check-Analyse 29
- Frequenz-Relevanz-Analyse (FRAP) 302, 303
- GAP-Analyse 303
- Kostenanalyse 299
- Prozesswertanalyse 315, 320
- Qualitätskostenanalyse 299
- quantitative 248
- Unternehmensanalyse 325
Analyse der Benutzerbedürfnisse 245
- modellgeleitete 245
anbieterorientierte Controllinginstrumente 298
Änderungskündigung 341, 342
Angst 142
Annehmlichkeit des tangiblen Umfeldes 310
Anpassungsprozess 190
Anthropologie 8
Anwendungsfalldiagramm 246
Arbeitsgemeinschaft Abfall der Länder (LAGA) 374
Arbeitsmarkt 260

Arbeitsmedizin 405
Arbeitsschutz 400
Arbeitsschutzgesetz 401, 403, 412
Arbeitsschutzrahmenrichtlinie 401
Arbeitsschutzrecht 394
Arbeitssicherheit 383, 402
- Fachkräfte für 402
Arbeitssicherheitsgesetz 401-403
Arbeitsspeicher 185
Arbeitszeitregelung 412
Arbeitszufriedenheit 21
ARIS (s. integrierte Informationssysteme)
Ärzteverband 270
- britischer (s. auch British Medical Association) 270
Association for Common European Nursing Diagnoses, Interventions and Outcomes (ACENDIO) 219
assurance 310
Atomgesetz 371
Audit 360
aufgabenorientiertes Verhalten 227
Aufmerksamkeit 184
- hypothetischer Konstrukt 184
Aufsichtsrat 348
Ausbildung 118, 265, 266
- berufliche Erstausbildung 265
- der Lehrenden 266
- Pflegeausbildung 266
- zum Coach 118
Ausbildungsmöglichkeiten 118
- für Supervision 118
Ausbildungsreform 271
Ausbildungssystem 260
- Vergleich der Ausbildungssysteme 260

äußere Kulturhülle 132
Auswertung 248, 299
- automatische 248
- statistische 299
automatische Auswertung 248
autopoietische Organisation 63

B

Basisdokumentation 244
BDS (s. Belastungs-Dokumentations-System)
Beamtenrechtsrahmengesetz 343
Beamter 342
Befragung von Patienten 299
Belastungs-Dokumentations-System (BDS) 405
Belohnungsfaktoren 313
benachbarte Hierarchieebenen 138
Benchmarking 315, 325
- Cost-Benchmarking 315, 325
- funktionales 325
- internes 325
- wettbewerbsorientiertes 325
Benchmarking-Partner 325
Benutzerbedürfnis 245
- modellgeleitete Analyse 245
Benutzeroberfläche 246
Berater 102
- externer 102
- Gesundheitsberater 263
Beratung 109
- Organisationsberatung 109
berufliche Erstausbildung 265
Berufsgesetze 263
Berufskrankheit 402
berufspädagogische Professionalisierung 188
Berufsverband 270
- britischer Pflege-Berufsverband (RCN) 270
Beschaffungscontrolling 283
Beschwerdeanalyse 298, 301, 302
Bestrafungsfaktoren 313
Betriebsklima 26
Betriebsrat 340
Betriebsverfassungsgesetz 348
Beveridge-Modell 261
beziehungsorientiertes Verhalten 227
Bildung 265
- Ausbildung zum Coach 118
- berufliche Erstausbildung 265
- Erwachsenenbildung 186
- Pflegeausbildung 266
- Weiterbildung 265

Bildungssystem 266
- tertiäres 266
Bildungstheorie 224
biographische Entwicklung 182
Blueprinting 293
BMG (s. Bundesministerium für Gesundheit)
Branchenkultur 23
britischer Ärzteverband (s. auch British Medical Association) 270
britischer Pflege-Berufsverband (RCN) 270
British Medical Association 270
Budgetierung 262
Bundesbodenschutzgesetz 371
Bundesimmissionsschutzgesetz 371, 376
Bundesministerium für Gesundheit (BMG) 363
Burn-out-Phänomen 117
Burn-out-Prophylaxe 116
Business Process Reengineering 283
Byte 239

C

CAL (s. Computer assisted learning)
case management 271
CE-Kennzeichen 398
Central Council of Nursing, Midwifery and Health Visiting (UKCC) 269
Chaos 90
Chemikaliengesetz 371
Coach 100, 118
- Ausbildung zum 118
Coaching 100, 101, 106, 111, 112
- im Management- und Personalentwicklungsbereich 101
- im Personalentwicklungsbereich 106
- organisationsinternes 111
- Selbstcoaching 111
- Vorgesetztencoaching 112
Code 69
- semantischer 69
codierte Daten 241
Codierung 67
- undifferenzierte 67
Commitment 71
- ontologisches 71
Computer assisted learning (CAL) 254
Constraints 75
Controlling 278, 283, 298, 315
- Beschaffungscontrolling 283
- effektivitätsorientiertes 298
- Kostencontrolling 315
- Produktionscontrolling 283

– Vertriebscontrolling 283
Controllinginformation 282, 284
Controllinginstrumente 282, 285, 286, 291, 292, 298, 299
– anbieterorientierte 298
– ergebnisbezogene 299
– kundenorientierte 298
– potenzialbezogene 299
– prozessbezogene 299
Controllingmatrix 291
Controllingobjekte 282
Controllingsubjekte 282, 284
Controllingsystem 281
Controllingverständnis 278
Corporate Behaviour 26
Corporate Communication 26
Corporate Design 26, 132
Corporate Identity 26
Cost-Benchmarking 315, 325
Critical-Incident-Methode 301
Cross-check-Analyse 29

D

Daten 239–241, 248
– codierte 241
– kardinale 248
– nominale 248
– ordinale 248
– strukturierte 240
– unstrukturierte 240
Datenbankmanagementsystem (DBMS) 240
DBMS (s. Datenbankmanagementsystem)
Demotivation 361
deontologische Ethik 4
Dependenzpflege 215
Deutsche Gesellschaft für Medizinische Informatik, Biometrie und Epidemiologie (GMDS) 237
Deutsche Gesellschaft für Supervision (DGSv) 104, 117, 118
Deutsche Krankenhausgesellschaft (DKG) 363
dezentraler Profit-Center 262
DGSv (s. Deutsche Gesellschaft für Supervision)
Diagnose 44, 218–220, 243, 271
– der Unternehmenskultur 44
– Pflegediagnose 218, 219, 243, 271
Diagnostik 221
– verstehende, phänomenologisch-biographische 221
Didaktik 180, 189
Dienstherrneigenschaft 342

Dienstleistung 355
– soziale 355
Dienstleistungsdimension 289
Dienstleistungskultur 40
Dienstleistungsmanagement 284, 315
Dienstleistungsqualität 353
– prozessorientierte 353
Dienstleistungsüberlassungsvertrag 343
Differenzen 151
digitale Dokumentation 238
Dilletantismus 93
Dimension 280, 289
– Dienstleistungsdimension 289
– Tech-Dimension 280
– Touch-Dimension 280
DIN EN ISO 9000 353
DKG (s. Deutsche Krankenhausgesellschaft)
Dokumentation 238, 244
– Basisdokumentation 244
– Belastungs-Dokumentations-System (BDS) 405
– digitale 238
dramaturgisches Handeln 208
Driften 65
– strukturelles 65
duales System 266

E

effektivitätsbezogene Instrumente 297
effektivitätsorientiertes Controlling 298
Effektivitätsziel 279
effiziente Personalführung 138
Effizienz 280
effizienzbezogene Instrumente 297
Effizienznachweis 116
Effizienzziel 279
EG (s. Europäische Gemeinschaft)
EG-Programm Leonardo da Vinci 273
Einfühlungsvermögen 310
EMAS 383
empathy 310
Empirismus 201
Energiewirtschaft 379
Entity-relationship-Modell (ERM) 246
Entropie 59
Entscheidung 15
– ethische 15
Entwicklung 109, 182, 188
– biographische 182
– Managemententwicklung 101
– Organisationsentwicklung 109
– Personalentwicklung 101, 106

- Persönlichkeitsentwicklung 188
- Software-Entwicklung 236, 246
EPK (s. Ereignis-Prozess-Kette)
EQA (s. European Quality Award)
Ereignis-Prozess-Kette (EPK) 248
ergebnisbezogene Controllinginstrumente 299
Ergebnisqualität 352
Ergonomie 405
Erkenntnisse 198
- pflegewissenschaftliche 198
Erkenntnistheorie 112
- konstruktivistische 112
Erklären 223
ERM (s. Entity-relationship-Modell)
Erstausbildung 265
- berufliche 265
Erwachsenenalter 187
- Lernen im 187
Erwachsenenbildung 186
- Lernen in der 186
Erwartungs-Valenz-Theorie 143
Ethik 2, 4, 15, 42
- deontologische 4
- Nikomachische 15
- teleologische 4
- Unternehmensethik 42
ethische Entscheidung 15
ethische Kompetenz 5
ethische Orientierung 8
Europäische Gemeinschaft (EG) 262
- EG-Programm Leonardo da Vinci 273
European Quality Award (EQA) 136, 386
Evaluating Man 210
Expecting Man 210
Experimente 55
- Hawthorne-Experiment 55
Expertenbeobachtungen 299
expressive Konstruktion 69
externer Berater 102

F

Fachkräfte für Arbeitssicherheit 402
Fachsprache 218
Fachwissen 188
Faktoren 313
- Belohnungsfaktoren 313
- Bestrafungsfaktoren 313
- Penalty-Faktoren 313
- Reward-Faktoren 313
Fallmanagement 263
- pflegerisches 263
Fallsupervision 107

formelle Privatisierung 335
Forschung 260, 272
- Pflegeforschung 260, 272
Forschungsinfrastruktur 272
FRAP (s. Frequenz-Relevanz-Analyse)
Frequenz-Relevanz-Analyse (FRAP) 302, 303
Führer 126
Führungskompetenz 131
Führungstheorie 138
Fünf-Phasen-Modell im systemtheoretischen Kontext 222
funktionale Matrix 61
funktionales Benchmarking 325

G

Ganzheitlichkeit 10
GAP-Analyse 303
Gedächtnis 185
- Kurzzeitgedächtnis 185
Gefahrensymbol 409
Gefahrgutbeförderungsgesetz 371
gefährliche Stoffe 374, 408, 409
- Technische Richtlinien gefährliche Stoffe 372
Gehirn 68
Gelassenheit 127
Gemeindeordnung (GO) 336
Gemeindepflege 263
Gemeinkosten 317
Gemeinschaftsbezogenheit 11
Gerechtigkeitsbegriff 14
Geschäftsführung 345
Geschäftsprozess 283
Geschäftsprozessmodell 248
Geschichtlichkeit 10
Gesellschaft mit beschränkter Haftung (GmbH) 334
- GmbH-Gesetz 338, 344
Gesellschafter 344
Gesellschafterversammlung 346
Gesellschaftskultur 23
Gesellschaftsvertrag 345
Gesellschaftszweck 344
Gesetze 263, 340, 344, 348, 371, 396, 401, 402, 412
- Aktiengesetz 338
- Arbeitsschutzgesetz 401, 403, 412
- Arbeitssicherheitsgesetz 401–403
- Atomgesetz 371
- Beamtenrechtsrahmengesetz 343
- Berufsgesetze 263
- Betriebsverfassungsgesetz 348
- Bundesbodenschutzgesetz 371

- Bundesimmissionsschutzgesetz 371, 376
- Chemikaliengesetz 371
- Gefahrgutbeförderungsgesetz 371
- GmbH-Gesetz 338, 344
- Krankenhausgesetz (KHG) 336
- Kreislaufwirtschafts- und Abfallgesetz 371
- Kündigungsschutzgesetz 342
- Medizinproduktegesetz 396, 397
- Naturschutzgesetz 371
- Umwandlungsgesetz 340
- Wasserhaushaltsgesetz 371
Gespräch 169, 171, 188, 189
- Harmoniegespräch 171
- Konfliktlösungsgespräch 169, 171
- Personalfördergespräch 189
- Vorteilsgespräch 171
- Zielvereinbarungsgespräch 188, 189
Gesprächsvorbereitung 169
Gestaltung 180
- einer Unternehmenskultur 49
- von Lernprozessen 180
Gesundheit 216, 220
Gesundheitsberater 263
Gesundheitsreform 352
Gesundheitsreform 2000 334, 354
Gesundheitsschutz 394, 400
Gesundheitssystem 260
Gesundheitswesen 236
- Informatik im 236
Gewinner-Gewinner-Strategie 165
Gewinner-Verlierer-Strategie 165
Glaubenssätze 128
Gleichgewicht 370
- ökologisches 370
GmbH (s. Gesellschaft mit beschränkter Haftung)
GMDS (s. Deutsche Gesellschaft für Medizinische Informatik, Biometrie und Epidemiologie)
GO (s. Gemeindeordnung)
Gruppenideologie 161
Gruppenkultur 23
Gruppennorm 152

H

Handeln 198, 207
- dramaturgisches 208
- kommunikatives 207
- normatives 208
- pflegerisches 198
- teleologisches 208
Handlungslogik 204

Handlungstypen 206, 213
hardfacts 22
Harmoniegespräch 171
Häufigkeitsverteilung 250
Hawthorne-Experiment 55
health medical informatics (s. auch Informatik im Gesundheitswesen) 236
Hermeneutik 201
Herrschaftskonflikt 162
Hierarchieebenen 138
- benachbarte 138
Homogenität 152
Homöostase 68
- kognitive 68
horizontale Strategie 271
Human-Relations-Bewegung 56
Hypermediasysteme 255
- adaptive 255
hypothetischer Konstrukt Aufmerksamkeit 184

I

ICD (s. International Classification of Diseases)
ICIDH (s. International Classification of Impairments, Disabilities and Handicaps)
ICN (s. International Council of Nurses)
ICNP (s. International Classification for Nursing Practice)
ICPM (s. International Classification of Procedures in Medicine)
Ideologie 161
- Gruppenideologie 161
Image-Untersuchung 28
Immissionsschutz 376
Individualkultur 23
Individualpsychologie 113
individuelle Repräsentation 85
Informatik 236
- im Gesundheitswesen (s. auch health medical informatics) 236
- Pflegeinformatik 236
- Software-Entwicklungsprozess 236
Information 239, 282, 284, 314
- Controllinginformation 282, 284
- kostenbezogene 314
Informationssysteme 238, 248
- integrierte (ARIS) 248
- Krankenhausinformationssystem (KIS) 238
- Pflegeinformationssystem 238
innerorganisatorische Realität 79
Innerpersonalkonflikt 158

Institutionenkultur 23
Instrumente 282–286, 291, 292, 297–299
– Controllinginstrumente 282-286, 291, 292, 298, 299
– effektivitätsbezogene 297
– effizienzbezogene 297
integrative Organisationsstruktur 385
integrierte Informationssysteme (ARIS) 248
Interaktion 205
Interaktionsqualität 21
Interferenz 186
International Classification for Nursing Practice (ICNP) 219
International Classification of Diseases (ICD) 241
International Classification of Impairments, Disabilities, and Handicaps (ICIDH) 243
International Classification of Nursing Practice (ICNP) 241
International Classification of Procedures in Medicine (ICPM) 241
International Council of Nurses (ICN) 241
internes Benchmarking 325
Interpersonal Process Recall 106
intrinsische Motivation 12
Irritation 133

K

kardinale Daten 248
Kausalkette 92
Kernkompetenz 270, 271
– pflegerische 270
KHG (s. Krankenhausgesetz)
KIS (s. Krankenhausinformationssystem)
Klassifikation 241
Klassifikationsschema 242
– kombinatorisches 242
kognitive Homöostase 68
kombinatorisches Klassifikationsschema 242
Kommunikation 80, 179, 205, 253
– Pflegeinformations- und Kommunikationssystem (PIK) 237, 252
– Stationskommunikation 253
– systeminterne 80
Kommunikationsfähigkeit 164
kommunikatives Handeln 207
kommunikatives Lernarrangement 181
Kompetenz 5, 131, 228, 270, 271, 310
– ethische 5
– Führungskompetenz 131
– Kernkompetenz 270, 271
– Leistungskompetenz 310

– pflegerische Kernkompetenz 270
– Selbstkompetenz 228
Kompetenzerwartung 142
Komplexität 59
Kompromissbildung 156
Konflikt 158, 162, 163
– Herrschaftskonflikt 162
– Innerpersonalkonflikt 158
– Rollenkonflikt 163
Konfliktbewältigung 165
– konstruktive 165
Konfliktentstehung 153
Konfliktfähigkeit 163
Konfliktkartei 172
Konfliktlösungsgespräch 169, 171
Konfliktlösungsstrategie 164
Konfliktmanagement 150
Konfliktpartei 154
Konflikttypen 157
Konfliktwahrnehmung 153
Konstruktion 69
– expressive 69
konstruktive Konfliktbewältigung 165
konstruktive Kritik 140
Konstruktivismus 67
konstruktivistische Erkenntnistheorie 112
Kontaktpunkterlebnis 301
– kritisches 301
Konzept 114
– psychoanalytisches 114
Konzeption 87
– technomorphe 87
Kooperation 166
Kooperation für Transparenz und Qualität im Krankenhaus (KTQ) 38, 363
– KTQ-Projekt 352
Koppelung 66
– strukturelle 66
Kostenanalyse 299
– Qualitätskostenanalyse 299
kostenbezogene Informationen 314
Kostencontrolling 315
Kostentreiber 317
Krankenhaus 20, 21, 39
– Deutsche Krankenhausgesellschaft (DKG) 363
– Kultur eines Krankenhauses 21
– Kunst im 39
– Wahlleistungsangebot 20
Krankenhausfinanzierungssystem 42
Krankenhausgesetz (KHG) 336
Krankenhausinformationssystem (KIS) 238

Krankenhausphilosophie 39
Kreativität 166
Krebsfall 371
Kreislaufwirtschafts- und Abfallgesetz 371
Kritik 140
– konstruktive 140
kritisches Kontaktpunkterlebnis 301
KTQ (s. Kooperation für Transparenz und Qualität im Krankenhaus)
KTQ-Projekt 352
Kultur 21-24, 40, 44, 49, 79, 132, 181, 192
– Branchenkultur 23
– Dienstleistungskultur 40
– eines Krankenhauses 21
– Gesellschaftskultur 23
– Gruppenkultur 23
– Individualkultur 23
– Institutionenkultur 23
– Lehr-Lern-Kultur 181
– Lernkultur 192
– Organisationskultur 79
– Privatkultur 23
– Umgangskultur 21
– Unternehmenskultur 22, 24, 44, 49, 132
Kulturhülle 132
– äußere 132
Kulturwissenschaft 200
kundenorientierte Controllinginstrumente 298
Kündigung 341, 342
– Änderungskündigung 341, 342
Kündigungsschutzgesetz 342
Kunst im Krankenhaus 39
Kurzzeitgedächtnis 185

L

LAGA (s. Arbeitsgemeinschaft Abfall der Länder)
Lastenhandhabungsverordnung 408
leadership 126
learning by doing 183
Lebensbiographie 182
Lehr-Lern-Kultur 181
Leistungsergebnis 289
Leistungserstellungsprozess 289–292
Leistungskompetenz 310
Leistungsmessung 325
Leistungspotenzial 289, 292
Leitbild 26, 39, 78
Leitlinien 39
Lernarrangement 181
– kommunikatives 181

Lernen 186, 187
– im Erwachsenenalter 187
– in der Erwachsenenbildung 186
Lernerfahrung 192
– Reflexion der eigenen 192
Lerngeschichte 180
– persönliche 180
Lernkultur 192
Lernprozess 111, 179–182, 190
– Gestaltung 180
Lernschritte 179
Logik 73, 204
– Handlungslogik 204
– operationale 72
long term memory (LTM) 186
lösungsorientierte Methode 114
LTM (s. long term memory)

M

Makroebene 204
managed care 271
Management 37, 102, 141, 150, 192, 199, 217, 263, 271, 284, 315, 355, 357, 385
– case management 271
– Dienstleistungsmanagement 284, 315
– Fallmanagement 263
– Konfliktmanagement 150
– Pflegemanagement 199, 217
– pflegerisches Fallmanagement 263
– Projektmanagement 250
– Qualitätsmanagement 14, 78, 355
– Selbstmanagement 102
– strategisches 37
– Total Quality Management (TQM) 357, 385
– verantwortungsbewusstes 141
– Wissensmanagement 192
Management- und Personalentwicklungsbereich 101
– Coaching im 101
Managementkonzeption 283
– prozessorientierte 283
Managementsysteme 240, 359, 386
– Datenbankmanagementsystem (DBMS) 240
– Qualitätsmanagementsystem 359
– Umweltmanagementsystem 386
managerial megamyth 55
materielle Privatisierung 335
Matrix 61
– funktionale 61
Matrix-Organisation 41
Maximizing Man 210
MDS (s. minimum data set)

Mediation 166
Mediator 167
Medizin 371, 405
- Arbeitsmedizin 405
- Umweltmedizin 371
Medizinprodukte 394
Medizinprodukte-Beobachtungs- und
  Meldesystem (MPG) 399
Medizinprodukte-Betreiberverordnung
  (MPBetreibV) 399
Medizinproduktegesetz 396, 397
Memotechnik 185
Menschenbild 8, 9, 179
- ökonomisches 9
- soziales 9
Mensch-Mensch-System 94
Mentoring 101
Methoden 114, 301
- Critical-Incident-Methode 301
- lösungsorientierte 114
Methodik 180, 188
methodisch-didaktisches Wissen 180
Mikroebene 204
Milieuvariante 65
- strukturelle 65
minimum data set (MDS) 244
Missbrauch 103
Mitarbeiterführung 101
Mitarbeitermotivation 360
Modelle 16, 210, 222, 246, 248, 260, 261, 271
- Beveridge-Modell 261
- Entity-relationship-Modell (ERM) 246
- Fünf-Phasen-Modell im systemtheoretischen Kontext 222
- Geschäftsprozessmodell 248
- Pflegemodell 271
- Prozessmodell 248
- RREEMM-Modell 210
- Sozialversicherungsmodell 260
- Tödtsche Modell 16
modellgeleitete Analyse der
  Benutzerbedürfnisse 245
Monorationalität 91
Motivation 11, 12, 192, 360
- intrinsische 12
- Mitarbeitermotivation 360
Motivationstheorie 12
MPBetreibV (s. Medizinprodukte-
  Betreiberverordnung)
MPG (s. Medizinprodukte-
  Beobachtungs- und Meldesystem)

N

Nachweis 116
- Effizienznachweis 116
- Wirksamkeitsnachweis 116
NANCY 253
NANDA (s. North American Nursing Diagnosis
  Association)
Nationaler Rat für die Volksgesundheit (NRV) 269
Naturschutzgesetz 371
Naturwissenschaft 201
Negentropie 59
neurolinguistisches Programmieren (NLP) 111
nichttriviales System 62
Nikomachische Ethik 15
NLP (s. neurolinguistisches
  Programmieren)
nominale Daten 248
normative Organisationsentwicklung 382
normatives Handeln 208
Normen 3, 152
- Gruppennorm 152
North American Nursing Diagnosis
  Association (NANDA) 218, 219
NRV (s. Nationaler Rat für die Volks-
  gesundheit)
nursing informatics (s. auch Pflegeinformatik) 236

O

öffentlich-rechtliche Unternehmensform 335
Öko-Audit-Verordnung 383, 387
ökologisches Gleichgewicht 370
ökonomisches Menschenbild 9
ontologisches Commitment 71
operationale Logik 72
ordinale Daten 248
Organisation 41, 63, 68, 113
- autopoietische 63
- Matrix-Organisation 41
- Selbstorganisation 68, 113
Organisationsberatung 109
- als umfassende Form der Supervision 109
Organisationsentwicklung 109, 381, 382
- normative 382
organisationsinternes Coaching 111
Organisationskultur 79
Organisationsstruktur 385
- integrative 385
Organisationstheorie 54
Organtransplantation 2

Orientierung 8, 112
- ethische 8
- systemtheoretische 112

P

Pädagogik 180, 188
Paradigma 91, 216
- Simultaneitätsparadigma 216
- Totalitätsparadigma 216
Paradigmenwechsel 216
Patientenbefragung 299
Patientenintegration 287
Penalty-Faktoren 313
Penalty-Reward-Faktoren-Ansatz 313
Personalentwicklungsbereich 106
- Coaching 106
Personalfördergespräch 189
Personalführung 138
- effiziente 138
Personalvertretung 340
persönliche Lerngeschichte 180
Persönlichkeitsentwicklung 188
Perspektivenwechsel 156
Pflege 199, 214, 215, 263
- Allgemeine Theorie der Pflege 214
- Dependenzpflege 215
- Gemeindepflege 263
- Selbstpflege (s. auch self-care) 214
Pflegeausbildung 266
Pflegecurriculum 266
Pflegediagnose 218, 219, 243, 271
Pflegeforschung 260, 272
Pflegehandlung 242, 243
Pflegehandlungssystem 214
Pflegeinformatik (s. auch nursing informatics) 236
Pflegeinformations- und Kommunikationssystem (PIK) 237, 252
Pflegeinformationssystem 238
Pflegekammer 270
Pflegemanagement 199, 217
Pflegemodell 271
- theoriegeleitetes 271
Pflegephänomen 242
Pflegephilosophie 39
Pflegeprozess 222, 223
Pflegeresultat 243
pflegerische Kernkompetenz 270
pflegerisches Fallmanagement 263
pflegerisches Handeln 198
Pflegesysteme 236
Pflegeversicherung 263

Pflegewissenschaft 198, 199, 205, 212, 260, 267, 272
- pflegewissenschaftliche Erkenntnisse 198
Phänomen 117
- Burn-out 117
Phänomenologie 202
Philosophie 39, 358
- Krankenhausphilosophie 39
- Pflegephilosophie 39
- TQM-Philosophie 358
PIK (s. Pflegeinformations- und Kommunikationssystem)
Positivismus 201
potenzialbezogene Controllinginstrumente 299
Präimplantationsdiagnostik 2
Primärarztsystem 261
Privatisierung 335
- formelle 335
- materielle 335
Privatkultur 23
privatrechtliche Unternehmensform 335
Produktionscontrolling 283
Professionalisierung 188
- berufspädagogische 188
Professionen 268
Profit-Center 262
- dezentraler 262
Projektmanagement 250
Prophylaxe 116
- Burn-out-Prophylaxe 116
Prozess 59, 150, 179, 186, 190, 222, 223, 283
- Anpassungsprozess 190
- Geschäftsprozess 283
- Leistungserstellungsprozess 289-292
- Lernprozess 111, 179-182, 190
- Pflegeprozess 222, 223
- stochastischer 59
- Vergessensprozess 186
- Wertschöpfungsprozess 150
prozessbezogene Controllinginstrumente 299
Prozesskostenrechnung 315, 317
Prozessmodell 248
prozessorientierte Dienstleistungsqualität 353
prozessorientierte Managementkonzeption 283
Prozesswertanalyse 315, 320
Pseudo-Krupp 371
psychoanalytisches Konzept 114
Psychologie 113
- Individualpsychologie 113

Q

Qualifikation 181, 224–226
- Schlüsselqualifikation 224-226
Qualität 352
Qualitätsabweichung 307
Qualitätsaudit 299, 314
Qualitätskostenanalyse 299
Qualitätsmanagement 14, 78, 355
Qualitätsmanagementsystem 359
Qualitätspolitik 358
Qualitätssicherung 355
Qualitätssicherungssystem 356
Qualitätsverbesserung 150
Qualitätszirkel 363
quantitative Analyse 248

R

Rationalismus 201
Rationalität 91
- Monorationalität 91
RCN (s. britischer Pflege-Berufsverband oder Royal College of Nursing)
Reaktionsfähigkeit 310
Realität 79
- innerorganisatorische 79
Reflexion 192
- der eigenen Lernerfahrung 192
Regelkreis 222
Regeln 239
reliability 309
Repräsentation 85
- individuelle 85
Repräsentationssemantik 85
- systemische 85
Resourceful Man 210
Resourceful, Restricted, Expecting, Evaluating, Maximizing Man 210
responsiveness 310
Ressource 362
Ressourceneinsparung 377
Restricted Man 210
Reward-Faktoren 313
Rollenkonflikt 163
Royal College of Nursing (RCN) 272
RREEMM-Modell 210
Rückenbeschwerden 406

S

Scham 130
Schlüsselqualifikation 181, 224–226
Schuldzuweisung 155
Schutzgüter 371

Schutzmaßnahme 400
Schwangerschaftsabbruch 2
Selbstachten 136
Selbstcoaching 111
Selbsterkenntnis 6
Selbstkompetenz 228
Selbstmanagement 102
- von Führungskräften 102
Selbstorganisation 68, 113
Selbstpflege (s. auch self-care) 214
Selbstpflegedefizit-Theorie 214
Selbstpflegefähigkeit 215
Selbstverwaltungsorgan 269
Selbstwertgefühl 129
self-care (s. auch Selbstpflege) 214
semantischer Code 69
sensorischer Speicher 184
SERVQUAL-Instrumentarium 306, 309
short time memory (STM) 185
Simultaneitätsparadigma 216
Single-payer-System 261
Sinngrenze 73
Sinnsystem 74
social engineering 56
softfacts 22
Software-Engineering 245
Software-Entwicklung 246
Software-Entwicklungsprozess 236
Solidarität 32
Sozialbilität 32
soziale Dienstleistung 355
soziales Menschenbild 9
Sozialversicherungsmodell 260
Sozialwissenschaft 200
Soziologie 206
- verstehende 206
Speicher 184
- sensorischer 184
Stärken-Schwächen-Profil 152
Stationskommunikation 253
Statistik 248
statistische Auswertung 299
STM (s. short time memory)
stochastischer Prozess 59
Stoffe 374, 408, 409
- gefährliche 374, 408, 409
- Technische Richtlinien gefährliche Stoffe 372
Strategien 164, 165, 271
- Gewinner-Gewinner-Strategie 165
- Gewinner-Verlierer-Strategie 165
- horizontale 271
- Konfliktlösungsstrategie 164

- Verlierer-Gewinner-Strategie 164
- Verlierer-Verlierer-Strategie 165
- vertikale 271
strategisches Management 37
strategy follows culture 37
Streitinhalt 153
strukturelle Koppelung 66
strukturelle Milieuvariante 65
strukturelle Systemvariante 64, 65
strukturelles Driften 65
strukturierte Daten 240
subjektive Verzerrung 105
Supervision 100, 103, 104, 107, 109, 117, 118
- Ausbildungsmöglichkeiten 118
- Deutsche Gesellschaft für Supervision (DGSv) 104, 117, 118
- Fallsupervision 107
- Organisationsberatung 109
- Teamsupervision 107
- Ziele der 104
Synergie-Effekt 135
System 42, 58, 62, 74, 94, 214, 236–240, 248, 252, 255, 260, 261, 266, 281, 356, 399, 405
- Ausbildungssysteme 260
- Belastungs-Dokumentations-System (BDS) 405
- Bildungssystem 266
- Controllingsystem 281
- duales 266
- Gesundheitssystem 260
- Hypermediasystem 255
- Informationssysteme 238, 248
- Krankenhausfinanzierungssystem 42
- Krankenhausinformationssystem (KIS) 238
- Managementsystem 240
- Medizinprodukte-Beobachtungs- und Meldesystem (MPS) 399
- Mensch-Mensch-System 94
- nichttriviales 62
- Pflegehandlungssystem 214
- Pflegeinformations- und Kommunikationssystem (PIK) 237, 252
- Pflegeinformationssystem 238
- Pflegesysteme 236
- Qualitätssicherungssystem 356
- Primärarztsystem 261
- Single-payer-System 261
- Sinnsystem 74
- tertiäres Bildungssystem 266
systeminterne Kommunikation 80
systemische Repräsentationssemantik 85
systemtheoretische Orientierung 112

Systemtheorie 58, 215
- von Parsons 215
Systemvariante 64, 65
- strukturelle 64, 65

T

tangibles 310
Target-Costing 315, 324
Tarifpartei 341
Tarifvertrag 341
Teamstimmung 156
Teamsupervision 107
Tech-Dimension 280
Technische Richtlinien gefährliche Stoffe 372
technomorphe Konzeption 87
teleologische Ethik 4
teleologisches Handeln 208
tertiäres Bildungssystem 266
Theorie 12, 54, 58, 112, 113, 138, 143, 200, 207, 214, 215, 224
- Allgemeine Theorie der Pflege 214
- Bildungstheorie 224
- der Selbstorganisation 113
- des kommunikativen Handelns 207
- Erkenntnistheorie 112
- Erwartungs-Valenz-Theorie 143
- Führungstheorie 138
- Motivationstheorie 12
- Organisationstheorie 54
- Selbstpflegedefizit-Theorie 214
- Systemtheorie 58
- Systemtheorie von Parsons 215
- Wissenschaftstheorie 200
theoriegeleitetes Pflegemodell 271
Theorie-Praxis-Transfer 227
Tödtsche Modell 16
Total Quality Management (TQM) 357, 385
- TQM-Philosophie 358
Totalitätsparadigma 216
Touch-Dimension 280
TQM (s. Total Quality Management)
TQM-Philosophie 358
transversale Vernunft 92

U

UKCC (s. Central Council of Nursing, Midwifery and Health Visiting)
Umgangskultur 21
UML (s. Unified Modeling Language)
Umwandlungsgesetz 340
Umwelt 370
Umweltmanagementsystem 386

Umweltmedizin 371
Umweltschutz 370, 383, 389
undifferenzierte Codierung 67
Unfallverhütungsvorschriften 402
Unified Modeling Language (UML) 246
unmarked space 73
unstrukturierte Daten 240
Unternehmensanalyse 325
Unternehmensethik 42
Unternehmensform 335
– öffentlich-rechtliche 335
– privatrechtliche 335
Unternehmensführung 42
– wertorientierte 42
Unternehmensgrundsätze 26
Unternehmenskultur 22, 24, 44, 49, 132
– Diagnose der 44
– Gestaltung einer 49
Urteilsentscheid 16
user requirements engineering
  (s. auch modellgeleitete Analyse der Benutzerbedürfnisse) 245
Utilitarismus 11

V

Validierung 387
Variante 64, 65
– Milieuvariante 65
– Systemvariante 64, 65
verantwortungsbewusstes Management 141
Vergessensprozess 186
Vergleich der Ausbildungssysteme 260
Verhalten 227
– aufgabenorientiertes 227
– beziehungsorientiertes 227
Verhaltensänderung 110
Verlierer-Gewinner-Strategie 164
Verlierer-Verlierer-Strategie 165
Vernunft 92
– transversale 92
Verschleißerkrankung 408
Versorgungsvertrag 340
Verstehen 223
verstehende Soziologie 206
verstehende, phänomenologisch-biographische Diagnostik 221

vertikale Strategie 271
Vertriebscontrolling 283
Verwirklichungsbasis 161
Verzerrung 105
– subjektive 105
Viabilität 81
Vierfeldertafel 250
Vorgesetztencoaching 112
Vorteilsgespräch 171

W

Wahlleistungsangebot des Krankenhauses 20
Warenverkehr 398
Wasserhaushaltsgesetz 371
Wasserversorgung 375
Wasserwirtschaft 381
Weiterbildung 265
Werte 3, 24
Wertewandel 4
wertorientierte Unternehmensführung 42
Wertschöpfungsprozess 150
wettbewerbsorientiertes Benchmarking 325
Win-Denken 166
Wirksamkeitsnachweis 116
Wissen 180
– methodisch-didaktisches 180
Wissenschaften 198–201, 205, 212, 260, 267, 272,
– Kulturwissenschaft 200
– Naturwissenschaft 201
– Pflegewissenschaft 198, 199, 205, 212, 260, 267, 272
– Sozialwissenschaft 200
Wissenschaftstheorie 200
Wissensmanagement 192
Wissensvorsprung 192
Workflow 253

Z

Zertifizierung 387
Ziele 104, 279
– der Supervision 104
– Effektivitätsziel 279
– Effizienzziel 279
Zielvereinbarungsgespräch 188, 189
Zulassenkönnen 130
Zuverlässigkeit 309

GPSR Compliance

The European Union's (EU) General Product Safety Regulation (GPSR) is a set of rules that requires consumer products to be safe and our obligations to ensure this.

If you have any concerns about our products, you can contact us on

ProductSafety@springernature.com

In case Publisher is established outside the EU, the EU authorized representative is:

Springer Nature Customer Service Center GmbH
Europaplatz 3
69115 Heidelberg, Germany